B. Schöne-Seifert / L. Krüger (Hrsg.)

Humangenetik – Ethische Probleme
der Beratung, Diagnostik und Forschung

Medizin-Ethik 4

Jahrbuch des
Arbeitskreises Medizinischer Ethik-Kommissionen
in der Bundesrepublik Deutschland

Herausgegeben von Richard Toellner
in Verbindung mit Heinz Losse, Münster, Gustav Osterwald, Göttingen,
Elmar Doppelfeld, Bonn und Lothar Jäger, Jena

Humangenetik – Ethische Probleme der Beratung, Diagnostik und Forschung

Herausgegeben von
Bettina Schöne-Seifert und Lorenz Krüger

Dokumentation der Jahresversammlung des Arbeitskreises Medizinischer Ethik-Kommissionen in der Bundesrepublik Deutschland, Köln 1991

Herausgegeben von
Richard Toellner

Mit Beiträgen von
Dieter Birnbacher, Elmar Doppelfeld, Jens Göben, Lothar Jäger, Ulrich Kirchhoff, Lorenz Krüger, Margareta Mikkelsen, Gustav Osterwald, Günther Patzig, Peter Propping, Werner Schmid, Angelika Schmidt, Jörg Schmidtke, Bettina Schöne-Seifert, Ludwig Siep, Karl Sperling, Ellen Weber, Gerhard Wolff und Walther Ch. Zimmerli

Gustav Fischer · Stuttgart · Jena · New York · 1993

Die Deutsche Bibliothek – CIP-Einheitsaufnahme

**Humangenetik – ethische Probleme der Beratung, Diagnostik
und Forschung** : Köln 1991 / hrsg. von Bettina Schöne-Seifert
und Lorenz Krüger. Mit Beitr. von Dieter Birnbacher ... –
Stuttgart ; Jena ; New York : G. Fischer, 1993
  (Dokumentation der Jahresversammlung des Arbeitskreises
  Medizinischer Ethik-Kommissionen in der Bundesrepublik Deutschland
  ; 1991) (Medizin-Ethik ; Bd. 4)
  ISBN 3-437-11471-9
NE: Schöne-Seifert, Bettina [Hrsg.]; Birnbacher, Dieter; Arbeitskreis
  Medizinischer Ethik-Kommissionen in der Bundesrepublik
  Deutschland: Dokumentation der Jahresversammlung ...; 2. GT

© Gustav Fischer Verlag · Stuttgart · Jena · New York · 1993
Wollgrasweg 49, D-7000 Stuttgart 70 (Hohenheim)
Das Werk einschließlich aller seiner Teile ist urheberrechtlich geschützt. Jede Verwertung
außerhalb der engen Grenzen des Urheberrechtsgesetzes ist ohne Zustimmung des Verlages
unzulässig und strafbar. Das gilt insbesondere für Vervielfältigungen, Übersetzungen, Mikro-
verfilmungen und die Einspeicherung und Verarbeitung in elektronischen Systemen.

Satz und Druck: Laupp & Göbel, Nehren
Verarbeitung: Hugo Nädele, Nehren

Printed in Germany

Anschriften der Herausgeber, Mitarbeiter und Diskussionsteilnehmer

Dr. med Gebhard Allert
Universität Ulm
Abt. Anthropologie und
Wissenschaftsforschung
Am Hochsträß 8
7900 Ulm

Priv.-Doz. Dr. Kurt Bayertz
SYSTA Biomed
Wielandstraße 28 A
4970 Bad Oeynhausen

Priv.-Doz. Dr. Dieter Birnbacher
Universität Essen GHS
Fachbereich 1, Philosophie
Postfach 10 37 64
4300 Essen 1

Professor Dr. med.
Elmar Doppelfeld
Leiter der Medizinisch-
Wissenschaftlichen Redaktion
des Deutschen Ärzteblattes
Herbert-Lewin-Straße 5
5000 Köln 41

Priv.-Doz. Dr. Eve-Marie Engels
Ruhr-Universität Bochum
Institut für Philosophie
Universitätsstraße 150
4630 Bochum

Dr. med. Ursula Froster
Medizinische Universität
zu Lübeck
Klinik für Frauenheilkunde
Ratzeburger Allee 160
2400 Lübeck 1

Dr. jur. Jens Göben
Forschungsstelle für Arzt-
und Arzneimittelrecht der
Universität Göttingen
Goßlerstraße 19
3400 Göttingen

Professor Dr. Norbert Hoerster
Johannes-Gutenberg-Universität
Lehrstuhl für Rechts- u. Sozial-
philosophie, Rechtssoziologie
Saarstraße 21
6500 Mainz

Professor Dr. med. Lothar Jäger
Direktor des Instituts
für Klinische Immunologie
Friedrich-Schiller-Universität Jena
Humboldtstraße 3
O-6900 Jena

Professor Dr. med. Peter Kaiser
Universität Tübingen
Institut für Anthropologie
und Humangenetik
Wilhelmstraße 27
7400 Tübingen

Dr. Matthias Kettner
Universität Frankfurt
Fachbereich Philosophie
Dantestraße 4–6
6000 Frankfurt a. M.

Dr. med. Rita Kielstein
Medizinische Akademie
Magdeburg
Abt. für Innere Medizin
Leipziger Straße 44
0-3090 Magdeburg

Dr. jur. Ulrich Kirchhoff
Hauptgeschäftsführer der
Ärztekammer Niedersachsen
Berliner Allee 20
3000 Hannover 1

Dr. Walther Klofat
Deutsche Forschungsgemeinschaft
Postfach 20 50 04
5300 Bonn 2

Professor Dr. Lorenz Krüger
Universität Göttingen
Philosophisches Seminar
Platz der Göttinger Sieben 5
3400 Göttingen

Professor Dr.
Heinz-Georg Marten
Universität Göttingen
Seminar für Politikwissenschaft
Platz der Göttinger Sieben 3
3400 Göttingen

Dr. med. univ. Johannes Meran
Med. Hochschule Hannover
Postfach 61 01 80
3000 Hannover

Professor Dr. med.
Margareta Mikkelsen
The John F. Kennedy Institute
Department of Medical Genetics
7, Gl. Landevej
DK-2600 Glostrup

Dr. Eva Neumann-Held
Ruhr-Universität Bochum
Institut für Philosophie
Universitätsstraße 150
4630 Bochum 1

Professor Dr. Martin Niermeijer
Erasmus University
Department of Cell Biology
and Genetics
P. O. Box 1738
NL-3000 Rotterdam

Priv.-Doz. Dr. med.
Irmgard Nippert
Westf. Wilhelms-Universität
Institut für Humangenetik
Vesaliusweg 12–14
4400 Münster

Professor Dr. med.
Gustav Osterwald
Ehrenpräsident der Ärztekammer
Niedersachsen
Bekassinenweg 23
2900 Oldenburg

Professor Dr. Günther Patzig
Universität Göttingen
Philosophisches Seminar
Platz der Göttinger Sieben 5
3400 Göttingen

Professor Dr. med.
Peter Propping
Universität Bonn
Institut für Humangenetik
Wilhelmstraße 31
5300 Bonn 1

Professor Dr. med. Helga Rehder
Philipps-Universität Marburg
Med. Zentrum für Humangenetik
Bahnhofstraße 7
3550 Marburg

Professor Dr. Hans-Martin Sass
Ruhr-Universität Bochum
Institut für Philosophie
Universitätsstraße 150
4630 Bochum

Professor Dr. med.
Werner Schmid
Universität Zürich
Institut für Medizinische Genetik
Rämistraße 74
CH-8001 Zürich

Dr. jur. Angelika Schmidt
Gärtnerweg 5
3000 Hannover

Professor Dr. med. J. Schmidtke
Med. Hochschule Hannover
– Humangenetik –
Konstanty-Gutschow-Straße 8
3000 Hannover 61

Professor Dr. sc. Jörg Schöneich
Martin-Luther-Universität
Halle-Wittenberg
Institut für Biologie
Universitätsplatz 7
O-4010 Halle / Saale

Dr. med. Bettina Schöne-Seifert
Universität Göttingen
Philosophisches Seminar
Platz der Göttinger Sieben 5
3400 Göttingen

Priv.-Doz. Dr.
Hans-Peter Schreiber
Thiersteinerrain 134
CH-4059 Basel

Professor Dr. Gerhard Seel
Universität Bern
Philosophisches Institut
Falkenplatz 16
CH-3012 Bern

Professor Dr. Ludwig Siep
Universität Münster
Philosophisches Seminar
Domplatz 23
4400 Münster

Professor Dr. Karl Sperling
Freie Universität Berlin
Institut für Humangenetik
Heubnerweg 6
1000 Berlin 19

Professor Dr. med.
Richard Toellner
Institut für Theorie und
Geschichte der Medizin
Waldeyerstraße 27
4400 Münster

Professor Dr. Friedrich Vogel
Universität Heidelberg
Institut für Humangenetik
Im Neuenheimer Feld 328
6900 Heidelberg

Professor Dr. med. Ellen Weber
Ärztl. Direktor der Medizinischen
Klinik Abteilung Klinische
Pharmakologie der Universität
Heidelberg
Bergheimer Straße 58
6900 Heidelberg 1

Professor Dr. Regine Witkowski
Humboldt-Universität zu Berlin
Medizinische Fakultät (Charité)
Hermann-Matern-Straße 13 a
O-1040 Berlin

Professor Dr. med. Ulrich Wolf
Universität Freiburg
Institut für Humangenetik
Breisacher Straße 33
7800 Freiburg i. Br.

Priv.-Doz. Dr. med.
Gerhard Wolff
Universität Freiburg
Institut für Humangenetik
Breisacher Straße 33
7800 Freiburg i. Br.

Professor Dr.
Walther Ch. Zimmerli
Universität Bamberg
Lehrstuhl für Philosophie II
Postfach 15 49
8600 Bamberg

Vorwort

Der hier vorgelegte Band enthält die Dokumentation einer Tagung, die mit Unterstützung der Deutschen Forschungsgemeinschaft vom 21. bis 23. November 1991 in Göttingen zum Thema «Ethische Probleme im Zusammenhang mit genetischer Diagnostik» stattgefunden hat. Hintergrund und Vorgeschichte dieser Tagung seien hier kurz vermerkt: Die Deutsche Forschungsgemeinschaft hat seit einigen Jahren im Rahmen ihrer Schwerpunktprogramme die beiden folgenden Forschungsbereiche gefördert: (1) Analyse des menschlichen Genoms mit molekularbiologischen Methoden, seit 1985; (2) Philosophische Ethik – Interdisziplinärer Ethikdiskurs, seit 1987. Angeregt durch ihren damaligen Präsidenten, Hubert Markl, veranstaltete die DFG in Berlin im Dezember 1989 ein vom Humangenetiker Karl Sperling vorbereitetes Gemeinschaftskolloquium zum Thema «Humangenetik – Ethik», dessen Teilnehmerinnen und Teilnehmer mehrheitlich einem der beiden Schwerpunktprogramme angehörten. Damals wurden die sich rapide entwickelnden Techniken der genetischen Analyse, Diagnostik und Therapie sowie die damit verbundenen ethischen Probleme in aktuellem Überblick dargestellt und diskutiert. Sich abzeichnende Kontroversen konnten aus Zeitgründen nicht sehr weit verfolgt werden. Die interdisziplinäre Arbeit wurde jedoch von den Teilnehmenden als so fruchtbar und perspektivenreich eingeschätzt, daß man ein weiteres Zusammentreffen der beiden Schwerpunkprogramme ins Auge faßte.

Dieses Treffen wurde von den Herausgebern dieses Bandes mit Unterstützung von Ulrich Wolf und Gerhard Wolff (beide Institut für Humangenetik der Universität Freiburg) vorbereitet. Erneut mußte es das Ziel sein, die neuesten Entwicklungen in humangenetischer Forschung, Diagnostik und Beratungspraxis darzustellen und zu erörtern. Einbezogen wurde überdies dank der Teilnahme ausländischer Gäste der Vergleich mit den Nachbarländern Dänemark, Niederlande und Schweiz. Gegenüber der Berliner Tagung wurde der Themenkreis allerdings eingeschränkt: Fragen der Gentherapie wurden nicht behandelt, weil sie im Augenblick weniger dringlich zur Beantwortung anstehen. Denn die somatische Gentherapie muß wohl in moralischer Hinsicht nach denselben Kriterien beurteilt werden wie andere Humanexperimente (Risiko-Nutzen-Abschätzung; informed consent). Und für die Keimbahntherapie ist man sich, wenn auch aus unterschiedlichen Gründen, die von «unklaren Risiken» bis zu «Überflüssigkeit» reichen, doch wohl über die Notwendigkeit zumindest eines Moratoriums einig. So schien uns die vorgenommene thematische Begrenzung angesichts der knappen Zeit, die uns für die Tagung zur Verfügung stand, gerechtfertigt.

Der in Berlin gefaßten Absicht entsprechend, wurde der Diskussion, insbesondere potentiell kontroverser ethischer Fragen, breiter Raum gegeben. Um den Charakter eines Workshops mit großer Gesprächsdichte zu wahren, mußte der Teilnehmerkreis relativ eng beschränkt werden. Um so mehr fühlten wir uns verpflichtet, Verlauf und Ergebnisse der Göttinger Tagung für die Öffentlichkeit im Druck zu dokumentieren.

Mit einer Ausnahme (Professor Martin Niermeijer, Rotterdam, über Entwicklung und Stand des Träger-Screenings in den Niederlanden) konnten alle Referate, teilweise nach erneuter Bearbeitung, in den Band aufgenommen werden. Die Diskussionen wurden bis auf kürzere unverwertbare Stücke von Tonbandaufzeichnungen transkribiert. Wir haben sie dann auf glatte Lesbarkeit hin bearbeitet, ohne den Inhalt anzutasten und ohne die mündliche Diktion einer schriftlichen ungebührlich angleichen zu wollen. Alle Teilnehmer und Teilnehmerinnen der Diskussion haben ihre Beiträge noch einmal in der Transkription kontrolliert; Hörfehler und Lücken wurden beseitigt.

Die dokumentierten Diskussionen behandeln, so meinen wir, einige wichtige Problembereiche. Natürlich bieten sie, wie es bei freiem Gedankenaustausch und Meinungsstreit nicht anders sein kann, keine durchgehende Systematik, schon gar nicht eine lückenlose Besprechung der anstehenden Probleme. Um die Lektüre leichter und profitabler zu machen, haben wir in einigen Fällen Teile der Diskussion in der Reihenfolge umgestellt und im übrigen den Text durch Zwischentitel gegliedert, so daß der Leser sieht, was er wo finden kann.

In einem Nachwort haben wir schließlich versucht, – wiederum unvermeidlicherweise nur in einer Auswahl dessen, was uns besonders wichtig schien oder am Herzen lag – kontrovers beurteilte ethische Grundfragen darzustellen, die in der Diskussion oder als deren Hintergrund sichtbar wurden. Damit erheben wir natürlich nicht den Anspruch, so etwas wie das ethische Ergebnis der Tagung zu formulieren; vielmehr hoffen wir umgekehrt zu zeigen, wie und warum verantwortungsvolle Humangenetiker und Ethiker sehr wohl verschiedene Überzeugungen haben können, wo deshalb weitere Klärungen erarbeitet werden müssen.

Für wissenschaftliche Mitarbeit danken wir dem zuständigen Fachreferenten der DFG, Dr. Thomas Wiemer, der ebenso wie sein Kollege, Dr. Walther Klofat, an Vorbereitung und Durchführung der Tagung teilgenommen hat, den Freiburger Kollegen Wolf und Wolff, den Vortragenden, den an der Diskussion Beteiligten und besonders Richard Toellner, dem Herausgeber dieser Jahrbuch-Reihe. Für die Finanzierung danken wir der DFG, für organisatorische Unterstützung den studentischen Hilfskräften Tatjana Tarkian, Matthias Hild und Christian Nimtz, für das mühevolle Transkribieren und Edieren der Texte Ute Boldt und Renate Kohlwes, für ihre Geduld und Hilfe Ines Kruse vom G. Fischer Verlag.

Göttingen, im Juli 1992

Bettina Schöne-Seifert
Lorenz Krüger

Inhaltsverzeichnis

Vorwort IX

Einführende Bemerkungen 1
Lorenz Krüger

I. Pränatale Diagnostik und Beratung

Entwicklung und Stand der Pränataldiagnostik in Dänemark . . . 5
Margareta Mikkelsen

Ethische Aspekte pränataler Diagnostik aus der Sicht eines
Genetikers 25
Gerhard Wolff

Ethische Probleme der Pränataldiagnostik aus der Sicht eines
Philosophen 39
Dieter Birnbacher

Diskussion der Beiträge 49

II. Postnatales Heterozygoten-Screening

Genträger-Screening 75
Jörg Schmidtke

Von den Pflichten möglicher Eltern und den Rechten möglicher
Kinder 83
Walther Ch. Zimmerli

Diskussion der Beiträge 101

III. Postnatale präsymptomatische Diagnostik

Der potentielle Mißbrauch genetischer Untersuchungen.
Wie realistisch sind die Gefahren? 125
Werner Schmid

Postnatale genetische Diagnostik: Möglichkeiten, Nutzen und
Probleme 135
Peter Propping

Ethische Probleme der Postnataldiagnostik 147
Günther Patzig

Diskussion der Beiträge 155

IV. Humangenetische Forschung und Diagnostik: Rechtliche und politische Fragen

Das Genomprojekt: Wissenschaftlich-medizinische, finanzpolitische und rechtliche Aspekte 175
Karl Sperling

Humangenetische Forschung und ihre Anwendung aus juristischer Sicht 191
Angelika Schmidt

Ethische Kriterien für die Förderung der Genomanalyse in Forschung und Anwendung 223
Ludwig Siep

Diskussion der Beiträge 235

V. Nachwort

Humangenetik heute: umstrittene ethische Grundfragen 253
Bettina Schöne-Seifert, Lorenz Krüger

VI. Dokumentation der 9. Jahresversammlung des Arbeitskreises Medizinischer Ethik-Kommissionen in der Bundesrepublik Deutschland, Köln 1991

Bericht über die 9. Jahresversammlung 293
Elmar Doppelfeld, Jens Göben

Erfahrungsbericht der Ethik-Kommission der Medizinischen Fakultät der Friedrich-Schiller-Universität Jena 305
Lothar Jäger

Erfahrungsbericht der Ethik-Kommission der Ärztekammer Niedersachsen 311
Gustav Osterwald

Problemfeld Monitoring 315
Ellen Weber

Rechtsqualität der «Good Clinical Practice» 319
Ulrich Kirchhoff

Einführende Bemerkungen

Lorenz Krüger

Die nachfolgenden Beiträge sind der Diskussion ethischer Probleme gewidmet, die im Zusammenhang mit genetischer Diagnostik und Beratung stehen. Ethische Probleme erwachsen daraus, daß wir auf die Frage «Was sollen wir tun?» keine für alle Beteiligten in allen Fällen befriedigende Antwort bereit haben. Es ist nicht überraschend, daß die Humangenetik ihre Vertreter und uns alle in eine derartige Lage bringt. Zum einen schreitet sie in der Grundlagenforschung wie in der diagnostischen und klinischen Praxis atemberaubend schnell voran; zum anderen geht es in ihr um so zentrale Fragen wie die des gesunden und kranken Lebens einschließlich der Zeugung neuen Lebens. In diesem schwierigen Problemfeld kann es – unbeschadet der bestehenden verantwortungsvollen Praxis und einer besonnenen Reflexion über die Grundsätze einer solchen Praxis – nicht ausbleiben, daß manche Antwort auf die Frage «Was sollen wir tun?» oder – oft noch wichtiger – die komplementäre Frage «Was dürfen wir nicht tun?» kontrovers ausfällt.

Wer Kontroversen nachgeht, kann damit zweierlei Ziele anstreben: erstens Konsens, wo immer er dank der Überzeugungskraft guter Gründe möglich wird, zweitens aber auch Klärung von Dissensen, wo immer diese ehrlicherweise unvermeidbar sind, sei es aufgrund verschiedener wissenschaftlicher Grundüberzeugungen, sei es aufgrund verschiedener ethischer Grundentscheidungen. Man kann natürlich dann nicht voraussagen und muß auch nicht voraussagen, bei welchem Problem in einem gegebenen Kreis von Personen das eine oder das andere Ziel, der Konsens oder der Dissens, erreichbar oder anstrebbar sein wird. Es ist in jedem Falle aber, so möchte ich meinen, ein Nutzen für uns zu erwarten. Denn der Konsens ist notwendig für eine Praxis, in der ja doch gemeinsam und akzeptabel gehandelt werden soll. Aber auch der Dissens ist, wo er nicht vermeidbar ist, obwohl er die Praxis derjenigen, die ihr Handeln nicht aufschieben können, belastet, besser ein geklärter Dissens als ein nicht geklärter Dissens. Wenn wir nämlich verantwortlich handeln wollen, müssen wir wissen, was wir tun, was wir anders tun könnten, was andere anders tun und anders tun wollen, und warum dies jeweils so ist.

Vielleicht darf ich zu Tagungsbeginn einen persönlichen Eindruck formulieren: Zumindest in den Debatten, die ich erlebt habe, um Fragen des Lebens und des Todes, um Schwangerschaftsabbruch, um Lebensschutz, um Freiheitsrechte von Personen, zeigten sich zwei Mängel: erstens daß unter intelligenten und eingeweihten Experten die Diskussion eher zu irenisch, daß sie zweitens in der Öffentlichkeit – und das kann schon heißen im Hörsaal, wir haben das erlebt – eher zu polemisch wird. Beide Mängel tragen dann dazu bei, daß eine sachgerechte Klärung der Dissense, schließlich vielleicht auch ihre konsensuelle Beilegung, nicht so erreicht wird, wie dies eigentlich wünschenswert wäre. In einem solchen Klima kann es dann sogar zu dem Vorwurf kommen, und wir haben ihn gehört, daß eine Fortsetzung der Diskussion, jedenfalls mit gewissen Personen oder mit gewissen Meinungen, unterbunden werden müsse, weil sie unerträglich sei, zum Beispiel weil sie Aufforderungen Raum gebe, die das Leben anderer Menschen beeinträchtigen oder bedrohen.

Eine kleine Anekdote mag veranschaulichen, wie ich Zeuge eines solchen Vorwurfs wurde. Anläßlich einer Tagung über Chemie und moderne Welt, also ein Thema, das mit unserem lose zusammenhängt, äußerte ein Ihnen allen bekannter Journalist einer führenden deutschen Tageszeitung Bedenken dagegen, daß Chemieerzeugnisse gleichsam flächendeckend zur größtmöglichen Verlängerung menschlichen Lebens oder zur größtmöglichen Steigerung menschlicher Lebenserwartung unbedacht, wie er meinte, benutzt werden. Daraufhin sprang ein führender Vertreter der chemischen Wissenschaft und Industrie, wenn Sie so wollen, ein Mann von Macht, empört auf und rief: was Sie uns da sagen, das ist ja eine Aufforderung zum Massenmord. Das Wort «Massenmord» ist hier ein Zitat. Soweit also die Anekdote. Ich nehme nun an, daß alle, die wir uns hier zusammengefunden haben, die Überzeugung teilen, daß wir in unseren Diskussionen niemanden unmittelbar zu etwas auffordern oder von etwas abbringen, daß wir vielmehr Gründe und Gegengründe austauschen wollen, die jeder und jede von uns, wo es denn nötig ist und dann in eigener Verantwortung, in Empfehlungen und schließlich in Handlungen umsetzen kann und muß. Worauf es mir ankommt, ist, daß ein solcher Austausch von Gründen und Gegengründen ein Denken ist, mit dem wir experimentieren. Im theoretischen Kontext, wo Handeln fernliegt, ist jedem klar, daß auch das Erwägen absurder Möglichkeiten einen Erkenntnisgewinn verschafft; und ich kann nicht einsehen, warum das Erwägen moralisch absurder oder absurd erscheinender Möglichkeiten einem solchen Erkenntnisgewinn nicht dienen könnte. Derartige Möglichkeiten auszumalen und, wenn sie denn gute Gründe gegen sich haben, sie schließlich zu verwerfen, bedeutet: stellvertretend im Denken etwas zu vollziehen, was man im Handeln dann nicht mehr zu vollziehen braucht und vielleicht auch nicht vollziehen sollte.

So verdienen die im weiteren zutage tretenden Ansprüche auf Konsens nicht weniger und nicht mehr Respekt als die Provokationen zum Dissens. Ohne die ersten könnten wir keine handlungsfähige Gemeinschaft bilden, ohne die zweiten würde diese in unaufrichtiger Stagnation erstarren. Unsere Arbeit möge dazu beitragen, daß unsere ethischen Überlegungen nicht hinter dem wissenschaftlichen Fortschritt zurückbleiben.

I. Pränatale Diagnostik und Beratung

Entwicklung und Stand der Pränataldiagnostik in Dänemark

MARGARETA MIKKELSEN

Die Pränataldiagnostik ist eine Aufgabe, die mir sehr ans Herz gewachsen ist; ich habe mich seit mehr als zwanzig Jahren damit beschäftigt. 1970 wurde in Dänemark die Pränataldiagnostik eingeführt, aber schon vor 1970 hat mich der Gedanke sehr beschäftigt, ob man nicht Pränataldiagnostik anbieten könnte, besonders denjenigen Familien mit Translokationen, zu denen ich jahrelang Kontakt hatte und die darauf warteten, die einmal im Jahr anriefen, ob sie sich jetzt trauen könnten, Kinder zu bekommen. Und diese Familien mit sogenannten «Hochrisikoschwangerschaften» sind ja auch die ersten gewesen, die Pränataldiagnostik durchführen ließen. Später kam dann die Diskussion über das Risiko für ältere Frauen, ein mongoloides Kind zu bekommen. Dazu habe ich eine absolut unwissenschaftliche, nicht kontrollierte Studie durchgeführt, indem ich nämlich die Mütter oder die Eltern, die mit ihrem mongoloiden Kind kamen, gefragt habe: Würden Sie eine Pränataldiagnostik gemacht und abgetrieben haben, wenn es möglich gewesen wäre? Ich habe das bei 25 Familien erfragt. Abgesehen von einer Ausnahme haben alle – und ich möchte betonen, alle liebten ihr Kind und taten alles für dieses Kind – gesagt: «Ja, das hätten wir getan.» Nur eine Frau sagte: «Ich war 41, und es war meine einzige Chance, ein Kind zu bekommen. Ich glaube, ich hätte es bekommen, aber ich weiß es nicht.» Und das hat mich damals davon überzeugt, daß die Pränataldiagnostik ihren Platz finden würde.

Wie ich schon sagte, wurde sie 1970 bei uns und im Humangenetischen Institut in Aarhus für Hochrisikoschwangerschaften eingeführt. In den ersten Jahren waren es verhältnismäßig wenige Schwangere, die davon Gebrauch machten. Es waren hauptsächlich Träger von balancierten Translokationen, schweren chromosomalen Leiden und Frauen über vierzig, die zur Untersuchung kamen. Die Foster-Chromosomenanalyse wurde etabliert und war also möglich für Risikofrauen, darüber hinaus auch für Frauen mit einem geringeren Risiko in bestimmten Gebieten Dänemarks, nämlich im Kopenhagener Gebiet, wo zwei Laboratorien arbeiteten, und in Aarhus, also in Jütland, wo eines entstand. Mit anderen Worten, nicht alle Dänen hatten Zugang zur Pränataldiagnostik. Das führte dazu, daß ein Ausschuß zur Beratung der Regierung eingerichtet wurde. Zu dessen Arbeit unterm Innenministerium, – damals hatten wir noch kein Gesundheitsministerium –, bei der auch ich mitmachte, gehörte die Diskussion der ethischen Probleme, aber hauptsächlich, muß ich ganz ehrlich gestehen, auch der Kosten. Denn das Innenministerium mußte ja das nötige Geld zur Verfügung stellen. Und da wurde dann nach einer Kosten-Nutzen-Analyse gefragt. Diese cost-benefit-Analysen hat man seitdem aus ethischen Gründen sehr kontrovers diskutiert, und trotzdem glaube ich, daß auch heute Kosten-Nutzen-Analysen jedesmal dann gemacht werden müssen, wenn eine neue Methode in der Medizin eingeführt werden wird. Das wird ein Teil unseres Lebens werden. Davon bin ich leider, muß ich sagen, fest überzeugt. 1978 wurden so die nötigen Mittel dafür zur Verfügung gestellt, daß alle Frauen über 35, die es wünschten, eine pränatale Analyse machen lassen konnten. Man rechnete damals damit, daß das etwa 50% sein würden.

Ich will Ihnen jetzt referieren, wie die Entwicklung in Dänemark war. Es wurden keine ethischen Diskussionen geführt, solange es nur um Hochrisikoschwangerschaften oder Risikoschwangerschaften ging. Es gab über sie auch nicht andeutungsweise ethische Diskussionen, obwohl ich selbst in den Frauenzeitschriften manchen Artikel veröffentlicht habe und obwohl das Thema in den Zeitungen diskutiert wurde – es kam keinerlei ethische Diskussion auf. Sie begann erst Anfang der 80er Jahre. Und zwar kam sie gleichzeitig mit drei Entwicklungen oder wurde wahrscheinlich durch sie hervorgerufen. Erstens wurde eine wissenschaftliche Untersuchung bei Nichtrisikoschwangerschaften durchgeführt. Ein wissenschaftlich sehr interessantes Projekt wurde von Ann Tabor[1] durchgeführt, bei dem Frauen zwischen 25 und 34 die Analyse angeboten wurde, wenn sie sich zwischen Amniozentese oder Ultraschalluntersuchung randomisieren ließen. Sie hatten also 50% Chancen dafür, eine Foster-Chromosomenuntersuchung zu bekommen. Die anderen konnten eine erweiterte Ultraschalluntersuchung haben. Zweitens wurde etwa gleichzeitig das erste Kind nach In-Vitro-Fertilisation geboren, was natürlich lebhaft diskutiert wurde. Und drittens begann die Diskussion um das Genomprojekt. Diese drei Dinge zusammen führten dazu, daß ethische Diskussionen aufkamen. Es wurde vom Innenministerium ein Ausschuß gebildet, der sich mit den ethischen Fragen der pränatalen Diagnostik, der In-Vitro-Fertilisierung, der Donation von befruchteten Eizellen usw. und auch dem Genomprojekt beschäftigen sollte. In dieser Arbeitsgruppe war auch ich.

Als nächstes bildete man einen «Ethischen Rat» für die Regierung, in dem ich jetzt im vierten Jahr sitze. Dieser Rat hat 17 Mitglieder, darunter vier Theologen, drei Humangenetiker und zwei anders ausgewiesene Ärzte, eine Krankenschwester und ein Philosoph. Er stellt also einen Ausschnitt

---

1 TABOR, A., PHILIP, J., MADSEN, M., BANG, J., OBEL, E. B., NØRGAARD-PEDERSEN, B. (1986): Randomised controlled trial of genetic amniocentesis in 4606 lowrisk women. Lancet I: 1287–1293.

aus der Bevölkerung dar, wird aber natürlich von den Wissenschaftlern und von den Theologen dominiert. Sie können sich sicher vorstellen, daß die Diskussionen, die da vor sich gegangen sind und vor sich gehen, außerordentlich belastend sind. Ich bin froh, daß man dort nur 6 Jahre Mitglied sein darf, kann, muß. Aber dies sage ich nur, um Ihnen so zu zeigen, was und wie in Dänemark in den letzten Jahren diskutiert wird.

Nun will ich Ihnen aber auch die Entwicklung schildern, wie sie bei uns weitergegangen ist. Dänemark – mit 5 Millionen Einwohnern ein kleines Land – hat seit 1973 die Fristenlösung. Bei allen ethischen Diskussionen hat sich doch keiner getraut, an die Fristenlösung auch nur zu rühren. Denn wir, die wir so alt sind, daß wir schon vor der Fristenlösung in der Medizin arbeiteten, wissen, daß die schweren Aborte nach Eingriffen durch nicht autorisierte Menschen zu Todesfällen und zu schweren Schädigungen der Mutter geführt haben. Wir haben andererseits seit 1973 keine mütterlichen Todesfälle nach Abtreibungen mehr erlebt.

In Dänemark wird im Augenblick in vier Institutionen Pränataldiagnostik durchgeführt. Mit anderen Worten, wir wissen genau, was vor sich geht. Denn erstens ist jeder Däne durch eine zehnstellige Nummer identifiziert. Und diese Nummern gehen in alles ein: Ob wir Steuern zahlen oder nicht, ob wir dem Gesundheitswesen irgend etwas abverlangen, wir sind durch und durch registriert. Wir haben auch ein Abortregister und wir haben ein Zytogenetisches Zentralregister, das jede Pränataldiagnostik registriert und das wir nachher mit dem Abortregister vergleichen – anhand der Nummer der Mutter. Wir wissen also genau, erstens wie oft spontane Aborte nach dem Eingriff auftreten, und zweitens kennen wir auch die Abortrate nach der Chorionzottenbiopsie. Da hatte man ja gerade von politischer Seite furchtbare Angst, daß die Frauen eine Schwangerschaft

                  Department of Medical Genetics
                  J. F. Kennedy Intstitute, Glostrup

                  Institute of Human Genetics
                  University of Aarhus

                  Department of Clinical Genetics
                  County Hospital of Vejle

                  Chromosome Laboratory
            Department of Obstetrics and Gynecology
                University Hospital, Copenhagen

                  Data Collection
            The Danish Cytogenic Central Register
                  Risskov, Aarhus

Abb. 1: Dänische Institute, in denen pränatale zytogenetische Untersuchungen durchgeführt werden.

unterbrechen würden, wenn das Geschlecht des Kindes nicht das erhoffte war. Es hat sich herausgestellt, daß das extrem selten, und zwar eigentlich nur bei Einwanderern, vorkommt.

Auf Seite 7 haben Sie (Abb. 1) die Institute, die Pränataldiagnostik durchführen, im Kopenhagener Gebiet das Universitätskrankenhaus und Glostrup, also mein Institut, eins in Aarhus und seit 1986 auch das Institut in Vejle, das allerdings nur Einwohner aus dem Bezirk versorgt. Das Zytogenetische Zentralregister liegt in Aarhus. Um die Indikation zur Pränataldiagnostik (Abb. 2) durch eine Untersuchung von Fruchtwasser oder von Chorionzotten zu bekommen, kann man direkt an die 15 Stellen, wo sie ausschließlich durchgeführt werden darf, überwiesen werden. Dafür muß die Mutter über 35 oder der Vater über 55 sein oder ein Kind mit einer Chromosomenaberration, also in den meisten Fällen mit Downsyndrom, bereits geboren worden sein. In diesen Fällen kann die Fruchtwasseruntersuchung oder die Chorionzottenbiopsie auch ohne Durchführung einer genetischen Beratung vorgenommen werden. Abb. 3 zeigt Ihnen die Fälle, in denen eine vorherige genetische Beratung erwünscht ist. Gegen diese Auflagen wird allerdings häufig verstoßen. Die Gynäkologen beraten erstens oft selbst und leider oft falsch. Zweitens werden besonders in den Fällen, wo eine Chromosomenaberration (z. B. Downsyndrom) bei Geschwistern oder in der ferneren Verwandtschaft gefunden worden ist, die Untersuchungen oft gleich vorgenommen. Bei drei und mehr spontanen Aborten oder wenn ein früheres Kind mit einem Handikap oder mit nicht diagnostizierten Mißbildungen auf die Welt gekommen ist, muß man die Diagnose erst wirklich herausfinden; aber viele Untersuchungen werden gemacht, ohne daß man weiß, wonach man eigentlich sucht. Man kann

Alter der Mutter bei Konzeption 35 Jahre und älter

Alter des Vaters bei Konzeption 55 Jahre und älter

Früheres Kind mit Chromosomenaberration

Abb. 2: Indikationen für Pränataldiagnostik.

Chromosomenaberration bei einem Elternteil

Chromosomenaberration bei Geschwistern, Nichten oder Neffen

Drei und mehr spontane Aborte; frühere geistig oder körperlich behinderte Kinder ohne Diagnosestellung

Abb. 3: Umstände, unter denen genetische Beratung vor Pränataldiagnostik erwünscht ist.

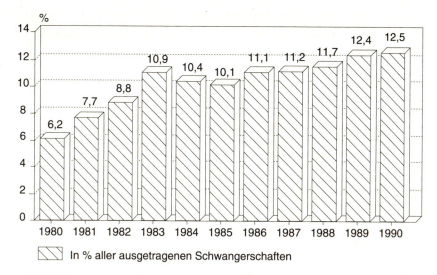

Abb. 4: Ausgetragene Schwangerschaften mit pränataler zytogenetischer Untersuchung (1980–1990) (DCCR).

natürlich immer die Chromosomen ansehen, aber leider ist die Ursache des kindlichen Handikaps ja manchmal etwas ganz anderes.

Abb. 4 zeigt Ihnen, wie seit 1980, als alles richtig angelaufen war, der Anstieg der pränatalen Zytogenetik verlief. Ich habe hier nicht die monogen bedingten Leiden dabei, von denen man heute, anders als damals, zum Glück viele direkt diagnostizieren kann. Sie sehen: Seit 1980 hat sich die Anzahl der erhobenen pränatalen Diagnosen verdoppelt, trotz der vielen ethischen Diskussionen in den Medien. Pränataldiagnostik wird jetzt bei $12\frac{1}{2}$% der Schwangerschaften, die ausgetragen werden, angewandt. Ich habe das Gefühl, daß dies zwei Auswirkungen hat. Zum einen gibt es eine Gruppe von Menschen, von Frauen, die ausdrücklich sagen: «Dies hier wollen wir nicht machen; wir wünschen nicht, in eine Wahlsituation dieser Art zu kommen.» Und dann gibt es die andere Gruppe derer, die sagen: «Um Gottes willen, ein Kind mit einem Handikap; ich habe zwei gesunde Kinder, das würde unsere Familie zum Zusammenbrechen bringen.» – Was natürlich auch verständlich ist, besonders in einem Land, in dem 85% der Frauen arbeiten. Wenn wir uns anschauen (Abb. 5), wie es mit der Amniozentese und der Chorionzottenbiopsie gegangen ist, so sehen wir: es hat ein stetiger Anstieg stattgefunden. Im ganzen sind in den ersten 5 Jahren 606 Schwangerschaften untersucht worden, und in den letzten 5 Jahren von 1985 bis 1989 waren es 34065. Also ist wirklich ein massiver Anstieg in diesen Jahren erfolgt. 1983 wurde die Chorionzottenbiopsie bei uns eingeführt; in den ersten Jahren natürlich auch erst wieder bei Hochrisikoschwangerschaften und hauptsächlich natürlich bei monogenen Krankhei-

Jahre	Amnion	Chorion	Gesamtzahl
1970-1974	606		606
1975-1979	7.751		7.751
1980-1984	24.486	156	24.642
1985-1989	29.422	4.643	34.065
1970-1989	62.265	4.799	67.064

Abb. 5: Pränataldiagnostik in Dänemark.

ten. Es besteht kein Zweifel, daß das Verhältnis von Chorionzottenbiopsie zu Amniozentese weiterhin zum Vorteil der Chorionzottenbiopsie ansteigen wird.

Abb. 6 zeigt Ihnen eine andere Entwicklung, nämlich die bei Frauen über 35. 1983 waren es 80% der Frauen über 35, die zur Amniozentese kamen. Dänemark muß wohl sagen, daß es hierbei einen Rekord im Verhältnis zu jedem anderen Land einschließlich New York, das auch einen sehr hohen Prozentsatz hat, hielt. Aber der Prozentsatz ist abgefallen, und ich habe jetzt auch die Zahlen von 1989 da: Da wird eine Amniozentese nur von 69% der Schwangeren über 35 gewünscht. Diese Gruppe im Alter von

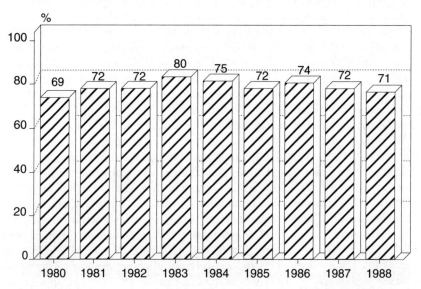

Abb. 6: Anteil der ≥ 35 jährigen Schwangeren mit Pränataldiagnostik 1980–1990 (DCCR).

35 Jahren und mehr ist ganz klar heute besser informiert. Sie hat bessere Informationen dadurch, daß die praktischen Ärzte wissen, wie groß das Risiko ist, ein mongoloides Kind zu bekommen; das ist ja das Problem für die meisten, deswegen kommen sie. Es ist kein sehr großes Risiko, sondern liegt unter einem halben Prozent; die meisten Frauen haben sich ein ganz verkehrtes Bild von der Größe des Risikos gemacht. Und da muß ich mich doch selber loben; ich unterrichte nämlich praktische Ärzte während ihrer Ausbildung, so daß korrektere Informationen weitergegeben werden.

Ein anderer Faktor neben dem Unterricht ist natürlich auch die Diskussion der ethischen Probleme. Manche Frau, wie gesagt, überlegt sich: «Kann ich die Entscheidung treffen, wenn man einen abnormen Befund erhebt, kann ich mich zu einem Abort entscheiden?» Abb. 7 zeigt Ihnen die Entwicklung in der Pränataldiagnostik in den verschiedenen Gebieten Dänemarks. Seeland, wo Kopenhagen liegt, hatte von Anfang an den höchsten Prozentsatz, liegt jetzt aber – 1989 – tiefer als 1980. Das ist wahrscheinlich durch die gerade in der Hauptstadt sehr regen Diskussionen über die ethischen Probleme so gekommen. Fünen und die umliegenden Gebiete, die bis 1986 einen Anstieg gehabt haben, fallen jetzt auch etwas ab. Im Norden und in der Mitte Jütlands ist bis 1986 ein Anstieg erfolgt; auch dort fällt der Prozentsatz jetzt wieder ab. Die Diskussion, die immer intensiver geworden ist, hat ganz klar einen Einfluß gehabt, der sich in den letzten Jahren gerade in der Altersgruppe ab 35 Jahre gezeigt hat.

Abb. 8 zeigt, daß 1990 bereits 26% der Eingriffe mittels Chorionzottenbiopsie und d.h. im ersten Trimester vorgenommen werden, also in einer Periode, während der dänische Frauen die Möglichkeit haben, ihre Schwangerschaft zu unterbrechen, ohne irgendeinen Grund angeben zu müssen. Dank der verschiedenen Register wissen wir allerdings, daß es, wie gesagt, extrem selten ist, daß eine Schwangerschaft nach Pränataldiagnostik mit normalen Chromosomen oder einem anderen normalen Befund unterbrochen wird. Es sind mir aus den letzten zwei Jahren nur vier Fälle im

Gebiet	Jahr			
	1980	1983	1986	1989
Seeland	73,3	78,7	78,4	69,2
Inseln	58,6	69,3	69,4	66,4
Süd- und Mitteljütland	63,5	77,9	72,0	63,9
Nordjütland	55,2	70,5	73,0	60,8

Abb. 7: Prozentsatz der Frauen mit Alter 35+ als einziger Indikation, die sich einer Pränataldiagnostik unterziehen.

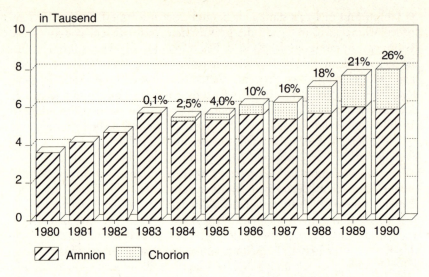

Abb. 8: Entwicklung der zytogenetischen Pränataldiagnostik in Dänemark 1980–1990 (DCCR).

ganzen Lande bekannt, in denen das der Fall war. Ich meine, da kann man diskutieren, und das haben die Politiker selbstverständlich getan, ob man wegen solcher Fälle eine Gesetzgebung einführen soll. Das würde man natürlich machen, wenn es sich um Mord handelte. Das Gesetz sagt, daß die Fristenlösung bis zur 12. Woche gilt; und wenn Frau Jensen nach Mallorca reisen will und deswegen ihre Schwangerschaft unterbrochen habe möchte, würde kein Mensch sich da hineinmischen können oder wollen. Nun aber überlegen die Politiker, ob sie Abtreibungen aufgrund der Geschlechtsdiagnose illegal machen sollten. Wir geben das Geschlecht übrigens erst nach der 12. Woche bekannt, um diese Möglichkeit auszuschalten.

Es wird auch darüber diskutiert, ob man eine Indikationsliste dafür haben sollte, was man abortieren kann und was man nicht abortieren darf. In einem Land mit Fristenlösung und 22 000 induzierten Aborten im Jahr ist es überraschend, daß man sich gleichzeitig über die 133 Aborte nach Pränataldiagnostik im Jahre 1988 so viele Gedanken macht (die größte Zahl in 10 Jahren, siehe Abb. 9). Wenn wir uns die Indikationen anschauen und beachten, wieviel Prozent von Abnormitäten nach Amniozentese in den 10 Jahren von 1980 bis 1989 zu induzierten Aborten geführt haben, so finden wir, daß die Altersindikation zu einer Abortrate von 1,4% geführt hat; wenn ein Kind mit einer Chromosomenaberration auf die Welt gekommen ist, waren es 2,3%, also etwas mehr als die 1–2%, die wir früher angegeben haben. Bei chromosomalen Rearrangements (das sind ja hauptsächlich Translokationen, aber auch Inversionen) waren es knapp 7%; und wenn eine Krankheit oder Schwachsinn in der näheren Familie vorkam,

Indikation	Anzahl der Untersuchungen	induzierte Aborte	
		Anzahl	%
Alter	28.399	405	1,4
Früheres Kind mit Chromosomenaberration	727	17	2,3
Ein Elternteil Träger eines balancierten chromosomalen Rearrangements	174	12	6,9
Chromosomenaberration oder geistige Behinderung in naher Verwandtschaft	9.025	58	0,64
≥ 3 spontane Aborte	471	5	1,06
Früheres Kind mit geistiger Behinderung und/oder angeborener Mißbildung	1.672	29	1,73
Niedriges Serum-AFP	563	11	1,95
Psychologische Gründe	5.274	40	0,76
Andere	3.899	43	1,10
Gesamt	50.177	590	1,18

Abb. 9: Amniozentesen in Dänemark 1980–1989 (Dänisches Zytogenetisches Zentralregister).

war das Risiko nicht erhöht im Verhältnis zum Altersrisiko. Bei 3 und mehr spontanen Aborten war 1% für einen induzierten Abort, aufgrund der Befürchtung eines schwer abnormen Föten. Ich will nachher darauf zurückkommen, wie die Leute gewählt haben, wenn es sich um Geschlechtschromosomenaberrationen gehandelt hat. Aber nach einem Kind mit Schwachsinn oder Mißbildungen war da immerhin ein Risiko, was über dem Altersrisiko lag, von 1,73%; und dann haben wir natürlich auch die niedrigen Serum-AFP-Werte. Allerdings gibt es in Dänemark kein allgemeines Screening, sondern nur drei große gynäkologische Abteilungen, die das AFP-Screening als Pilotprojekt inzwischen zusammen mit HCG untersuchen. Für die sogenannten psychologischen Gründe ist die Zahl erschreckend hoch, nämlich über 5000; da war das Risiko ganz leicht erhöht, aber nur ganz schwach im Verhältnis zu den 0,5%, mit denen man normalerweise rechnet. Die «anderen» Gründe bilden eine große Sammelmasse, für die auch ein erhöhtes Risiko bestand, unter anderem waren in dieser Gruppe auch die Ultraschallabnormitäten.

Abb. 10 zeigt dieselben Gruppen, nur bei der Chorionzottenbiopsie, und wie Sie sehen können, sind die Risikozahlen höher. Das ist ganz erklärlich, weil der Eingriff ja wesentlich zeitiger in der Schwangerschaft erfolgt und – wie wir wissen – etwa 30% der mongoloiden Föten zwischen der 16. Woche und dem Geburtstermin spontan abortiert werden. Wesentlich mehr noch werden spontan abortiert zwischen der 10. Woche, wo die meisten Chorionbiopsien vor sich gehen, und der 16. Woche, dem Amniozentesezeitpunkt. Also liegen alle Zahlen höher; sonst sind sie einigermaßen vergleichbar, abgesehen von einer Gruppe, auf die ich Sie alle aufmerksam machen möchte. Sie ist bezeichnet mit «andere Gründe» und hat ein Risiko von über 7%. Das waren hauptsächlich Ultraschalluntersuchungen in der frühen Gravität. Es sieht so aus, als ob abnorme Ultraschallbefunde im ersten Trimester wirklich Anhaltspunkte für eine Chromosomenaberration geben können. Wenn der Gewichtszuwachs nicht in Ordnung ist, das Längenwachstum nicht stimmt, wird das vielleicht die wichtigste Gruppe für die Pränataldiagnostik sein, wenn man überhaupt ein Screeningangebot erwägt.

Abb. 11 zeigt, bei welchen Befunden sich die betroffenen Schwangeren für Aborte entscheiden. Zunächst geht es hier um Amniozentesebefunde, also um späte Aborte. Wir alle wissen, wie schlimm späte Aborte für die

Indikation	Anzahl der Untersuchungen	induzierte Aborte	
		Anzahl	%
Alter	2.057	54	2,62
Früheres Kind mit Chromosomenaberration	342	8	2,34
Ein Elternteil Träger eines balancierten chromosomalen Rearrangements	75	6	8,00
Chromosomenaberration oder geistige Behinderung in naher Verwandtschaft	812	12	1,48
≥ 3 spontane Aborte	66	1	1,51
Früheres Kind mit geistiger Behinderung und/oder angeborener Mißbildung	188	8	4,25
Psychologische Gründe	568	7	1,23
Andere	153	11	7,19
Gesamt	4.261	107	2,50

Abb. 10: Chorionbiopsien in Dänemark 1980–1988 (Dänisches Zytogenetisches Zentralregister).

Chromosomale Veränderung	Anzahl	Anzahl der induzierten Aborte	
+21	265	260	*
+18	65	62	**
+13	22	21	***
Andere autosomale Trisomien	4	4	
Triploidie	11	11	
+ Markerchromosomen	28	13	
Balancierte de novo Rearrangements	29	18	64%
Unbalancierte Translokationen	40	25	63%
Deletionen	17	7	43%
Andere	6	6	100%

Abb. 11: Induzierte Aborte wegen chromosomaler Veränderungen, die durch Amniozentese entdeckt wurden (Dänemark 1980–1989, 53.704 untersuchte Schwangerschaften).

Mütter sind, die ja hier ein Wunschkind abortieren. Von den 265 Trisomie-21-Föten sind 260 abortiert worden. Von den anderen 5 wurden 4 schon ausgestoßen, bevor das Resultat der Untersuchung vorlag, und das fünfte war ein Mosaikfall. Bei der Trisomie 18 war es in drei Fällen ebenso. Bei der Trisomie 13 war es ein ganz besonderer Fall, es waren Zwillinge, von denen der eine Zwilling die Trisomie 13 hatte, der andere nicht. Die Mutter hat sich nach umfassender Beratung entschlossen, die Schwangerschaft auszutragen. Das Kind mit der Trisomie 13 starb auch innerhalb weniger Stunden nach der Geburt. Es war übrigens auch eine sehr späte Amniozentese, die durchgeführt wurde, da man aufgrund von Ultraschallbefunden wirklich besorgt war, daß eine ganz schwere Abnormität vorläge. Auch die anderen autosomalen schweren Anomalien sind alle abortiert worden. Anders sieht es aus mit den sogenannten balancierten Translokationen. Da haben 64% sich für einen Abort entschlossen. Die neuesten, in diesem Jahr veröffentlichten Untersuchungen aus den USA von Lillian Hsu[2] haben gezeigt, daß immerhin 8% von den Trägern balancierter Reorganisationschromosomen eine Schwachsinns- oder andere schwere Abnormität zei-

---

2 Hsu, L.Y.F. (1986): Prenatal diagnosis of chromosome abnormalities. In: Milunsky, A. (ed.): Genetic disorders and the fetus. Diagnosis, prevention, and treatment. Plenum Press, New York, pp. 115–183.

gen. Das ist eine wesentlich größere Zahl, als wir sie normalerweise angeben. Aber überraschend ist, daß auch bei den unbalancierten Translokationen eine genauso große Prozentzahl der Frauen sich dazu entschlossen hat, die Schwangerschaft auszutragen. Ich bin selbst an einer solchen Beratung beteiligt gewesen; die Mutter meinte ganz bestimmt, die Schwangerschaft wäre ganz anders als mit dem ersten unbalancierten Kind; sie glaubte nicht daran, daß da etwas abnorm sei, und jetzt hat sie das zweite Kind mit dem Wolfsyndrom. Bei den Deletionen abortierten auch nur 43%. Die «anderen» Fälle waren Triploidien, bei denen haben sich alle für den Abbruch entschlossen.

Abb. 12 zeigt uns die Geschlechtschromosomenaberrationen, bei denen sich 62% der Mütter für den Schwangerschaftsabbruch entschlossen haben. Und das ist überraschend. Zu Anfang, in den ersten Jahren, haben alle sich den Schwangerschaftsabbruch gewünscht; aber in den letzten Jahren stellt sich heraus, daß nur 62% die Schwangerschaft unterbrechen. Warum? Die Beratung ist sehr ausführlich und sehr gut gewesen, von Ärzten und Psychologen, die mit Klinefelter- und XYY-Männern zu tun gehabt hatten, von Genetikern und dann von Psychiatern. Zu meiner großen Überraschung stellte sich heraus, daß die Frauen, nachdem sie mit dem Psychiater gesprochen hatten, zum Abort kamen. Ich habe mich dann so ein bißchen umgehört; denn nachdem ich beraten hatte, hatte ich das Gefühl gehabt, daß die Frauen sich zum Austragen der Schwangerschaft entschlossen hatten. Die Frauen sagten: «Ja, die Verantwortung, daß wir das Kind mit dem und dem stützen müssen, und mit der Schule und, und, und. Das können wir nicht schaffen, wenn wir außerdem noch gesunde Kinder haben.» Das darf man nämlich nicht vergessen: Die genetische Beratung ist eine Familienberatung. Es geht ja nicht nur um die eine Schwangerschaft, sondern auch um die ganze Familie. Die Eltern sind darauf eingestellt; sie haben Kinder, sie haben eine Familie, die funktioniert. Sie trauen sich nicht, ein Kind hineinzubekommen, das eventuell alles zerstört. Das ist wahrscheinlich der Grund für die 62% Aborte.

Abb. 13 zeigt dieselben Verhältnisse bei der Chorionzottenbiopsie. Da

Aberration der Geschlechtschromosomen	Anzahl	Anzahl der induzierten Aborte	
XXY	60	36	
XYY	26	14	62%
XXX	42	29	
X	45	29	

Abb. 12: Induzierte Aborte wegen Aberration der Geschlechtschromosomen, die durch Amniozentese entdeckt wurden (Dänemark 1980–1989, 53.704 untersuchte Schwangerschaften).

Veränderungen	Anzahl	Anzahl der induzierten Aborte	
+ 21	27	26*	
+ 18	14	13*	
+ 13	4	4	
+ Markerchromosomen	5	3	
Unbalancierte Translokationen	16	15	
Deletionen	3	2	
Andere	8	6***	
XXY	6	4	
XYY	6	5	73%
XXX	3	2	
X	7	5**	
Gesamt	99	85	

Alle mit zytogenetischer Indikation.
* Ein Fall in der 32., bzw. 34. Schwangerschaftswoche untersucht.
** In einem Fall Fötus bei Vorliegen des Ergebnisses tot.
*** Eine de novo Translokation. Ein 46/46 + 20 Mosaik.

Abb. 13: Zytogenetische Veränderungen, die durch Chorionbiopsie entdeckt wurden (Dänemark 1983–1989, 4.625 untersuchte Schwangerschaften).

waren es allerdings 73%, die sich für die Schwangerschaftsunterbrechung entschieden, und das ist verständlich, weil die Untersuchung soviel zeitiger in der Schwangerschaft stattfindet, also zu einem Zeitpunkt, wo es sich nicht um eine Geburt handelt, sondern eben nur um ein Aussaugen des schwangeren Uterus. Aber sonst sehen wir dieselben Verhältnisse wie in Tabelle 12. Ein Fall war eine Trisomie-21, die erst in der 34. Woche untersucht wurde; selbstverständlich wird keiner eine Schwangerschaft zu diesem Zeitpunkt abbrechen. Die anderen Fälle sehen Sie angegeben. Abb. 14 zeigt Ihnen den Prozentsatz der Trisomie-21-Föten, der ja verhältnismäßig hoch ist. Ich möchte aber nochmals darauf aufmerksam machen, daß 30% der Föten zwischen der 16. Woche und dem Geburtstermin absterben würden; rechnet man dies ein, so kommt man zu etwa 30% «Erfolg», wenn man es so nennen will, nämlich zu dem Resultat, daß man 30% der Kinder mit einer Trisomie 21 pränatal findet.

Das ist natürlich ein Faktor, der zur Diskussion bei uns geführt hat. Sind unsere Indikationen die richtigen? Sollte man ein Screening einführen, entweder mit Ultraschall oder mit mütterlichem Serum? In Deutschland führt man ja in der Regel zwei Ultraschalluntersuchungen während der Schwan-

Jahre	Neugeborene Kinder	Pränatale Diagnosestellung	Nach Berücksichtigung der 30% fötalen Todesrate	
		Anzahl	Anzahl	%
1970-1974	362	6	4	1,09
1975-1979	315	46	31	8,71
1980-1984	220	123	82	27,15
1985-1989	264	167	112	29,80
Gesamt	1.161	342	229	16,47

Abb. 14: Downsyndrom in Dänemark.

gerschaft durch. Dänemark hat keine; nur im Falle von Sorgen, daß mit der Schwangerschaft etwas nicht in Ordnung sein könnte, wird eine Ultraschalluntersuchung durchgeführt. Es ist sogar unter Berufung auf die Weltgesundheitsorganisation in Kopenhagen angeführt worden, daß man nicht routinemäßig mit Ultraschall arbeiten solle, nur in besonderen Fällen. Man hat natürlich auch erwogen, ob man Serum von allen Frauen mit Tripletest screenen soll. Im Augenblick laufen zwei Untersuchungen als Pilotstudien, die eine mit dem Ultraschall, die andere mit dem Serumtest. Und die Diskussion wird noch einmal aufflammen, wenn die Resultate in etwa einem Jahr vorliegen werden und die Regierung dann dazu Stellung nehmen muß, ob die Indikationsgruppen, die wir im Augenblick haben, weiter so laufen sollen oder ob man es ganz anders machen sollte: z. B. ein Screening für alle anbieten oder ein Screening für Frauen ab 30 oder eine Ultraschalluntersuchung oder gar nichts. Auch das letztere ist eine Möglichkeit, die im Augenblick diskutiert wird. Aber 70% der Frauen, die über 35 sind, wollen die Untersuchung gemacht haben; die Gruppe der jüngeren Frauen steigt an, die eine Untersuchung des Föten besonders nach dem zweiten Kind gemacht haben wollen. Wenn diese Frauen in der Diskussion zu Worte kommen werden, ist es möglich, daß sich die Politiker dann vielleicht doch nach dieser Majorität richten werden und nicht nach den Ethikern, die bei uns die Pränataldiagnostik möglichst begrenzen möchten.

Ich bin sehr gespannt, wie sich das alles entwickeln wird. Es sind jedenfalls sehr heiße Diskussionen im Gange, die aber wenig Implikation für das Gesundheitswesen oder im großen und ganzen für die Bevölkerung haben. Es sind zwei Gruppen, die da besonders aktiv gegen die Pränataldiagnostik sind; die eine ist die ganz linke mit etwa 15% der Stimmen und die andere ist die christliche Volkspartei, die 2% der Stimmen hat. Diese zwei Gruppen haben sich vereinigt und versuchen jetzt nachdrücklich, die Politiker zu beeinflussen, z.T., wie ich meine, mit nicht ganz fairen Methoden. Ja, die ethischen Diskussionen, die wir zu Anfang gar nicht hatten, die haben sehr zugenommen.

Ergänzungen und Nachfragen

Propping: Gibt es in Dänemark auch Fälle von pränataler Diagnostik jenseits der Frist, innerhalb derer ein Schwangerschaftsabbruch zulässig ist – also etwa, wenn beim Ultraschall eine Auffälligkeit, die auf eine Chromosomenuntersuchung hindeutet, festgestellt worden ist? In Deutschland wird dann eine Pränataldiagnostik von den Gynäkologen mit dem Argument verlangt, die Information würde für das Geburts-Management benötigt.

Mikkelsen: Das kommt vor, hat ja aber auch nur für das Geburts-Management Konsequenzen.

Patzig: Könnten Sie etwas über die Gründe sagen, die von den Linken und von der Christlichen Volkspartei gegen Pränataldiagnostik überhaupt in Dänemark angeführt werden, Frau Mikkelsen?

Mikkelsen: Die Linken führen an, daß sie natürlich sehr für die Fristenlösung sind; aber sie könnten nicht akzeptieren, daß Menschen mit einem Handikap nicht genauso wertvoll wären wie andere, und deswegen sollten diese nicht abortiert werden. Und die Religiösen sind selbstverständlich gegen jeden Abort und haben immer noch als Hauptziel die Abschaffung der freien Abtreibung. Das wird ihnen allerdings nicht gelingen.

Schmidtke: Ich fand es interessant, daß die ethische Diskussion in Dänemark in dem Moment entbrannt war, als man die Gruppe auch der Nichtrisikoschwangerschaften betrachten wollte. Nun gibt es ja in Wirklichkeit keine Nichtrisikoschwangerschaften, sondern nur hohe oder niedrige Risiken, insofern wäre es sowohl denkbar, daß man es unethisch fand, nun Jüngere zu untersuchen, als auch es als unethisch empfand, sie bislang ausgeschlossen zu haben. Wie ist die Diskussion damals verlaufen?

Mikkelsen: Die Diskussion entstand hauptsächlich dadurch, daß man ja in der Gruppe der jungen Frauen selbstverständlich auch mongoloide Kinder, aber überwiegend Geschlechtschromosomenaberrationen fand. Man brachte also die Frauen wirklich in ein Dilemma. Und so ein Dilemma in einem kleinen Land, das beschäftigt ja nicht nur die Familie, es sind ja im Laufe von nullkommanix weite Kreise, die ganze Umgebung und die Freunde und der Arbeitsplatz mit einbezogen. Die Diskussion geht dann doch sehr lebhaft zu. Das habe ich jedenfalls als das Problem angesehen damals, daß das gerade diese schwierigen Fälle waren, die wir ja alle möglichst nicht zu haben wünschen. Mit einer Geschlechtschromosomenaberration haben die meisten Männer und Frauen ein beinahe normales Leben.

Sass: Frau Rehder erwähnte einleitend, daß die pränatale Diagnose neue ethische Probleme bringt. Sie löst aber auch alte ethische Probleme, nämlich diejenigen, daß es bei erblichen Belastungen von Aberrationen vorsorglich zu einem Abort gekommen ist, zu dem es hätte nicht kommen müssen. Haben Sie Zahlen für einige ausgewählte solcher Krankheiten oder Aberrationen, bei denen deutlich geworden ist, daß nach der Benutzung der pränatalen Diagnostik die Abortrate in dieser Gruppe geringer geworden ist?

Mikkelsen: Das haben wir. Ich habe sie leider nicht mit, aber wir haben sie für die 14–21 Translokationsfamilien, in denen Frauen, die erst versucht haben, gar nicht schwanger zu werden, dann, wenn es doch passierte, zum Abort gekommen sind. Ich meine, daß man in diesen Familien mit hohem Risiko nicht nur die jeweiligen Abortraten, sondern vor allem deren Kinderzahl vor Pränatal- und nach Pränataldiagnostik vergleichen sollte. Diese Zahlen liegen in Dänemark für die Zystische Fibrose vor (man hat ja früher keine schwangeren Frauen in diesen Familien gesehen; die haben sich einfach nicht getraut) und werden jetzt in Kürze publiziert werden. Und das ist sehr interessant. Ich habe andere Zahlen, die auch interessant sind: Ich habe da zwei Jahre verglichen (1980 und 1985), wo wir alle Informationen hatten (vgl. Abb. 15). Die Geburtenzahl ist von 14 100 auf 15 650 hochge-

Jahr Alter der Mutter	Geburten	Induzierte Aborte	Spontane Aborte	Amniozentese	Induzierte Aborte nach PD
1980					
30-34	10.750	4.550	1.725	689	6
35-39	2.950	3.200	825	1.944	18
40+	400	1.450	350	272	7
30-40+	14.100	9.200	2.900	2.905	31
1985					
30-34	11.500	3.250	2.000	1.172	5
35-39	3.600	2.850	1.050	2.466	32
40+	550	1.400	400	376	11
30-40+	15.650	7.800	3.450	4.014	48

Abb. 15: Geburts- und Abtreibungszahlen für Frauen über 30 in den Jahren 1980 und 1985.

gangen. Die induzierten Aborte, also die Aborte auf Wunsch der Mutter ohne Begründung, sind von 9200 auf 7800 gefallen. Sie sind besonders gefallen in der Altersgruppe von 35–39: von 3200 auf 2850, während die Altersgruppe über 40 sich stabil gehalten hat. Gleichzeitig ist die Zahl der Amniozentesen hochgegangen. Und möchte man wissen, wieviel induzierte Aborte nach Amniozentese es gab, waren es 31 im Jahr 1980 und 48 im Jahr 1985. Es läßt sich natürlich nicht beweisen, daß die Pränataldiagnostik auf die intendierten Aborte einen Einfluß gehabt hat; aber irgendwie, muß ich sagen, hat es mich doch berührt, und ich habe gedacht: ‹Vielleicht haben sich manche Frauen, die sonst gesagt hätten, ‹ich trau mich nicht, ein Kind zu kriegen›, dank der pränatalen Diagnostik entschlossen, das Kind zu bekommen.» Ich weiß jedenfalls von Frauen im Alter von 34, die ein Jahr gewartet haben, damit sie mit in die Indikation hineinkamen, weil wir ja eine Begrenzung haben. In Dänemark kann man nämlich nicht privat hingehen und sagen: Jetzt will ich eine Pränataldiagnostik haben. Inzwischen haben die Frauen natürlich auch festgestellt, daß sie nur ein gestorbenes mongoloides Kind in der nächsten Verwandtschaft erfinden müssen, um unter eine Indikation zu fallen.

Kaiser: Ich kann ebenfalls einen Hinweis auf den schwangerschaftserhaltenden Effekt der Pränataldiagnostik geben. Es gibt zwei schöne Doktorarbeiten, die sich retrospektiv damit beschäftigen. Eine ist jüngst in Heidelberg erschienen, und eine haben wir vor zwölf Jahren in Marburg durchgeführt. Die beweisen diesen Effekt sehr gut.

Wolf: Gibt es in Dänemark auch eine Indikation gegen eine Pränataldiagnostik, die soweit gehen kann, daß sie zu einer Verweigerung dieser Leistung führt, wobei natürlich auch Kapazitätsgründe, Kostengründe mit hineinspielen werden?

Mikkelsen: Ja, das geschieht regelmäßig. Es kommen sehr viel mehr Frauen, die den Wunsch nach Pränataldiagnostik haben, als solche, die dann auch eine erhalten. Es ist ja festgelegt, welche Gruppen von Frauen eine Pränataldiagnostik haben können. Manchmal muß man nach einer genetischen Beratung sagen: «Tut uns furchtbar leid, da ist nichts, kein Grund.» Aber gewöhnlich führt die genetische Beratung dazu, daß man diesen Frauen erklären kann, daß es viel besser ist, das kleine Wesen in Ruhe zu lassen. Und es ist mir noch nie so gegangen, daß eine Frau, die ich beraten habe, hinterher gesagt hat: «Jetzt will ich aber trotzdem.» Aber ich habe Frauen erlebt, die so ängstlich waren und so sehr das Gefühl hatten, daß da etwas nicht in Ordnung war mit ihrer Schwangerschaft und bei denen dann wirklich etwas nicht in Ordnung war, daß ich in solchen Fällen Angst habe, die Diagnose zu verweigern.

Klofath: Frau Mikkelsen, könnten Sie etwas ausführlicher etwas zu den Aufgaben und zu der Arbeitsweise des «Ethischen Rates» sagen?

Mikkelsen: Ja, wir haben Aufgaben zu erledigen, die uns von der Regierung gestellt werden. Die erste Aufgabe bestand darin, ethische Überlegungen zur gesetzlichen Regelung der In-vitro-Fertilisation und der Pränataldiagnostik anzustellen. Jetzt haben wir zwei Gesetzesvorschläge vorliegen. Der eine Gesetzesvorschlag stammt von den Regierungsparteien und der zweite Gesetzesvorschlag von den Linken. Die Linken sind im Ethischen Rat sehr stark repräsentiert – viel stärker, als man erwarten sollte. Überraschend ist es ihnen gelungen, viele Leute hineinzubringen. Der Ethische Rat sollte dazu Stellung nehmen, ob In-vitro-Fertilisation zugelassen werden dürfte, ob Embryonen tiefgefroren werden dürfen, ob man überhaupt inseminieren dürfe, ob Donationen von Embryonen zulässig sind, außerdem darüber, ob vor der Einführung neuer pränataler Maßnahme, z.B. Screening, diese im Rat erst diskutiert werden müßten. Der Ethische Rat ist aber auch frei, sich selbst Aufgaben zu stellen. Er hat z.B. die Problematik der Gehirntodkriterien diskutiert und diskutiert augenblicklich die Problematik genetischer Register, was mir sehr, sehr große Sorgen macht; denn das Schwachsinnigenregister hat die Elternvereinigung bereits abgeschafft. Es ist mir aber noch gelungen, es im Reichsarchiv, wo man solche Sachen prinzipiell abliefern muß, sicherzustellen. Es wird nicht mehr weitergeführt, aber doch wenigstens erhalten. Die Eltern aber wollten es destruiert haben, und jetzt kommt dasselbe Problem mit allen genetischen Registern. Es wird noch mindestens ein Jahr dauern, bis unsere Stellungnahme vorliegt. Unsere Empfehlung über die In-vitro-Fertilisation mit allem drum und dran ist vor etwa einem halben Jahr rausgegangen, und jetzt liegen, wie gesagt, der Gesetzesvorschlag von der Regierung und der dagegengehende von der Linkspartei vor.

Klofath: Aber der Rat berät die Regierung?

Mikkelsen: Der Rat berät die Regierung, das ganze Parlament, und er macht alles öffentlich zugänglich. Es ist nicht eine persönliche Beratung von Politikern.

Sass: Im Gegensatz zu anderen beratenden Kommissionen kann also der Nationale Ethische Rat in Dänemark von sich aus Fragen aufgreifen. Auch Fragen, die weder dem Parlament noch der Regierung sehr genehm sind?

Mikkelsen: Auch das. Das hat er zum Beispiel mit dem Todeskriterium gemacht, und wir führen im Augenblick natürlich auch die Euthanasiediskussion. Der Rat hat da auch das Problem aufgenommen, ob der Todeskampf verkürzt werden dürfe und ob Patiententestamente Rechtsgültigkeit haben sollten oder nicht.

Toellner: Der Ethische Rat in Kopenhagen tagt, wenn ich richtig gerechnet habe, etwa seit 1985 über Fragen, die auch in Großbritannien, in der Schweiz und in der Bundesrepublik beraten worden sind und dort zu Ergebnissen, nämlich Richtlinien, Gesetzen usw. geführt haben. Haben Sie bei Ihren Beratungen in Dänemark solche Richtlinien etwa aus der Bundesrepublik oder der Schweizer Medizinischen Akademie oder aus Großbritannien berücksichtigt, gekannt oder darauf Bezug genommen?

Mikkelsen: Wir Mitglieder des Ethischen Rats, der erst seit 1987 besteht (vorher gab es eine Kommission des Innenministeriums, der Ethische Rat hingegen ist unabhängig) haben natürlich alle Gesetze und alle Richtlinien durchgeackert. Zwei Drittel von uns waren am ehesten geneigt, sich England anzuschließen, und wir alle waren ziemlich erschrocken über die deutschen Verhältnisse.

Rehder: Ich habe kürzlich erfahren, daß die Europäische Gemeinschaft jetzt in neuen Sitzungen doch bemüht ist, die zum Teil schon festgeschriebenen gesetzlichen Regelungen zur Embryonenforschung innerhalb Europas zu vereinheitlichen und vielleicht doch die diesbezüglich restriktive Haltung mancher Länder aufzulockern. Das hängt damit zusammen, daß das hierin liberale England in diesen Kommissionen sehr stark vertreten ist.

Mikkelsen: Ja, der Vorschlag der dänischen Regierung ist nicht so restriktiv wie der von der Linkspartei, sondern läßt In-vitro-Fertilisation und auch das Einfrieren von Embryonen zu, aber keine Spende von Eiern oder Embryonen, jedoch ist die Spermaspende genehmigt. Forschung ist auch nicht zugelassen. Also ist der Gesetzesvorschlag wesentlich restriktiver als das englische Gesetz, das immerhin Forschung in den ersten 14 Tagen zuläßt.

Ethische Aspekte
pränataler Diagnostik aus der Sicht
eines Genetikers

Gerhard Wolff

Meine Damen und Herren, ich glaube nicht, daß ich nach gut 20 Jahren intensiver Diskussion um die genetische pränatale Diagnostik irgend etwas Neues zu den ethischen Aspekten dieser im Rahmen der medizinischen Praxis fest etablierten diagnostischen Maßnahme und ihrer möglichen Folge, dem Schwangerschaftsabbruch wegen einer festgestellten kindlichen Erkrankung oder eines Erkrankungsrisikos, beisteuern kann. Ich halte es im Rahmen dieser Veranstaltung auch für wenig sinnvoll, den Versuch zu unternehmen, einen vollständigen Überblick über die zahlreichen Argumente für und gegen eine bestimmte Handhabung verschiedener Situationen zu geben, in denen pränatale Diagnostik thematisiert werden könnte. Ich möchte vielmehr aus meiner persönlichen Sicht einige Aspekte der pränatalen Diagnostik ansprechen, die meines Erachtens wichtig und aktuell sind. Ich spreche dabei als jemand, der, wie einige von Ihnen wissen, seit vielen Jahren praktisch medizinisch-genetisch tätig ist und im Rahmen dieser Tätigkeit regelmäßig mit den Voraussetzungen, der Durchführung und den Folgen pränataler Diagnostik umgeht. Meine praktische Tätigkeit erstreckt sich dabei vorwiegend auf den Bereich der Beratung vor der Durchführung eines Eingriffes und nach der Erhebung eines pathologischen Befundes. Mit diesem Erfahrungshintergrund glaube ich, einen guten Einblick in die positiven und negativen Aspekte zu haben, die die Existenz und Weiterentwicklung dieser diagnostischen Methode mit sich bringt.

Meine persönliche Haltung bei der Diskussion ethischer Aspekte fühle ich am ehesten durch den Begriff eines «kritischen Objektivismus» charakterisiert, eine Position, die objektiv ist in dem Sinne, daß sie die Existenz von moralischen Standards postuliert, die über die Ansprüche von momentanen Impulsen, Gefühlen, Gewohnheiten oder berechnendes Eigeninteresse hinausgehen, die aber auch kritisch ist in der Erkenntnis, daß jede Moral durch historische Bedingungen ihrer Entstehung und Anwendung geprägt ist, und daß jeder moralische Kodex, wie human er auch formuliert und praktiziert wird, nur eine mehr oder weniger gelingende Annäherung an das wie immer gedachte moralisch Gute sein kann. Ich möchte mich damit absetzen sowohl von einem «ethischen Absolutismus», der auf ein absolut Gutes und Richtiges setzt, von dem aus sich zwangsläufig alle guten und richtigen Verhaltensweisen ableiten lassen, als auch von einem «ethischen Relativismus», der die Existenz wertbesetzter Probleme im ethischen Sinne überhaupt negiert, indem er alle Normen durch z.B. psychologische oder soziologische Variablen determiniert sieht. Die von mir vertretene Sichtweise mißt jeder Entscheidung und jedem moralischen Urteil einerseits eine fundamentale Bedeutung zu, andererseits aber auch den Wert einer sehr persönlichen Äußerung, die in einem dialektischen Prozeß der Annäherung an das als gut und richtig Empfundene entsteht. Dieses dialektische Vorgehen setzt immer – zumindest im übertragenen Sinne – zwei diskutierende Partner voraus und ist damit einer Beratungssituation sehr ähnlich, in der zwei Partner versuchen, ein Problem zu klären und Handlungsalternativen zu erarbeiten. Daß das Ausmaß dieser Annäherung an das «Richtige und Gute» nicht in beliebiger Weise beeinflußt werden kann, sondern letztlich durch den Untersuchungsgegenstand bzw. die Konfliktsituation selbst bestimmt ist, erleben wir immer wieder gerade in der Beratung vor und nach pränataler Diagnostik. Entscheidungen, die in diesem Bereich gefällt werden, bleiben zwangsläufig immer ambivalent besetzt und sind konfliktträchtig. Diese Konfliktträchtigkeit, die auch ganz praktisch zu beobachten ist, wird vielfach als Argument für eine generelle Abschaffung pränataler Diagnostik verwandt. Dabei wird allerdings übersehen, daß Konflikthaftigkeit geradezu ein Charakteristikum wertbesetzter Entscheidungen ist, uns also die Existenz eines ethischen Problems anzeigt, dessen Lösung man sich wiederum nur in einem dialektischen Prozeß annähern kann. Darüber hinaus wäre die Abschaffung pränataler Diagnostik ebenso konfliktträchtig und müßte in gleicher Weise als ein ethisches Problem betrachtet werden.

Ich möchte meine folgende Diskussion ethischer Aspekte der Pränataldiagnostik in zwei große Abschnitte gliedern:
1. Probleme der Inanspruchnahme
2. Kriterien des Schwangerschaftsabbruches.

Lassen Sie mich mit der Schilderung eines Falles beginnen, der sich so tatsächlich zugetragen hat. Eine Kollegin, Frauenärztin, ruft mich an und bittet um Rat wegen einer Pränataldiagnostik. Eine ihrer Patientinnen ist ungewollt erstmals schwanger, weiß aber nicht, wer der Vater ist, da sie zum Zeitpunkt der Zeugung während der Fastnacht sowohl mit ihrem Freund als auch mit einer flüchtigen Bekanntschaft Geschlechtsverkehr hatte. Die Patientin habe ihr, der Frauenärztin, nun gesagt, daß sie, die Patientin, auch wenn es ihr nicht einfach falle, die Schwangerschaft akzeptieren könne, wenn ihr derzeitiger Freund der Vater wäre. Andernfalls könne sie das Kind unmöglich austragen, da der andere in Frage kommende Mann ein Farbiger wäre, ihr Fehltritt also sofort bei der Geburt offensichtlich würde, ihr Freund sie deshalb verlassen, und sie selbst in dem kleinen Dorf, in dem sie lebt, in Zukunft nur noch wie eine Aussätzige behandelt würde. Wenn es eine Möglichkeit für eine vorgeburtliche Vaterschaftsdiagnostik gäbe, wolle sie die in Anspruch nehmen und ggf. einen Schwangerschaftsabbruch durchführen, wenn ihr Freund als Vater ausgeschlossen würde. Die Kollegin meinte, da ein solcher Test doch prinzipiell möglich ist, müsse dieser angeboten werden, da auf diese Weise doch unter Umständen ein Kind gerettet werden könne, denn andernfalls würde die Frau auf jeden Fall die Schwangerschaft im Rahmen einer Notlagenindikation abbrechen wollen.

Dieser Wunsch nach Vaterschaftsdiagnostik scheint eines der unvorhergesehenen Probleme vorgeburtlicher Diagnostik zu sein, die dem allgemeinen Bereich der *Pränataldiagnostik von Normalmerkmalen* zugeordnet werden kann. Diskutiert wurde und wird das ja für die vorgeburtliche Geschlechtsdiagnostik zur Geschlechtswahl, zu der unsere Fachgesellschaft eindeutig und ablehnend Stellung genommen und damit eine Grenze zu dem hin gezogen hat, was nicht diagnostiziert werden soll, bzw. was nicht als Grund für einen Schwangerschaftsabbruch gelten soll, wenn diese Information wie bei der Chromosomendiagnostik unvermeidlich anfällt. Kurz zusammengefaßt war meine Auskunft deshalb, daß wir genetische Pränataldiagnostik nicht für die Feststellung von Normalmerkmalen zur Verfügung stellen, wenn diese nicht zur Feststellung einer Erkrankung oder eines Krankheitsrisikos dienen. Ein weiterer Grund für diese grundsätzlich ablehnende Auskunft war für mich, daß genetische Pränataldiagnostik nicht als Methode zur Lösung psychosozialer Probleme eingesetzt werden sollte, sondern daß die Lösungen für solche Konflikte zunächst einmal auf der gleichen Ebene gesucht werden müssen, auf der sie entstanden sind. Tatsächlich erfuhr ich später, daß in dem geschilderten Fall – obwohl ich auf die Möglichkeit, bei anderen Untersuchungsstellen nachzufragen, hingewiesen hatte – meine Ablehnung bewirkte, daß ein latenter Partnerschaftskonflikt thematisiert und so eine Lösung gefunden wurde. Doch das letztgenannte Argument überzeugt mich selbst nicht vollständig, spielen doch psychosoziale Argumente in den meisten Fällen bei der Entscheidung zur Inanspruchnahme von pränataler Diagnostik eine ganz entscheidende Rolle. Ein dritter Grund für die Ablehnung war, daß ich die Entwicklung einer professionellen Ethik für entscheidend wichtig halte, in der die Humangenetik eindeutig Stellung bezieht zu dem, wozu genetische Diagnostik auf jeden Fall *nicht* verwandt werden sollte, und die die vorgeburtliche Diagnostik für alle Beteiligten klar erkennbar und unzweideutig in einen medizinischen Rahmen stellt. Eine Abgrenzung in die andere Richtung ist weitaus schwieriger und gefährlicher, da die Übergänge vom Pathologischen zum sog. Normalen fließend sind. Denken Sie z. B. nur an die vielen Geschlechtschromosomenstörungen bzw. die entsprechenden Mosaike. Eine Abgrenzung in diese Richtung würde in ihrer Konsequenz die Implementierung von Krankheitskatalogen bedeuten, die – zunächst als Hilfestellung für ratlose Berater und deren Patienten und Klienten gedacht – sich sehr schnell als Indikationskataloge für Krankheiten und Situationen erweisen würden, bei denen vorgeburtliche Diagnostik und Schwangerschaftsabbruch durchgeführt werden *müßten*. Die Aufstellung solcher Kataloge wird deshalb, soweit ich das sehe, von Humangenetikern einhellig abgelehnt.

Man könnte argumentieren, daß die Ablehnung einer Diagnostik von Normalmerkmalen das elterliche Autonomieprinzip insoweit verletzt, als sie deren ansonsten doch nahezu unbeschränkte Autonomie bei der Verfügung über die Familienplanung einschränkt. Dieser Gedanke spielt bei amerikanischen genetischen Beratern eine große Rolle, wenn sie mit dem Wunsch nach pränataler Geschlechtsdiagnostik zur Geschlechtswahl konfrontiert werden. Nahezu zwei Drittel aller medizinischen Genetiker in den USA sind bereit, eine solche Diagnostik durchzuführen oder zu vermitteln. Ich halte eine Verletzung des elterlichen Autonomieprinzips in dieser Frage aber für vergleichsweise geringfügig gegenüber der Gefahr der Aushöhlung einer professionellen Ethik, die auch das Prinzip einer professionellen Autonomie kennt. In diesem Sinne ist auch die Deklaration von Inuyama des Council for International Organization of Medical Sciences abgefaßt, indem sie feststellt, daß «The paramount guiding principle in the proper use of genetics services must be concern about an actual or possible health problem. Extraneous considerations undermine the integrity of services».

Die Diskussion um die Diagnostik von Normalmerkmalen wird sicher in Zukunft weitergeführt werden müssen. Hierzu wird uns schon die Entwicklung zwingen, die es z.B. erlauben wird, immer mehr rezessive Erbanlagen leicht und sicher zu diagnostizieren. Schon gibt es ja die ersten Publikationen zu einem pränatalen Screening auf Mutationen für Zystische Fibrose. Unvermeidbar und viel häufiger als die Information über Homozygotie fällt hier die Information über Heterozygotie an. Ich frage mich, was mit diesen Befunden geschieht. Werden solche Befunde vernichtet? Wie wird hier das Recht auf informationelle Selbstbestimmung gewahrt? Werden sie vielleicht einmal als Grund für eine Abtreibung herangezogen mit der Begründung, dem Kind dadurch eine spätere Auseinandersetzung mit dem eigenen Heterozygotenstatus zu ersparen? Ich denke, daß Humangenetiker auch zu solchen Fragen in Zukunft eindeutig Stellung werden beziehen müssen.

Als nächstes möchte ich mich der Frage zuwenden, welche Klientel Zugang zur Pränataldiagnostik haben sollte. Relativ einfach und eindeutig positiv läßt sich diese Frage beantworten für Eltern, die ein behindertes oder krankes Kind haben oder hatten und weiteren Kinderwunsch haben. Eine solche Familie ist damit konfrontiert, daß die in Frage stehende Erkrankung oder Behinderung bei weiteren Kindern – unter Umständen mit einem deutlich erhöhten Risiko – wieder auftreten kann. Über die Bewältigung der aktuellen Situation mit dem betroffenen Kind hinaus müssen sich die Eltern also auch mit der Frage auseinandersetzen, ob sie ein solches Risiko bei der

Familienplanung eingehen möchten. Pränatale Diagnostik ist in diesem Zusammenhang eine von mehreren Entscheidungsoptionen bei der weiteren Familienplanung. Evident ist, daß in einer solchen Situation die wesentlichen Elemente einer Entscheidung gerade nicht ausschließlich die medizinischen Fakten sind, sondern ihr Zusammenwirken mit den psychosozialen Faktoren der jeweiligen Familie. Soll die Entscheidungsautonomie der betroffenen Eltern bei der Beratung gewahrt werden, so erscheint es ethisch geradezu geboten, einer solchen Familie pränatale Diagnostik verfügbar zu machen. Das Verwehren dieser Entscheidungsoption, die moralische Diskreditierung einer Schwangerschaft auf Probe, verbunden mit der Empfehlung, in Situationen mit erhöhtem genetischen Risiko Kinderverzicht zu üben, erscheint mir unakzeptabel, da hierdurch das Leiden der Betroffenen nur noch vergrößert wird.

Etwas schwieriger wird die Einschätzung der Situation bei spätmanifestierenden Erkrankungen. Ich denke aber, daß auch in diesen Situationen der Zugang zur pränatalen Diagnostik nicht verwehrt werden kann. Wir haben es hierbei ja oft mit einer autosomal dominant erblichen Erkrankung zu tun, die in der Regel schon mehrfach in der Familie in mehreren Generationen vorgekommen ist, die bei einem der Eltern unter Umständen schon aufgetreten ist, oder mit deren Erkrankungsrisiko er oder sie sich auseinandersetzen muß. Die praktische Erfahrung in der genetischen Beratung sowie publizierte Umfragen zeigen, daß in solchen Fällen die Inanspruchnahme von Pränataldiagnostik von den Betroffenen im Vergleich zu schweren frühkindlichen Erkrankungen und Behinderungen als wesentlich problematischer angesehen wird, was sich in einer vergleichsweise geringeren Inanspruchnahme äußert. Die generelle Tendenz ist jedoch, daß ein Zurverfügungstellen der Diagnostik als Entscheidungsoption erwartet wird. Als fatal und ethisch unakzpetabel müßte allerdings eine Entwicklung angesehen werden, bei der von den betroffenen Familien geradezu verlangt würde, daß sie entweder Kinderverzicht üben oder anderenfalls pränatale Diagnostik und ggf. Schwangerschaftsabbruch in Anspruch nehmen, um das Auftreten einer Erkrankung in der nächsten Generation und damit auch in weiteren Generationen auf jeden Fall zu verhindern. Entsprechende Forderungen, die ihre Legitimation z.T. aus dem Vergleich mit der AIDS-Problematik beziehen, sind meines Erachtens strikt abzulehnen, da eine solche Verpflichtung einem eugenischen Programm gleichkäme, das versuchen würde, bei erhöhten genetischen Risiken die Entscheidungsautonomie jedes einzelnen hinsichtlich seiner Lebens- und Familienplanung außer Kraft zu setzen.

Komplizierter wird die Beantwortung der Frage des Zuganges zur pränatalen Diagnostik, wenn wir nicht mehr von der individuell leidenden Familie ausgehen, sondern den Versuch unternehmen, Gruppen mit erhöhtem genetischen Risiko aufgrund bestimmter Parameter zu definieren. Der bekannteste dieser Parameter ist das mütterliche Alter, ab dem 35. Lebensjahr in der Medizin gehandhabt als sog. «Altersindikation». Diese Art der Handhabung hat dazu geführt, daß der Frauenarzt inzwischen verpflichtet ist, schwangere Frauen ab dieser Altersgruppe auf ein genetisches Risiko in der Größenordnung von einigen Promille hinzuweisen und Beratung und ggf. Diagnostik anzubieten. Die Praxis zeigt jedoch, daß eine paternalistische Indikationsstellung und routinemäßige Überweisungspraxis ohne ausreichenden Beratungskontext inzwischen weit verbreitet ist. Falsch verstandenes Präventionsdenken und ein nachfühlbares Absicherungsstreben haben dazu geführt, daß durch wohlmeinende Indikationsstellung ein die Entscheidungsautonomie beeinträchtigender Druck auf eine bestimmte Bevölkerungsgruppe ausgeübt wird. Die Last der genetischen Beratung, eines Kontextes also, der qualifizierte Zustimmung oder Ablehnung Betroffener ermöglichen sollte, wird dabei auf hierfür in der Regel nicht vorbereitete Ärzte, und die Last der Entscheidungen mit ihren weitreichenden Konsequenzen auf die in gleicher Weise nicht vorbereiteten Frauen verteilt. Deren Männer ziehen sich in der Regel von der Entscheidung zurück mit der Begründung, daß sie jede Entscheidung der Frau akzeptieren, wodurch der psychologische Druck, der auf der Frau lastet, nur um so größer wird.

Ein komplementärer Aspekt der Handhabung des Zuganges zur Pränataldiagnostik mittels einer medizinischen Indikation besteht darin, daß hierdurch eine Klientel von der Inanspruchnahme ausgeschlossen wird, da sie «keine Indikation hat». Auch hier hat die Praxis ihre eigene Dynamik entwickelt. Etwa jede 8. Amniozentese in Deutschland wird gegenwärtig ohne eine «medizinische Indikation», sondern wegen «mütterlicher Angst» vor einem behinderten Kind durchgeführt, auch hier ganz offensichtlich in vielen Fällen ohne ausreichenden Beratungskontext. Rational begründet oder irrational diffus hat jedoch jede Mutter mehr oder weniger Angst vor einer angeborenen Erkrankung oder Fehlentwicklung ihres Kindes, eine Angst, welche individuell sehr unterschiedlich bewältigt wird. Manche Frau über 35 hätte gerne auf die vorgeburtliche Diagnostik verzichtet, wäre sie nicht durch die medizinische Indikationsstellung hierzu gedrängt worden, und manche Frau unter 35 versucht über die Inanspruchnahme dieser Diagnostik die Veränderung, die eine Schwangerschaft in ihr Leben bringt, zu bewältigen und zu verarbeiten. Diese Problematik lösen wir nicht über medizinische Indikationen, sondern nur über eine Beratungsstruktur, die in ausreichendem Umfang Information und Entscheidungshilfe für alle diejenigen zur Verfügung stellt, die sie in Anspruch nehmen möchten, und die den einzelnen Arzt von der Verpflichtung befreit, Indikationen stellen zu müssen, und damit auch von der Bedrohung, bei einer nicht gestellten Indikation Regreßansprüchen ausgesetzt zu werden. Die von juristischer Seite aus geforderte «Indikation» als Vorbedingung für jeden medizinischen Eingriff könnte dann bedeuten, im Rahmen der Beratung in jedem Einzelfall eine individuelle Entscheidung zu erarbeiten. Im Sinne einer Verteilungsgerechtigkeit wäre die Voraussetzung hierfür eine adäquate Aufklärung der potentiellen Inanspruchnehmer über alle Problemaspekte der vorgeburtlichen Diagnostik. Deshalb hat meines Erachtens eine Erweiterung der Beratungskapazität in diesem Bereich eine ethische Dimension und ist dringend geboten, damit die Forderung nach der Trias: «Beratung – genetische Diagnostik – Beratung» nicht nur ein Lippenbekenntnis bleibt. Dies scheint mir im übrigen auch die einzige Möglichkeit zu sein, einer Kommerzialisierung genetischer Pränataldiagnostik entgegenzuwirken, bei der ausschließlich das Angebot der technischen Leistung die Nachfrage bestimmt.

Welche Art von Diagnostik kann, soll oder muß nun als vorgeburtliche Diagnostik angeboten bzw. durchgeführt werden? Die Situation für Familien mit einem speziell erhöhten Erkrankungsrisiko ist eindeutig, aber man könnte z.B. fragen, ob dann auch jedes Mal eine Chromosomendiagnostik durchgeführt werden soll. Es scheint aber doch so zu sein, daß die gegenwärtige Praxis vor allem von der technischen Machbarkeit bestimmt ist. Am augenfälligsten ist dies bei der Ultraschalldiagnostik in der Frauenheilkunde, der eigentlich ein spezieller Abschnitt zu widmen wäre. Wir sehen dies aber auch bei der Chromosomendiagnostik, die ja nicht nur schwerwiegende Chromosomenstörungen, sondern auch z.B. Geschlechtschromosomenstörungen und immer feinere strukturelle Aberrationen feststellt, die, könnten sie isoliert diagnostiziert werden, nicht in jedem Fall und wohl kaum generell als Begründung für die Pränataldiagnostik gelten könnten. Die Erfahrung zeigt, daß die Erhebung solcher Befunde regelmäßig zu Konflikten sowohl auf seiten der Berater als auch der Klienten führt, wobei Lösungsstrategien auf ganz unterschiedliche Art und Weise gesucht werden. So schilderte mir kürzlich ein Berater seine Not mit einem XYY-Befund, nachdem er versucht hatte, den Eltern zu erklären, daß dieser Befund ja eigentlich nichts Wesentliches und Schwerwiegendes für ihr Kind bedeute, diese aber dennoch einen Schwangerschaftsabbruch wünschten, da ja nun etwas Auffälliges festgestellt worden sei. Als «Lösung» war in der Fallbesprechung erworgen worden, diesen Befund und eine Aussage zu den klinischen Konsequenzen dem Frauenarzt ohne jeden weiteren Kommentar mitzuteilen und ihm alles Weitere – sprich die Indikationsstellung zum Schwangerschaftsabbruch – zu überlassen. Die Not des Beraters war mit dieser Lösung, wie Sie sich denken können, nicht geringer. Andernorts wurde offensichtlich auch schon einmal so verfahren, daß ein solcher Befund gar nicht bzw. als Normalbefund mitgeteilt wurde, um die absehbaren Konflikte zu vermeiden. Man könnte nun sagen, daß die technische Entwicklung ja irgendwann einmal eine selektivere Diagnostik ermöglicht und damit solche Befunde und die damit verbundenen Entscheidungskonflikte vermeidet. Dies würde jedoch neue Probleme aufwerfen. Sollten wir unseren Klienten dann Kataloge anbieten, aus denen sie auswählen könnten, welche Chromosomenstörung sie akzeptieren oder nicht? Mit der Erweiterung und Vereinfachung der direkten DNA-Diagnostik wird diese Frage noch eine andere Dimension bekommen. Diese Diskussion wird sicher unter der Screening-Thematik wieder aufgegriffen werden, so daß ich sie hier nicht weiter verfolgen möchte.

Zum Schluß möchte ich noch auf die Kriterien des Schwangerschaftsabbruches aus genetischer Indikation eingehen und dabei im wesentlichen auf die Frage, wer als im eigentlichen Sinne Betroffener angesehen werden muß. In Deutschland bezieht die gegenwärtige Praxis der vorgeburtlichen Diagnostik mit der eventuellen Konsequenz eines Schwangerschaftsabbruches ihre formale Rechtfertigung aus einer strafrechtlichen Regelung. Hierbei wird für die Straffreiheit des Schwangerschaftsabbruches die Feststellung durch einen Arzt verlangt, daß «dringende Gründe für die Annahme sprechen, daß das Kind an einer nicht behebbaren Schädigung des Gesundheitszustandes leidet, die so schwer wiegt, daß von der Mutter die Fortsetzung der Schwangerschaft nicht verlangt werden kann». Diese formale Rechtfertigung verschleiert allerdings eine inhärente und konflikthafte Wertproblematik, wenn wir nur das Kind als im engeren Sinne betroffen ansehen wollen. Wir müßten uns fragen, welche medizinischen Parameter die intrauterine Tötung eines von einer bestimmten Erkrankung oder Behinderung betroffenen Kindes geboten erscheinen lassen. Wenn wir es mit einer Erkrankung zu tun haben, bei der wir von einem erheblichen subjektiven Leiden des Kindes an seiner Erkrankung ausgehen können, so wäre es nach Jonas (1987) vorstellbar, daß die Entscheidung zum Schwangerschaftsabbruch im Rahmen einer sog. «präventiven Eugenik des Mitleids» als Sonderfall der Mitleidsethik gefällt wird. Antizipierendes Mitleid mit einem abstrakt vorgestellten Subjekt entscheidet hierbei, ihm die Existenz zu ersparen, um ihm damit das konkret vorgestellte Leiden zu ersparen. Die Frage bleibt jedoch offen, ob ein solcher Präventionsbegriff, der die Tötung des potentiellen Patienten aus Mitleid vorsieht, einem ethischen Anspruch genügen kann. Der medizinische Präventionsbegriff, im üblichen Sinne als Krankheitsvorbeugung verstanden, ist in diesem Zusammenhang unbrauchbar und dient eher dazu, den Wertkonflikt zu verschleiern. Spätestens dann würde sich seine illusorische Bedeutung erweisen, wenn z.B. fortschreitende therapeutische Erfolge bei heute noch als unbeeinflußbar geltenden Erkrankungen und Behinderungen die Lebenserwartung und Lebensqualität Betroffener verbessern würden. Wer sollte dann entscheiden, wann eine solche Art von Prävention noch angezeigt ist, und wann nicht mehr? Man wird auch nicht begründen können, daß es ein originäres Interesse eines erkrankten oder behinderten Kindes gibt, verhindert, d.h. nicht geboren zu werden. Weder gibt es ein Recht auf Geborenwerden nur ohne einen bestimmten genetischen Defekt, noch ein Recht eines Kindes auf Getötetwerden nach einer Pränataldiagnostik mit einem pathologischen Befund, noch ein Recht der nächsten Generation auf die Durchführung der Pränataldiagnostik selbst oder gar auf ein Nichtgezeugtwerden bei bestimmten genetischen Risiken. Die Interessen eines ungeborenen Kindes sind in dieser Hinsicht nicht bekannt, so daß hieraus keine moralischen Verpflichtungen abgeleitet werden können.

Vor allem bei Familien, die schon mit einer genetisch bedingten Erkrankung oder Behinderung leben müssen, werden in der genetischen Beratung jedoch eher die Eltern bzw. die Familie als die im eigentlichen Sinne Betroffenen angesehen. Das Ausmaß einer Behinderung bzw. die Schwere einer in Frage stehenden Erkrankung bieten lediglich den Handlungsrahmen, innerhalb dessen es den Eltern bzw. der Mutter letztlich zugestanden wird, eine Entscheidung über Fortsetzung oder Nichtfortsetzung der Schwangerschaft zu treffen. Daß diese Handlungsoption nicht alle Probleme löst, sondern auch neue Konflikte schafft, ist jedem bewußt, der entweder als Betroffener oder Berater schon einmal in einer solchen Situation war. Dennoch wird von vielen Familien diese Möglichkeit, ein Kind oder weitere Kinder ohne Eingehen eines genetischen Risikos zu haben, dankbar aufgenommen. Im Hinblick auf die ethische Dimension einer solchen Entscheidung müßte der Wert der Vermeidung von Zweiterkrankungsfällen in einer Familie als Handlungsziel abgewogen werden gegen die Problematik des zur Erreichung eingesetzten Mittels, nämlich einer sog. «Schwangerschaft auf Probe» mit der Option der Tötung betroffener Kinder in einem frühen Stadium der Schwangerschaft. Von den Betroffenen wird vorgeburtliche Diagnostik jedoch eher als eine Möglichkeit für die frühzeitige Bestätigung der Gesundheit als für die Feststellung und Elimination von Krankheit gesehen. Wenn ein auffälliger Befund erhoben wird, so schafft dies eine neue, in der Regel nicht antizipierte Situation. Wenn dann die Entscheidung zum Schwangerschaftsabbruch fällt, so sind die Wertsetzungen letztlich eindeutig. Dem angenommenen Lebenswert einer «gesunden» Familie und damit der Lebensqualität der lebenden Familienmitglieder wird das als krank oder behindert eingestufte Leben geopfert. Eine solche Entscheidung ist immer konflikthaft und mit Schuldgefühlen beladen. Sie ist jedoch der betroffenen Frau und Familie möglich, da die physische, psychische und soziale Präsenz des Kindes in den ersten Schwangerschaftsmonaten eine andere ist und anders bewertet wird als nach der Geburt. Die Entscheidung zum Schwangerschaftsabbruch bedeutet deshalb weder faktisch noch psychologisch, daß man auch bereit wäre, einem geborenen Kind mit der in Frage stehenden Erkrankung oder Behinderung das Lebensrecht abzusprechen. In den Beratungsgesprächen gewinnen in erster Linie die psychosozialen Argumente, sei es die Notwendigkeit einer zeitaufwendigen und kräfteraubenden Therapie oder die psychologische oder die ökonomische Belastung die Oberhand. Hierdurch wird deutlich, daß es nur einen formalen Unterschied zwischen der sog. sozialen Indikation und der genetischen Indikation zum Schwangerschaftsabbruch gibt. Die medizinischen Fakten setzen bei letzterer einen Rahmen, innerhalb dessen es erlaubt und möglich ist, autonome Entscheidungen zu erarbeiten, ohne daß bestimmte Entscheidungen als medizinisch notwendig oder ethisch geboten angesehen werden. Das bedeutet aber auch, daß die Wertsetzungen in jedem Fall neu erarbeitet werden müssen, wodurch die Verfügbarkeit und Qualität genetischer Beratung eine ethische Dimension bekommt. Nur durch quantitativ und qualitativ ausreichende Beratung kann letztlich ein Autonomieprinzip gewahrt werden, welches qualifizierte Entscheidungen der Betroffenen ermöglicht. Wir sollten dabei aber nicht übersehen, daß diese Stärkung des Autonomieprinzips neue Probleme schafft, wenn sie, wie schon gesagt, die Last der Entscheidung mit den begleitenden Konflikten und Schuldgefühlen ausschließlich den betroffenen Frauen ohne adäquate Unterstützung und Begleitung aufbürdet. Dieser Aspekt hat meines Erachtens in den bisherigen Diskussionen zu dieser Thematik viel zu wenig Beachtung gefunden. Eine Kollusion der Konflikte und Schuldgefühle betroffener Frauen mit einer paternalistischen ärztlichen Grundhaltung dürfte der eigentliche Grund für manche direktive Empfehlung zur pränatalen Diagnostik sein, bei der der Arzt eine Verantwortung übernimmt, die er nicht tragen kann. Andererseits ist es aber ein Erfordernis professioneller Ethik, Verantwortung zu übernehmen und nicht durch den Hinweis, daß die Entscheidung ja bei der Frau liegt, generell abzulehnen. Diese Verantwortung kann aber nicht die individuelle Entscheidung einer Frau betreffen, sondern lediglich den eigenen Bereich, in diesem Zusammenhang also die Rahmenbedingungen wie z. B. Form und Inhalte genetischer Beratung sowie die praktische Durchführung pränataler Diagnostik. Es fällt deshalb in unsere professionelle Verantwortung, Modelle zu entwickeln, wie bei der schon erfolgten und weiteren Implementierung genetischer Pränataldiagnostik Beratung zu einer conditio sine qua non gemacht werden kann, und wie der nicht nur drohenden, sondern weithin bereits erfolgten Kommerzialisierung der ausschließlich technischen Leistung entgegengewirkt werden kann.

Ergänzungen, Nachfragen, Diskussion

Schmidtke: Gerhard, du hast dieses Zitat von Hans Jonas über die präventive Eugenik des Mitleids sehr streng beurteilt. Ich denke, grundsätzlich ist das richtig so, aber andererseits ist der Gedanke auch noch unter dem Aspekt der Menschlichkeit zu sehen. Unsere gesetzliche Formulierung des Paragraphen 218 und der Indikationsregelung lädt nämlich die ganze Bürde der Frau auf. Das heißt, sie muß sich selber zu einem Egoismus bekennen, der sie sagen läßt: ‹Ich will es mir nicht zumuten›. Und ich finde, Jonas gibt hier eine kleine Hilfe, indem er sagt: Wenn auch noch das Leid dieses Kindes hinzukommt, dann fällt dieser Egoismus, den man nach unserem Rechtsempfinden aufbringen muß, vielleicht etwas leichter. So ist also einerseits Deine Strenge ganz richtig, aber vielleicht steht auch eine ganze Menge Menschlichkeit hinter der Betrachtung von Jonas.

Wolff: Ich will kurz darauf antworten. Ich kann deine Argumentation nachvollziehen. Ich bin vielleicht relativ streng in diesem Punkt, wenn ich ganz auf die Betroffenenseite, nämlich die Familie und die Frau, abgehoben habe. Das ist im zitierten Paragraphen 218 auch nicht ausschließlich vorgesehen. Die Formulierung lautet ja, daß eine solche Situation bestehen müsse, in der *von der Frau* eine Fortsetzung der Schwangerschaft *nicht verlangt* *werden* könne. Der Arzt ist also schon noch involviert, und ein generelles Ablehnen und Abschieben aller Verantwortung auf die Frau ist auch nicht die Lösung, ist m.E. auch gar nicht im Sinne des Paragraphen 218. Ich denke aber, man muß streng sein in diesem Punkt. Es entsteht ein Problem, wenn wir auf die Behinderung und die Schwere der Erkrankung des Kindes abheben, weil wir dann nämlich dazu kommen müßten, sie zu bewerten und abzustufen und aufgrund dieser Wertung einer Behinderung und Erkrankung eine Entscheidung zu treffen. Solche Wertungen sind Interpretationen von Befunden und von Umgebungsfaktoren; und die sind aus der Distanz und ohne eine aktuelle Situation zumindest ungeheuer schwierig und gleiten dann sehr schnell ins Allgemeine, Grundsätzliche, Dogmatische ab; ich denke, das ist unmöglich. Wir können eine Krankheit oder eine Behinderung nicht bewerten, indem wir sagen, sie sei so schwer, daß eine Abtreibung ethisch geboten sei. Und nur darauf wollte ich abheben. Mitleid, oder besser gesagt: Empathie, Menschlichkeit, das gehört dazu. Das ist völlig klar.

Patzig: Ich bin sehr interessiert an der Frage nach den Motiven, die unser Strafrecht im Hinblick auf Freistellung einer Abtreibung von Strafe akzeptiert. Da haben Sie gesagt, es liege doch eigentlich näher zu sagen, daß eine Mitleidsethik dazu führt, einem heranwachsenden Lebewesen eine Existenz zu ersparen, die man ihm nicht wünschen könnte, und es wäre vielleicht einleuchtender, daß dies ein Grund sein könnte für eine straffreie Abtreibung, als die Bequemlichkeit (wenn man es sehr unfreundlich ausdrücken will) der Eltern, denen man die Mühe, die mit der Aufzucht eines solchen behinderten Kindes verbunden wäre, nicht zumuten möchte. Das ist sicher eine Frage der Rechtssystematik gewesen: Weil alle übrigen Straffreiheitsgründe für Abtreibung auf die Zumutbarkeit einer sozialen Situation für die Mutter abstellen, wollte man die sogenannte eugenische Indikation auch in diesem Rahmen einrichten. Es weigert sich aber unser Strafrecht, wie ich meine zu Unrecht, Fragen der objektiven Bewertung der Lebenschancen von Individuen – etwa auch im Falle der aktiven Sterbehilfe – als strafrechtlich relevant anzuerkennen. Es ist schade, daß, soweit ich weiß, kein Jurist da ist, der eine kompetente Auskunft darüber geben könnte, welches die Gründe dafür gewesen sind, die Frage, ob man einem Nasciturus ein Leben mit solchen Behinderungen zumuten möchte, überhaupt nicht in diejenigen Erwägungen einzubeziehen, die dann zur Neuformulierung des § 218 geführt haben.

Wolff: Ich bin, wie ich das ausgeführt habe, an dieser Stelle anderer Meinung als Sie es sind. Mir scheinen mit einer «objektiven Bewertung der Lebenschancen» zu viele Gefahren verbunden zu sein. Ich finde gut, daß wir die rechtliche Regelung so haben, wie wir sie haben, und ich glaube, aus Sicht der Humangenetiker gibt es keinen Handlungsbedarf, irgend etwas daran zu ändern.

Bayertz: Ich möchte zwei kurze Bemerkungen zu dem Beispiel machen, das Sie, Herr Wolff, am Anfang gebracht haben, und das mich sehr beeindruckt hat: Das Beispiel der Frau, die unvorsichtig genug war, während der Faschingszeit mit zwei Männern Verkehr zu haben und dann schwanger wurde und nicht wußte, von wem. Sie haben abgelehnt, eine Pränataldiagnostik durchzuführen. Meine erste Bemerkung dazu ist folgende: Einer der Gründe für Ihre Ablehnung einer Pränataldiagnostik in diesem Fall war, daß hier das ärztliche Ethos, das die Humangenetik ausgebildet hat, gefährdet werden könnte. Das sehe ich auch als ein Argument, nur muß man sich darüber im klaren sein, daß hier insofern ein Konflikt auftritt, als zumindestens in diesem einen Fall – ich sage das etwas dramatisch – diese Frau geopfert wird, um die Integrität des ärztlichen Ethos aufrecht zu erhalten. Dafür kann es Gründe geben, aber zumindest sollte man das Problem erkennen. Der Hauptpunkt ist ein anderer, und zwar beziehe ich mich auf den letzten Teil Ihres Vortrages und die These, daß die Unterscheidung zwischen genetischer und sozialer Indikation eigentlich nicht, zumindest nicht in voller Schärfe, aufrecht erhalten werden kann. Sie sagten außerdem, daß der eigentliche Adressat nicht das Kind sein kann, sondern die ratsuchende Familie oder die ratsuchende Frau. Wenn das richtig ist – und ich glaube, es ist richtig –, dann frage ich mich, ob Ihre Entscheidung, die Pränataldiagnostik in dem ersten Fall abzulehnen, richtig war. Denn in diesem Fall handelt es sich zwar nicht um ein Problem einer drohenden Krankheit, aber um einen sozialen Konfliktfall von individuell erheblicher Tragweite. Das ganze Lebensglück dieser Frau in einem Schwarzwalddorf steht auf dem Spiel. Und wenn diese Unterscheidung zwischen sozialer und genetischer Indikation nicht durchführbar ist, wenn also die genetische Indikation letztlich in der sozialen aufgeht, muß man dann nicht auch in einem solchen Fall sagen: Hier handelt es sich um ein in diesem weiten Sinne medizinisches Problem. Wäre es dann nicht gerechtfertigt gewesen, auch in diesem Fall die Pränataldiagnostik anzubieten?

Wolff: Herr Bayertz, wenn Sie so wollen, dann sind alle menschlichen Probleme medizinische Probleme. Ansonsten haben Sie mich schon richtig verstanden. Es wird ja auch bei der Geschlechtsdiagnostik ähnlich argumentiert. Ich bin davon überzeugt, daß in diesen Fällen das Problem unserer professionellen Ethik höher anzusetzen ist als das Problem der individuellen Frau. Ich erwarte jetzt im übrigen, daß mich einer der Humangenetiker darauf hinweist, daß die Vaterschaftsfeststellung, ohne einen Mann zu untersuchen, gar nicht geht. Und diesen Hinweis habe ich natürlich auch gegeben, habe eine Pränataldiagnostik aber dennoch grundsätzlich abgelehnt. Dieser Hinweis bedeutet ja, daß die Frau sich mit einem der beiden Männer auf jeden Fall ins Benehmen setzen müßte, so daß das Problem, «können wir jetzt nicht schnell Vaterschaftsdiagnostik machen», ohnehin auf die Ebene zurückgeholt würde, auf die es gehört, nämlich auf die Ebene des mehr psychosozialen Problems der Frau.

Seel: Ich würde ganz gern noch einmal die Frage von Herrn Bayertz aufgreifen. Der Umstand, daß wir es im Rahmen eines Gerichtsverfahrens ohne weiteres für zulässig halten, herauszufinden, wer der Vater war, müßte doch zeigen, daß es gar nicht darum gehen kann, ob hier durch die pränatale Diagnostik ein Normalmerkmal oder ein mögliches Krankheitsmerkmal ermittelt wird. Ich glaube, das Entscheidungskriterium kann hierbei nicht irgendeine Berufsethik sein, für die Sie uns bisher noch gar keine Gründe geliefert, und die Sie uns auch noch nicht in ihren Ansprüchen und in ihren Ausformulierungen vorgetragen haben. Meiner Meinung nach geht es allein um die Frage, ob es ein berechtigtes Anliegen ist, daß irgend jemand eine bestimmte Information besitzt oder nicht besitzt. Und die Frage, ob das Anliegen berechtigt ist, läßt sich natürlich nicht ad hoc klären. Da müßte man wirklich in einer grundsätzlichen, d.i. juridischen und ethischen Reflexion durchgedacht haben, wann ein Wissensbegehren dieser Art berechtigt ist und wann nicht. Im Fall einer Klage muß das ein Richter entscheiden, aber wir können natürlich vorwegdenken und uns fragen, was grundsätzlich dafür und was dagegen spricht, daß ein Anliegen berechtigt ist, und ich glaube, so wie Sie den Fall eben geschildert haben, spricht einiges dafür, daß das Anliegen der Frau berechtigt war – jedenfalls auf einer moralischen Ebene.

Rehder: Vielleicht wäre dazu auch noch einzuwenden, daß pränataler Vaterschaftsnachweis ja nicht unbedingt mit dem Wunsch nach einem Schwangerschaftsabbruch verbunden sein muß. Anfragen nach pränatalem Vaterschaftsnachweis sind auch an Herrn Schmidtke (Göttingen), an uns und an das humangenetische Institut in Essen gerichtet worden. Jeweils spielte ein Verhältnis mit einem Farbigen eine Rolle, außerehelich oder außerhalb einer bestehenden festen Partnerschaft, und ich denke mir, daß die Frau in dieser Situation ein Anrecht auf Information hat. Natürlich ist das Anrecht besonders dann gegeben, wenn sie gar nicht beabsichtigt, die Schwangerschaft abzubrechen, sondern nur ihre familiären Verhältnisse regeln möchte, um das Kind nicht in eine schwierige Situation hineinzugebären. Das wäre ja auch eine Möglichkeit der Rechtfertigung.

Wolff: Es war jetzt noch die Frage nach der ausformulierten professionellen Ethik gekommen, die es in unserem Bereich ja noch nicht gibt. Eigentlich sollte mein Beitrag auch ein Appell sein, daß daran zu arbeiten ist, was sehr schwierig ist, denke ich. Ein Versuch, den ich hierzu vorgeschlagen habe, und der ja auch unternommen wird, ist, sich zunächst einmal abzugrenzen von dem, was man *nicht* machen will. Das haben wir mit der Geschlechtsdiagnostik getan, und ich denke, bei der Vaterschaftsdiagnostik wäre eigentlich ein weiterer Schritt zu tun. Ich stelle mir vor, daß da noch einiges kommen könnte. Wer hat schon vor zehn Jahren an pränatale Vaterschaftsdiagnostik gedacht? Und jetzt tauchen plötzlich überall solche Fälle auf. Ich kann jetzt und hier natürlich keine ›ausformulierte Ethik‹ vorlegen, die das stringent begründet; aber ich will schon eine Position vertreten, die dem etwas entgegensetzt, was Frau Rehder gerade gesagt hat. Eine Position, bei der ich die Gefahren, die in der Durchführung einer solchen Art von Pränataldiagnostik liegen, höher einschätze, als den vorgestellten Nutzen, der vielleicht in Einzelfällen bewirkt werden könnte.

Vogel: Zu den pränatalen Vaterschaftsuntersuchungen möchte ich folgendes sagen: Wir dürfen nicht vergessen, daß die Situation eine völlig andere ist als bei Vaterschaftsuntersuchungen nach der Geburt oder bei einem kleinen Kind. Diese werden durch ein Gericht angeordnet; das heißt, es wird ein Gutachter bestimmt, und es geht hier in erster Linie um eine Klärung der Vaterschaft im Interesse des Kindes, das seinen Vater kennen und für das man einen unterhaltspflichtigen Mann gewinnen muß. Andere Gesichtspunkte müssen dagegen zurückstehen. Aber die Situation ist natürlich völlig anders, wenn es darum geht, daß die Mutter in soziale Schwierigkeiten kommt, wenn ihr Kind von dem einen und nicht von dem anderen der beiden in Frage kommenden Männer ist. Wenn man also – wie wir wohl alle – eine Vaterschaftsuntersuchung auf gerichtlicher Grundlage im Interesse des Kindes als ethisch gerechtfertigt ansieht, dann bedeutet das noch längst nicht, daß eine solche Vaterschaftsuntersuchung vor der Geburt, wo es eventuell um den Abbruch der Schwangerschaft geht, ethisch gerechtfertigt ist, sondern das sind geradezu gegensätzliche Situationen: Also muß ich Herrn Wolff hier vollständig rechtgeben.

Mikkelsen: Darf ich darauf aufmerksam machen, daß der erste Fall einer Pränataldiagnostik mit einer Vaterschaftsbestimmung ein schwedischer Fall war, bei dem man in Aarhus die HLA-Bestimmung durchgeführt hat. Ich glaube, er wurde 1973 publiziert. Das war auch ein Fall mit einem Schwarzen, der als Vater ausgeschlossen werden konnte. Damals wußten wir, daß beide Männer involviert waren, also insofern ging es wirklich um das Leben des Kindes – also man kann das Problem von vielen Seiten sehen.

Ethische Probleme der Pränataldiagnostik aus der Sicht eines Philosophen

DIETER BIRNBACHER

1. Ambivalenzen in der Beurteilung der Pränataldiagnostik

Es zeichnet sich ab, daß die Pränataldiagnostik bereits in nächster Zukunft über erweiterte und verfeinerte Möglichkeiten der Früherkennung genetisch und nicht-genetisch bedingter Krankheiten, Leiden, Behinderungen bzw. der Dispositionen dazu verfügen wird. Die Beurteilung dieser Perspektive in der wissenschaftlichen wie in der allgemeinen Öffentlichkeit ist ambivalent. Auf der einen Seite werden die erweiterten Spielräume der bewußten Steuerung vordem schicksalhaft hinzunehmender natürlicher Abläufe als weiterer und folgerichtiger Schritt in der Emanzipation aus der Naturverfallenheit des «reproduction roulette» (Joseph Fletcher) begrüßt. Auf der anderen Seite werden Bedenken geäußert, daß eine erweiterte Pränataldiagnostik sowohl eine Zunahme der selektiven Abtreibungen als auch eine zunehmende Diskriminierung Behinderter mit sich bringen könnte sowie einen wachsenden Rechtfertigungsdruck für Eltern behindert geborener Kinder, die entweder darauf verzichtet haben, sich der neuen Methoden zu bedienen bzw. sich trotz eines positiven diagnostischen Befunds für das Kind entscheiden.

Diese Bedenken gegen eine Erweiterung der Möglichkeiten der Pränataldiagnostik sind von unterschiedlichem Gewicht. Die vor allem von katholischer Seite geäußerte Befürchtung, die Pränataldiagnostik könnte im Zusammenhang mit nicht-therapierbaren Krankheiten oder Krankheitsrisiken zu einer verstärkten Inanspruchnahme der selektiven Abtreibung führen, kann nicht durchschlagen. Erstens ist es keineswegs sicher, daß eine Zunahme der pränatal diagnostizierbaren Krankheiten und Krankheitsrisiken die Zahl der Abtreibungen nennenswert erhöht. Bisher ist der Anteil der Abtreibungen aus genetischer Indikation jedenfalls verschwindend klein. In der Bundesrepublik erfolgten 1984 nur 2% aller legalen Abtreibungen aus «eugenischer» Indikation (Bülow, S. 134), in Dänemark weniger als 0,5% (Friedrich, S. 55). Während eine erweiterte Pränataldiagnostik es Eltern mit ausgesprochener «Wunschkindmentalität» erlauben wird, einen Embryo auch dann abzutreiben, wenn keine gravierende Krankheit oder Behinderung zu erwarten ist, sondern nur ein Risiko dazu besteht, wird sie andere zu einer Schwangerschaft bzw. zum Austragen einer bestehenden Schwangerschaft ermutigen, die andernfalls aus Furcht vor Krankheit oder Krankheitsrisiko auf ein Kind verzichtet oder ein werdendes Kind abgetrieben hätten.

Zweitens sind bisher noch keine wirklich überzeugenden Argumente gegen die moralische Zulässigkeit der Abtreibung vorgetragen worden. Die gängigen Argumente für die Schutzwürdigkeit des menschlichen Embryos, vor allem das Potentialitäts-, das Individualitäts- und das Spezieszugehörigkeitsargument sind zu schwach, ein moralisches Verbot der Abtreibung zu begründen und geben a fortiori der Gesellschaft kein Recht, den Schutz des Embryos gegen den Willen der Mutter durchzusetzen. Was das Potentialitätsargument betrifft, so wird niemand einem beliebigen x dieselben Rechte zuschreiben wollen wie dem voll entwickelten y, nur weil x das *Potential* hat, sich zu y zu entwickeln. Auch wer Pflichten gegenüber oder in bezug auf ausgewachsene Bäume anerkennt, muß nicht zwangsläufig dieselben Pflichten in bezug auf die Setzlinge dieser Bäume anerkennen. Auch das Argument der *Individualität* des menschlichen Embryos ist nicht besonders beweiskräftig, da Individualität so gut wie allen natürlichen Organismen zukommt, die dadurch jedoch nicht schutzwürdiger werden. Wenn, wie gern gesagt wird, *dieser* individuelle Fötus mit seinen konkreten genotypischen und phänotypischen Eigenschaften «unersetzbar» ist, dann ist das zwar unbestreitbar, aber zugleich trivial. Denn in diesem absoluten, von jedem Bezug auf bestimmte Merkmale losgelösten Sinn ist so gut wie alles «unersetzbar». Daß aber die *Zugehörigkeit zur Gattung* als solche einen hinreichenden Grund der Schutzwürdigkeit ausmacht, ist eine zwar respektable, aber keineswegs zwingende Position. Man kann dabei die Ausdehnung der Gattungssolidarität auf *alle* Angehörigen der Gattung einschließlich der ungeborenen nicht von vornherein als «Speziesismus» abtun und mit Rassismus und Sexismus assoziieren. Viele, die im Sinne der neuen «Ehrfurcht vor dem Leben» für einen umfassenden Lebensschutz eintreten, lehnen diejenige Vernachlässigung der Interessen nicht-menschlicher Lebewesen nachdrücklich ab, auf die der Kampfbegriff des «Speziesismus» ursprünglich zielte. Aber das ändert nichts daran, daß die Anerkennung eines Lebensrechts des werdenden menschlichen Lebens von der Zygote an mehr den Status eines Glaubensbekenntnisses hat als den einer ethischen Verbindlichkeit. Von einer ethischen Verbindlichkeit ist zu fordern, daß sie einen Anspruch auf Allgemeingültigkeit nicht nur erhebt, sondern auch einlöst, und über Begründungen verfügt, denen sich auch der Ungläubige nicht verschließen kann.

Schwerer als die Bedenken aufgrund des Abtreibungsrisikos wiegen die sozialpsychologischen Einwände, insbesondere die Auswirkungen einer etablierten und von Staats wegen betriebenen oder zumindest geförderten

Praxis erweiterter Pränataldiagnostik auf die faktischen Träger der Eigenschaften, gegen die mithilfe der Pränataldiagnostik selegiert werden kann. Hier sollte man unterscheiden zwischen dem Risiko, daß die Gesellschaft die Träger dieser Eigenschaften infolge der Verfügbarkeit der Pränataldiagnostik verstärkt diskriminiert, und dem Risiko, daß diese sich durch die bloße Verfügbarkeit der Selektionsmöglichkeit diskriminiert fühlen. Das erste Risiko scheint mir nicht besonders groß zu sein – nicht nur deshalb, weil die genetisch bedingten und pränatal diagnostizierbaren Behinderungen bis auf weiteres nur einen kleinen Bruchteil aller Behinderungen ausmachen werden, sondern weil in unserer Gesellschaft insgesamt eine Tendenz zu abnehmender statt zunehmender Diskriminierung zu beobachten ist. Auch Polio-Kranke werden nicht schlechter behandelt, nachdem die Polio-Impfung zur Verfügung steht. Gravierender ist das zweite Risiko: Die zunehmenden Möglichkeiten der Pränataldiagnostik muten dem faktischen Träger einer Eigenschaft, gegen die selegiert wird, den Gedanken zu, bei einer hypothetischen früheren Verfügbarkeit der Technik als unerwünschtes Schwangerschaftsprodukt «verworfen» und damit zumindest implizit mit einem Unwerturteil belegt worden zu sein. Dadurch werden nicht nur unabhängig bestehende Gefühle, natürlicher- und gesellschaftlicherseits benachteiligt zu sein, verstärkt (vgl. Wolf, S. 188); es liegt dann auch nahe, staatliche Instanzen auch dann indirekt eugenischer Strategien zu verdächtigen, wenn sie nur die Möglichkeit zu einer Realisierung jeweils individueller Selektionsentscheidungen bereitstellen, ein Verdacht, der angesichts zunehmender Kostenprobleme im Gesundheitssystem in der Tat nicht ganz unbegründet ist. Nicht unbeachtlich ist auch die weitere psychologische Folgendimension des wachsenden Rechtfertigungsdrucks, den die Verfügbarkeit der Pränataldiagnostik mit selektiver Abtreibung auf Eltern ausüben könnte – und zum Teil bereits heute ausübt –, die sich gegen eine Wahrnehmung dieser Möglichkeiten entscheiden und die indirekte Diskriminierung, die Eltern erfahren, die – wie in den USA bereits geschehen – ein möglicherweise krankes Kind deshalb nicht bekommen können, weil sich keine Versicherung findet, die das Risiko der Versorgung des Kindes übernimmt.

Diesen legitimen Bedenken stehen allerdings auf der positiven Seite erhebliche Chancen gegenüber. Eine frühzeitig vorgenommene Pränataldiagnostik *ohne* selektive Abtreibung erlaubt es den Eltern, bei einer therapierbaren genetisch bedingten Erkrankung des Kindes eventuell verfügbare Chancen einer pränatalen Therapie wahrzunehmen, bei einer nicht therapierbaren Erkrankung oder einem nicht behebbaren Krankheitsrisiko von Anfang an optimale Bedingungen für die Versorgung des kranken oder mit einem Krankheitsrisiko behafteten Kindes herzustellen bzw. sich innerlich auf die Geburt eines kranken Kindes einzustellen. Die Pränataldiagnostik kann vor allem dazu dienen, die Eltern darüber zu beruhigen, daß das erwartete Kind eine bestimmte Krankheit oder ein bestimmtes Krankheitsrisiko *nicht* hat. Eine Pränataldiagnostik *mit* selektiver Abtreibung macht darüber hinaus die Eltern ein zusätzliches Stück weit von den naturgegebenen, zumeist als blinde Kontingenz erfahrenen Bedingungen unabhängig und eröffnet ihnen einen zusätzlichen Spielraum effektiver Freiheit. Man braucht keine metaphysische Anthropologie Kantischen Zuschnitts zu bemühen, um diese Erweiterung des individuellen Freiheitsspielraums als etwas durch und durch Positives zu bewerten. Es reicht hin, auf die ausgeprägte *faktische* Präferenz für erweiterte Freiheitsspielräume hinzuweisen, die sich im Zuge der Sättigung der materiellen Bedürfnisse in allen Industrieländern bemerkbar macht und sich – nach allem, was die sogenannte Bedürfnistheorie an Prognosen zu liefern vermag – in Zukunft eher noch verstärken dürfte. Insgesamt muß das Urteil über die Fortschritte der Pränataldiagnostik deshalb m. E. positiv ausfallen.

Damit soll die Ambivalenz der zunehmenden Beherrschung und Steuerung der natürlichen Existenzgrundlagen für den Menschen nicht geleugnet werden. Der Befreiung von der Angst vor der blinden Naturwüchsigkeit des genetischen Zufalls steht die Angst vor möglichen Mißbräuchen gegenüber, aber auch die Angst, infolge der Verfügbarkeit dieser Techniken vor kaum zu bewältigende Entscheidungsprobleme gestellt zu werden. Die Voraussetzungen für eine Bewältigung dieser Entscheidungsprobleme zu schaffen, ist vor allem Aufgabe des genetischen Beraters. Die Frage nach den Normen und Kriterien seiner Mitwirkung an der Entscheidung für oder gegen die Pränataldiagnostik bzw. eine selektive Abtreibung steht zu Recht im Mittelpunkt der ethischen Auseinandersetzung.

2. Die Aufgaben der genetischen Beratung

Da die wesentliche Erfolgsdimension der Pränataldiagnostik in der Erweiterung *effektiver Freiheit* gesehen werden muß, sollte sich das Verhältnis zwischen genetischem Berater bzw. Diagnostiker und seinem Klienten vor allem an dem Prinzip der *Autonomie* orientieren. Angesichts der Mehrdeutigkeit des Begriffs «Autonomie» empfiehlt es sich dabei, mit dem amerikanischen Sozialphilosophen Joel Feinberg (S. 28) zwischen *vier* Bedeutungen von «Autonomie» zu unterscheiden:

1. Autonomie als *persönliche Fähigkeit* (capacity)
2. Autonomie als *situative Disposition* (actual condition)
3. Autonomie als *Charakterideal* (ideal of character)
4. Autonomie als moralisches *Recht (sovereign authority).*

In den ersten zwei Bedeutungen ist Autonomie ein deskriptiver, in den letzten zwei ein normativer Begriff. Allein die vierte Bedeutung entspricht dem gemeinhin sogenannten «Prinzip der Autonomie», das dazu auffordert, die Wünsche und Normen eines Menschen auch dann zu respektieren, wenn sie von dem, der sie respektieren soll, als unvertretbar oder unverständlich beurteilt werden. Entscheidend in unserem Zusammenhang ist, daß das Prinzip der Autonomie im Sinne eines *Rechts* auf Selbstbestimmung das faktische Vorliegen von Autonomie lediglich in der zweiten Bedeutung einer situativen Disposition voraussetzt. Zum einen kann auch ein andernfalls wenig zur Autonomie fähiger Mensch situativ – in einem «lichten Moment» – zu einer selbstbestimmten Entscheidung fähig sein, die dann dem normativen Prinzip der Autonomie gemäß zu respektieren ist. Zum andern ist die Zuerkennung des Rechts auf Selbstbestimmung zwar davon abhängig, daß die Präferenzen, deren Respektierung es fordert, nicht durch pathologische Störungen verzerrt sind. Sie ist aber nicht davon abhängig, daß diese Präferenzen ihrerseits hochgradig individuiert, von äußeren sozialen Einflüssen unabhängig sind oder – im Sinne von David Riesmans Autonomiebegriff (Riesman, S. 254) – auf eine freie Entscheidung zwischen Konformität und Nonkonformität zurückgehen. Jede derartige Einengung würde unberechtigterweise Autonomie als moralisches Recht (Bedeutung 4) mit Autonomie im Sinne eines Ideals (Bedeutung 3) verwechseln. Wichtig ist das deshalb, weil es unter den Gegnern der Pränataldiagnostik eine Tendenz gibt, den Wunsch nach einem genetisch oder anderweitig unbelasteten Kind als heteronom und bloßen Reflex auf einen entsprechenden sozialen Erwartungsdruck abzutun. Aber selbst wenn diese Diagnose in deskriptiver Hinsicht zuträfe, wäre das kein Grund, dieser Präferenz im Sinne des Rechts auf Autonomie nicht dieselben Verwirklichungschancen einzuräumen. Während das *Ideal* der Autonomie eine Zensur von Präferenzen als mehr oder weniger selbstbestimmt und individuiert nicht nur erlaubt, sondern erzwingt, gehört es zum Wesensgehalt des *Prinzips* der Autonomie, jede derartige Zensur zu verbieten (vgl. van den Daele, S. 52). Im übrigen liefert sich eine Zensierung von Bedürfnisäußerungen sowohl dem Vorwurf der Arroganz höheren Wissens als auch dem Verdacht der Selbstüberschätzung aus. Das bemerkenswerte Ausmaß an Konformität, das die Beurteilungen der an der Debatte beteiligten Theologen und Rechtswissenschaftler mit der herrschenden kirchlichen Auffassung einerseits, mit der bestehenden Gesetzeslage andererseits erkennen lassen, ist für den philosophischen Ethiker jedenfalls alles andere als ein Beweis für ausgeprägt individuierte oder authentische Wertpräferenzen.

Das Prinzip der Autonomie verbietet für die genetische Beratung jede Form der Anwendung von *Zwang*, von *moralischem Druck* und *paternalistischer Bevormundung*. Daß niemand zur Inanspruchnahme einer Pränataldiagnostik oder zu einer Abtreibung gezwungen werden darf, dürfte sich weitgehend ebenso von selbst verstehen wie daß niemandem ungebeten Informationen über seinen genetischen Status oder genetisch bedingte Risiken seiner möglichen Nachkommen aufgezwungen werden sollten. Hier kann es freilich zu schwierigen Konfliktlagen kommen, etwa dann, wenn bei Chorea Huntington Person A nur dann eine informierte Entscheidung treffen kann, wenn Person B auf ihr Recht auf Nichtwissen über ihren eigenen genetischen Status verzichtet (vgl. Rehder, S. 60). Ich meine, daß auch in solchen Fällen das Recht auf Nichtwissen Priorität haben sollte, aber darüber läßt sich streiten. Weniger selbstverständlich und auf jeden

Fall schwerer zu verwirklichen ist die Forderung, keinen moralischen Druck auszuüben. Völlige Neutralität wird in der genetischen Beratung kaum herstellbar sein. Erstens werden sich die Klienten vielfach in einer Situation der *Verunsicherung* befinden, in der sie sich ihrer eigenen Präferenzen nicht sicher sind. Zweitens werden die Klienten die *fachliche* Autorität des beratenden Arztes vielfach von seiner *moralischen* Autorität nicht trennen können. Und drittens können in einer noch so ausgewogenen Darstellung der genetischen Situation und ihrer Risiken Wertungen und Erwartungen mitschwingen und entsprechend wahrgenommen werden (vgl. Fuhrmann, S. 13). Die Forderung an den Berater kann also nur lauten, die Beratung *so nicht-direktiv wie möglich* zu gestalten[1].

Wenn das Prinzip der Autonomie fordert, daß niemand gezwungen werden sollte, *mehr* über sich zu wissen, als er wissen möchte, so fordert es zugleich, daß er nicht gezwungen werden sollte, *weniger* zu wissen, als er wissen möchte. Verfügbare Informationen sollten deshalb nicht aus paternalistischen Gründen vorenthalten werden, zumindest dann nicht, wenn es ernsthaft und nach reiflicher Überlegung gewünscht wird und für schwerwiegende Risiken (wie einen Suizid) keine Anhaltspunkte bestehen. Wichtig ist allerdings, daß die gewünschte Information nicht nur «abgeliefert», sondern in den Kontext eines vertrauensvollen Gesprächskontakts eingebunden wird, der dem Klienten sowohl das Verständnis als auch die emotionale Verarbeitung erleichtert. Ein Vorenthalten gewünschter Informationen verbietet das Autonomieprinzip auch dann, wenn der Berater aufgrund seiner eigenen Überzeugungen Gründe hat, einer aus seiner Sicht nicht vertretbaren Reaktion des Klienten zuvorzukommen. Schließlich ist eine derartige Informationsbeschränkung eine noch bedenklichere Verletzung der Klientenautonomie als eine paternalistische Bevormundung, die immerhin noch das Interesse des Klienten selbst im Auge hat.

Die empfindlichsten Einschränkungen der Klientenautonomie sind freilich gegenwärtig weniger den genetischen Beratern selbst als der Gesetzeslage anzulasten, gegen die die genetische Beratung – wie jede ärztliche Tätigkeit – aus allgemeinen Gründen der Rechtsloyalität heraus nicht verstoßen sollte. Die zur Zeit bestehende Notwendigkeit einer «Indikation» zum Schwangerschaftsabbruch, die es dem Arzt verbietet, das Urteil über die Zumutbarkeit des Austragens einer Schwangerschaft den Eltern selbst zu überlassen, ist für sich genommen bereits ein moralischer Oktroi. Für den Fall einer eventuellen liberaleren gesetzlichen Regelung würde eine derartige ärztliche Fremdbestimmung ihre Berechtigung verlieren.

Analoges muß für die gegenwärtig geltende standesethische Norm gelten, das Geschlecht des Kindes nicht vor Ablauf der 14. Schwangerschafts-

---

[1] Darüber hinaus darf die Entscheidung der Klienten selbstverständlich auch nicht dadurch verzerrt werden, daß aufgrund einer politischen Prioritätensetzung unzureichende Betreuungseinrichtungen für kranke, behinderte oder gefährdete Kinder bereitstehen oder diejenigen, die sich für ein krankes Kind entscheiden, andere rechtliche oder gesellschaftliche Sanktionen gewärtigen müssen.

woche bekanntzugeben, um einer Abtreibung wegen unerwünschten Geschlechts des Kindes entgegenzuwirken. Man muß die objektivierende und selegierende Einstellung gegenüber den eigenen Nachkommen bedauern, die sich in einer geschlechtsselektiven Abtreibung manifestiert. Es ist nicht zu wünschen, daß eine solche Haltung zur Regel wird. Dennoch ist das Vorenthalten von Information *gegen* den erklärten Wunsch der Klienten eine Einschränkung ihrer Autonomie. Der auf die Mutter indirekt ausgeübte Zwang, eine Schwangerschaft auszutragen, die sie andernfalls eventuell abbrechen lassen würde, ließe sich unter der Voraussetzung eines Wegfalls der Indikationsregelung nur dann rechtfertigen, wenn sich zeigen ließe, daß eine Abtreibung gesunder Embryonen aus Selektionsgründen moralisch deutlich bedenklicher ist als eine Abtreibung gesunder Embryonen aus anderen Gründen. Das scheint jedoch fraglich. Einem eventuellen Ungleichgewicht im Geschlechtsverhältnis ließe sich gegebenenfalls mit selektiven staatlichen Anreizen begegnen. Problematischer sind die möglichen Auswirkungen auf das Kind, das als Ergebnis einer Geschlechtsselektion geboren wird. Zu erfahren, daß man von seinen Eltern als Junge oder Mädchen gewollt worden ist, dürfte nicht erheblich mehr Betroffenheit auslösen als die Information, daß man als zweites oder drittes Kind gewollt worden ist und nicht leben würde, hätten die Eltern kein weiteres Kind gewollt. Aber mit schwerwiegenderen Auswirkungen ist zu rechnen, wenn das Kind erfährt, daß ihm mehrere Abtreibungen von Embryonen mit dem «falschen» Geschlecht vorangegangen sind: Das «Opfer», das die Eltern um seinetwillen gebracht haben, könnte das «Wunschkind» leicht mit einer Existenzschuld belasten, die es ein ganzes Leben abtragen zu müssen glaubt. Signifikante Auswirkungen einer Praxis der selektiven Abtreibung sind weiterhin überall da zu erwarten, wo die lebenden Mitglieder des unerwünschten Geschlechts diskriminiert werden, wie Mädchen und Frauen in Indien. Dagegen überzeugen mich die Gründe nicht, aus denen John C. Fletcher die Geschlechtsselektion dezidiert ablehnen zu müssen glaubt, nämlich als Präzedenzfall für eine positiv-eugenische, nicht krankheitsorientierte Genmanipulation (John C. Fletcher, S. 275). Gegen eine positiv-eugenische Genmanipulation sprechen so viele zusätzliche Gründe, daß die Befürchtung unberechtigt scheint, die Widerstände gegen sie könnten infolge einer Erlaubnis der Geschlechtsselektion mit nicht-gentechnischen Mitteln geschwächt werden. Insgesamt scheinen die Gründe gegen eine Geschlechtsselektion nicht stark genug, um ein staatliches *Verbot* zu rechtfertigen. Deshalb können die sogenannten «Indikationen» für die Inanspruchnahme einer Pränataldiagnostik zwar als Regulative der *Verteilung knapper Ressourcen* und der *Zugangsbeschränkung zu staatlich zur Verfügung gestellten und von der Solidargemeinschaft finanzierten Dienstleistungen* in Frage kommen, nicht jedoch als *prinzipielle Zugangsbeschränkungen*. Nicht nur ist etwa eine Pränataldiagnostik zu Zwecken der Geschlechtsselektion keine *medizinische* Dienstleistung: Kein Arzt wäre verpflichtet, sie durchzuführen, und auch auf Leistungen der Solidargemeinschaft bestünde kein Anspruch. Staat und Gesellschaft haben sogar allen Grund, das Anspruchsdenken in bezug auf die eigenen Nachkommen, das sich gegenwärtig nicht nur im genetischen Bereich manifestiert, entschieden zu mißbilligen. Ich stimme jedoch mit Jonathan Glover (Glover et al., S. 143 f.) darin überein, daß diese quasi pädagogische Aufgabe der Gesellschaft in einer offenen Gesellschaft nicht mit rechtlichen Zwangsmitteln wahrgenommen werden darf.

Im Sinne eines Regulativs der Allokation knapper diagnostischer Kapazitäten – aber auch nur in diesem Sinne – würde ein *Indikationenkatalog* für die Pränataldiagnostik die Erwartungssicherheit, Transparenz und Verteilungsgerechtigkeit in der Inanspruchnahme der Pränataldiagnostik zweifellos erhöhen können. Bedenken, daß von einem Indikationenkatalog ein moralischer Druck auf die Inanspruchnahme ausgehen könnte (so Bülow, S. 135), erscheinen mir wenig plausibel. Da eine der wesentlichen Funktionen der Pränataldiagnostik in der Beruhigung ängstlicher Eltern über etwaige genetisch bedingte Risiken besteht, sollte ein Indikationenkatalog im übrigen nicht nur somatisch-genetische, sondern auch *psychologische* Indikationen enthalten, wie sie von einer deutlichen Mehrheit der genetischen Berater anerkannt werden (Wertz/Fletcher, S. 21 f.).

3. Kriterien bei Delegation der Autonomie an den Berater: Das Prinzip des Wohlwollens

In zahlreichen Fällen werden sich die Klienten durch die Entscheidung über die Vornahme einer Pränataldiagnostik und über die daraus zu ziehenden Konsequenzen *überfordert* fühlen und explizit oder implizit die Entscheidung an den Berater delegieren. In diesem Fall stellt sich die Frage nach den ethischen Kriterien für den Berater neu. Insbesondere stellt sich die Frage, ob der Berater auf die Klientenfrage «Was würden Sie in unserer Lage tun?» im Sinne einer persönlichen Stellungnahme seine *eigenen* Präferenzen ins Spiel bringen darf oder – unter Zugrundelegung der Präferenzen der Klienten – in deren bestem Interesse beraten muß. Bei genauem Hinsehen kann keine der beiden genannten Alternativen befriedigen. Wenn der Berater um Rat – und nicht um seine ureigenste Meinung – gefragt wird, darf er zweifellos nicht von seinen eigenen moralischen und außermoralischen (etwa Sicherheits-)Präferenzen ausgehen, sondern, soweit sie ihm bekannt sind, von denen der Klienten. Auf der anderen Seite darf er sich, sobald ihm die Entscheidung überlassen wird, nicht mehr nur an dem Wohl der Eltern orientieren, sondern muß auch das Wohl des möglichen Kindes einbeziehen. Dadurch, daß die Klienten auf die Wahrnehmung ihres Rechts auf Autonomie verzichten, tritt für den Berater das Prinzip der Fürsorge an die erste Stelle. Dieses privilegiert – anders als das Prinzip der Autonomie – nicht mehr die Präferenzen der Entscheidungsfähigen, sondern fordert die

Berücksichtigung der Interessen *aller* Betroffenen. Dem Berater kann es dabei nicht erspart bleiben, ein implizites Urteil über den «Lebenswert» eines möglichen Kindes abzugeben (was aus verständlichen Gründen besonders in Deutschland als problematisch empfunden wird), wobei sich dieses Urteil allerdings nicht nach einem irgendwie gearteten objektiven Maßstab richtet, sondern nach der prospektiven subjektiven Betroffenheit und den subjektiven Präferenzen der Beteiligten.

4. Resultat

Ich fasse kurz zusammen: Das zentrale Bonum der Pränataldiagnostik ist in der Steigerung effektiver Freiheit zu sehen, das größte Risiko in einem verstärkten Anspruchsdenken in bezug auf die eigenen Nachkommen, das sich zunächst in einer Selektion nach negativen, dann aber auch nach positiven Kriterien ausdrücken könnte. Insgesamt überwiegt die positive Beurteilung der Pränataldiagnostik. Der zentrale Gesichtspunkt für die genetische Beratung muß das Recht der Klienten auf Autonomie bleiben, das nicht durch eine moralische Zensur ihrer Motive eingeschränkt werden oder an ideale Voraussetzungen selbständiger Urteilsbildung geknüpft werden darf. Gesichtspunkte des Wohlwollens und der Vorsorge sollten jedoch immer dann zusätzlich hinzukommen, wenn Entscheidungen an den genetischen Berater oder den Diagnostiker explizit oder implizit delegiert werden.

Literatur

BERG, D., BOLAND, P., PFEIFFER R., WUERMELING, H.-B. (Hrsg.): Pränatale Diagnostik. Eine Auseinandersetzung. Braunschweig/Wiesbaden 1989.
BÜLOW, E.: Rechtsfragen der Genomanalyse. In: SASS, 1991, 125–139.
FEINBERG, J.: Harm to Self. New York 1986.
FLETCHER, JOHN C.: Ethische Diskussion der Gentherapie am Menschen: In: SASS, 1991, 240–290.
FLETCHER, J.: The ethics of genetic control: ending reproduction roulette. Garden City (N. Y.) 1974.
FRIEDRICH, U.: Erfahrungen mit der pränatalen Diagnostik in Dänemark: In: BERG et al. 1989, 54–61.
FUHRMANN, W.: Genetische Beratung aus der Sicht eines Humangenetikers. In: SCHROEDER-KURTH, T. (Hrsg.): Medizinische Genetik in der Bundesrepublik Deutschland. Frankfurt a.M./München 1989, 10–16.
GLOVER, J. et al.: Ethics of new reproductive technologies. The Glover Report to the European Commission. DeKalb (Ill.) 1989.
REHDER, H.: Pränatale Genomanalyse. In: SASS, 1991, 56–67.
RIESMAN, D. et al.: Die einsame Masse. Hamburg 1958.

Sass, H.-M. (Hrsg.): Genomanalyse und Gentherapie. Ethische Herausforderungen in der Humanmedizin. Berlin/Heidelberg 1991.

van den Daele, W.: Gentechnologie im Gesundheitsbereich: Abschied von der Idee eines Moratoriums. In: Grosch, K., Hampe, P., Schmidt, J. (Hrsg.): Herstellung der Natur? Stellungnahmen zum Bericht der Enquete-Kommission «Chancen und Risiken der Gentechnologie». Frankfurt a. M./New York 1990, 45–64.

Wertz, D. C., Fletcher, J. C. (Hrsg.): Ethics and Human Genetics. A Crosscultural Perspective. Berlin/Heidelberg 1989.

Wolf, U.: Philosophie und Öffentlichkeit – Anmerkungen zur Euthanasiedebatte. In: Hegselmann, R., Merkel, R. (Hrsg.): Zur Debatte über Euthanasie. Beiträge und Stellungnahmen. Frankfurt a. M. 1991, 181–196.

Diskussion der Beiträge

Zur Autonomie und zum Recht auf Nichtwissen

Seel: Ich bin natürlich sehr glücklich darüber, von Herrn Birnbacher eine so engagierte und virulente Verteidigung des Autonomieprinzips zu hören und möchte auch nichts dagegen einwenden. Ich habe eine Frage mit Bezug auf das, was Sie den Primat des Rechts auf Nichtwissen genannt haben. Zunächst ist ja dabei zu unterscheiden, ob es sich um ein Recht handelt, das ich darauf habe, daß andere über mich Bestimmtes nicht wissen, oder, die andere Möglichkeit, ob ich ein Recht darauf habe, daß *ich* über mich bestimmte Dinge nicht weiß. Der Fall, daß andere über mich etwas wissen wollen und ich ein Recht darauf habe, dies zu verhindern, ist der weniger problematische, weil er nicht so leicht mit dem Autonomieprinzip in Konflikt gerät wie der andere. Ich will kurz skizzieren, wo ich das Problem sehe. Man könnte ja zunächst einmal annehmen, daß sich beide Rechte durch das Autonomieprinzip begründen lassen, d. h. daß ein Recht auf Nichtwissen auch dann aus dem Autonomieprinzip folgt, wenn es sich um das Recht auf mein eigenes Nichtwissen handelt und dieses Dinge betrifft, die mich selbst angehen, z. B. Eigenschaften, die ich besitze. Andererseits ist es aber so, daß die Ausübung des Rechts auf Selbstbestimmung davon abhängt, daß ich bestimmte Dinge über mich weiß. Das heißt, das Recht auf Nichtwissen findet da seine Grenzen, wo Nichtwissen Selbstbestimmung be- oder verhindert. Es gibt natürlich Fälle, wo ich in riesige Probleme käme, wenn ich bestimmte Dinge über mich wüßte, und wo es mir viel besser geht, wenn ich diese Dinge nicht weiß. Aber ich sehe nicht, wie man dem Vorwurf der Paternalisierung entgehen kann, wenn man – unter dem Vorwand, man wolle dem Betreffenden bestimmte Konflikte ersparen, die er ja sowieso nicht bewältigen könne – ihn über für seine Selbstbestimmung wichtige Dinge nicht informiert. Es gibt kein Recht auf Konfliktfreiheit, und auf das Recht auf Selbstbestimmung läßt sich ein Recht auf Nichtwissen über mich selber nicht gründen.

Birnbacher: Wir müssen unterscheiden zwischen dem Fall, in dem es nur um das Individuum selbst geht, und dem Fall, in dem es um das Wohl oder die Entscheidungsfreiheit anderer geht. Der zweite Fall scheint mir der moralisch konfliktträchtigere zu sein. Im ersten Fall scheint es im allgemeinen richtiger, die Autonomie strikt so zu verstehen, daß sie auch das Recht auf Nichtwissen beinhaltet, auch wenn dies die Möglichkeit einer weitergehenden Autonomie (im Sinne eines Ideals von Autonomie) abschneidet. Ich würde es zwar moralisch kritikwürdig finden, wenn jemand nicht bereit ist, über sich etwas zu wissen, was ihm eine reife Entscheidung – z. B. eine Entscheidung, die bestimmten Rationalitätsstandards genügt – allererst ermöglicht. Aber trotzdem würde ich ihm nicht gewissermaßen im Vorgriff auf eine Erwachsenheit, zu der er nicht bereit oder fähig ist, solche Informationen aufzwingen. Schwieriger ist der Fall, in dem das Wohl anderer daran hängt, z. B. von Kindern. Solche Fälle sind meines Erachtens nicht pauschal zugunsten der Autonomie zu entscheiden, sondern erfordern eine Güterabwägung.

Kielstein: Dazu habe ich eine Frage: Es gibt eine angeborene Nierenerkrankung, die im Alter von 40 bis 50 Jahren zur Dialysepflicht führt, in einem Alter also, in dem die Patienten meist auch schon Kinder im generationsfähigen Alter haben. Wir haben es wiederholt erlebt, daß diese Patienten es ablehnten, ihre Kinder darüber zu informieren oder untersuchen zu lassen. Wie weit geht hier die Autonomie – hat man nicht auch für die kommende Generation eine Verantwortung? Ist es eigentlich richtig, wenn man diese Autonomiebestrebungen unterstützt, auch wenn man jemand anderem im generationsfähigen Alter mit einer pränatalen Diagnostik helfen könnte, kein weiteres krankes Kind mit dieser Schädigung zur Welt zu bringen?

Birnbacher: Ich bin dankbar für diese Frage, denn sie erlaubt mir, eine wichtige Unterscheidung nachzutragen, die mit dem Kerngehalt des Autonomieprinzips zu tun hat. Jemandem ein Autonomierecht zuzugestehen, heißt gerade nicht, ihn von der moralischen Verantwortung zu entlasten. Das Autonomieprinzip kommt gerade dann ins Spiel, wenn wir sein Verhalten für unverantwortlich halten müssen; denn dann ist die Versuchung groß, von der moralischen Sanktionierung weiterzugehen zu einer staatlichen Strafandrohung. Es ist der Anspruch des Autonomieprinzips, auch ein moralisch unverantwortliches Handeln in gewissen Grenzen vor einer wie immer gearteten Zwangsmaßnahme, auch vor der Ausübung starken gesellschaftlichen Drucks, zu bewahren. Natürlich ist das eine Gratwanderung, denn jede moralische Kritik ist selbst schon eine Art gesellschaftliche Sanktion. Aber das Autonomieprinzip setzt hier gewissermaßen die Grenze zwischen der moralischen Kritik und dem Eingreifen von Zwangsmitteln.

Mikkelsen: Wir haben natürlich auch in Dänemark gerade das Recht auf Nichtwissen eingehend diskutiert. Das Problem besteht dabei auch darin, daß der Mensch, der sich entscheidet, nicht zu wissen, wissen muß, worüber er entscheidet. Und das ist natürlich wirklich schwierig. Bei uns im Ethischen Rat waren es hauptsächlich die Theologen, die nichts wissen wollten, und, wenn man an Gott glaubt, braucht man ja auch wahrscheinlich nicht zu wissen; das ist sicher problematischer, wenn man nicht glaubt. Es ist vielleicht ebenso typisch, daß auch die Genetiker das Recht auf Nichtwissen verteidigen, und zwar so weit, daß zum Beispiel der Test eines

Kindes auf Chorea Huntington nicht durchgeführt wird, bevor es 18 Jahre alt ist. Das war ganz anders früher, wo man überhaupt nicht darüber nachgedacht hätte, ob diese Untersuchung durchzuführen sei oder nicht. Sie hatte doch einen sehr großen Einfluß, diese Diskussion über das Recht auf Nichtwissen und über das Recht auf Autonomie, also darauf, selbst zu entscheiden, ob man wissen will oder ob man ein Risiko tragen will. Das größte Problem dabei sind die Eltern, die wissen wollen, was mit dem Kind sein wird.

Siep: Ich wollte eigentlich auf denselben Punkt hinaus wie Frau Mikkelsen. Denn das muß man zu Ihrer Debatte noch hinzufügen, daß ein Recht auf Nichtwissen eigentlich erst in Anspruch genommen werden kann, wenn man die Möglichkeit des Wissens kennt. Es geht also darum, jemanden über die Möglichkeit des Wissens aufzuklären, ohne ihn sozusagen zum Wissen zu zwingen. Und damit beginnen dann wahrscheinlich alle diese Probleme der Beratung, über die schon gesprochen wurde: Wie man die potential Betroffenen adäquat aufklärt, ohne Druck auszuüben und ohne auf Dinge aufmerksam zu machen, die völlig überflüssig sind. Aber ich meine: Für den Punkt der eigenen Autonomie ist es notwendig, daß man jemandem sagt, worüber er aufgeklärt werden könnte, mit dem gleichzeitigen Hinweis, daß er darüber nicht aufgeklärt werden muß und daß seine Autonomie ihn auch nicht dazu verpflichtet.

Wolff: Dieses Recht auf Nichtwissen berührt noch einen ganz anderen Punkt. Es erlaubt uns, eine gewisse professionelle Ethik zu formulieren, nämlich, daß aus einem eventuellen Recht auf Wissen nicht abgeleitet werden kann, daß wir verpflichtet sind, Informationen über genetische Risiken an Personen zu übermitteln, die von diesen Informationen nichts wissen. Wir würden damit ja in die Position einer Gesundheitspolizei kommen, die ständig auf genetische Risiken in allen möglichen Situationen aufmerksam machen müßte.

Schöne-Seifert: Ich würde gern nochmal auf die Bemerkung von Herrn Seel, nämlich auf seine Skepsis gegenüber einem vermeindlichen Primat des Rechts auf Nichtwissen, zurückkommen. Wenn ich richtig verstanden habe, bezogen sich Ihre Bedenken auf den Fall, in dem jemand mit Appell an jemandes Recht auf Nichtwissen, diesem Jemand Wissen vorenthält, das für die Förderung einer authentischen Willensbildung instrumentell notwendig wäre oder sein könnte. Nun scheint mir aber die Konzeption eines Rechts auf Nichtwissen diesen Fall des paternalistischen Gebrauches oder Mißbrauches eigentlich gar nicht zuzulassen und insofern sein Primat dieses moralische Problem auch gar nicht aufzuwerfen. Denn dieses Recht auf Nichtwissen setzt jedenfalls da, wo es um volljährige Menschen geht, doch immer die subjektive Inanspruchnahme durch denjenigen, um dessen Wissen es geht, voraus. In der Tat aber werden ein paternalistischer Appell, also ein extern festgestelltes Recht auf Nichtwissen, oder der Nutzen von

Nichtwissen als Argumente in dieser ganzen Diskussion, jedenfalls in unserem Sprachraum, verwandt. Das zeigt die bedenkliche Inanspruchnahme dieses Arguments im Zusammenhang mit dem Angebot von Pränataldiagnostik. Das Recht auf Nichtwissen hat sehr wohl seinen argumentativen Platz, denke ich, in der Frage des Heterozygotenscreenings, wo man mit einem solchen Argument Neugeborenen-Screening verhindern möchte, durch welches nämlich spätere Volljährige sich daran gehindert sehen könnten, auf ihr Recht auf Nichtwissen zu pochen, weil diese Wissensdaten über sie bereits vorlägen. Aber im Zusammenhang mit dem bloßen Angebot von Pränataldiagnostik dürfte die Problematik des Rechts eigentlich überhaupt gar keine Rolle spielen. Dennoch wird es dort, im Gegensatz zur angloamerikanischen Diskussion, bei uns tatsächlich als Argument angeführt. Aber es wird gar nicht mehr ein «Recht» auf Nichtwissen ins Feld geführt, vielmehr unter seinem Namen der vermeintlich objektive Nutzen eines Nichtwissens in Anspruch genommen – und das scheint mir in der Tat Herrn Seels Bedenken sehr zu unterstützen.

Zu psychologischen Problemen der Beratung

Allert: Herr Birnbacher, ich möchte an dem Vorgang ansetzen, daß ein Patient den Berater ganz unmittelbar fragt: «Was soll ich denn nun tun?». Diese direkte Bitte um Rat ist ein sehr interessanter Punkt, an dem auch sehr viel um unterschiedliche Beratermodelle diskutiert wird. Ich möchte darauf hinweisen, daß diese Frage ein bestimmtes Kommunikationsproblem darstellen kann, nämlich, daß der Ratsuchende offensichtlich durch all das, was vor ihm ausgebreitet wurde, nun so verwirrt ist, daß er gar nicht mehr weiß, was er tun kann und soll. Dann kommen solche Gesprächsschleifen herein. Dies heißt aber, daß diese Frage möglicherweise gar nicht so verstanden werden sollte, als ob hier unmittelbar Antwort gegeben werden solle, sondern eher gesprächsdidaktisch interpretiert werden sollte, sozusagen als Hilferuf in dem Sinne: «Nun weiß ich gar nicht mehr, was zu tun ist.» Ich meine, an dieser Stelle wäre sehr subtil nachzuforschen, was in solchen Beratungssituationen abläuft. Ich würde da ganz in die Richtung des Beitrags von Herrn Wolff gehen wollen, daß gerade in solchen Gesprächssituationen eine besondere Beraterschulung sehr wichtig sein kann, um sich nicht vorschnell allein auf eine inhaltliche Antwort einzulassen, sondern wirklich auch die gesprächsdidaktische Seite solcher Anfragen entsprechend zu beachten.

Birnbacher: Ich möchte dazu sagen, daß ich etwas erstaunt war, zu erfahren, daß Psychologen aus finanziellen Gründen nur in sehr geringem Maß an der genetischen Beratung beteiligt sind. Ich meine, daß es eine wichtige psychologische Aufgabe ist, aufzuspüren, welchen Gehalt eigentlich eine solche Frage hat. Hier können eventuell tiefsitzende Ängste eine Rolle spielen, die als Fragen nach der vernünftigen und verantwortlichen Lösung dieses Konflikts rationalisiert werden.

Kettner: Wer ein bißchen psychologische Lebenserfahrung hat, weiß, daß in der Regel ein Schwangerschaftsabbruch – oder auch nur die Intention dazu – mit Schuldgefühlen verbunden ist; und wer etwas psychoanalytische Erfahrung hat, weiß, daß diese Schuldgefühle besonders schnell rationalisiert werden. Die Wege der Rationalisierung sind vielfältig in diesen Fällen, und daraus folgt für eine Beratung in Sachen pränatale Diagnostik und besonders für eine ethische und auch auf Argumentationen abzielende Beratung, daß man mit Rationalisierungen rechnen und darauf abzielen muß, solche zu entdecken und die Ratsuchenden damit zu konfrontieren. In diesem Zusammenhang hat mich besonders die Mitteilung interessiert, daß ein nicht unerheblicher Teil an pränataler Diagnostik gerade nicht aufgrund der harten medizinischen, sondern aufgrund der eher pauschal psychologisch klingenden Indikation ‹Angst der Mutter vor Geburt eines behinderten Kindes› erfolgt. Jetzt würde mich interessieren, wie reagieren Sie als Berater oder wie reagiert man in der Entwicklung von Beratungsinstrumenten auf diesen wunden Punkt? In der besagten Angst der Mutter vor der Geburt eines behinderten Kindes vermute ich eine Pandorabüchse von Rationalisierungen: Wie geht man damit um?

Wolff: Ja, das ist natürlich eine Frage, auf die man im Grunde sehr, sehr ausführlich antworten müßte, und das kann ich jetzt nicht tun. Vielleicht nur folgendes: Ich gebe Ihnen Recht, daß sich hinter dem Wunsch nach Pränataldiagnostik bei jüngeren, aber auch bei älteren Frauen sehr viele Motivationen verbergen, die man sicher mit entsprechender Gesprächstechnik genauer verfolgen könnte, wobei die einzelne Frau mehr oder weniger Interesse daran hat, daß sie verfolgt werden. Manche Frauen kommen ausdrücklich mit dem Wunsch nach Beratung zu uns und mit dem Wunsch nach Hilfe, das ein bißchen aufzuklären, was ihnen nur so diffus im Kopfe schwebt. Andere wieder kommen, weil sie einfach eine technische Leistung in Anspruch nehmen, aber sich auf diese Strenge einer Motivationsanalyse gar nicht einlassen wollen. Das ist unabhängig vom Alter. Es hängt jetzt viel daran, was man unter genetischer Beratung versteht und wie weit man das ausdifferenzieren möchte; und da gibt es sehr unterschiedliche Handhabungen, sehr unterschiedliche Modelle, sehr unterschiedliche Einstellungen von Ärzten. Ich kann das jetzt nur so allgemein ansprechen. Ich bin zumindest als genetischer Berater, denke ich, nicht in der Pflicht, eine psychologische Beratung durchzuführen, aber ich bin in der Pflicht, wenn solche psychologischen Probleme auftauchen, sie zu thematisieren und Raum für ein Gespräch zu schaffen.

Weiteres zur Autonomie

Meran: Wenn ich richtig verstanden habe, Herr Birnbacher, dann hatten Sie die Abtreibung als ein Regulativ größerer elterlicher Freiheit dargestellt. Ich teile diese Ansicht nicht und habe auch nicht ganz verstanden, wieso Sie das Potentialitätsargument für ein Lebensrecht des Embryos als nicht gültig ansehen. Sie hatten gesagt, daß mit dem Wachstum des Embryos auch sozusagen seine Personalität zunehme und damit auch seine Wertigkeit. Meine Frage ist jetzt im Hinblick auf die Autonomie, ab wann ist für Sie dann ein Mensch ein Mensch, beziehungsweise genauer gefragt, ab wann zählt die Autonomie des Embryos gleichwertig oder zumindest abwägbar gegenüber der Autonomie der Eltern?

Birnbacher: Ich sehe einen Konflikt bei der Frage der Abtreibung nicht so sehr zwischen der Autonomie der Eltern und der Autonomie des Kindes, sondern zwischen Autonomierechten und Fürsorgepflichten in bezug auf das Kind. Ich würde also den Autonomiebegriff nicht in einem gewissermaßen metaphysischen Sinne gebrauchen, der Autonomie an den bloß potentiellen Besitz einer Fähigkeit knüpft. Natürlich ist die Frage nach dem Stellenwert des Potentialitätsargumentes sehr komplex. Ich vermute allerdings, daß die aktuelle Diskussion hier insofern in eine schiefe Richtung läuft, als viele Vertreter des Potentialitätsarguments im Grunde das Speziesargument meinen und das Potentialitätsargument nicht ebenso für nichtmenschliche Spezies gelten lassen würden. Denn wenn man das Potentialitätsargument streng und bis zu seiner letzten Konsequenz vertritt, müßte man ja auch bei Tieren und bei anderen Lebewesen das potentielle Leben, von den ersten Anfängen an, ebenso behandeln wie das ausgereifte Tier oder Lebewesen. Das halte ich für sehr wenig plausibel, und deshalb möchte ich die Vertreter dieses Arguments fragen, ob sie nicht eigentlich ein anderes Argument meinen, nämlich – wie Sie es implizit angedeutet haben – die Menschlichkeit im biologischen Sinne, die Zugehörigkeit zur Gattung Mensch. Ich gebe zu, daß der Konflikt zwischen unseren Positionen dann nicht leicht argumentativ aufzulösen ist. Ich möchte aber die Vertreter des Potentialitätsarguments auffordern, ihre eigentlichen Prämissen auf den Tisch zu bringen, so daß der Dissens zumindest klar zutage tritt.

Rehder: Ich habe noch eine Frage zur Begrenzung der Autonomie oder zu einer genaueren Definition der Autonomie. Mir scheint, daß die philosophische Ethik ja eine mehr theoretische und die medizinische mehr eine praktizierende ist und sich von daher sicher auch Reibungspunkte und unterschiedliche Auffassungen ergeben. Wir sind in der Pränataldiagnostik im Moment großer Kritik ausgesetzt, die zunächst von den alternativen Gruppen kam, aber jetzt auf die großen Parteien übergegriffen hat und auch Konsequenzen für die Durchführung der Pränataldiagnostik haben wird. Eine Diskussion um eine Erweiterung der Autonomie, das heißt die Akzeptanz des Anspruchs von Frauen auf Pränataldiagnostik auch außerhalb einer medizinischen Indikation, ist aus diesen und auch aus Kapazitätsgründen im Moment nicht praktikabel. Vor allem die alternativen Frauenbewegungen werfen uns ja vor, daß die Frauen eben nicht autonom seien in ihrem Wunsch nach Pränataldiagnostik und im gegebenen Fall nach Schwangerschaftsabbruch, sondern daß sie in ihrer freien Willensentscheidung von ihren Frauenärzten, den genetischen Beratern oder von den Medien und der Gesellschaft beeinflußt würden. Auf der anderen Seite können wir dagegen argumentieren, daß natürlich auch eine Beeinflussung der Autonomie dieser Frauen von seiten eben dieser alternativen Gruppen gegeben ist, so daß sich die Frage stellt, wie man die Autonomie der Patienten schützen, eine Entscheidung als freie Willensentscheidung erkennen und von Fremdbestimmung abgrenzen kann. Ist freie Willensentscheidung nicht immer beeinflußt? Theoretisch wäre ja auch die Akzeptanz der Beeinflussung freie Willensentscheidung. Sie, Herr Birnbacher, haben vorhin gesagt, es gäbe lichte Momente, selbst bei solchen Patienten, die eben beeinflußbar seien, so daß man ihre Entscheidung immer ernst nehmen solle. Ich richte diese Frage an Sie und an Herrn Wolff.

Wolff: Ja, Herr Birnbacher, Sie hatten gesagt, wenn ich Sie richtig verstanden habe, Autonomie sei auch eine Fähigkeit, und darauf möchte ich ganz besonders abheben. Das gilt in meinen Augen sowohl für die Entscheidung, pränatale Diagnostik in Anspruch zu nehmen, als auch für die Entscheidung, einen Schwangerschaftsabbruch durchzuführen. Der oder die Betreffende muß dazu fähig sein, eine Entscheidung dazu zu treffen, und oft ist die Situation so, daß diese Entscheidungsfähigkeit erst hergestellt werden muß. Ich sehe, daß viele Pränataldiagnosen einfach so gemacht werden – eben gerade, das hatte ich ja schon gesagt, wegen einer gewissen Automatik, die sich in diesem Bereich eingeschliffen hat. Ich denke, die Herstellung einer Entscheidungsfähigkeit im ärztlichen Gespräch, im Beratungsgespräch, müßte eigentlich ein ganz zentraler Bestandteil der Praxis der Pränataldiagnostik sein. Sie müßte eigentlich ein Bestandteil jeder ärztlichen Tätigkeit sein. Aber in diesem Bereich wäre das ganz besonders wichtig, weil eben nicht nur rein medizinische Fakten und Situationen beurteilt werden müssen. Und ich denke, erst dann, wenn wir eine solche Entscheidungsfähigkeit hergestellt haben, kann man auch von autonomen Entscheidungen sprechen. Wir können eben nicht sagen «die Frau kann sich so oder so entscheiden, ist es ganz egal, wie sie sich entscheidet, wir akzeptieren alles» – denn das bedeutet noch nicht, daß wir es mit autonomen Entscheidungen zu tun haben.

Birnbacher: Ja, Autonomie herzustellen muß eine Aufgabe des Beratungsgesprächs sein – selbstverständlich nicht nur durch Information, sondern auch durch eine am Klienten orientierte Hilfe bei der Verarbeitung dieser Information. Aber dieser Prozeß wird Grenzen, in vielen Fällen sehr enge

Grenzen haben; und dann stellt sich die Frage, ob man nicht die Entscheidung, wie immer sie ausgefallen ist, respektieren muß. Ich darf die Tatsache, daß die Grenzen erreicht sind, nicht als Legitimation dafür nehmen, Autonomierechte einzuschränken. Andernfalls kommen wir leicht dahin, alle möglichen Beschränkungen der Autonomiefähigkeit im *deskriptiven* Sinn – und vielleicht sogar Einflüsse aus allen möglichen Bereichen – Milieu, Familie, sozialer Hintergrund, Medien usw. – als Vorwände zu nehmen, Einschränkungen von Autonomie im *normativen* Sinne zu rechtfertigen. Das kann nicht angehen. Natürlich sind unsere Präferenzen sozial bedingt, auch diejenigen Präferenzen, die wir als autonom, authentisch oder hochgradig individuiert bewerten.

Patzig: Ich glaube, daß die Frage des Klienten oder des Patienten an den beratenden Arzt «Wie würden Sie denn in meiner oder in unserer Situation entscheiden?» mehrdeutig ist, Herr Birnbacher. Es kann einmal gemeint sein, «Wie würden Sie aufgrund Ihrer Präferenzen entscheiden?», und auch das kann für den Ratsuchenden eine interessante Frage sein, wie denn das Präferenzsystem eines von ihm als Fachmann geschätzten Beraters aussieht. Das andere wäre dann die Frage: «Wie würden Sie entscheiden, wenn Sie unsere Präferenzen hätten und dann eine rationale Abwägung dieser Präferenzen vornehmen würden?» Das ist auch eine interessante Frage, und ich glaube, Sie haben vorhin in Ihrem Vortrag am Ende versucht, eine eindeutige Erklärung zu geben, wie der Beratende auf eine solche Frage reagieren sollte. Es wäre besser, er würde fragen: «Wie meinen Sie das? Wollen Sie hören, wie ich entscheiden möchte aufgrund meiner Präferenzen, oder wie ich entscheiden würde, hätte ich Ihre Präferenzen?» Und das sind zwei, denke ich, voneinander zu trennende Dinge. Und noch eine Bemerkung zur Autonomie im Sinne von Herrn Seel. Es scheint mir vollkommen klar zu sein, daß es legitim ist, seine Autonomiefortschritte dadurch einzuschränken, daß man eine bestimmte Grenze setzt, bis zu der man Informationen ertragen möchte. Genauso wie der Patient seine Autonomie auch wahrnimmt, wenn er dem Arzt sagt: «Entscheiden Sie diese Frage nach Ihren Kenntnissen, ich werde es dann so machen, wie Sie vorschlagen.» Das ist auch ein Gebrauch der Autonomie und nicht ein Verzicht auf Autonomie.

Bayertz: Frau Rehder hat eben zwischen der philosophischen Ethik als einem mehr theoretischen Unternehmen und der medizinischen Ethik als einem praktizierten Verfahren unterschieden. Ich möchte mich jetzt als Philosoph auf die andere Seite begeben, zwar nicht auf die des Arztes, sondern auf die des Patienten, der ich gelegentlich auch bin. Ich halte mich für einen relativ autonomen Menschen, aber von meinem Zahnarzt vor die Alternative zwischen zwei Varianten der Behandlung gestellt, habe ich ihn gefragt: «Was würden Sie denn an meiner Stelle tun?». Ich denke, daß das eine legitime Reaktion ist. Man sollte das Autonomieprinzip so weit differenzieren, daß auch die Abgabe von Autonomie als ein Akt von Autonomie gedeutet werden kann – zwar im Widerspruch zum *Ideal* der Autonomie, aber durchaus im Rahmen des *Rechts* auf Autonomie. Denn man muß sich überlegen, was sich als Konsequenz ergäbe, wenn man eine andere Position einnehmen würde. Das ist eine Konsequenz, die ich in einigen Beiträgen der Humangenetiker zumindest der Tendenz nach angedeutet sehe: eine Art paternalistischer Zwang zur Autonomie. Diejenigen, die ihre eigene Autonomie nicht so hoch einschätzen, würden damit überfordert. Ich denke, es bedarf hier einer gewissen Gratwanderung. Und ich stimme damit überein, daß ein Beratungsgespräch ein Gespräch sein soll, das Autonomie herstellt. Aber zu Recht ist schon mehrfach gesagt worden, daß hier auch gewisse Grenzen bestehen.

Seel: Was die Grenze des Rechts auf Nichtwissen betrifft, sind Klärungen durch Frau Schöne-Seifert und durch Herrn Patzig erfolgt, die ich beide akzeptiere; aber ein Fall ist noch nicht diskutiert worden, der in Ihrem Referat, Herr Birnbacher, deutlich angesprochen war, nämlich die Verantwortlichkeit der Frau, die sich dazu entscheidet, eine Schwangerschaft auszutragen. Da ist es ganz klar, daß der Berater nicht etwa unter Berufung auf ein Recht der Frau auf Nichtwissen («Ich will das gar nicht alles wissen, was da auf mich zukommt») seine Beratung einschränken darf. Er muß dann doch vielmehr im Sinne der Autonomieforderung die Frau über alle Konsequenzen ihrer Entscheidung voll aufklären, damit sie die Verantwortlichkeit überhaupt wahrnehmen kann, die sie übernimmt, wenn sie sich entscheidet, das Kind auszutragen. Es geht ja wohl nicht an zu sagen, die Frau habe jetzt ein Recht, nicht zu wissen, welche Schwierigkeiten das Kind sowohl in der Familie wie im späteren außerfamiliären Leben aufgrund seiner genetisch bedingten Schädigung haben wird. Wenn die Frau das nicht weiß, wie soll sie sich denn verantwortlich für oder gegen die Austragung der Schwangerschaft entscheiden?

Zur Autonomie und zur nichtdirektiven Beratung

Toellner: Im Grunde sind wir jetzt schon beim Problem der nondirektiven Beratung. Die Frage nämlich steht im Raum, ob es das Ziel des Beraters sein muß, Autonomie herzustellen. Ich würde sagen, selbstverständlich, aber anmerken wollen – auch das ist schon mehrfach gesagt worden –, wie spezifisch die Situation ist, die wir ins Auge fassen müssen. Nicht die folgende Situation, wie sie atypisch immer dargestellt wird, herrscht hier: Hier kommt der mündige Bürger, der Anspruch auf eine Information hat, die ihm der Experte, so neutral, sachlich, richtig und umfassend wie möglich, gibt, und dann trifft dieser mündige Bürger seine Entscheidung. Das ist eben schlichtweg das falsche Modell, tut mir leid, Herr Birnbacher. Vielmehr gilt für das Arzt-Patient-Verhältnis, daß es seinem Wesen nach asym-

metrisch ist. Herr Wolff hat es schon gesagt: Viele Frauen kommen zur Pränataldiagnostik, weil sie Angst vor einem mißgebildeten Kind haben. Das ist eine Hauptantriebsfeder, und zwar eine ganz normale. Seit Seneca wissen wir, daß metus mortis, intermissio voluptatum und dolor die Antriebe sind, die den Menschen zum Arzt führen. Daher ist es richtig, daß Sie in diesem Falle immer wieder den Ausdruck ‹ärztliche Beratung› gebraucht haben. Es ist eben nicht ein Gespräch zwischen einem neugierigen, aus irgendeinem Grunde interessierten autonomen Bürger und einem Experten, sondern es gibt einen Anlaß, der Angst macht, und um diesen Anlaß geht es. Das heißt also, wenn ich es auf das Extrem bringe: Nondirektive Beratung darf nicht nur nicht heißen, daß der Arzt seine Wert- und Moralvorstellungen einfach – auf welche Weise auch immer – durchsetzt. Dies muß selbstverständlich von vornherein ausgeschlossen werden. Aber es verdeckt das eigentliche Problem, wenn wir immer nur von der Idealvorstellung mündiger, autonomer Patient – beratender Arzt ausgehen. Denn das Hauptproblem in der Arzt-Patient-Beziehung liegt ja gerade darin, daß irgendwann der Punkt kommt, an dem der Patient fragt: «Ja was soll ich denn nun tun?» Der Arzt kann ihm noch soviel erklärt haben, der Patient ist aus mindestens zwei Gründen nicht in der Lage, selbst zu entscheiden:
1. Er kann nicht aus Sachgründen entscheiden (er müßte dann selbst Arzt sein); und
2. er kann nicht ohne persönliche Betroffenheit, ohne Angst oder Sorge entscheiden.
Daher muß der Arzt eine Entscheidung vorschlagen.

Wolff: Herr Toellner, ich glaube, was Sie soeben beschrieben haben, ist das klassische Paternalismusverhalten der Ärzte. Doch, dabei bleibe ich! Und ich könnte ein Gegenmodell entwickeln, aber das tue ich jetzt nicht wegen der Kürze der Zeit. Sie haben ja herausgehört, welches meine Haltung ist. Ich denke, die Situation in der genetischen Beratung ist schon etwas so Spezifisches, daß man dafür auch spezifischere Modelle entwickeln könnte – obwohl sie auch Elemente enthält und enthalten muß, wie sie in der üblichen Arzt-Patienten-Beziehung vorhanden sein sollten und viel zu wenig vorhanden sind. Ferner gibt es Bestrebungen in Richtung einer alternativen Beratung. Es wäre schon in meinem Sinne, daß Kenntnisse über Problemaspekte der Pränataldiagnostik mehr in die Bevölkerung hinein diffundieren, und es ist eigentlich nur zu begrüßen – wenn das kompetent gemacht wird –, wenn es dann solche alternativen Beratungsstellen gibt. Denn die Beratung muß nicht und kann nicht in alle Zukunft auf die wenigen genetischen Beratungsstellen konzentriert bleiben, wie das jetzt der Fall ist, es sei denn, sie würden personell extrem ausgeweitet.

Rehder: Ich wollte auch erwähnen, daß es in Deutschland Bestrebungen gibt, eine «alternative» genetische Beratung einzuführen. Solche Stellen existieren inzwischen in Bremen beim Gesundheitsamt und in München am Kinderzentrum Großhadern, wo Frauen, die eine genetische Beratung oder

Pränataldiagnostik anstreben, auf die Probleme hingewiesen werden, die sie im Falle der gewünschten Information erwarten. Das heißt, es soll eine umfassende Beratung über die Problematik und die Entscheidungsschwierigkeiten, denen sie ausgesetzt sein können, erfolgen, und es gibt einige humangenetische Institute, die diese «alternative» Beratung integrieren möchten, was auch den Intentionen von Herrn Wolff entgegenkommt, eine genetische Beratung vor der Pränataldiagnostik zu verlangen.

Schmidtke: Ich finde, die Diskussion ist bislang sehr akademisch gewesen, insbesondere insoweit sie von den philosophischen Kollegen getragen wurde. Einige der Mediziner haben den Versuch gemacht, wieder auf den viel steinernen Boden der Tatsachen zurückzukommen. Es ist ja nicht so, daß wir erwarten können, daß ein ängstlicher Patient (und in der Tat: das Motiv ist Angst, mit dem jemand zu uns in die Beratung kommt!) hereinkommt und als autonomer Mensch wieder hinausgeht, sondern bestenfalls ist das, was wir erwarten können, daß ein konfliktbewußter Mensch wieder hinausgeht. Wir können erwarten, daß wir ein kleines Stück weiterhelfen auf dem Weg, einen Konflikt bewußt und damit handhabbar zu machen. Das ist ein sehr viel bescheideneres Ziel, wie es sich in der genetischen Beratung tatsächlich darstellt, als das, was wir bislang diskutiert haben. Das gilt insbesondere auch für das Thema ‹nichtdirektive Beratung›. Alles das, was wir anbieten können, ist eben eine Hilfe auf einem Weg, der erst noch beschritten werden muß, der Weg zu einer persönlich tragbaren Entscheidung. Beratungsmodelle sollten sich in dieser Richtung weiterentwickeln.

Vogel: Ja, ich wollte auch etwas sagen, was in die Richtung von Herrn Schmidtke geht. Wir erleben immer wieder folgendes: Wir haben so nichtdirektiv wie möglich beraten, wir beachten die Autonomie des Patienten nach bestem Wissen und Gewissen, soweit wir das irgend können und schreiben dann noch einen Beratungsbrief genau in der gleichen Richtung. Und dann passiert folgendes: Wir kriegen einen Anruf von dem betreffenden Gynäkologen oder Allgemeinarzt: Die Frau war hier bei mir, hat über die Beratung berichtet, den Beratungsbrief gezeigt und hat mich dann gefragt: «Ja was sollen wir denn nun eigentlich tun?»

Zur Rechtfertigung pränataler Diagnostik

Schöne-Seifert: Ich möchte mit meiner Bemerkung die bisher vernachlässigten Punkte «Indikationskatalog» und «Risikoabwägung» wenigstens berühren. Wir haben uns bisher im wesentlichen mit Problemen befaßt, die in einer Beratungssituation auftreten, die bereits entstanden ist. Wenn wir jetzt aber einen Schritt zurückgehen und noch einmal nach den Rechtfertigungen, die überhaupt für die Beibehaltung oder Einrichtung oder Ausweitung der Institution Pränataldiagnostik vorgebracht werden, fragen, dann gibt es da sicher eine ganze Reihe von Begründungen. Ich habe es immer sowohl in theoretischer als auch in politischer Hinsicht als sehr unbefriedigend empfunden, daß ad hoc einmal der eine, einmal der andere Begründungsstrang bemüht wird, und ich würde versuchen wollen, ein bißchen Klarheit in dieses Dickicht zu bringen, wobei Sie mir sicher helfen müssen. Drei wesentliche Begründungsstränge scheinen mir die folgenden zu sein: Erstens das Argument, Leben zu schützen und Leben zu schaffen – ein Argument also, das ja auch hier schon mehrfach erwähnt worden ist, und das an eine moralische Pflicht oder moralische Leistung gegenüber Ungeborenen appelliert. Es werde, heißt es also, Leben geschaffen oder geschützt in Familien, in denen sonst wegen eines bestehenden hohen Risikos abgetrieben worden wäre. Dieses Argument finde ich persönlich sehr unbefriedigend. Es hat den Geschmack eines Alibis; es gibt einfach bessere Möglichkeiten und Mittel, Leben Ungeborener zu schützen, als die Pränataldiagnostik einzuführen. Und es ist sehr fraglich, ob wir wirklich eine Pflicht haben, Leben zu schaffen gegenüber noch gar nicht Gezeugten und Ungeborenen. Das zweite Argument, das vielleicht weniger oft explizit benutzt wird, aber als implizites rekonstruierbar ist, lautet, daß es mithilfe der Pränataldiagnostik möglich sei, bei einer ganzen Reihe von Erkrankungen deren wünschenswerte Vermeidung, also die «Vermeidung» der Geburt von Menschen, die solche Erkrankung tragen, zu leisten. Das ist z. B. der Kern von Hans Jonas' Mitleidsethik, der die antizipierte miserable subjektive Lebensqualität von späteren Kindern Grund genug zu sein scheint, deren Leben verhindern zu sollen. Ich glaube nun wirklich, daß das in ganz seltenen Fällen ein hieb- und stichfestes Argument ist, aber ganz sicher kein Argument für die Mehrzahl der Erkrankungen – etwa Trisomie 21, welche ironischerweise von Jonas als Beispiel angeführt wird –, bei denen heute Abtreibungen aus genetischer Indikation vorgenommen werden. Also dieses Argument scheint jedenfalls zur Legitimation der bestehenden oder einer künftig eintretenden Praxis auch nicht zu taugen. Und der dritte Begründungsstrang ist jenes Liberalismusargument, zu sagen, man wolle mehr Autonomie, mehr Freiheitsgrade für diejenigen schaffen, um deren Reproduktion es geht. Das impliziert allerdings eine Vorentscheidung gegen das Lebensrecht von Embryonen, das muß man ganz klar so sagen: Wenn man dieses Argument verfolgt, dann kann man mit dem Potentialitätsargument nicht mehr herumstreiten wollen. Dann aber muß man fragen – und das führt zurück zur nondirektiven Beratung – ob dieses hehre und, wie ich denke, einzige begründbare Argument für eine Pränataldiagnostik wirklich relevant ist, wo wir doch sehen, daß die Autonomie in der Praxis eben gar nicht gewährleistet ist. Und noch einen Satz zum Indikationskatalog: Der Indikationskatalog kann ja zwei Seiten haben. Entweder man hat nur einen Indikationskatalog über *qualitative* Risiken, also bestimmte Krankheiten, für die man Pränataldiagnostik anbietet. Den halte ich für sehr gefährlich; wenn man ihn befürwortet, leistet das jedenfalls meinem «Argument zwei», also der objektiven Wünschenswertheit der Vermeidung bestimmter Krankheiten, Vorschub. Oder man hat einen Indikationskatalog mit *quantitativen* Risikoschwellen, den ich in der Tat sehr wünschenswert fände. Man würde da nämlich sagen, daß es für vernünftige Entscheidungen gewisse Risikoschwellen gibt, die nicht unterschritten werden sollten. Es wäre absolut unvernünftig, das Instrumentarium der Pränataldiagnostik mit all ihren Mißbrauchsgefahren und Kosten anderer Art für Promillerisiken aufzufahren. Ich glaube, solche Überlegungen darf und soll eine Gesellschaft legitimerweise anstellen. Und daher ist es sehr wichtig, zwischen solchen Risikoschwellen und jenen problematischen qualitativen Indikationskatalogen zu unterscheiden.

Siep: Ich möchte zu Ihren drei Begründungssträngen etwas sagen: Es hat mich etwas gewundert, wie Sie den ersten interpretiert haben, nämlich daß man durch eine Diagnose entweder Abtreibung erspart, weil sie überflüssig ist, oder aber den Verzicht auf Fortpflanzung erspart, weil er überflüssig ist. Es geht doch nicht nur um Schaffen von Leben oder Erhalten von Leben, sondern auch darum, daß man der Familie ein Leid erspart, das überflüssig ist. Denn abzutreiben ist wahrscheinlich für keine Familie erfreulich, und auf Fortpflanzung zu verzichten, wenn man sie wünscht, ist auch nicht erfreulich. Also, daß Sie bei der Interpretation dieses Punktes nur an das werdende oder mögliche Leben gedacht haben, scheint mir etwas einseitig zu sein.

Mikkelsen: Ich möchte Frau Schöne-Seifert fragen, ob ich sie mißverstanden habe. Sie sagten doch, Down-Syndrom wäre kein Grund für den Abbruch einer Schwangerschaft, oder?

Schöne-Seifert: Ich habe nur sagen wollen, daß dieser jedenfalls nicht generell mit antizipiertem Mitleid mit den Qualen des Kindes gerechtfertigt werden kann.

Mikkelsen: Es kommt hier darauf an, ob man die Kinder meint, die man z.B. im Fernsehen sieht, oder die auf der Straße sind oder mit ihren Eltern reisen. Aber die 20%, die sterben, bevor sie zwei Jahre alt sind, und die die meiste Zeit im Krankenhaus mit Operationen zubringen, wie elend sind die dran! Für die ist es bestimmt kein Leben, das erwünscht ist, für die ist es ein schlimmes Leben. Man kann also beides sagen: daß Mitleid ein Abbruchsgrund ist, und das Gegenteil.

Zur Diskussion pränataler Diagnostik in der Öffentlichkeit und zur Belastung von Familien

Kettner: Ich möchte das Thema von Herrn Birnbacher, Autonomie, mit einer Frage an Frau Mikkelsen zurückgeben. Offenbar haben wir eine Vormeinung, oder ich hätte die ganze gerne, dahingehend, daß Diskussionen, wie sie in Dänemark offenbar durch die Presse und in der Öffentlichkeit geführt wurden, diskursive Effekte haben, von denen man sagen kann, daß sie autonomiefördernd sind. Diese Vormeinung würde ich gerne bestätigt sehen, aber hier ist ein Testfall: Ich habe eine Tatsache, die Sie uns vorhin mitgeteilt haben, so verstanden, daß es Hinweise auf eine Korrelation gibt, daß gerade dort, wo in der Öffentlichkeit über die Möglichkeiten der pränatalen Diagnostik viel räsoniert und viel diskutiert wurde, ein deutlicher Rückgang in der Inanspruchnahme dieser Möglichkeiten auftrat. So habe ich die Graphik verstanden, die Sie gezeigt haben beispielsweise über den Rückgang der Inanspruchnahme in dem Gebiet um Kopenhagen. Und nun möchte ich einfach wissen: Haben Sie etwas über die Gründe in Erfahrung gebracht, die diejenigen Frauen vorbringen, die pränatale Diagnostik ablehnen, obwohl diese für sie in Frage käme? Diese Gründe müßte man kennen. Denn sicher gibt es autonome Ablehnung und nichtautonome Ablehnung: Ich kann auch etwas ablehnen, weil ich einfach Angst davor habe, und es könnte ja sein, daß die Intensität einer Debatte über jene Möglichkeiten gar nicht die rationale Übersicht über diese Dinge fördert, sondern einfach nur Ängste erzeugt oder verstärkt. Das wäre dann kontraproduktiv für die Autonomie.

Mikkelsen: Es sind immer noch 69% der Frauen über 35, die zur Pränataldiagnostik kommen; im großen und ganzen ist seit 1980 eine Verdoppelung der Inanspruchnahme erfolgt. Es sind sehr viel mehr Frauen mit großem oder kleinem oder ganz geringem Risiko, die zur Pränataldiagnostik kommen. Und die Gruppe, die kein sehr großes Risiko hat, hat ja heute noch andere Möglichkeiten, z.B. die Ultraschalluntersuchung und die Untersuchung des mütterlichen Serums. Keine Frau findet es wunderschön, in den Bauch gestochen zu werden, insofern wird ein gewisser Prozentsatz, 2–3%, vielleicht sogar 10%, auf diese anderen Tests ausweichen. Es liegt noch keine Untersuchung darüber vor, aus welchen Gründen die Abnahme in den letzten Jahren erfolgt ist. Sie ist ja ein sehr neues Phänomen, das erst 1989/90 eingetreten ist. Wir haben zu Anfang der 80er Jahre eine Untersuchung gemacht, weswegen Schwangere über 35 *nicht* zur pränatalen Diagnostik gekommen waren. Von denen waren es 11%, die es aus verschiedenen Gründen nicht wünschten, und der Rest hatte es einfach nicht gewußt, der Arzt hatte sie nicht informiert, oder sie kamen zu spät. Das waren besonders Frauen mit drei oder vier Schwangerschaften, die gar nicht auf die Idee gekommen waren, daß man so etwas machen könnte. Das ist heute ausgeschlossen, glaube ich, es gibt nicht mal im kleinsten Flecken Dänemarks jemanden, der nicht von der Pränataldiagnostik gehört hat, besonders durch das Fernsehen.

Nippert: Ich möchte nur eine kurze Information geben zu dem, was Sie, Frau Mikkelsen, über Dänemark gesagt haben. Sie haben gesagt, die Frauen sollten wissen, welche sozialen Konsequenzen es hat, wenn ein krankes Kind in eine Familie kommt. Sie haben erzählt, daß in Dänemark 62% aller Geschlechtschromosomenanomalien nach psychologischer oder psychiatrischer Beratung abgebrochen werden, weil die Frauen sich nicht trauen, ein Kind in die Welt zu bringen, das eventuell die Familie zerstört. Dazu wollte ich sagen, daß es kaum so viele Mythen gibt wie über das, was genetisch bedingte Behinderungen in Familien Negatives erzeugen. Ein genetisch behindertes Kind erzeugt nicht zwangsläufig eine behinderte Familie: Es gibt empirische Untersuchungen darüber in Ländern mit unterschiedlichen Sozialversicherungen und unterschiedlichem sozialem Netz, wie in den USA und Deutschland. Und alle haben bei langjährigen Untersuchungen mit einem großen Sample festgestellt, daß ein behindertes Kind nicht die Familie zerstört. Ein behindertes Kind kann eine Beziehung zerstören oder eine Zerstörung besiegeln, wenn die Beziehung der Eltern schon vor der Geburt des behinderten Kindes zerrüttet war. Diese sozialen Mythen über die negative Auswirkung von behinderten Kindern auf Ehen durch fundierte empirische Untersuchungen zu überprüfen, die von Sozialwissenschaftlern oder Psychologen durchgeführt werden, daran fehlt es. Dieses «Wissen», daß ein behindertes Kind eine behinderte Familie erzeugt, scheint so plausibles Alltagswissen zu sein. Es stimmt aber einfach nicht, hält der empirischen Überprüfung nicht stand.

Froster: Wir haben eine Untersuchung bei Kindern nach langjähriger humangenetischer Betreuung im Kinderzentrum Pelzerhaken durchgeführt. Das ist ein Zentrum für entwicklungsgestörte Kinder in der Nähe von Lübeck. Wir haben u.a. nach Scheidungsraten und nach der Beeinflussung der Familiensituation durch das behinderte Kind gefragt. Nun waren das allerdings keine Kinder, von deren Behinderung man pränatal wußte, sondern einfach solche, die bereits geboren waren. Unterschiede zur generellen Scheidungsrate in Schleswig-Holstein haben wir in diesem Kollektiv nicht gefunden.

Mikkelsen: Ich kenne nur eine Untersuchung zu diesem Thema über Familien mit Downsyndrom, da war nach 5 Jahren die Scheidungsrate wesentlich höher als bei den Eltern gesunder Kinder. Nach 30 Jahren war sie ebenso hoch wie in einer Kontrollgruppe ohne Kinder mit Downsyndrom. Also anscheinend brechen die Ehen unter der Belastung eher zusammen, was verständlich ist. Ich wollte aber noch etwas anderes sagen. Ich wollte nämlich wie Herr Schmidtke zurückkommen zu dem, was unser tägliches Leben in der genetischen Beratung ist. Da kommt eine Familie mit einer genetischen Krankheit, die genau weiß, daß sie ein weiteres krankes Kind nicht akzeptieren kann, oder die Brüder z. B. mit dem fragilen X hat und sagt, «das will ich auf keinen Fall erleben». Und da kann man beraten, wie man will: Die Entscheidung zum Abbruch im positiven Fall ist ganz genau festgelegt, bevor sie überhaupt kommen.

Siep: Dazu eine kurze Bemerkung darüber, wie glücklich oder unglücklich Familien mit behinderten Kindern sind. Ich kenne diese Untersuchung nicht, aber plausibel erscheint es mir, daß die Familien, die solche Kinder annehmen oder die das als ein Schicksal betrachten, das durchzustehen ist, unter Umständen stabiler werden und nicht zerstört werden. Und daß man das in der Beratung sagt, ist richtig. Aber ich glaube, die Frage, ob jemand sich zutraut, mit einem solchen Kind zu leben oder nicht, ist durch solche Untersuchungen gar nicht zu beeinflussen.

Schreiber: Ich möchte dazu nur kurz eine Erfahrung wiedergeben, die ich in den letzten Wochen gemacht habe. Wir haben in Basel eine Wohngruppe für 12 geistig Behinderte zwischen 30 und 40 aufgemacht, die mehrheitlich aus Familien kommen und nicht aus bestehenden Institutionen. Ich kenne die Studie über den zeitlichen Verlauf familiärer Zerrüttung, die Frau Mikkelsen angesprochen hat, nicht. Wir stellen jedenfalls fest, daß das Hauptproblem der Behinderten die Eltern sind, nämlich Ablösungsprobleme nach einer dreißig-, vierzigjährigen Beziehung zwischen den Behinderten und den Eltern. Vor dem Hintergrund dieser Erfahrung will ich nicht in das andere Extrem fallen und dies verallgemeinern. Aber ein Satz wie der, den Sie, Frau Nippert, eben formuliert haben, daß Kinder Ehen nicht zerstören, ist mit großer Vorsicht zu genießen. Ich kann mir gut vorstellen, daß unmittelbar nach der Bekanntgabe einer kindlichen Behinderung eine Ehe nicht geschieden wird; aber in bezug auf das, was sich innerhalb dieser Zweierbeziehung über dreißig Jahre hinweg abspielt, sind die Erfahrungen, die wir gemacht haben, z.T. verheerend.

Nippert: Ich möchte dazu ganz gerne kurz etwas sagen, weil ich direkt angesprochen bin. Ich glaube, keiner hat gesagt, daß Ehen durch behinderte Kinder «stabilisiert» würden. Es geht einzig und allein um die Behauptung, daß die Scheidungsrate höher ist. Und die Scheidungsrate rein zahlenmäßig betrachtet ist eben statistisch nicht höher als die generelle. Das sagt nichts über die Qualität der Ehe aus. Sie können Emotionen aber nicht mit Zahlen belegen. Sie können Kaputtsein von Ehen nicht mit Zahlen belegen, aber die Anzahl der Scheidungen, die können Sie zählen. Auch ich finde es viel wichtiger, daß man sich anguckt, wie die Ehen aussehen. Ich möchte das jetzt auch nicht falsch verstanden wissen. Das ist sicherlich kein Plädoyer dafür, jetzt solche Schwangerschaften zu erhalten, weil sie keine höhere Scheidungsrate erzeugen. Nur, wir sehen eben wirklich alt aus, wenn wir uns auf Zahlen berufen wollen, die belegen, daß behinderte Kinder Ehen kaputtmachen. Zahlenmäßig können wir das nicht belegen. Das ist alles, was ich sagen wollte.

Niermeijer: Ich denke, daß wir uns hüten sollten, moralische Situationen zu schüren, die Eltern belasten können. Die Entscheidungen, die Eltern treffen müssen, wenn sie von vornherein die Kenntnis haben, daß sie ein erhöhtes Risiko tragen, sollte unabhängig von individuellen und gesellschaftlichen Urteilen darüber sein, was ein behindertes Kind bedeutet. Diese Eltern mit dem ganzen philosophischen Komplex zu belästigen, was ein Gehandikapter in unserer Gesellschaft sei und was die menschliche Perspektive bedeute, ist, meine ich, unrecht. Damit zusammenhängend denke ich zweitens, daß wir Genetiker die Gesellschaft lehren müssen, daß ein Indikationskatalog unmöglich ist und den 5000 oder mehr Erbkrankheiten nicht gerecht wird, und daß, das ist das Wichtigste, er ein großes Unrecht an der Autonomie tut. Und ich meine, daß Autonomie der Eltern sehr gut ist, auch wenn sie sehr schwierig ist. Richtig ist wohl, daß die meisten Genetiker, die 10 Jahre oder mehr in pränataler Diagnostik und genetischer Beratung tätig sind, von der Qualität menschlicher Entscheidungen in schwierigen Situationen beeindruckt sind.

Rehder: Ein Einwand ist vorhin überhaupt nicht angeklungen: Nämlich, daß wir es bei der Pränataldiagnostik nicht nur mit der Frage nach Schwangerschaftsabbruch versus Erhaltung von werdendem Leben zu tun haben, sondern daß auch spontane Fehlgeburten von gesunden Föten, bedingt durch den pränataldiagnostischen Eingriff, in nicht geringem Maße vorkommen. Die Loslösung der Patientenentscheidung für eine Pränataldiagnostik von jeglicher Indikation führt zu einer Situation, wie wir sie jetzt bereits in Nordrhein-Westfalen haben, wo die Fehlgeburtenrate von gesunden und gewünschten Kindern bereits größer ist als die Anzahl der Schwangerschaften, die aus einer genetischen Indikation heraus abgebrochen werden. Ich denke, das dürfen wir nicht außer acht lassen. Die Frage stellt sich, wieweit die Autonomie gehen soll, wenn das Risiko für durch den Eingriff bedingte Fehlgeburten bekanntermaßen höher als das konkrete Krankheitsrisiko des Föten ist?

Wolff: Ja, ich würde daraus folgern, daß Information und Beratung über alle verschiedenen Aspekte der Pränataldiagnostik umso erforderlicher ist. Herr Niermeijer, ich würde Ihnen völlig recht geben, daß es Unrecht wäre, in der aktuellen Beratungssituation Argumente der von Ihnen genannten Art einzuführen, denn sie sind für die aktuelle Situation, wenn es um Pränataldiagnostik geht, irrelevant. Aber ich finde den Hinweis von Frau Nippert doch sehr wichtig, daß wir, auch wir Berater, einfach viel zu wenig objektives Wissen darüber haben, was Behinderungen oder genetische Krankheit in solchen Familien bedeuten. Wir sollten darüber soviel wie möglich wissen, nicht damit wir das in der Beratung abladen, sondern damit wir es für uns verarbeitet haben, denn es wird unsere persönliche Haltung in der

Beratung sicher beeinflussen. Also, ich halte das für eine wichtige Information für die Berater, aber nicht für die Ratsuchenden in der Beratungssituation.

Rehder: Ich habe noch eine Frage an Herrn Niermeijer, als einem Vertreter der Humangenetik aus Holland. Vielleicht können Sie noch einmal zur Situation in Holland Stellung nehmen. Sie haben eben den Eindruck erweckt, als wenn Sie eine Indikationsstellung im Interesse der persönlichen Autonomie der Klienten nicht für indiziert halten, oder habe ich das falsch verstanden? Und welche Indikationen haben Sie gemeint?

Niermeijer: 1989 hat sich eine Kommission des Gesundheitsrats in Holland dafür ausgesprochen, daß es im Bereich der pränatalen Diagnostik keinen Grund gibt, eine Indikationsliste zu erstellen. Es sei unmöglich, solch eine Liste zu machen, wenn man die große Variabilität und Heterogenität und die große Zahl der genetischen Erkrankungen betrachte. Auch die Variabilität innerhalb einer Familie ist ein Gegenargument. Das wichtigste Gegenargument jedoch ist, daß eine Liste im akuten Konflikt steht mit dem Prinzip elterlicher Autonomie. Es ist auch sehr klar in unserem Land, daß die Politiker Angst haben, weil sie keine praktischen Erfahrungen haben mit denjenigen menschlichen Problemen, die sich in der genetischen Beratung stellen. Es handelt sich dort um Probleme, die im allgemeinen sehr ernsthaft sind, und die sogenannte Dammbruch-Gefahr existiert viel öfter in Gehirn und Auffassung von Politikern und von Kirchen als in einem klinisch-genetischen Zentrum und bei Eltern, die dort gesehen werden.

Sperling: Ich möchte das durch ein Zitat aus einem eindrucksvollen Dokument des Dachverbandes der Niederländischen Elternvereinigung behinderter Kinder unterstützen, in dem diese ihre Einstellung zur genetischen Beratung niedergelegt haben. Darin heißt es: «Humangenetische Beratung hilft, durch Unwissenheit verursachtes, das heißt unnötiges Leid zu verringern, das sich Menschen erspart hätten oder das sie hätten vermeiden wollen, wenn sie richtig beraten worden wären.» Das führen sie als Begründung an. Ich denke, dieser Feststellung kann sich jeder von uns anschließen.

Zur Präimplantationsdiagnostik und zum Embryonenschutz

Kaiser: Frau Mikkelsen, Sie haben uns über die etablierten Methoden berichtet, und nun ist ja das Hauptargument gegen die Pränataldiagnostik immer die Interruptio. In diesem Zusammenhang wird von der anderen Seite heute immer häufiger wieder die Präimplantationsdiagnostik als Alternative angeführt. Wollen Sie uns schon was sagen, ob das realistisch ist oder ob das, wie ich eigentlich mehr denke, zur Zeit zumindest völlig unrealistisch ist?

Mikkelsen: Zur Zeit ist das ganz unmöglich, denn unsere dänischen Gesetze verbieten jegliches Hantieren an einer befruchteten Eizelle. In einem Land mit 22 000 Aborten vor der 12. Woche und 60 000 Geburten finde ich es ganz unrealistisch, an Präimplantation zu denken, denn wir wissen ja: Höchstens 15% Erfolgsrate nach der Reimplantation, und keiner hat ja eigentlich Erfahrung damit, wie es sein wird, wenn man erst diesen Embryo manipuliert hat und Zellen entnommen hat usw. Selbst unter den besten Bedingungen sind es nur sehr wenige Frauen, die wirklich ein Kind mit nach Hause bringen, jedenfalls nach einer Eitransplantation. Und das bedeutet ja doch auch schwere Eingriffe: Die Eier müssen ja erst einmal heraus aus dem Körper und müssen befruchtet werden, und dann kann man erst untersuchen. Also für mich ist Präimplantationsdiagnostik unwahrscheinlich, aber ich weiß, daß man in England ganz wild darauf ist.

Sass: Ich möchte etwas zu den ethischen Risiken bei unterschiedlichen Formen pränataler Diagnostik sagen. Es ist in den Vorträgen mit gutem Grund nur von zwei Formen der pränatalen Diagnostik gesprochen worden, von der Chorionzottenbiopsie und von der Amniozentese. Der «gute Grund» ist aber ein rechtlicher Grund, wie Frau Mikkelsen eben schon für Dänemark angemerkt hat; denn der Gesetzgeber hat andere Verfahren, vor allem die Präimplantationsdiagnostik, verboten. Ich glaube, das ist ein sowohl regulativer wie legislativer Kunstfehler, der der Rechtssystematik unseres Rechtes auch wohl widerspricht. Ich möchte das unter zwei Aspekten deutlich machen. Der erste Punkt ist der moralische Status des Embryos, und der zweite Punkt ist die Instrumentalisierung des weiblichen Körpers. Zum moralischen Status des Embryos: Es gibt sicher Unterschiede in bezug auf den Zeitpunkt, von dem ab wir, jeder einzelne von uns, in unserer pluralistischen Gesellschaft dem werdenden Leben einen moralischen Status zusprechen. Aber ich glaube, die verschiedenen Positionen können sich darauf einigen, daß vermutlich der moralische Status des Embryos umso höherrangig ist, je weiter die Schwangerschaft fortgeschritten ist. Im übrigen sieht der Gesetzgeber das ja auch so, denn beispielsweise sind viele Kontrazeptiva keine Kontrazeptiva im wahren Sinne, sondern Kontraimplantiva oder Kontranidativa – das betrifft die Spirale und die niedrig dosierte hormonelle Kontrazeption. Ich finde, hier gibt es einen gesetzesfreien Raum, und eine Präimplantationsdiagnostik, auf die eine Nichtimplantation folgt, wäre, wenn es das Embryonenschutzgesetz und den entsprechenden Paragraphen darin nicht gäbe, ähnlich anzusehen wie die Benutzung von Spiralen oder anderen nidationsverhindernden Interventionen, die aus Bequemlichkeit oder aus anderen, sozusagen lebensstilrelevanten Gründen benutzt werden.

Der zweite Punkt ist, daß bei gleichzeitigem Vorhandensein einer verläßlichen Präimplantationsdiagnostik und deren gesetzlichem Verbot der weibliche Körper instrumentalisiert wird. Der weibliche Körper ist solange kein Instrument in den ersten zwei Monaten der Schwangerschaft, wie es keine Präimplantationsdiagnostik gibt. Wenn es sie aber gibt und sie nicht angewandt werden darf, dann wird der weibliche Körper zum Instrument mißbraucht, nämlich 10 Wochen lang schwanger zu sein, um dann eine Diagnose durchzuführen, die man 10 Wochen vorher hätte durchführen können. Es gibt sehr viele, auch gute feministische, Argumente und Argumente der Menschenwürde einer Frau, die sich hier anführen ließen: Von der hormonellen Bindung über die emotionale Bindung an den Nasciturus bis hin beispielsweise zum Problem des Risikos eines Eingriffs in der 10. Woche. Deshalb ist aus ethischen Gründen der derzeitige Paragraph des Embryonenschutzgesetzes schärfstens zu kritisieren.

Rehder: Ich glaube, bei der Präimplantationsdiagnostik muß ein weiteres Argument, nämlich das der Selektion, berücksichtigt werden. Die ethische Situation ist damit eine andere als bei der Pränataldiagnostik. Es erfolgt im Rahmen der Präimplantationsdiagnostik eine Auswahl von «Gut» gegen «Schlecht», bei der Pränataldiagnostik greift allein die Unzumutbarkeitsklausel, also die erweiterte Notlagensituation.

Propping: Was das Embryonenschutzgesetz und das Verbot der Präimplantationsdiagnostik betrifft, hat der Gesetzgeber vermutlich nicht so sehr ethisch oder philosophisch gedacht, sondern war beunruhigt darüber, daß eventuell eine Selektion im großen Stil anlaufen könnte. Die technische Faszination für diejenigen, die derartige Untersuchungen machen würden, ist groß. Dabei stand auch die Sorge dahinter, daß Frauen, die sich einer In-vitro-Fertilisation unterziehen, sich einem psychologischen Druck bzw. einer Verführung ausgesetzt sähen, an den Zygoten eine Präimplantationsdiagnostik durchführen und vor dem Embryotransfer selektieren zu lassen. Sie kritisieren die spätere Pränataldiagnostik anstelle einer möglichen Präimplantationsdiagnostik als Instrumentalisierung des weiblichen Körpers. Das gegenwärtige Gesetz mit der Möglichkeit des Schwangerschaftsabbruchs stellt eine besondere Notlagenregelung dar, die zweifellos eine gewisse Schutzfunktion vor einem Ausufern hat. Wenn sich die Selektion in der Petrischale abspielte, technische Machbarkeit vorausgesetzt, dann gäbe es keinen Schutzwall gegenüber dem Menschen nach Maß mehr.

Sass: Ich kann das Argument nicht nachvollziehen. Solange die Benutzung der Spirale und der nidationsverhindernden Pille rechtlich erlaubt ist, sehe ich nicht ein, daß Gesetzgeber und Verwaltungsbeamte die moralische Autorität haben, Klinikern zu verbieten, vor der Implantation eine Diagnostik durchzuführen. Im übrigen kommt zu der Liste der von mir genannten medizinischen und ethischen Risiken bei den anderen Verfahren der pränatalen Diagnostik noch das von Frau Rehder genannte des ungewollten Abortes hinzu. Ich denke, hier hat sich wirklich der Gesetzgeber auf einem

Gebiet Autorität angemaßt, das ihm nicht zusteht. Er hat sozusagen mit zwei Moralen gearbeitet, insofern als er nach wie vor den Abort im zweiten und dritten Monat zuläßt, aber das Wegwerfen der Zygoten oder der Morula vor der Implantation gesetzlich verbietet. Einerseits erlaubt er den Abort auch unter sozialen Indikationen, bei Drohungen von Suizid und ähnlichem, andererseits aber schließt er die Präimplantationsdiagnose bei sehr bekannten und sehr kritischen Risikoschwangerschaften aus. Genau das führt zu der von mir genannten Instrumentalisierung des weiblichen Körpers. Auch katholische Positionen müßten, wenn sie schon die Präimplantationsdiagnostik nicht akzeptieren, sie doch eher tolerieren können als den Schwangerschaftsabbruch im zweiten und dritten Monat. Und ebenso müßten gerade diese Kreise alle Forschungen unterstützen, ja zu einem DFG- und Max-Planck-Sonderprogramm aufrufen zur Erforschung der von dieser Position her gesehen ethisch unerträglich hohen natürlichen Abortrate. Denn wenn das in der Tat unsere voll animierten Brüder und Schwestern sind, und die Forschung in der Bundesrepublik nichts gegen ihren allzu frühen Tod tut, so ist das nicht verständlich. Daß gerade diejenigen, die meinen, schon die befruchtete Eizelle sei beseelt, nicht nur diese 40–50% unserer Brüder und Schwestern nicht taufen, sondern diese auch völlig ohne medizinischen Lebensschutz lassen, ist inkonsequent.

Sperling: Mir erscheint es überflüssig, daß ein strafbewehrtes Gesetz erlassen wurde; die standesrechtlichen Regelungen reichten bei uns vollkommen aus und wurden durch eine Kommission der Bundesärztekammer überwacht, die interdisziplinär zusammengesetzt und Regierung wie Parlament rechenschaftspflichtig war, also jeden Mißbrauch in diesem Gebiet hätte melden müssen.

Meran: Ich wollte nur zu dem letzten Teil Ihrer Antwort Stellung nehmen, Herr Sass, wo Sie die katholische Kirche ansprachen, für die ich jetzt zwar nicht spreche, aber als deren Mitglied ich mich doch angesprochen fühle. Sie meinten, die Kirche müsse jetzt ein großes Programm zur Verhinderung all der spontanen Aborte aufrufen; und ich wollte mit einem Beispiel meines Lehrers, Professor Löw, auf den Unterschied zwischen Handeln und Unterlassen hinweisen. Wenn Sie am Salzburger Dom vorbeigehen und es löst sich durch den Wind ein Ziegel, trifft Sie am Kopf und Sie sind tot, so ist das ein spontaner Vorgang, der sicher von dem zu unterscheiden ist, daß oben ein eifriger Katholik einen Ziegel nähme und Sie sozusagen abschösse. In diesem Sinne wollte ich nur gesagt haben, daß sich die Aufgabe der Kirche darauf beschränkt, in diesem Falle das falsche Handeln zu unterbinden oder mit Argumenten zu widerlegen, und nicht sämtliche Spontanaborte irgendwo aufzufangen.

Zu neuesten medizinischen Entwicklungen

Schmid: Ich hätte die Philosophen eigentlich noch gerne auf künftige Entwicklungen aufmerksam gemacht. Wenn ich dazu rasch eine Folie auflegen darf. Es geht um etwas, das Frau Mikkelsen schon angesprochen hat, nämlich daß die Könner unter den Ultraschalldiagnostikern heute in der 10.–12. Schwangerschaftswoche mit sehr beachtlicher Präzision ein Down-Syndrom diagnostizieren können. Das ist dieses Flüssigkeitskissen, welches Sie hier am Rücken des Föten sehen, oder da an der Seite des Kopfes (Abb. 1). Am letzten Samstag soll Herr Schindler in Freiburg im Breisgau darüber berichtet haben, daß er dieses Kissen bei allen letzten sechs pränatal diagnostizierten Trisomien 21 schon vor der Chromosomenuntersuchung gesehen hat; und der Arzt, mit dem ich meistens in Zürich zusammenarbeite, hat 15 von 28 karyotypisierten Trisomien 21 bereits im Ultraschall diagnostiziert. In der letzten Nummer von PRENATAL DIAGNOSIS konnte man über einen Tripletest lesen, den man nicht in der 16.–18. Schwangerschaftswoche durchführt, sondern bereits in der 10.–12. Woche; also wird es jetzt in absehbarer Zeit schon zwei Verfahren mit einer hohen Erkennungsrate geben. Die Größenordnung liegt um jeweils 70% bei den Könnern. Daß man also schon so früh die Diagnose stellen kann, das wird natürlich in Anbetracht der Tatsache, daß ja 70% aller Kinder mit Down-Syndrom von jungen Frauen geboren werden, einen Impakt haben; und ich würde zu sagen wagen, daß wahrscheinlich im Laufe einiger Jahre diese pränatale Diagnostik bei einem großen Teil aller Schwangerschaften durchgeführt werden wird.

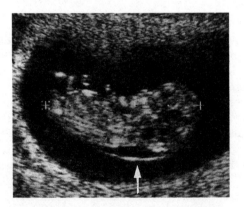

Abb. 1: Transabdominale Ultraschallaufnahme eines Föten der 11. Schwangerschaftswoche mit Down-Syndrom. Die Mehrzahl der Föten mit Trisomie 21 zeigt in der 10.–12. Woche ein massives Flüssigkeitskissen unter der Rückenhaut. Dieses wird aber auch gefunden in Fällen von Trisomie 18, 13 und bei X0-Turner-Syndrom. Nur sehr selten findet man es auch bei gesunden Feten (Savoldelli et al., in press).

Sperling: Ich stimme dem vollständig zu. Dadurch wird sich insbesondere die Frage der genetischen Beratung vor einer solchen Untersuchung noch schärfer stellen als bisher. In dieser Hinsicht können wir z.B. von Kollegen in Australien lernen, die eine schriftliche Aufklärung vorgenommen haben, nicht nur der Klienten, sondern auch der betreuenden Gynäkologen, und dann angeboten haben, zusätzliche Fragen im Rahmen eines Beratungsgesprächs abzuklären. So kann das Prinzip der Autonomie aufrechterhalten werden.

Mikkelsen: Ich halte es für ausgeschlossen, daß man, wenn man anfängt zu screenen, die genetische Beratung für alle Schwangerschaften durchführen kann. Das ist einfach nicht möglich. Ein Weg, den wir im Augenblick gehen, ist der über Unterricht, und zwar in den Schulen, den Gymnasien, den Hochschulen und auch in den Gewerbeausbildungen, und zwar indem der Ethische Rat Prämien für den besten Aufsatz, das beste Plakat usw. verleiht. Und das läuft jetzt also seit vier Jahren und hat ein enormes Interesse geweckt. Ich glaube, daß es kaum einen Gymnasiasten in Dänemark gibt, der sich nicht mit dem Problem der Pränataldiagnostik befaßt hat. Außerdem ist es außerordentlich populär, was natürlich uns Schwierigkeiten bringt, weil wir ununterbrochen Material liefern müssen: Jeden Tag kommt ein Anruf. Das ist eine Möglichkeit, und außerdem gibt das ja natürlich auch eine Information der ganzen Bevölkerung. Denn Kinder diskutieren das ja wahrscheinlich auch mit ihren Eltern, und das ist ein Weg.

II. Postnatales Heterozygoten-Screening

Genträger-Screening

JÖRG SCHMIDTKE

Vor ein paar Wochen kam ein ungewöhnliches Paar zu mir zur genetischen Beratung: Ein etwa 25jähriger Mann und seine 20jährige Schwester, die an einer Zystischen Fibrose (CF) erkrankt war. Außer dem für die CF typischen Husten und der leichten Heiserkeit war ihr aber überhaupt nichts anzumerken, eine blühende, ganz gesund aussehende junge Frau. Ihr Bruder sagte nun, er hätte vor einiger Zeit gelesen, daß man jetzt Reihenuntersuchungen auf CF-Überträgerschaft durchführen würde, und ihm sei nun bewußt geworden, daß es sich bei der CF um eine ganz schreckliche Krankheit handeln muß, wenn überall auf der Welt die Leute auf die Idee kommen, man müsse nach der Überträgerschaft für diese Krankheit screenen und die Leute davor warnen, daß sie kranke Kinder kriegen könnten. Nun sei ihm klargeworden, daß er selber auch gern wissen möchte, ob er CF-Genträger sei. Ich habe bis heute nicht ganz verstanden, warum er seine Schwester eigentlich mitgebracht hatte. Ich glaube, er wollte vielleicht sich selbst, mich und auch seine Schwester auf die Widersprüche aufmerksam machen, denen er sich da auzusetzen begann. Der Fall lehrt vor allem, daß es mit der Freiwilligkeit eines Genträger-Tests selbst dort, wo sie formal aufrechterhalten wird, nicht weit her sein kann. Wenn grundsätzlich auf alle Krankheitsanlagen gescreent würde, dann kann man ja auswählen; wenn aber eine bestimmte Krankheit oder einige wenige für ein Screening angeboten werden, ist eine eigene Auswahl gar nicht mehr möglich, denn sie ist ja bereits getroffen. Die Krankheit ist offenbar so schlimm, daß man sich screenen lassen *muß*, und das selbst dann, wenn man die Krankheit aus eigener Anschauung bislang als gar nicht so schwerwiegend empfunden hatte. CF-Überträger-Screening-Programme sind jetzt weltweit gestartet worden; England, Dänemark, Holland und die USA haben begonnen.

Ich will nach dieser kurzen «Fallbeschreibung» nun etwas strukturierter zum Thema Genträger-Screening sprechen. Ich baue auf einem Memorandum auf, das eine kleine Beraterkommission der Bundesärztekammer (bestehend aus Frau Prof. Schröder-Kurth (Heidelberg), Herrn Prof. Walther Vogel (Ulm), Herrn Priv. Doz. Dr. Gerhard Wolff (Freiburg) und mir) im letzten Jahr erarbeitet hat. Zunächst einmal zur Begriffsbestimmung: Unter Genträger-Screening verstehen wir Untersuchungen von krankheitsbedingenden Erbanlagen auf Bevölkerungsebene bzw. in Bevölkerungsgruppen (z.B. 15- bis 40jährige, oder männliche Neugeborene oder Individuen aus den Mittelmeerländern). Der Personenkreis, der sich einem Screening unterziehen könnte, unterscheidet sich aus der Sicht des praktizierenden Humangenetikers sehr erheblich von dessen traditioneller Klientel. Das waren Menschen mit erhöhten Risiken (z.B. wegen ihrer Familienvorgeschichte), jetzt aber ist der Humangenetiker einer Klientel gegenübergestellt, die durchschnittliche Risiken für ein zu untersuchendes Merkmal aufweist. Wichtig erscheint mir, daß die traditionelle Klientel bereits Vorwissen über das Merkmal hat, über das sie sich weiter informieren und gegebenenfalls untersuchen lassen möchte, während die neue Klientel *alle* Informationen erst erhalten muß. Es muß ihnen erst gesagt werden, was das für eine Krankheit ist, auf die man sie untersuchen möchte.

Wir müssen grundsätzlich unterscheiden zwischen einem Genträger-Screening und einem pränatalen Screening. Pränatales Screening (Ultraschalluntersuchungen, AFP-Test, Chromosomenuntersuchungen) kennen wir schon seit langem. Aber ein Genträger-Screening auf Merkmale, die sich erst in der nächsten Generation manifestieren könnten, sind für uns ein Novum. Genträger-Screening könnte natürlich auch auf Anlagen abzielen, die sich bei der gescreenten Person selbst zu einem späteren Zeitpunkt manifestieren können, z.B. auf für Atherosklerose und Herzinfarkt disponierende Anlagen. Abgesehen von ihrer möglicherweise größeren Präzision unterscheiden sich derartige Untersuchungen nicht von derzeit üblichen Präventionsprogrammen, sofern man sich auf Krankheiten beschränkt, deren Ausbruch durch entsprechendes Eingreifen verhinder- oder verzögerbar ist. Das eigentlich brisante Thema, das uns hier weiter beschäftigen soll, bleibt das Screening auf Erbanlagen, die sich erst in der folgenden Generation manifestieren könnten.

Ganz kurz nun einige Zahlen zur Epidemiologie genetischer Krankheiten. 2–4% aller Neugeborenen kommen mit einer angeborenen gesundheitlichen Störung zur Welt. Jeweils 1% aller Neugeborenen hat ein chromosomales oder ein monogenes, also durch ein Einzelgen bedingtes Erbleiden, bei den übrigen ist die Störung multifaktoriell (polygen) und/oder exogen bedingt. Schätzungen in der Erwachsenenbevölkerung sind schwieriger zu erstellen; man kann aber annehmen, daß mehr als die Hälfte der Erwachsenenbevölkerung in den entwickelten Ländern irgendwann in ihrem Leben an einer genetisch bedingten oder mitbedingten Störung erkrankt. Wir kennen heute ungefähr 5000 verschiedene monogene Erbkrankheiten, und können derzeit bei etwa 250 die krankheitsauslösenden Mutationen mit direkten Methoden nachweisen, wenn auch oft nur bei einem kleinen Teil der Patienten. Für den Forschungsfortschritt von Bedeutung waren die methodischen Entwicklungen der letzten Zeit, allen voran die Polymerase-Kettenreaktion und das automatische DNA-Sequenzieren. Diese Verfahren erlauben es auch, mit der enormen molekularen Heterogenität fertig zu werden, die für die meisten Krankheiten typisch ist. Die Zystische Fibrose kann beispielsweise von über 160 verschiedenen Mutationen ausgelöst werden. Ähnliche Größenordnungen gelten bei der Phenylketonurie, bei der Hämophilie und bei den Hämoglobinopathien.

Natürlich ist ein Genträger-Screening keineswegs bei allen direkt nachweisbaren genetischen Störungen überhaupt zu diskutieren. Bei den regelmäßig dominant vererbten Störungen sind alle potentiellen Genträger schon dadurch gekennzeichnet, daß sie betroffene Vorfahren haben; Risikopersonen lassen sich hier also bereits aufgrund der Familienanamnese eingrenzen. Genträger-Screening dürfte im wesentlichen auf die rezessiv vererbten (und die «polygenen») Störungen beschränkt bleiben.

Ein zentraler Bestandteil traditioneller medizinisch-genetischer Tätigkeit ist das genetische Beratungsgespräch. Ich möchte nun herausarbeiten, daß die Informationsvermittlung auch bei einem eventuellen Screening-Programm auf Bevölkerungsebene von eminenter Bedeutung ist. Ich möchte zunächst noch einmal die Prinzipien der «klassischen» genetischen Beratung umreißen. Genetische Beratung wollen wir definieren als ein ärztliches Angebot an alle, die eine genetisch bedingte Erkrankung, Behinderung oder ein genetisch bedingtes Risiko für sich oder ihre Nachkommen befürchten. Sie ist also ein spezielles, individuelles Beratungs-, Untersuchungs- und Informationsangebot für bestimmte Problemsituationen, das auf Eigeninitiative des Klienten oder Anregung des betreuenden Arztes als (kassen-)ärztliche Leistung, erbracht durch einen speziell qualifizierten Arzt, in Anspruch genommen werden kann. Innerhalb dieses Settings wird eine gezielte Anamnese erhoben, gegebenenfalls werden weitere genetische diagnostische Maßnahmen initiiert. Auf Grundlage dieser Aussagen durch den untersuchenden Arzt kann der Klient seine Entscheidungen treffen. Insofern der zentrale Bestandteil dieser Beratung das Gespräch ist, sind die kommunikativen Aspekte der genetischen Beratung stark in den Vordergrund gerückt. Die Erfahrungen zeigen, daß man eigentlich nur im Kontext einer oder mehrerer solcher Gespräche die komplizierte Materie genetischer Erkrankungen vermitteln kann, zumal Entscheidungen im jeweiligen biographischen Kontext des einzelnen höchst unterschiedlich ausfallen können. Im traditionellen Beratungssetting ist klar geworden, daß deswegen, weil genetische Untersuchungen schwierig zu interpretieren und zu verarbeiten sind, eine Ausgliederung aus dem Verantwortungsbereich des medizinischen Genetikers (bzw. in Zukunft des Facharztes für Humangenetik) nicht getroffen werden kann.

Während die Kapazität der genetischen Beratungsstellen in Deutschland ausreicht, um die traditionelle Klientel in dem hier skizzierten Sinne zu versorgen, hat sich im Bereich «pränatale Diagnostik aus Altersgründen» dieser traditionelle Ablauf der genetischen Beratung nicht durchgesetzt. Weder bestehen hierfür die Kapazitäten noch ist von vornherein allgemein erkannt worden, daß auch hier umfassende Beratung notwendig ist. Es wird heute noch vielfach angenommen, daß beim pränatalen Screening eine umfassende Beratung erst bei einem «positiven» Testergebnis vonnöten ist. Ohne eine *vorherige* Beratung ist jedoch eine «qualifizierte Ablehnung» einer Untersuchung gar nicht möglich. Von «Freiwilligkeit» kann dann keine Rede mehr sein.

Es ist nun zu befürchten, daß sich die Mängel, die wir jetzt bereits beim pränatalen Screening sehen, fortsetzen und verschärfen werden, wenn weitere genetische Screeningprogramme eingeführt werden, und das um so eher, je leichter und breiter sie eingesetzt werden können. Dann sind Testpersonen in der Regel uninformiert, können sich aber unter Entscheidungsdruck finden, ohne vorher die u. U. weitreichenden Konsequenzen bedacht zu haben.

Was kann man tun, um eine solche Entwicklung abzuwenden? Man könnte sich angesichts des Mangels an ausreichender Beratungskapazität ganz einfach darauf einigen, bei uns überhaupt keine Genträger-Screeningprogramme auf Bevölkerungsebene zu beginnen. Es werden weder die Laborkapazitäten zur Verfügung gestellt noch wird überhaupt damit begonnen, die Beratungskapazitäten zu schaffen. Hiergegen läßt sich jedoch leicht argumentieren: Da Genträger-Tests wohl kaum als sittenwidrig angesehen werden können, wäre es ein Leichtes, die Laboruntersuchungen anderenorts (z. B. in den USA) durchführen zu lassen, insofern die Testpersonen persönlich für die Untersuchung bezahlen. Die für die Tests erforderlichen Blutproben lassen sich problemlos verschicken. Es würde sich vermutlich allmählich ein wachsender Bedarf entwickeln, der nach und nach die Etablierung zumindest von Laborkapazitäten auch bei uns nach sich zieht. Gesetzt den Fall also, man wäre aufgrund einer weltweit sich entwickelnden positiven Einstellung zu Genträger-Screeningprogrammen auch bei uns quasi «gezwungen», über eine Implementierung eines solchen Programmes nachzudenken, müßte man sich dann zunächst fragen, welchem Personenkreis man Tests anbieten sollte bzw. welchen Personen man einen Test nicht verweigern könnte. Hier hat übrigens – wie schon beim Pränatalscreening – sicher auch die Rechtsprechung ein gewichtiges Wort mitzureden.

Die folgende Diskussion läßt sich von der Vorstellung leiten, daß am ehesten mit dem Genträger-Screening auf eine rezessive Erbkrankheit begonnen würde (wie etwa der CF). Man müßte zunächst einmal ein präkonzeptionelles Screening von einem postkonzeptionellen Screening unterscheiden. Präkonzeptionell wäre ein Screening, bei dem sich jeder, bevor er Kinder zeugt, auf genetische Merkmale testen lassen könnte. Er würde ohne den zeitlichen emotionalen Druck einer Schwangerschaft sich mit der Problematik auseinandersetzen können und hätte auch die Option, z. B. ganz auf die Zeugung von Kindern zu verzichten. Ein postkonzeptionelles Genträger-Screening würde sich zunächst an die schwangere Frau wenden und bei «positivem» Testergebnis sodann an den Partner und gegebenenfalls einen Test des Feten nach sich ziehen. Dann bleibt, wenn auch dieser Test positiv ausfällt, nichts weiter übrig, als sich mit der Krankheit abzufinden oder eine Schwangerschaftsunterbrechung vorzunehmen. Ein «logistischer» Nachteil des präkonzeptionellen Screenings ist natürlich, daß die zu testende Klientel viel größer ist, potentiell ja die gesamte erwachsene Bevölkerung umfaßt und eine gerechte Informations- und Beratungsstruktur viel schwieriger zu implementieren wäre. Wenn man sich zum Ziel setzt, möglichst alle Krankheitsfälle pränatal zu «erfassen», um im Sinne einer «sekundären Prävention» eingreifen zu können, dann müßte man als Nachteil des präkonzeptionellen Screenings auch die vermutlich unvollständige Erfassung der Personen nennen. Spätestens hier wird deutlich, daß die Frage nach der Zielsetzung in diesem Zusammenhang von allergrößter Bedeutung ist. Der amerikanische Humangenetiker Haig Kazazian hat kürzlich klar ausgesprochen, wie seine Zielsetzung hinsichtlich eines CF-Genträger-Screenings lautet: «We want to prevent the birth of 500 affected children every year and replace them by healthy kids» (sinngemäß zitiert). Kranke verhindern und durch Gesunde ersetzen – wir müssen uns alle fragen, ob das eine Position ist, die wir vertreten können und wollen. Meiner Meinung nach ist ein Genträger-Screeningprogramm nur im Sinne eines Informationsangebotes zu rechtfertigen: Tests stehen allen Personen auf der Grundlage qualifizierter Beratung nach einer individuellen Entscheidung zur Verfügung. Dieses Konzept versucht, die im traditionellen genetischen Beratungsgespräch gewonnenen Erfahrungen mit der Möglichkeit allgemeiner genetischer Diagnostik zu verbinden. Wenn wir also einerseits dem Trend, der sich in anderen Ländern ausbreitet, nicht entgegensteuern können (oder wollen), andererseits aber auch hier bewährte Beratungskonzepte erhalten wollen, sehen wir uns natürlich vor ganz gewaltige Kapazitätsprobleme gestellt. Eine einfache Berechnung zeigt, daß wir die gegenwärtige Beratungskapazität etwa verzwanzigfachen müßten. Auch wenn eine derartige Forderung nachgerade utopisch klingt, könnte sie doch erst einmal so in den Raum gestellt werden. Warum sollen wir nicht sagen: Wir brauchen die Beratungsgespräche, anders wollen wir das nicht mit dem Screening? Eine kurzfristige Bereitstellung einer derartig erhöhten Beratungskapazität macht natürlich eine zumindest vorübergehende Neustrukturierung auf seiten der Berater erforderlich. Es ist z.B. denkbar, daß auch Psychologen, Sozialarbeiter, Absolventen von Fachhochschulen mit biowissenschaftlicher Ausrichtung usw. integriert werden könnten.

Ein letzter Punkt: Laborkapazitäten. Zur Zeit werden fast alle molekular-humangenetischen Untersuchungen in Universitäts-Instituten durchgeführt. Es gibt meines Wissens nur zwei niedergelassene medizinisch-genetisch qualifizierte Ärzte, die ein molekulargenetisches Labor betreiben. Da in der Kürze der Zeit medizinisch qualifizierter, in molekular-humangenetischer Methodik versierter Nachwuchs nicht produziert werden kann, entsteht möglicherweise bei plötzlich steigender Nachfrage ein Vakuum, in dem sich Labors ohne ausreichende humangenetische Fachkunde etablieren. Zwar sind, technisch betrachtet, molekulargenetisch-diagnostische Verfahren in der Humangenetik nicht grundsätzlich verschieden von den molekulargenetischen Leistungen in anderen Gebieten (z.B. der Mikrobiologie), aber der völlig andere Interpretationszusammenhang in der Humangenetik macht spezifische Fachkunde auch bereits bei der Befunderhebung unerläßlich. Ich glaube, daß das die Mehrheitsmeinung innerhalb des Berufsstandes der medizinischen Genetik ist. Eine andere Auffassung vertritt F. Vogel, Heidelberg.

Ich fasse zusammen und zitiere dafür die «Schlußfolgerungen» aus dem eingangs erwähnten Memorandum der Bundesärztekammer.

Die abzusehende Entwicklung in der molekulargenetischen Grundlagenforschung, ihre rasche medizintechnische Umsetzung, die zu erwartende Eigendynamik des Laborindustrie-Marktes und der nicht zuletzt dadurch wachsende Nachfragedruck lassen es dringend geboten erscheinen, Art und Umfang humangenetischer Tätigkeit neu zu strukturieren. Aus ärztlicher Sicht gilt es, vier zentrale Forderungen zu realisieren:

1. Jede genetische Diagnostik *muß* in eine genetische Beratung eingebettet sein. Dieses Junktim bedarf einer standesrechtlichen Verankerung.
2. Die Ausweitung von Beratungskapazitäten ist dringlich erforderlich. Dabei soll die Einbeziehung nicht-ärztlichen Personals ausdrücklich gefördert werden, jedoch immer unter ärztlicher Anleitung und Verantwortung.
3. Jeder direkte oder auch nur indirekte Zwang zur Inanspruchnahme genetischer Diagnostik muß vermieden werden. Die Ärzteschaft ist gehalten, sich für ein Verbot einer Nachfrage Dritter nach Durchführung und Ergebnis genetischer Tests einzusetzen.
4. Prädiktive genetische Untersuchungen sollen *nicht* als Regelleistung festgeschrieben werden, vielmehr sollte die Aufklärung über Testmöglichkeiten dem individuellen humangenetischen Beratungsgespräch überlassen bleiben. In einem solchen Kontext kann eine autonome Entscheidung für oder gegen Inanspruchnahme eines Tests am ehesten entwickelt werden. Da eine solche Verfahrensweise zunächst Personen begünstigt, die von sich aus bereits über Vorwissen verfügen, und somit ein Element sozialer Ungerechtigkeit beinhaltet, ist eine verstärkte Beteiligung der Ärzteschaft an der Informierung der Öffentlichkeit über genetische Testverfahren anzustreben. Deren Wert für den einzelnen wird sicher nach wie vor kontrovers diskutiert werden. Gerade in dieser Kontroverse ist aber eine Chance für die Stärkung der individuellen Entscheidungsautonomie zu sehen.

Nachfragen und Ergänzungen

Schöne-Seifert: Ich habe nur zwei kurze Verständnisfragen. Erstens, welche Mechanismen sind dafür verantwortlich zu machen, daß es erst zwei private molekulargenetische Laboratorien in Deutschland gibt?

Schmidtke: Ich weiß von keiner unter betriebswirtschaftlichen Gesichtspunkten durchgeführten Überprüfung, ob die Gebührenziffern Sinn machen.

Schöne-Seifert: Die zweite Verständnisfrage. Was meinten Sie, als Sie sagten, daß durch das Angebot des AFP-Screenings eine neue Klientel geschaffen wurde, die dann in eine Altersgruppe überführt werden mußte?

Schmidtke: Ursprünglich ist man von einem bestimmten Mutteralter-assoziierten Risiko für Chromosomenstörungen bei Kindern ausgegangen. Wenn man nun das Serum-AFP auch bei jüngeren Frauen untersucht, erzeugt man eine Untergruppe, die in der Höhe ihres Risikos der Gruppe der über 35jährigen entspricht.

Von den Pflichten möglicher Eltern und den Rechten möglicher Kinder

Ethische Dimensionen des Heterozygoten-Trägerscreenings

WALTHER CH. ZIMMERLI

Es spricht sich langsam auch hierzulande herum: Die Abtrennung der reinen von der angewandten Ethik mag analytisch und didaktisch sinnvoll sein, der Sache nach ist sie es nicht; wenn wir unter ‹Ethik› die theoretische Begründung (oder Kritik) faktisch geltender moralischer Normen verstehen und wenn moralische Normen das (zwischen)menschliche Handeln regulieren, dann ist Ethik immer angewandt[1]. Davon bleibt unberührt, daß es aus guten Gründen zu bestimmten Zeiten und an bestimmten Orten sinnvoll sein mag, die Begründungen von dem durch sie Begründeten zu isolieren und ‹rein› für sich zu betrachten, um sie dann zunächst in einem keimfreien Experimentalraum, einem Labor vergleichbar, zu erproben. In diesem Sinne verstandene ‹reine› Ethik ist Prinzipienreflexion, die Laborerprobung findet in der philosophischen Ethik in Form von Gedankenexperimenten statt; beides aber spielt sich in einem ‹Containment› ab, also in einem *reinen* System. Allerdings stellt erst die ‹Freisetzung› des ethischen Arguments in das unreine System der Anwendung die eigentliche Probe aufs Exempel dar, von der ihrerseits wieder entscheidende Impulse für eine Reformulierung, Abänderung oder gar den Widerruf der Prinzipien und/ oder der Gedankenexperimente im reinen System ausgehen können.

So betrachtet, versteht es sich von selbst, daß nicht nur Veränderungen innerhalb, sondern auch (und heute vordringlich!) Veränderungen außerhalb des ‹Ethik-Containments› entscheidenden Einfluß auf Ethik als Prinzipienreflexion, Gedankenlabor und Freisetzung haben können. Und es steht ebenfalls außer Frage, daß die neuen Handlungsmöglichkeiten, die z.B. aus mikrobiologischen Methoden im Zusammenhang ihrer humanmedizinischen Anwendung erwachsen, die Ethik vor neuartige Fragen stellen. Dar-

---

1 Der Vorsprung, den die angelsächsische Philosophie in Sachen angewandter Ethik vor der kontinentaleuropäischen Konkurrenz hat, läßt sich leicht an den vielen Readern ablesen, die die rege Publikationstätigkeit der 80er Jahre dokumentieren; vgl. z.B. J.P. DEMARCO/R.M. FOX (eds.): *New Directions in Ethics. The Challenge of Applied Ethics*, New York: Routledge & Kegan 1986.

aus folgt indessen nicht, daß es sich dabei nun um eine Ethik handeln müsse, in der alles totaliter aliter sein müßte, wie der Ruf nach einer «neuen Ethik» im Rahmen eines «neuen Denkens» nahezulegen scheint.

Um den Bereich des ‹reinen› Systems, in dem sich meine folgenden Überlegungen bewegen, ohne auf das epitheton ornans ‹angewandt› verzichten zu wollen, einzugrenzen, sollen zunächst einige metaethische Überlegungen angestellt werden (I), denen dann eine Überlegung rein prinzipientheoretischer Art folgt, aufgrund derer sich die Problematik des Heterozygoten-Trägerscreenings genauer als Problematik probabilistischer Medizin bestimmen läßt (II). Ein dritter Schritt dient der Diskussion und Kritik eines Mißverständnisses, das sich aus der Verwechslung von genetischer Beratung mit Eugenik ergibt (III), und ein vierter Teil befaßt sich mit einer unzulässigen Ausweitung des «Rechtes auf Nichtwissen» (IV). Damit sind die Voraussetzungen geschaffen, um die prima facie plausible Annahme der Symmetrie von Rechten und Pflichten zu diskutieren (V), sowie an argumentativ zentraler Stelle das Problem anzureißen, das in der Literatur als «non identity problem» und dessen prominenteste Lösung als «zygotic principle» bekannt ist (VI).

I.

Im folgenden wird ausschließlich von Tests und Screening auf Freiwilligkeitsbasis die Rede sein, da zwangsweises Screening ein ethisches Problem eigener Art darstellt, dessen Problematik nicht so sehr im Zusammenhang mit der Verwendung neuer Methoden liegt.

Gewiß, als «Testung einer asymptomatischen Bevölkerung» unterscheidet sich genetisches Screening auch nicht von anderen Reihen-Vorsorgeuntersuchungen wie etwa der Tuberkulose-Schirmbild-Reihenuntersuchung der Fünfzigerjahre. Die Zielsetzung ist allerdings eine andere, nämlich die, «Personen von einem bestimmten Genotyp zu erkennen», im Falle des Trägerscreenings genauer «Heterozygoten vor der Wahl des Reproduktionsverhaltens»[2], und zwar einstweilen beschränkt auf die zystische Fibrose (Mukoviszidose), die als autosomal rezessive Erbkrankheit besondere Probleme mit sich bringt, die unter dem Rubrum ‹probabilistische Medizin› abzuhandeln sind (s. u. II).

Dennoch unterliegt selbstverständlich auch dieses qualitativ neue Feld des Heterozygoten-Trägerscreenings mit molekularbiologischen Methoden den einschränkenden Bedingungen jenes Rahmens, den die Ethik heute generell vorgibt. Hierzu sei nun – anstelle einer für den vorliegenden Anlaß zu aufwendigen Herleitung – thesenhaft festgehalten:

---

2 G. WOLFF: «Die ethischen Konflikte durch die humangenetische Diagnostik», *Ethik in der Medizin*, Bd. 1, H. 4, 1989, 190.

1. Alle ethischen Reflexionen im Zusammenhang der Anwendung gentechnischer Verfahren haben auszugehen
   a) von einer Pluralität der Wertsysteme und
   b) von einer Pluralität der Anwendungsfälle.
   Eine prinzipientheoretische Zugangsweise wird sich daher auf die formalen Vernunftprinzipien der Moderne (Verallgemeinerbarkeitsprinzip, Gleichbehandlungsprinzip, Fairneßprinzip) einschränken und alles weitere der Analyse der einzelnen Fälle überlassen müssen[3].

Damit ist selbstverständlich nicht behauptet, daß es keine weiteren ethischen Prinzipien gäbe, ganz im Gegenteil: Weil von der Annahme einer Pluralität der Wertsysteme auszugehen ist, und zwar so, daß diese Pluralität nicht ein Versehen ist, das man wieder beseitigen müßte, sondern so, daß die dahinter stehende Werthaltung des Pluralismus inzwischen selbst den Status eines obersten Wertes einnimmt, ist der Werte- und Prinzipienpluralismus konstitutiv für unsere ethischen Diskurse. Um aber unter Bedingungen des Werte- und Prinzipienpluralismus diese ethischen Diskurse führen, ja: um zuvor unter Bedingungen des Werte- und Prinzipienpluralismus überhaupt sozial koexistieren zu können, müssen wir gewisse formale Prinzipien allgemein akzeptiert haben, die die *Differenz* der Meinungssysteme und den Austausch zwischen ihnen allererst ermöglichen. Und das sind eben die genannten Vernunftprinzipien der Moderne, denen keine wie auch immer geartete einzelne Maxime widersprechen darf, soll sie sich ethisch begründen lassen.

Nun sieht es so aus, als kämen wir vom Regen des Prinzipienpluralismus in die Traufe des Pluralismus der Anwendungsfälle: Nicht nur sind keine konsensuellen Werte und Prinzipien auf der normativen Seite auszumachen, sondern es scheint auch an der Möglichkeit zu generalisierender Klassenbildung zu mangeln, was die einzelnen Fälle betrifft. Aber bei genauerem Zusehen zeigt sich, daß – List der pluralistischen Vernunft – das Gegenteil der Fall ist: Nicht nur ist die Pluralität der Anwendungsfälle nicht der Feind des Wertepluralismus, sondern jener hilft sogar, die Schwierigkeiten von diesem zu beheben. Anders: Eine von der Einzelfallanalyse ausgehende ethische Reflexion erlaubt, vieles von dem, was als unüberbrückbare normative Differenz erscheint, als überbrückbaren Abgrund des anwendungsfall-spezifischen Nichtwissens zu entlarven! – Wir werden also – und das ist die Moral von der Geschicht' – im folgenden eine vom Fall der Zystischen Fibrose (Mukoviszidose) ausgehende Reflexion auf hiermit im allgemeinen assoziierte ethische Prinzipien niedrigeren und höheren Allgemeinheitsgrades anstellen müssen.

---

3 Vgl. dazu vom Verf.: «Spezifische Problembereiche», in: *F. Rapp* (Hrsg.): *Technik und Philosophie*, Technik und Kultur Bd. 1, Düsseldorf: VDI-Verlag 1990, 259–287; ursprünglich ders.: «Krise der Krisenethiken. Moralphilosophische Engpässe im technologischen Zeitalter und das Konzept einer problemorientierten Ethik», in: W. KLUXEN (Hrsg.), *Tradition und Innovation,* Hamburg: Meiner 1988, 353–370.

Eine weitere metaethische Einsicht gilt es bereits hier – nun aber eher zu Abgrenzungszwecken – festzuhalten: Im Zeitalter der Verwissenschaftlichung auch der Medizin, für die die molekularbiologische Revolution der arrivierteste Beleg ist, drängt sich wegen der großen Nähe von Forschung, Diagnose und Therapie häufig die nicht-konklusive Annahme auf, dadurch daß sich – wenn überhaupt – in gewissen Fällen diagnostische und therapeutische Anwendungen gentechnischer Verfahren ethisch legitimieren ließen, seien zugleich auch schon die dazu hinführenden und/oder damit im Zusammenhang stehenden Forschungen legitimiert[4] – sozusagen als medizinethische Läuterung des unzutreffenderweise den Jesuiten unterstellten Gemeinspruchs, der Zweck heilige die Mittel. Dagegen muß mit Deutlichkeit gesagt werden:

2. Von der ethischen Legitimation der Anwendung bereits verfügbarer gentechnischer Verfahren durch Hinweis auf ihre segensreiche Wirkung kann nicht auf eine ethische Legitimation der zugrundeliegenden oder gar weiterer Forschungen geschlossen werden; medizinische Ethik schließt daher nicht schon ipso facto Ethik der medizinischen Forschung ein.

Daß dies in der Tat sich so verhält, kann leicht gezeigt werden, indem man an die Fälle erinnert, in denen medizinisches Wissen, wie segensreich seine Anwendung später auch immer gewesen sein mag, um den Preis des Verstoßes z.B. gegen das «principle of informed consent» gewonnen wurde. Erwähnt seien nur die Beispiele aus der KZ-Medizin. – Für unseren Zusammenhang reicht es aus, sich zu vergegenwärtigen, daß es im folgenden (noch) nicht um ethische Fragen der medizinischen Forschung, sondern einzig und allein um Screening-Anwendungen bereits erforschter Diagnosetechniken geht.

II.

Kann uns nun die bisherige Debatte über die ethischen Probleme im Zusammenhang der Anwendung gentechnischer Verfahren einen Schritt weiterhelfen? Und wo beginnt das qualitativ Neue, von dem bereits die Rede war? – Um diese beiden Fragen zu beantworten, mag es zunächst einmal genügen, an die wichtigsten Resultate der Kontroverse um die ethische Legitimierbarkeit der Gentechnologie zu erinnern, wie sie bisher – immer-

---

4 Zu diesem eher forschungsethischen Problem befindet sich zur Zeit ein durch die Kommission der Europäischen Gemeinschaften gefördertes Projekt «Zur Übertragbarkeit der Resultate ethischer Reflexionen im Zusammenhang der potentiellen therapeutischen Anwendung gentechnischer Methoden auf die Erforschung des menschlichen Genoms» an meinem Bamberger Lehrstuhl in Bearbeitung.

hin schon seit einem guten Jahrzehnt – auch in der Bundesrepublik ausgetragen wird[5].

Sicherlich unkontrovers ist folgender Befund: Nur noch Fundamentalisten und/oder schlecht informierte Moralisten behaupten weiterhin, man könne allein aus ethischen Erwägungen ‹für› oder ‹gegen› Gentechnologie als solche sein. Vielmehr hat sich die Einsicht Raum verschafft, daß Gentechnologie nicht gleich Gentechnologie ist und daß das Eingreifen in menschliche Keimbahnzellen und die Insulinproduktion durch gentechnisch veränderte Mikroorganismen oder die Nutzpflanzenzüchtung mit Hilfe gentechnischer Methoden ganz unterschiedlich zu beurteilen sind[6].

Inhaltlich läßt sich darüber hinaus eine gewisse Einhelligkeit der Meinungen darüber finden, welche Fälle potentieller Gegenstand von Güterabwägungen sein und welche Fälle dieser grundsätzlich entzogen sein sollten. Erneut thesenhaft formuliert:

3. Die bisherige ethische Diskussion zeigt Übereinstimmung dahingehend, daß einzig gegen den therapeutischen Gentransfer in menschliche Keimbahnzellen *kategorische* Einwände bestehen[7]. Daher läßt sich vermuten, daß alle Fälle von genetischem Screening, mögen sie nun mit traditionellen oder mit gentechnischen Methoden vorgenommen werden, in den Bereich potentieller Güterabwägung fallen (sofern sie nicht gegen das «principle of informed consent» verstoßen). Bis zum Erweis des Gegenteils gilt diese Vermutung mithin auch für das Heterozygoten-Trägerscreening.

Das bedeutet allerdings keineswegs, daß damit das ethische Problem gelöst wäre. Ganz im Gegenteil: gerade diejenigen Fälle, in denen keine kategorischen Entscheidungen getroffen werden können, sind die für die problem-

---

5 Vgl. dazu als offiziellen Auftakt der öffentlichen Diskussion auf Bundesebene: *Ethische und rechtliche Probleme der Anwendung zellbiologischer und gentechnischer Methoden am Menschen.* Dokumentation eines Fachgesprächs im Bundesministerium für Forschung und Technologie, 14./15. 09. 1983, München: J. Schweitzer 1983.

6 Diese Einsicht geht hierzulande vermutlich nicht zuletzt auf den Bericht der Enquete-Kommission des Deutschen Bundestages zurück: W.-M. CATENHUSEN/ H. NEUMEISTER (Hrsg.): *Chancen und Risiken der Gentechnologie.* Enquete-Kommission des Deutschen Bundestages. Dokumentation des Berichts an den Deutschen Bundestag, 2. Aufl. Frankfurt a. M./New York: Campus 1990. – Zur Dokumentation der Debatte vgl. R. FLÖHL (Hrsg.): *Genforschung – Fluch oder Segen?* Interdisziplinäre Stellungnahmen, München: J. Schweitzer 1985; E. P. FISCHER (Hrsg.): *Vom richtigen Umgang mit Genen.* Die Debatte um die Gentechnik, München: Piper 1991.

7 Vgl. hierzu vom Verf.: «Dürfen wir, was wir können? Zum Verhältnis von Recht und Moral in der Gentechnologie», 1985, wiederabgedruckt in: H. FLÖHL (Hrsg.): *Genforschung – Fluch oder Segen?*, a. a. O., 59–85; CH. REHMANN-SUTTER: «Gentherapie in der menschlichen Keimbahn?», *Ethik in der Medizin*, Bd. 3, H. 1, 1991, 3–12; S. POLIWODA: «Keimbahntherapie und Ethik», *Ethik in der Medizin*, Bd. 4, H. 1, 1992, 16–26.

orientierte Ethik aufwendigsten Fälle, da die vorzunehmende Güterabwägung sich nicht auf die Ebene der generischen Begriffe beschränken kann, sondern in die Fallspezifika eintreten muß. Und das bedeutet im Hinblick auf das hier zur Diskussion stehende Heterozygotenscreening, daß eine neue Qualität in Rechnung gestellt werden muß: Die Tests geben nämlich im Gegensatz zu klassischen Diagnoseverfahren «keinerlei Auskunft über gegenwärtig manifeste Krankheitsbilder und auch nicht über Eintritt, Ab- und Verlauf eines latenten Krankheitsrisikos», sondern nur über die «durchschnittlichen statistischen Erb-Wahrscheinlichkeiten Mendelscher Regeln».[8]

Der Molekularbiologe Sydney Brenner hat am 149. Ciba Foundation Symposium das Problem präzise auf den Punkt gebracht: «In the genetic field, we should distinguish between the *probabilistic expectation*, like a 25% chance that you might develop a particular disease some time in the future, and the *frequency expectation*, of 25% of genetic segregation of a homozygote in the case of two heterozygotes. We need to distinguish carefully between probabilistic and predictive medicine.»[9]

Das läßt sich am Fall der zystischen Fibrose, für die seit 1989 ein genomanalytisches Testverfahren existiert, besonders deutlich zeigen. Nach Ansicht des Londoner Genetikers M.E. Pembrey befindet sich die Entscheidung, in ein Screening-Verfahren einzutreten, hier «two ‹low-chance› steps away» von der Schlüsselentscheidung eines potentiellen Elternpaares, ein Kind mit einem 25%igen Risiko von Zystischer Fibrose in die Welt zu setzen[10]. Was er damit meint, läßt sich in folgenden drei Schritten rekonstruieren:

(1) Da in unseren Breiten die Chance, ein Mukoviszidose-Träger zu sein, etwa 5% (1:20) beträgt, liegt mendelisch die Chance eines Paares, ein Mukoviszidose-Trägerpaar zu sein, bei 0,25% (1:400), und bei einem Risiko dieser Größenordnung übersetzen wir die probabilistische Wahrscheinlichkeit etwa so in die lebensweltliche Risikobegrifflichkeit, daß wir sagen, man tue in einem solchen Falle gut daran, dieses Risiko durch einen Test auszuschließen. Es ist also zu vermuten – und dies wird durch empirische Befunde der genetischen Beratung bestätigt –, daß Individuen in solchen Fällen eine positive Entscheidung für einen Mukoviszidose-Test treffen.
(2) Sobald nun aber bei einem Partner ein positives Testergebnis resultiert, sieht die Situation qualitativ ganz anders aus. Probabilistisch

---

8 K. Krahnen: «Chorea Huntington. Das Recht auf Wissen *versus* das Recht auf Nicht-Wissen», in: T.M. Schroeder-Kurth (Hrsg.): *Medizinische Genetik in der Bundesrepublik Deutschland*, Frankfurt a.M./Neuwied: Schweitzer 1989, 68.
9 S. Brenner: «Discussion contribution», in: *Human Genetic Information: Science, Law and Ethics*. Ciba Foundation Symposium 149, Chichester etc.: John Wiley & Sons 1990, 31.
10 M.E. Pembrey: «Discussion contribution», ebd., 30.

gesprochen, beträgt die Wahrscheinlichkeit für das Paar, ein Mukoviszidose-Trägerpaar zu sein, nun eben jene 5% (1:20), die vorher das Risiko des Individuums war, Mukoviszidose-Träger zu sein. Und nun ist es nicht mehr als konsequent, wenn auch der zweite Partner sich dem Test unterzieht, zum einen aus Gründen eines internen Konsistenzbedürfnisses des Paares, zum anderen aufgrund eines Verantwortungsgefühls angesichts des Wissens um das eigene nun überdurchschnittliche Risiko.

(3) Wenn nun aber auch beim zweiten Partner das Testergebnis positiv lautet, hat sich die ursprüngliche 0,25%-Wahrscheinlichkeit plötzlich in eine 100%-Gewißheit verwandelt, was bedeutet, daß nun prädiktiv das Mendelsche 25%-Risiko besteht, ein Kind mit Zystischer Fibrose zu haben. Was mit einer extrem niedrigen Wahrscheinlichkeit begann, hat sich zu einer sehr hohen Wahrscheinlichkeit verdichtet.

Was hiermit gezeigt werden soll, sind die neuartigen Probleme, die daraus resultieren, daß sich (im Falle der Zystischen Fibrose zweistufige) probabilistisch-prädiktiv gemischte Probleme in das menschliche Handeln einmischen, daß wir aber im Falle lebensweltlichen Handelns und dessen ethischer Beurteilung nicht mit Probabilistik umzugehen vermögen. Auch das kann an diesem Beispiel gezeigt werden: Wann – so könnte man fragen – ist es moralisch nicht mehr vertretbar, das Risiko zu laufen, ein Kind mit Zystischer Fibrose in die Welt zu setzen? Bei einer Wahrscheinlichkeit von 1:1600, bei einer Wahrscheinlichkeit von 1:400, bei einer Wahrscheinlichkeit von 1:20 oder bei einer Wahrscheinlichkeit von 1:4? Ja, wir wissen, daß selbst dann, wenn die Wahrscheinlichkeit 1 betragen würde, die Moralität der Handlung der Eltern ethisch nicht eindeutig negativ beurteilt werden könnte.

Kurz und thesenhaft zusammengefaßt:

4. Kompliziert wird die Situation dadurch, daß wir es im Zusammenhang des Heterozygoten-Trägerscreenings mit einem Fall zweistufig probabilistischer Medizin zu tun haben, während die betroffen Individuen sich nur für individuenbezogene prädiktive Medizin interessieren und auch die Ethik sich mit der Probabilistik nicht zu befassen gelernt hat. Damit geraten wir in den Bereich jener Schwierigkeiten, die aus der Risikoforschung in Gestalt der Differenz zwischen ‹Akzeptabilität› und ‹Akzeptanz› bekannt sind[11].

---

11 Vgl. dazu vom Verf.: «Wieviel Akzeptanz erträgt der Mensch? Bemerkungen zu den Hintergründen der Technikfolgenabschätzung», in: E. KISTLER/D. JAUFMANN (Hrsg.): *Mensch – Gesellschaft – Technik*. Orientierungspunkte in der Technikakzeptanzdebatte, Opladen: Leske + Budrich 1990, 247–260.

III.

An diese Überlegungen könnten sich nun zwei Mißverständnisse anschließen, die es mithin zunächst zu klären gilt: Zum einen nämlich könnte es so aussehen, als handele es sich beim Heterozygoten-Trägerscreening um eine Art von Eugenik durch die Hintertür[12]. Zum anderen könnte der Eindruck entstehen, Heterozygoten-Trägerscreening sei trotz allem kein Fall, der der Güterabwägung unterliege, sondern sei kategorisch verboten, weil er gegen das «Recht auf Nichtwissen» verstoße.

Zunächst zur Frage des Eugenik-Verdachts. Auf den ersten Blick scheint es sich hierbei um ein definitorisch zu lösendes Problem zu handeln: «Eugenik betrachtet [...] immer die Population als ein Ganzes – deshalb wird auch in Diskussionen der Gen-Pool einer Bevölkerung als die genetische Ausstattung dieses einen Ganzen genannt, den es zu schützen gilt und der durch Kräfte wie Mutation (Erbänderung) oder Selektion (Opfer, Auslese der Nichtangepaßten) veränderlich ist.»[13] Die Heidelberger Humangenetikerin Traute M. Schroeder-Kurth, die diese Bestimmung im Anschluß an Eberhard Schwinger, Hans-Jürgen Tander und Gerhard Flatz[14] gibt, will damit auf den Unterschied aufmerksam machen, der zwischen der an einer Optimierung des Gen-Pools orientierten Galton-Eugenik und einer molekularbiologisch gestützten genetischen Beratung besteht: «Zielsetzung ärztlichen Handelns ist es, dem einzelnen Patienten oder Ratsuchenden zu helfen. Ärztliches Handeln bezieht sich immer auf den subjektiv Leidenden. Selbst bei genetisch bedingten Krankheiten ist nicht das Gen oder der Genotyp krankhaft, sondern der Mensch mit seinem Phänotyp. Die Grundhaltung des humangenetischen Beraters ist in diesem Sinne anti-eugenisch. Er wirkt mit seinem Rat, mit der Diagnostik, mit den Optionen [...] dysgenetisch, wenn in Familien mit rezessiven Erbleiden heute mehr Kinder geboren werden, von denen zwei Drittel das ‹krankmachende› Gen tragen, selbst aber gesund sind, und so auch dieses Gen weitergeben können.»[15] Daher hat denn auch die Kommission für Öffentlichkeitsarbeit und ethische Fragen der Gesellschaft für Humangenetik in ihrer Erklärung vom 28. Nov. 1990 empfohlen, auf den Begriff der «eugenischen» Indikation im Zusammenhang gesetzlicher Neuregelungen für einen Schwangerschaftsabbruch zu verzichten: «Dieser Begriff ist nicht korrekt und mißverständlich. Eugenische, d. h. die genetische Konstituion zukünftiger Generationen betreffende Aspekte, werden bei der Entscheidung von Schwangerer und

---

12 T. Duster: *Backdoor to Eugenics,* New York/London: Routledge 1990.
13 T. M. Schroder-Kurth: «Warum wir glauben, daß wir keine Eugenik betreiben», *aspekte* 3/91, 13.
14 E. Schwinger/H.-J. Pander/G. Flatz: «Eugenik – gab es jemals eine wissenschaftliche Begründung?», *Medizinische Welt,* 30, 1988, 1454–59.
15 T. M. Schroeder-Kurth: «Warum wir glauben, daß wir keine Eugenik betreiben», *a.a.O.,* 14.

Arzt für einen Schwangerschaftsabbruch nach pränataler Diagnose oder bei Feststellung eines erhöhten Risikos für eine Schädigung des Gesundheitszustandes des Kindes nicht berücksichtigt.»[16]

So einfach ist indessen – wie Frau Schroeder-Kurth selber festhält – der Eugenik-Einwand nicht zu entkräften. Schließlich tritt umgekehrt eine «sanfte Eugenik» in den Blick, wo die individuelle Nachwuchsplanung kaum merklich in den Bereich von bevölkerungs- und gesundheitspolitischen Maßnahmen übergeht. Allein schon die Verfügbarkeit humangenetischer Testverfahren wird – so steht zu vermuten – die allgemeine Tendenz verstärken, diese Verfahren auch zu nutzen; und eine gezielte eugenisch ausgerichtete Gesundheitspolitik könnte sich diesen Mechanismus durchaus zunutze machen. Dann würde staatliche Eugenik im Gewande der genetischen Beratung einem grenzenlosen Individualismus dienen, und gerade das Heterozygoten-Trägerscreening wäre ein sehr geeignetes Verfahren, «erbliche Prädispositionen, Veranlagungen, Wahrscheinlichkeiten für zukünftige Erkrankungen zu testen, den Betroffenen die Ergebnisse mitzuteilen mit der Zielsetzung, vorgeburtliche Diagnostik zu ermöglichen, um *Weitergabe dieser Gene zu vermeiden*».[17]

Hier wird nun allerdings der Unterschied sichtbar, um den es in philosophischer Hinsicht geht: Gewiß – Heterozygoten-Screening *kann* auf Umwegen zu Eugenik-Zwecken mißbraucht werden. Das aber heißt eben, daß es nicht eo ipso schon eugenisch ist, sondern eugenisch nur funktionieren kann, wenn man es für *nicht*-eugenisch hält. Wohl gilt es, Mißbrauchsmöglichkeiten im Blick zu behalten, um sie ausschalten zu können; dann ist aber eben der Mißbrauch und gerade nicht das Heterozygoten-Screening verwerflich. Eine Beurteilung der ethisch relevanten Aspekte des Trägerscreenings wird daher also zwischen seinem Einsatz in der individuell orientierten genetischen Beratung und seinem Mißbrauch zu eugenischen Zwecken unterscheiden und Maßnahmen zur Ermöglichung von jenem und zur Verhinderung von diesem vorschlagen müssen.

Thesenhaft zusammengefaßt:

5. Heterozygoten-Trägerscreening ist nicht Eugenik. Während diese zwecks Reinigung des Genpools Risikoträger aus dem Reproduktionsprozeß ausschalten will, stellt jenes die einschlägigen individuenbezogenen Informationen zur verantwortlichen Familienplanung bereit; und auch die Möglichkeit zum «sanften» eugenischen Mißbrauch der genetischen Beratung vermag nicht diese, sondern nur jenen moralisch zu disqualifizieren.

---

16 Kommission für Öffentlichkeitsarbeit und ethische Fragen der Gesellschaft für Humangenetik: «Stellungnahme (28.11.1990)», *Ethik in der Medizin*, Bd. 3, H. 2, 1991, 97. – Zur genetischen Beratung vgl. M. REIF/H. BAITSCH: *Genetische Beratung. Hilfestellung für eine selbstverantwortliche Entscheidung?*, Berlin: Springer 1986.

17 T. M. SCHROEDER-KURTH: «Warum wir glauben, daß wir keine Eugenik betreiben», *a.a.O.*, 15.

IV.

Ein anderes, ethisch komplexeres Problem, das auf den ersten Blick auch einen gewichtigeren ethischen Einwand darzustellen scheint, besteht in der Behauptung, Heterozygoten-Trägerscreening verstoße gegen das «Recht auf Nichtwissen». Dieser Einwand, mit dem Eugenik-Argument nicht zuletzt durch die heftige Diskussion um Margery W. Shaws Artikel über «Presymptomatic Testing»[18] (Shaw 1987) in Verbindung gebracht, geht davon aus, daß ein natürliches Recht existiere, die eigene genetische Konstitution nicht zu kennen. Der Klassiker der spätmodernen philosophischen Ethik, Hans Jonas, sieht richtig, wenn er «die Anrufung eines Rechtes auf Unwissenheit als auf ein Gut» für «neu in ethischer Theorie» hält, «die seit je den Mangel an Wissen als einen Defekt im menschlichen Zustand beklagt hat und als Hindernis auf dem Pfade der Tugend, jedenfalls als etwas, das wir nach besten Kräften überwinden sollen». Und er fordert, wir müßten den Schritt von «der Bestreitung eines Rechts oder einer Erlaubnis, zu wissen [...], zu der *Behauptung* eines Rechtes, *nicht* zu wissen [...], jetzt tun angesichts einer völlig neuen, noch hypothetischen Sachlage, die in der Tat die erste Gelegenheit für die Aktivierung eines Rechtes darstellt, das bisher mangels Anwendbarkeit latent geschlummert hatte»[19].

Was Hans Jonas hier impliziert und was andere Autoren dann explizit thematisieren[20], ist, daß sich das Recht auf Nichtwissen und das Recht auf Wissen nicht ausschließen. Anders verhielte es sich mit dem Recht auf Nichtwissen und einer moralischen Verpflichtung zu wissen, die etwa nach dem Imperativ «Know Your Genes!» verführe[21]. Und angesichts dieser logischen Konstellation scheint es einleuchtend zu sein, wenn etwa der Berliner Wissenschaftsforscher Wolfgang van den Daele daraus ableitet: «Genetisches Wissen [...] bietet Chancen, Zukunft durch Vorausschau und Planung zu kontrollieren. Diese Chancen zu nutzen, ist eine Option des Individuums. Es kann nicht eine Verpflichtung sein.»[22]

Wie so oft in Fällen, die prima facie plausibel zu sein scheinen, lohnt sich allerdings auch hier eine zweite Reflexion: Daß es *in der Regel* richtig ist,

---

18 M. SHAW: «Presymptomatic Testing on Huntington's Chorea: A Right to Know, a Right Not to Know Or the Duty to Know», *American Journal of Medical Genetics*, 1987, 243–246; vgl. dazu K. KRAHNEN: «Chorea Huntington», *a.a.O.*, 88 ff.; G. PATZIG: «Ethische Probleme der Postnataldiagnostik», in diesem Band, S. 149.
19 H. JONAS: «Laßt uns einen Menschen klonieren», 1982, wiederabgedruckt in: ders.: *Technik, Medizin und Ethik*. Praxis des Prinzips Verantwortung, Frankfurt a.M.: Suhrkamp 1985, 190.
20 Vgl. erneut G. PATZIG: «Ethische Probleme der Postnataldiagnostik», in diesem Band, S. 149.
21 A. MILUNSKY: *Know Your Genes,* New York: Avon 1977.
22 W.V.D. DAELE: *Mensch nach Maß*. Ethische Probleme der Genmanipulation und Gentherapie, München: Beck 1985, 80.

daß das Recht zu wissen und das Recht, nicht zu wissen, die Pflicht, nicht zu wissen ebenso ausschließt wie die Pflicht zu wissen, bedeutet keineswegs, daß dies *immer* so sei. Denn selbstverständlich lassen sich Fälle denken, in denen das Recht auf Nichtwissen durch eine andersgeartete Wissenspflicht außer Kraft gesetzt wird. Und dies ist – bei Lichte besehen – genau dann der Fall, wenn ein höheres Recht dadurch verletzt würde, daß man auf dem Recht auf Nichtwissen beharrte. Oder etwas stärker pragmatisch zugespitzt: Ein Recht auf Nichtwissen einzuklagen, macht nur dort seinen guten Sinn, wo die allgemeine Rahmenbedingung die des Wissens ist; umgeben von Nichtwissen auf das Recht auf Nichtwissen zu pochen, macht dagegen situationssemantisch höchstens einen theoretischen Sinn. Nichtwissen ist nämlich in jenem doppelten Sinne konstitutives Element unserer ‹conditio humana›, daß Menschen nicht nur gleichsam ins Nichtwissen ‹geworfen› sind, sondern daß sie mit jedem neuen ‹Fort-Schritt› an Wissen zugleich weiteres Nicht-Wissen erzeugen. (Hierin besteht n. b. die Problematik, die wir heute als das «Dilemma der Technikfolgenabschätzung»[23] bezeichnen.) Prononciert formuliert, gälte also in einer problemorientierten Ethik, daß überall dort das Recht auf Nichtwissen durch eine zuwiderlaufende moralische Pflicht ‹ausgehebelt› wird, wo durch Nichtwissen höhere Rechte Dritter gefährdet würden. Und dies ist im medizinischen Kontext fast überall der Fall. Galt dem prinzipientheoretischen Reflexionszugriff das Recht auf Nichtwissen als Regel und die Wissenspflicht als Ausnahme, verschiebt sich dies, je näher wir situationssemantisch an die Problemebene selbst gelangen.

Erneut thesenhaft zusammengefaßt:

6. Heterozygoten-Trägerscreening verstößt nicht gegen das Recht auf Nicht-Wissen. Dieses ist seinerseits ein individuelles Recht und findet seine Grenze dort, wo höhere Rechte Dritter tangiert werden. In medizinischen Sachverhalten gilt daher die Berufung auf ein Recht auf Nichtwissen nur in seltenen Fällen. Daraus allein ist allerdings[24] noch keine Legitimation zur Akkumulation weiteren Wissens in der medizinischen Forschung ableitbar.

---

23 Vgl. vom Verf.: «Technikfolgenabschätzung – Wissenschaft oder Politik?», *Mitteilungen der TU Braunschweig*, Jg. XXVII, H. 1/1992, 17: «Das TA-Dilemma besteht darin, daß wir zwei und nur zwei Optionen zu haben scheinen, die beide gleichermaßen unbefriedigend sind: Entweder nämlich ist man für die Folgen seines eigenen Handelns dann und nur dann verantwortlich, wenn man sie kennt und korrigieren kann, dann aber fallen die Folgen technologischen Handelns nicht in die Menge der zu verantwortenden Folgen. Oder aber die Zuordnung von Verantwortung ist nicht auf die Vorhersehbarkeit von Folgen und auf die Eingriffsmöglichkeit reduziert, dann aber wird letztlich jeder für alles verantwortlich.»
24 S. o. S. 86, These 2.

V.

Welche ‹höheren Rechte Dritter› sind denn in dem hier verhandelten Falle durch ein Beharren auf dem Recht auf Nichtwissen gefährdet? Und welche Dritten wären dies? In einem engeren Kontext handelt es sich bei dem von uns untersuchten Fall zunächst einmal um die Rechte noch ungeborener zukünftiger Menschen, denen die genannten Pflichten der Partner korrespondieren, die zwar als Partner bereits aktual, aber als Eltern potentiell existieren. Daher gilt es zunächst einmal, die Relationen von Rechten und Pflichten unter modalen bzw. temporalen Gesichtspunkten zu klären.

Unter idealen ethischen ‹Laborbedingungen› lassen sich folgende Zuordnungen festhalten: Mögliche Eltern sind – dies ist modallogisch analytisch wahr – nur solange mögliche Eltern, wie sie keine Kinder haben, noch genauer: wie sie diejenigen Kinder, in bezug auf welche sie mögliche Eltern sind, noch nicht haben. (Für den hier untersuchten Fall des Heterozygoten-Trägerscreenings kann dabei unter ‹ethischen Laborbedingungen› die strittige Frage vernachlässigt werden, ob mögliche Eltern schon durch den erfolgreichen Zeugungsakt oder erst durch die Geburt des gezeugten Kindes zu wirklichen Eltern werden. Die Bedingungen, unter denen wir unseren Fall rekonstruieren, sahen nämlich so aus, daß sich zwei Partner auf Trägerschaft einer autosomal rezessiven Erbkrankheit prüfen lassen, bevor sie ein Kind zeugen. Das schließt allerdings eine Rekonstruktion unter den geringfügig veränderten Bedingungen einer pränatalen genetischen Diagnostik nicht aus.)

Auf die Frage der Symmetrie von Rechten und Pflichten bezogen hieße das: Zwar muß eingeräumt werden, daß eine Pflicht, die eine Person P_1 einer anderen Person P_2 gegenüber hat, deontisch einem Recht jener Person P_2 dieser Person P_1 gegenüber äquivalent ist. Indessen gilt dies nicht über die Modalschranken hinweg. Anders und auf unseren Fall bezogen: Den Pflichten möglicher Eltern gegenüber möglichen Kindern entsprechen die Rechte von diesen gegenüber jenen, und dasselbe gilt für die Rechte wirklicher Eltern gegenüber wirklichen Kindern. Das schließt aber nicht auch ein, daß mögliche Kinder gegenüber wirklichen Eltern oder wirkliche Kinder gegenüber möglichen Eltern Rechte hätten, und a fortiori auch nicht, daß die Rechte wirklicher Kinder gegenüber wirklichen Eltern dieselben wären wie diejenigen möglicher Kinder gegenüber möglichen Eltern.

So haben Partner, die sich überlegen, ob sie ein Kind haben wollen, als mögliche Eltern gegenüber diesem möglichen Kind eine Pflicht, die dem entsprechenden Recht des Kindes ihnen gegenüber korrespondiert. Diese Pflicht erschöpft sich aber in der Wissenspflicht und erstreckt sich nicht auf eine daraus folgende Verpflichtung zu einer Handlung, etwa zu derjenigen der Zeugung bzw. der Unterlassung der Zeugung. Erstreckte sie sich nämlich auch auf die Pflicht zur Zeugungshandlung, so würden ipso facto durch die Wahrnehmung dieser Pflicht definitionsgemäß die möglichen zu wirklichen Eltern und das mögliche zu einem wirklichen Kind. Und im

Falle der Unterlassung gilt – allem gegenteiligen Anschein zum Trotz – dasselbe: Denn zwar scheinen die möglichen Eltern im Falle der Unterlassung mögliche Eltern zu bleiben, aber sie bleiben nicht in bezug auf dieses Kind, dessen Zeugung unterlassen wurde, mögliche Eltern, da dieses Kind, wenn seine Zeugung unterlassen worden ist, nicht mehr ein mögliches Kind ist.

Also kann man zwar, wenn man davon ausgeht, daß mögliche Kinder moralische Rechte gegenüber ihren möglichen Eltern haben und diese Rechte darin bestehen, daß die möglichen Eltern vor der Zeugung (denn nur solange sind sie mögliche Eltern) sich gemäß dem zu ihrer Zeit möglichen medizinischen Wissensstand über ihre genetische Trägerschaft informieren, eine Pflicht der Eltern ableiten, dies zu tun, aber diese Pflicht ist noch nicht ausreichend zur Entscheidung über die Ausführung oder Unterlassung der Zeugungshandlung selbst. Da es außerdem Sinn macht, den erfolgreichen Zeugungsakt mit der Verschmelzung zweier Gameten zu einer Zygote als abgeschlossen zu betrachten[25], will ich dieses Recht des möglichen Kindes auch kurz als *präzygotisches Verantwortlichkeitsrecht* bezeichnen.

Das Resultat des Heterozygoten-Trägerscreenings nun kann allein, wie aus dieser Rekonstruktion ebenso ersichtlich wird wie aus der oben analysierten Unmöglichkeit, aus irgendeinem der Wahrscheinlichkeitsfälle allein eine Handlungsanweisung abzuleiten, keine über die Wissenspflicht selbst hinausgehende Verpflichtung begründen, sieht man von der bereits genannten Verpflichtung ab, daß sich das präzygotische Verantwortlichkeitsrecht des möglichen Kindes auf beide möglichen Elternteile bezieht.

Erneut thesenhaft zusammengefaßt:

7. Allein aus den Resultaten des Heterozygoten-Trägerscreenings läßt sich noch keine Verpflichtung der potentiellen Eltern ableiten, sieht man von der Konsequenz ab, daß sich nicht nur ein mögliches Elternteil dem Screening unterziehen sollte. Die Entscheidung in bezug auf das Reproduktionsverhalten liegt also allein bei den – informierten – Partnern selbst.

VI.

Nun sieht man leicht aus dem bereits Entwickelten, daß zusätzliche Argumente gefunden werden müßten, um eine Entscheidung für oder gegen die Zeugung eines Kindes ethisch begründbar zu machen. Eines der Standardargumente in diesem Kontext läuft unter dem Titel ‹non identity problem› und soll für den hier anstehenden Sachverhalt mit dem ‹zygotischen Prinzip› kombiniert werden.

---

25 S. u. S. 96.

In einer Weiterführung der ‹klassischen› Position Richard Hares, derzufolge a) mögliche Menschen Rechte und Interessen haben können, wobei b) das Recht bzw. das Interesse eines möglichen Menschen, wirklich zu werden, das Recht bzw. Interesse überwiegt, ohne Behinderung gezeugt zu werden[26], argumentiert der utilitaristische Ethiker Derek Parfit aus Oxford, daß wir im Rahmen eines personenbezogenen utilitaristischen Prinzips unter Bedingungen einer Alternative zwischen potentieller genetischer Schädigung und Nichtexistenz eines Menschen den mit potentiellen Schädigungen Gezeugten nur dann «Schaden zufügen oder sie schlechter stellen würden, wenn die Risiken auf Mißbildungen so groß wären, daß ihr Leben wahrscheinlich nicht lebenswert ist».[27] Den Hintergrund dieses Arguments stellt das Nichtidentitätsproblem dar, das darin besteht, daß ein mögliches zukünftiges Kind, das wegen der Gefahr eines genetischen Defektes nicht gezeugt worden ist, nicht identisch ist mit jenem Kind, das unter anderen Bedingungen anstelle des nicht gezeugten Kindes gezeugt worden ist. So macht es für ein wirkliches Kind, das an Zystischer Fibrose erkrankt, keinen Sinn zu sagen: Hätte mein Vater/meine Mutter meine Zeugung unterlassen und mich statt dessen mit einem Partner gezeugt, dessen Heterozygoten-Trägerscreening ein negatives Testergebnis gehabt hätte, dann wäre ich jetzt nicht an Zystischer Fibrose erkrankt. Denn die Person, die solches sagen könnte, wäre nicht identisch mit der sprechenden Person. Und der Hintergrund dieser Überlegungen wiederum ist die einflußreich gewordene These des Philosophen Saul A. Kripke aus Princeton, die personale Identität einer Person oder jeder anderen Art von sich sexuell vermehrenden Lebewesen liege in ihrer Herkunft aus der Verschmelzung einer biologischen Samen- mit einer biologischen Eizelle[28], eine Auffassung, die von dem Ethiker Bernard Williams aus Berkeley das «zygotische Prinzip» genannt worden ist[29].

Wendet man diese Überlegungen auf unseren Fall an, so würde die nun noch offene Frage lauten: Folgt aus dem zygotischen Prinzip in Verbindung mit dem Recht des möglichen Kindes auf präzygotische Verantwortlichkeit der möglichen Eltern irgendeine Handlungsverpflichtung der wirklichen Eltern, die über die Wissenspflicht im Hinblick auf das Heterozygoten-Trägerscreening hinausginge? Meine Antwort lautet: Nein; und ich will versuchen, diese Antwort mit drei Argumenten zu plausibilisieren:

---

26 R.M. HARE: «Das mißgebildete Kind. Moralische Dilemmata für Ärzte und Eltern», 1976, dt. in: A. LEIST (Hrsg.): *Um Leben und Tod*. Moralische Probleme bei Abtreibung, künstlicher Befruchtung, Euthanasie und Selbstmord, Frankfurt a.M.: Suhrkamp 1990, 374–383.
27 D. PARFIT: «Rechte, Interessen und mögliche Menschen», 1976, dt. in: A. LEIST (Hrsg.): *Um Leben und Tod*, a.a.O., 393.
28 S.A. KRIPKE: *Name und Notwendigkeit*, 1972/80, dt. Frankfurt a.M.: Suhrkamp 1981, 128 ff.
29 B. WILLIAMS: «Who might I have been?», *Human Genetic Information*, a.a.O., 169.

(1) Gemäß dem zygotischen Prinzip gilt, daß es sich nur dann um dieselbe Person handelt, wenn ihre möglichen Geschichten auf ein- und dieselbe Zygote zurückgehen. So betrachtet ließen sich zwar moralische Vorwürfe von der Art denken, daß, hätten somatische Therapiemöglichkeiten bestanden, die Zystische Fibrose im postzygotischen Stadium zu kurieren, diese Therapiemöglichkeiten durch die wirklichen Eltern hätten genutzt werden müssen. Aber nicht einmal dann, wenn die Wahrscheinlichkeit der Erkrankung des Kindes an Zystischer Fibrose 100 statt 25% gewesen wäre, hätte sich, wie die Argumentation Parfits zeigt, zwingend ableiten lassen, daß von seiten der möglichen Eltern eine Entscheidung hätte getroffen werden müssen, keine wirklichen Eltern zu werden, da es immer noch denkbar ist, daß ein Leben mit Zystischer Fibrose von den Betreffenden als besser empfunden wird als gar kein Leben[30] – eine Position übrigens, die (und das sollte zu denken geben!) häufig von Betroffenenverbänden vertreten wird.

(2) Es läßt sich auch eine transzendentale Argumentationsstrategie[31] denken, die etwa so aussehen würde, daß die Fähigkeit, Rechte einzuklagen, personale Existenz voraussetzt, sei diese durch das betroffene Individuum selbst oder durch seinen Vormund repräsentiert. Wer also Unterlassung von Zeugung einklagt, setzt die Existenz dessen, dessen Existenz nicht sein soll, voraus. Damit würde aber – bei Lichte besehen – nicht auf Unterlassung der Zeugung, sondern auf Beendigung des Lebens geklagt.

(3) Das aber bringt uns zum eigentlich zentralen Argument: Es darf nämlich als plausible common-sense-Ansicht gelten, daß schwerbehinderte Menschen moralisch berechtigt seien zu sagen: Mein Leben ist nicht lebenswert; wäre ich doch nie geboren! Was aber ist mit dieser Formel genau gemeint, wenn wir es in die Reziprozität von Rechten und Pflichten fassen? Solchen Menschen, die an ihrem Leben verzweifelt sind (seien sie nun durch einen genetischen oder einen anderen Defekt behindert), räumen wir das moralische Recht ein, ihrem Leben selbst ein Ende zu setzen. Daraus folgt aber keine Verpflichtung für andere Menschen, ihnen dabei – aktiv oder passiv – behilflich zu sein. Wohl mag es sein, daß unter gewissen Bedingungen Dritte sich ein *Recht* zuschreiben können, anderen das Sterben zu erleichtern; eine *Pflicht* kann dagegen unter gar keinen Bedingungen daraus abgeleitet werden, sieht man von der übergeordneten

---

30 Zu einer Weiterführung dieses Arguments, in dem die Variante durchgespielt wird, daß die – mißgebildeten – Kinder auf ihr Recht auf Unversehrtheit ex post verzichten, vgl. N. S. JECKER: «Reproductive Risk Taking and the Nonidentity Problem», *Social Theory and Practice*, Vol. 13, Nr. 2, 1987, 219–235.
31 Zu transzendentalen Argumenten vgl. E. SCHAPER/W. VOSSENKUHL (Hrsg.): *Bedingungen der Möglichkeit.* ‹Transcendental Arguments› und transzendentales Denken, Stuttgart: Klett-Cotta 1984.

Pflicht zur Hilfeleistung einmal ab. In der Unterlassung der Zeugung eine Hilfeleistung dieser Art zu sehen, wäre allerdings in der Tat absurd. Selbst wenn es für den common sense plausibel wäre, dem Wunsch, nicht geboren worden zu sein, eine gewisse moralische Berechtigung zuzusprechen, wäre daraus noch keine Pflicht der möglichen Eltern abzuleiten, nicht zu wirklichen Eltern zu werden.

Diese Argumentation wird noch stärker, wenn wir uns der Tatsache erinnern, daß wir es im Falle des Heterozygoten-Trägerscreenings auf zystische Fibrose mit einem Falle probabilistischer Medizin zu tun haben. Dann nämlich gilt, daß aus der Optik der möglichen Eltern zu entscheiden ist, wie sie die genetische Schädigung eines Kindes und das daraus entstehende Unglück gegenüber der genetischen Gesundheit und dem Glück jener drei Kinder abwägen wollen, die gesund geboren werden könnten, handelt es sich doch, wie erneut in Erinnerung zu rufen ist, nicht um individuell-prädiktive, sondern um probabilistische Medizin.

Kurz und thesenhaft:

8. Aus der Tatsache, daß mögliche zukünftige Kinder von der Entscheidung der möglichen Eltern betroffen sind, wirkliche Eltern zu werden, folgt nach dem «zygotischen Prinzip» der individuellen Identität, daß selbst von seiten der eventuell betroffenen genetisch geschädigten Nachkommen kein über das präzygotische Verantwortlichkeitsrecht möglicher Nachkommen hinausgehendes Recht gegen eine freie Entscheidung der möglichen Eltern geltend gemacht werden kann: Die moralische Klage auf Unterlassung der Zeugung impliziert einen pragmatischen Widerspruch, der einen Kläger voraussetzt, der, wäre der eingeklagte Zustand gegeben, gar nicht existieren würde. Selbst wenn aber ein Recht existieren würde, wäre dies kein Recht auf Unterlassung der Zeugung, sondern ein Recht darauf, dem nicht mehr lebenswerten eigenen Leben selbst ein Ende zu setzen. Aus diesem Recht kann aber keine Pflicht anderer hergeleitet werden, die Zeugung unterlassen zu haben.

Bei der Berücksichtigung des weiteren Kontextes würde es nötig werden, das *reine* System des ethischen Gedankenexperiments unter Laborbedingungen zu verlassen und in das *unreine* System der Anwendung überzugehen. Das würde konkret bedeuten, daß nicht nur die möglichen und wirklichen Eltern sowie deren mögliche und wirkliche Kinder, sondern auch die Wechselwirkungen zur sozialen Umwelt in Rechnung gestellt werden müßten. Nun steht völlig außer Frage, daß die Durchführung eines solchen Vorhabens den Rahmen der vorliegenden Überlegungen sprengen würde. Insofern sei an dieser Stelle nur thesenhaft eine Vermutung geäußert:

9. Als einziger moralisch ernstzunehmender Einwand gegen eine vollständige Handlungsfreiheit der betroffenen Partner als potentieller Eltern wären daher die sozialen Kosten zu nennen, die zwar durch die Handlungsentscheidung der möglichen Eltern entstehen könnten,

wirkliche Eltern zu werden, die aber von diesen nicht selbst getragen werden. Indessen werden hier, sofern man die Gefahr der «sanften Eugenik» vermeidet, die Mechanismen der Solidarhaftung eintreten, wie sie in entwickelten Gesellschaften in Form des sozialen Netzes und der Übernahme des Risikos einzelner durch die Gemeinschaft (Krankenversicherung) schon seit langem exerziert werden. Auch hieraus also läßt sich kein Argument gewinnen, das eine Verpflichtung der möglichen Eltern zur Zeugungsunterlassung implizierte.

Davon bleibt unberührt, daß es andere (gute) Gründe für die möglichen Eltern geben mag, von der Zeugung abzusehen, oder sich Vorwürfe zu machen, dies nicht getan zu haben. Solche Gründe hätten dann aber ihren Ort ebenfalls außerhalb des ‹reinen Systems› der idealen ethischen Laborbedingungen und müßten mithin auch in einem anderen Zusammenhang abgehandelt werden.

Diskussion der Beiträge

Zur Wissenspflicht und ihren Implikationen

Wolff: Herr Zimmerli, Sie haben ja in wunderbar provokanter Weise eine moralische Wissenspflicht bezüglich der genetischen Konstitution postuliert, aber darauf will ich jetzt nicht eingehen, ich möchte Sie nur fragen, wann sehen Sie im Zusammenhang mit genetischem Überträger-Screening, daß diese Pflicht aktuell wird? Tritt diese Verpflichtung gegenüber dem noch nicht gezeugten oder ungeborenen Kind für jeden einzelnen von uns jetzt ein, oder tritt sie ein, wenn ich einen Partner wähle oder gewählt habe, oder vor einer Schwangerschaft oder während einer Schwangerschaft?

Zimmerli: Nicht vor der Partnerwahl; die Partnerwahl sollte man nicht davon abhängig machen; es würde wohl kaum eine gute Partnerschaft resultieren, wenn man sie davon abhängig machte. Die moralische Screening-Pflicht wird vielmehr vor dem Eintreten in die Fortpflanzung aktuell.

Wolff: Noch eine Verständnisfrage. Postulieren Sie eine Informationspflicht über zur Verfügung stehende Techniken, Untersuchungsmöglichkeiten, oder postulieren Sie eine Pflicht, sich auf heterozygote Gene untersuchen zu lassen?

Zimmerli: Da ich das zweite postuliere, ist das erste ausgeschlossen.

Patzig: Eine kurze Frage nur, Herr Zimmerli: ich möchte gern die Stärke Ihrer These abschätzen können, wonach das Recht auf Nichtwissen dort endet, wo Interessen anderer Personen ins Spiel kommen. Sie sprechen von «höheren Rechten Dritter», also nehme ich an, es geht um wichtige Interessen anderer Menschen. Aber nehmen Sie den Fall, der ja auch häufig diskutiert wird, wo es darum geht, das Risiko für Chorea Huntington für Einzelpersonen in einer Familie abzuschätzen, und die Diagnose für eine bestimmte Person, die gerne wissen möchte, wie ihre Chancen sind, daran scheitert, daß andere Mitglieder der Familie sich weigern, einen entsprechenden Test bei sich machen zu lassen. Diese nämlich fürchten die furchtbare Gewißheit, daß sie auch Chorea Huntington-Träger sind. In diesem Fall scheint es mir vollkommen klar, daß man das Recht eines Menschen, das nicht zu wissen, respektieren muß, auch wenn dadurch der Wunsch zu wissen bei anderen frustriert wird. Ich wollte nur wissen, ob Sie dies als einen Fall ansehen, in dem es ebenfalls gute Gründe gibt, das Recht auf Nichtwissen zu negieren.

Zimmerli: Hier ist zu unterscheiden, aus welcher Position gesprochen wird. Aus der Position des von Ihnen zuerst Genannten, der gerne wissen möchte, gibt es keine Möglichkeit, dem anderen zuzumuten, daß dies die einzig richtige Entscheidung sei. Wohl aber gibt es die Möglichkeit, dem anderen zuzumuten, sich zu überlegen, ob er nach dem Prinzip der Verallgemeinerbarkeit in einer ähnlichen Siutation nicht auch fordern würde, daß hier das Recht auf Nichtwissen durch ein höheres Recht anderer gebrochen wird. Man kann einem anderen zumuten, sich zu überlegen, was er tun würde, wenn er in meiner Situation wäre. Wenn er daraus dann keine entsprechenden Konsequenzen zieht, läßt sich in der Tat nichts erzwingen. Aber bestehen bleibt, daß das Recht auf Nichtwissen hier gegenüber der Pflicht zu wissen unterliegt: das Recht auf Nichtwissen als ein einklagbares moralisches Recht erlischt an dieser Stelle.

Engels: Ich habe eine Frage zu Herrn Zimmerlis Thesen 7 und 8, zunächst einmal zur These 7, daß sich aus den Resultaten des Träger-Screenings allein noch keine Verpflichtung der Träger in irgendeiner Hinsicht ableiten läßt. Da stelle ich mir die Frage, wozu man dann überhaupt ein Träger-Screening durchführen läßt. Ich frage in diesem Zusammenhang nach dem *verantwortungsbewußten Umgang* mit dem Wissen, das durch ein Träger-Screening gewonnen wird. Wenn ich das Wissen um Anlagen habe, die dazu führen können, daß ich kranke Kinder zeuge, folgt dann aus diesem Wissen nichts, so daß ich auch keine Verantwortung für die Krankheiten meiner Kinder habe? Meine zweite Frage, die sich auf die 8. These bezieht, ist die, ob ein schwer behindertes Kind nicht tatsächlich zu seinen Eltern sagen kann, daß diese es nicht hätten zeugen sollen, wenn sie um das Risiko der Behinderung wußten. Wäre dies ein sinnloser Satz? Ich denke nicht, daß dieser Satz, aus der Perspektive eines behinderten Kindes gesprochen, sinnlos oder unlogisch wäre. Diese These sieht für mich aus wie logische Haarspalterei. Damit sage ich nicht, daß ein behindertes Kind nicht ausgetragen werden sollte, sondern stelle die Frage, ob ein behindertes Kind später nicht doch sinnvoll und logisch an seine Eltern die Frage richten kann, warum sie es *gezeugt* haben. Das sind zwei verschiedene Fragen.

Zimmerli: Zunächst kurz zum ersten Punkt: Es steht ja da «allein». Und diese Formel soll schlicht dies bedeuten: daß aus Informationen keine präskriptiven Sätze folgen. Es kommt sehr darauf an, was für eine *materiale* Ethik Sie vertreten. Wenn Sie etwa als «Input» eine christliche Ethik der Nächstenliebe voraussetzen, dann folgt natürlich nicht, daß Sie, nachdem Sie sich die genetische Information besorgt haben, nicht mehr an Zeugung denken dürften. Vielmehr werden Sie sich darauf einzustellen haben, daß Sie mit einem behinderten Kind leben müssen. Wenn Sie strenggläubig katholisch sind, wird dies auch das Abtreibungsverbot einschließen. Das heißt, Sie brauchen zusätzliche normative Prämissen; die Tatsache, daß Sie aus Gründen der Vernunftethik verpflichtet sind, sich einem Screening zu unterziehen, sagt noch nichts darüber aus, welche Konsequenzen aus diesem Screening folgen, wohl aber heißt es, daß es nicht konsequenzenlos sein darf. Ich glaube im übrigen, Frau Engels, daß wir im strengen Sinne überhaupt von Entscheidungen, die moralisch vertretbar sind, nur dann sprechen können, wenn wir uns auf den Stand des dazu notwendigen Wissens versetzt haben. Also wenn man nicht würfelt, keine Dezision, sondern eine rational begründete Entscheidung trifft. Und das schließt eine Informationspflicht ein. – Ihr zweiter Punkt ist etwas heikler: Natürlich kann ein Kind sagen, seine Eltern hätten seine Zeugung besser unterlassen sollen. Meine Frage ist: «Wollen wir die Entscheidung, ob wir unter diesem Risiko trotzdem ein Kind haben wollen, von der Vorstellung abhängig machen, daß das Kind uns nachher sagen kann: ‹Hättet ihr doch unterlassen, mich zu zeugen›?» Und da lautet meine Antwort: Das sollten wir nicht tun. Wir entscheiden allein, weil wir darüber zu entscheiden habe, wie wir die Situation in Zukunft einschätzen. Das Kind selbst kann deswegen nicht sinnvoll ein Recht auf Zeugungsunterlassung geltend machen. Gewiß, es kann es als expressiven Akt äußern, so wie wenn ich sage: «Ach, wäre ich doch heute früh nicht aufgestanden!» oder dergleichen. Ich kann sagen: «Es ist ein fürchterliches Leben, und solch ein Leben ist nicht lebenswert», und das Kind selbst hat die Möglichkeit, dieses Leben durch Suizid zu beenden, wie ich gesagt habe. Aber es macht keinen großen Sinn zu sagen, man klage das Recht darauf ein, nicht zu existieren, weil man dieses Recht nicht einklagen könnte, wenn man nicht existieren würde.

Kettner: Herr Zimmerli, ich sehe eine gewisse Spannung zwischen dem ersten Teil Ihrer Argumentation, wo Sie zugunsten von Screening argumentieren mit einer begründbaren Pflicht zum Wissen, und dem zweiten Teil Ihrer Argumentation, wo Sie über ein Argument, das mir weder bei Ihrem Vortrag noch jetzt in der Erläuterung klar geworden ist, eine Begrenzung dessen, worauf sich eventuell geschädigte Kinder gegenüber ihren Erzeugern berufen könnten, herleiten wollen. Ich sehe da folgende Spannung: Angenommen, es gibt tatsächlich so etwas wie eine moralische Pflicht zum Wissen, dann scheint mir die einzige Form, in der diese begründbar ist, die zu sein, daß man sagt: Man hat sie, soweit von diesem Wissen oder Nichtwissen legitime Interessen anderer betroffen sind. Nicht um irgendwelche Interessen geht es dabei, sondern einzig um legitime. Also lastet das ganze Gewicht Ihrer Argumentation darauf, wie man denn die legitimen Interessen von eventuell geschädigten Kindern oder von zukünftigen Generationen bestimmt. Und nun kommt die Spannung: Sie haben doch, scheint mir, so argumentiert, daß diese Kinder tendenziell gar keine Ansprüche haben. Und dann ergibt sich ein Widerspruch: Wenn eventuell geschädigte Mitglieder zukünftiger Generationen keine legitimen Ansprüche mir gegenüber geltend machen können, dann habe ich auch keine Pflicht zum Wissen, eben weil es nicht um legitime Interessen geht. Im übrigen scheint mir

Ihr Modalargument daran zu kranken, daß zwar richtig ist, daß man nicht konsistenterweise *wollen* kann, nicht geboren worden zu sein – denn dann würde man ja nicht existieren –, daß man aber sehr wohl konsistent *wünschen* kann, nicht geboren zu sein.

Zimmerli: Selbstverständlich können Sie konsistentermaßen alles mögliche wünschen, nur folgen daraus keine moralischen Pflichten für andere. Und insofern können Sie selbstverständlich wünschen, nie geboren worden zu sein, aber Sie können es nicht wollen, und daraus, daß Sie es nicht wollen können, folgt, daß Sie keine Pflichten anderer daraus ableiten können. Zweitens besteht selbstverständlich ein Anspruch der zukünftigen Generation, nämlich der Anspruch, daß die für eine Entscheidung notwendigen Entscheidungsgrundlagen, die – ich wiederhole es noch einmal – probabilistisch sind, zunächst einmal zur Kenntnis genommen werden (Wissenspflicht). Aber allein aus Vernunftgründen besteht kein Anspruch darauf, eine bestimmte Konsequenz aus diesen eingeforderten Prämissen zu ziehen. Ich kann nicht verlangen, daß meine Eltern im Sinne der katholischen Kirche entscheiden müssen, wenn Sie eben nicht im Sinne der katholischen Kirche entscheiden wollen. Ich kann nur verlangen, daß sie das mit der Wissenspflicht eingeforderte Wissen in ihre normale Entscheidung einfließen lassen. Die Pflicht besteht also darin, sich vor einer Entscheidung die für die Entscheidung relevanten Entscheidungsgrundlagen zu besorgen. Sie besteht nicht darin, aufgrund dieser Entscheidungsgrundlagen eine ganz bestimmte Entscheidung zu fällen. Es gibt eine ganze Klasse von funktional äquivalenten Handlungen, die aus einer solchen Entscheidung folgen könnte.

Seel: Ich möchte die Diskussion an dem Punkt fortführen, an den Frau Engels sie gebracht hat. Eines ist doch, glaube ich, an ihrem Argument völlig richtig: Wenn es keinerlei Pflicht gäbe, bei einem gegebenen hohen Risiko einer gravierenden Schädigung des zukünftigen menschlichen Wesens darauf zu verzichten, ein solches Wesen in die Welt zu setzen, stünde auch die Begründung der Pflicht, sich Wissen über dieses Risiko zu verschaffen, auf schwachen Füßen. Dies heißt aber nicht, daß diese Pflicht der Eltern sich auf ein Recht des *noch nicht existierenden* Kindes auf Unversehrtheit oder gar auf Nichtexistenz (so in einem berühmten amerikanischen Rechtsstreit) gründet. Nicht existierende Wesen können überhaupt keine Träger von Rechten sein. Dies hat Herr Patzig bereits vor ein paar Jahren klargestellt, und Herr Zimmerli hat es jetzt zu Recht noch einmal betont. Es bleibt aber die Frage, wie, wenn überhaupt, solch eine Pflicht begründet werden kann. Hier tun sich natürlich die utilitaristischen Ethiker sehr leicht, indem sie die negativen Folgen anführen, die ein entgegengesetztes Verhalten für die Maximierung des Durchschnittsglücks hätte. Ich gehöre nicht zu den Anhängern dieser philosophischen Richtung. Deren Begründungsstrategie ist mir daher versperrt. Die aussichtsreichste der Begründungsstrategien, die dann noch offenstehen, ist m.E. die folgende: Das noch nicht existierende Wesen, über dessen zukünftige Existenz oder Nichtexistenz zu entscheiden ist, würde ja, wenn es in die Welt gesetzt würde, als menschliches Wesen potentielles Rechtssubjekt und damit auch potentieller Träger von Menschenrechten sein. Zwar bestehen diese Rechte zum Zeitpunkt der Entscheidung nicht und werden möglicherweise nie bestehen, aber dies heißt gerade nicht, daß zu diesem Zeitpunkt keine Pflichten bestehen. Diese Pflichten gründen sich nicht auf bestehende Rechte, sondern auf den Umstand, daß das zur Entscheidung stehende Handeln ein Rechtssubjekt in die Existenz setzt und damit rechtsstiftend wirkt. Daraus ergibt sich m. E. die fundamentale Pflicht, auf eine solche Existenzstiftung dann zu verzichten, wenn das zukünftige Rechtssubjekt mit hoher Wahrscheinlichkeit nicht in der Lage sein würde, ein diesem Status entsprechendes Leben zu führen.

Schöne-Seifert: Ich würde gern die Diskussion zwischen Frau Engels, Herrn Seel und Herrn Kettner gegen oder mit Herrn Zimmerli weiter verfolgen, nämlich die Frage, was aus der Leugnung einer Pflicht folgt, die Hervorbringung schwerstmißgebildeter Kinder zu unterlassen. Wenn Sie, Herr Zimmerli, der Meinung sind, daß es objektive Gründe für eine solche Pflicht nicht gibt, dann scheint mir auch die Konsequenz unerläßlich zu sein, daß Sie eigentlich auf ein Screening ganz und gar verzichten müßten, weil wir ja uns alle einig sind darüber, daß es eminent gravierende Nebenfolgen dieses ganzen Screenings gibt, wie Herr Schmidtke sie uns vorgeführt hat. Eine andere Möglichkeit wäre natürlich zu sagen: wir mischen uns in diese Frage, ob es eine Pflicht oder keine Pflicht gibt, die Hervorbringung von schwerstmißgebildeten Kindern zu unterlassen, nicht ein. Wir überlassen es dem Urteil der Eltern, ob sie eine Analogie zwischen diesem Zeugungsfall und dem Fall der verschuldeten HIV-Infektion durch Nichtwissen sehen. Dann darf man aber nicht, wie Sie das tun, eine Screeningpflicht propagieren, sondern dann muß man das Screening freiwillig anbieten – wenn das denn geht –, so daß nur diejenigen, die schon wissen, daß sie Konsequenzen aus einem positiven Ergebnis ziehen würden, das Screening in Anspruch nehmen. Wenn man dann aber, wie Sie das dann tun, Herr Zimmerli, doch eine Screeningpflicht propagiert, dann droht die sehr unangenehme Folge, daß solche Paare, die eigentlich eine Analogie zwischen der HIV-Infektion und der Hervorbringung eines schwerstbehinderten Kindes *nicht* sehen, möglicherweise unter dem Druck des erhaltenen Wissens ihre Meinung dazu ändern. Dann aber wären wir doch wohl geneigt, von nichtauthentischen und also unfreiwilligen Entscheidungen unter dem Druck einer solchen Prognose zu reden.

Schmidtke: Ich würde das auch operational angehen mit der Überlegung, daß, je größer eine angebliche Pflicht ist, desto geringer die Notwendigkeit ist, sie zu begründen. Das heißt also, wenn wir eine Pflicht zum Genträgerscreening oder zum Wissen, daß man Genträger ist, konstruieren, dann läuft das ja gerade dem Bemühen zuwider, im Einzelfall zu einer tragbaren

Entscheidung zu gelangen. Wir wissen, daß man Schulpflicht und Impfpflicht heute nicht mehr zu begründen braucht, das wird akzeptiert, und etwas ganz ähnliches gälte dann ja auch hier.

Zimmerli: Gut, also zunächst scheint ein Teil der sich hier anbahnenden Scheinkontroverse auf Mißverständnisse der Terminologie zurückzuführen zu sein. Eine «moralische Pflicht» war von mir eingefordert worden, und das heißt selbstverständlich nicht eine Reihenuntersuchung mit Zwangscharakter oder so etwas. Eine moralische Pflicht ist etwas, was als Argument dafür rekonstruierbar ist, daß ein Individuum sich freiwillig entscheidet, etwas zu tun. «Moralische Pflicht» und «Freiwilligkeit» sind, soweit ich mich erinnere, noch nie Begriffe gewesen, die sich – jedenfalls im ethischen Diskurs – in irgendeiner Weise ausgeschlossen hätten, ganz im Gegenteil.

Das zweite, wie ich denke, dahintersteckende Mißverständnis betrifft Ihre Frage, Frau Schöne-Seifert: Ich habe gesagt, es geht nur um individuelle Entscheidung im ‹reinen System› der Laborsituation. Deren Motive versuche ich zu rekonstruieren, und dort werden auch Überlegungen über moralische Rechte und Pflichten eine Rolle spielen. Im ‹unreinen System› der Anwendung sind in der Tat viele weitere Faktoren zu berücksichtigen, die jeweils auf Güterabwägungen hinauslaufen.

Drittens habe ich natürlich nicht eine Screeningpflicht als solche, sondern eine Wissenspflicht eingefordert und unterstellt, daß ein Heterozygotenscreening unter die operationalen Formen der Beschaffung von Wissen gehört, zu dem man verpflichtet ist. Das ist nicht dasselbe, denn es ist durchaus möglich, daß irgendwo ein logischer Ableitungsfehler drinsteckt – das würde ich auch gerne zugeben und, falls mir jemand einen Fehler nachweisen kann, diesen auch korrigieren. Ich denke allerdings nicht, daß das bisher schon geschehen ist. Ich amplifiziere nochmals: Die Tatsache, daß aus dem Screening und der Wissenspflichtprämisse keine Pflicht zu einer bestimmten Handlungsweise folgt, steht als Kautele in These 1; wir dürfen nicht vergessen, daß wir bei aller Vernunftethik, was die materialen Wertvorgaben betrifft, in einem pluralistischen System leben und daß deswegen die materialen Inhalte von Entscheidungen natürlich nicht vorgeschrieben werden können. Also, erst aus dem Screeningergebnis und den zusätzlichen normativen Prämissen, die ich zum einen aus der Vernunftethik beziehe, zum anderen aber aus materialen Ethiken, denen ich mich aus Zugehörigkeitsgründen zu Gesinnungsgemeinschaften verpflichtet weiß, folgt dann in der Tat eine moralische Verpflichtung zu einer bestimmten Handlung. Nun gibt es eine starke Plausibilität dafür zu sagen, man solle versuchen, Leiden zu vermindern. Ich glaube, es gibt niemanden, der dem in dieser Allgemeinheit widersprechen würde. Aber nun kommt ein Punkt, der doch wohl von ganz entscheidender Wichtigkeit ist, nämlich daß das Screeningergebnis nur eine Wahrscheinlichkeitsaussage ist. Was folgt denn aber daraus? Folgt aus 25% Wahrscheinlichkeit und der Leidverminderungsprämisse, daß man die Zeugung unterlasse solle, oder aber, daß man die Zeugung risikieren dürfe? Das weiß ich aufgrund philosophischer Argumente allein nicht, und deswegen sage ich, das reicht einfach nicht; daraus allein folgt noch nichts, und ich habe auch noch keinen überzeugenden Einwand gegen diese Auffassung gehört.

Krüger: Noch einmal zur Wissenspflicht. Es ist schon von Herrn Kettner darauf hingewiesen worden, daß eine Pflicht nicht bestehen kann, ohne daß ein legitimes Recht besteht. Und an dieser Stelle möchte ich noch einmal um der begrifflichen Klarheit willen sagen, daß mir überhaupt nicht eingeleuchtet hat, was Herr Zimmerli über die Identität der Person gesagt hat. Es kann ja die entstandene geborene und geschädigte Person kausal zurückverfolgt werden auf eine Entscheidung, die auch anders hätte ausfallen können. Und insofern scheint mir vollkommen klar, daß eine solche geschädigte Person ihre Eltern anklagen könnte, etwas nicht unterlassen zu haben, was sie besser unterlassen hätten. Das scheint mir kein Problem zu sein, denn diese Person ist ein geschädigter Mensch, dessen Schädigung auf eine Ursache zurückverfolgt werden kann, die einer Handlung entspringt, die auch anders hätte getan werden können. Und der Wunsch, nicht geboren zu sein – und der genügt hier doch völlig als Gedankenspiel – der ist wohl jedem von uns schon einmal durch den Kopf gegangen. Eine zweite Bemerkung zur Wissenspflicht: Wenn wir in ernsten Schädigungsfällen ein Informationsinstrumentarium haben, dessen sich jeder freiwillig bedienen kann – das deshalb aber auch angeboten werden muß, so daß diese freiwillige Selbstbedienung möglich wird – dann wäre es doch unverantwortlich, dieses Instrument nicht einzusetzen.

Wolff: Ich habe zwei Fragen an Herrn Zimmerli: Ich meine, daß die moralische Wissenspflicht, die Sie postuliert haben, doch gegen einen möglichen Schaden, der durch dieses zusätzliche Wissen auftreten kann, abgewogen werden muß. Das ganze gehört ja in den Rahmen eines zunehmenden Anspruchs auf eine rationale Lebensführung, von dem alle Bereiche unseres Lebens allmählich erfaßt werden. Ich denke, da gibt es auch ein Recht, sich dieser Rationalität zu verweigern; ich will das wenigstens einmal postulieren. Und schließlich die Frage: Wie steht es in diesem Zusammenhang mit der Informationspflicht des Arztes, die ja von bestimmten Leuten als Ableitung aus dieser Wissenspflicht – eben der, sich über seine genetische Konstitution Aufklärung zu verschaffen – gefordert wird? Würden Sie sich auch diesen Leuten anschließen, die sagen, daraus resultiere eine Pflicht des Arztes, über bestimmte genetische Risiken zu informieren, oder eine Pflicht des Arztes, bestimmte Untersuchungen anzubieten, und würden Sie das eingrenzen wollen, oder sehen Sie da eine generelle Verpflichtung des Arztes?

Zimmerli: Erstens kann man das Recht auf Rationalitätsverweigerung selbstverständlich postulieren, dagegen habe ich nichts; die Frage ist nur, wie man das *begründet*, darum geht es ja die ganze Zeit. Und die Debatte, die wir jetzt hier führen, geht ja auch nicht so sehr darum, ob diese Pflicht auf Wissen nun inhaltlich richtig oder falsch ist, sondern ob die Begründung dafür ausreichend ist oder nicht. Davon wird die Richtigkeit dann abhängig gemacht. Und mich würde interessieren, ob Sie, der Sie ja gesagt haben, Sie wollten das jetzt einmal postulieren, das auch begründen könnten. Also, ich spiele den Ball einfach einmal zurück.

Vorher versuche ich aber, die zweite Frage zu beantworten: Ja, es gibt natürlich eine Informationspflicht des Arztes, die in die Abwägung einbezogen werden muß, da gebe ich Ihnen auch vollkommen recht. Der Arzt muß natürlich abwägen, ob diese oder jene Pflicht, z. B. die Pflicht, das Leben und die Psyche des Betreffenden, der informiert wird, vor Gefährdungen zu schützen, hier Vorrang hat. Das ist ein deutlicher Abwägungsfall; ich würde in diesem Fall hinzufügen, daß eine echte Kollision mit der Informationspflicht des Arztes besteht. Ich halte es für Paternalismus der schlechteren Form, muß ich ehrlich gestehen, wenn Ärzte, ohne zuzugeben, daß sie sich in einer Pflichtenkollision befinden, einfach auf ihr Informationsvorenthaltungsrecht pochen. Im übrigen beschränke ich meine Erwägungen hier auf den Fall des Heterozygoten-Trägerscreenings.

Ich möchte noch einmal klarmachen, was meine These war. Meine These war nicht, daß man genetisch geschädigtes Leben erzeugen und dann sagen sollte: «Aber du hast mir gegenüber keine Rechte», oder «Ich sehe dein Leiden nicht». Ich sagte vielmehr, aus den Prinzipien der unter Laborbedingungen formulierten Vernunftethik alleine folge dies nicht, sondern es folge erst, wenn zusätzliche Annahmen gemacht würden. Und diese zusätzlichen Annahmen sind verschieden. Es ist nicht so, daß jeder Mensch angesichts eines genetisch geschädigten Menschen nicht mehr hinsehen mag; es ist erst recht nicht so, daß jede Mutter das täte. Keineswegs, wir kennen vielmehr die Berichte, die das Gegenteil besagen, die – vielleicht dann schon wieder ans Psychopathische grenzend – das Lebensrecht der Mutter aus dem Geschädigtsein des Kindes herleiten. Es gibt sehr viele Spielformen, die sich aber alle in dem ‹unreinen› System Wirklichkeit abspielen; deswegen sind sie nicht weniger wichtig, aber sie gehören nicht in diese Güterabwägung der ersten Sorte. Und noch eine Bemerkung zu einem möglichen Mißverständnis sollte ich an dieser Stelle machen. Eine kategorische Wissenspflicht gibt es nicht, das hatte ich ganz deutlich von Anfang an ausgeschlossen. Ich habe gesagt, es gibt meiner Meinung nach überhaupt nur eine kategorische – in diesem Falle kategorisch verbotene – Variante, das ist die der genetischen Intervention in die Keimbahnzellen. Alles andere ist Abwägungsfrage, selbstverständlich. Aber diese Abwägung führt zu dem Ergebnis – ich denke, dagegen müßten erst noch triftige Argumente geltend gemacht werden –, daß es eine Pflicht gibt, so viel wie nötig zu wissen, bevor man Entscheidungen trifft. Der Bereich des Nichtwissens bleibt auch so noch groß genug.

Zu Trägerscreening und Autonomie

Birnbacher: Eine Nachfrage zu den Zielsetzungen des Träger-Screenings. Sie, Herr Schmidtke, haben ausschließlich die Meinung zitiert, nach der es darauf ankomme, kranke Kinder zu verhindern und sie durch gesunde zu ersetzen. Mir fehlten da noch die beiden möglichen anderen Antworten, die Frau Schöne-Seifert gestern gegeben hat: die Möglichkeit, Autonomie oder effektive Freiheit zu verwirklichen, und der Lebensschutz bei eventuell zusätzlich geborenen gesunden Kindern. Entspricht diese Auslassung Ihrer Intention?

Schmidtke: Die Vorstellung, durch Screenen ließe sich Autonomie herstellen, würde ich als geradezu paradox ansehen. Autonomie läßt sich vielleicht durch Vermittlung von Informationen fördern, aber durch ein von oben her verordnetes Screening-Programm wird Entscheidungsautonomie geradezu verhindert.

Bayertz: Ich habe noch nicht genau verstanden, warum Screening-Programme die Autonomie untergraben. Als einziger Grund wurde genannt, daß dabei gewisse Vorschriften bestehen, denen sich der einzelne zu fügen hat. Aber wenn das ein berechtigter Einwand wäre, dann würde daraus ja beispielsweise folgen, daß auch die allgemeine Schulpflicht eine Unterminierung der Autonomie ist, obwohl ich sagen würde, sie fördere die Autonomie. An dieser Stelle würde ich daher noch einmal um eine Erklärung bitten.

Schmidtke: In der Schule lernt man meistens etwas. Beim bloßen Screenen lernt man ja eigentlich nichts, ganz im Gegenteil, es sei denn, es ist in wohlüberlegten Beratungs- und Informationsstrukturen eingebettet. Aber die Befürchtung ist ja die, daß diese nicht sofort herzustellen sind, und wenn das so ist, dann sollte man vor der übereilten Implementierung eines solchen Programmes warnen. Screenen ohne Beratung stellt nicht Autonomie her, sondern erzeugt das Gegenteil, nämlich Abhängigkeit von dem, was bereits andere vorgedacht haben.

Vogel: Ich habe auch nicht verstanden, warum Sie dieses Autonomieargument vorgebracht haben. Ich bin da ganz der Meinung von Herrn Bayertz. Aber ich wollte etwas anderes sagen. Sie tun so, als ob Screening zum allerersten Mal irgendwo eingeführt würde, und wir nun da alle nur möglichen Bedenken haben und erörtern müßten. In Mittelmeerländern aber wird ja schon seit langem auf Thalassämie gescreent und zwar in sehr großem Umfange – denken Sie an die Untersuchung in Zypern, Griechenland, vor allem in Italien mit Sardinien. Ich bin der Meinung, man sollte die Erfahrungen, die dort gesammelt werden, sehr genau auswerten, auch unter psychologischen und sozialen Gesichtspunkten, und diese Modelle sehr sorgfältig betrachten, weil sie uns so viele bereits gemachte Erfahrung bieten können.

Schmidtke: Theoretisch haben Sie völlig recht. Aber ich weiß aus den Berichten von Leuten, die in diesen Unternehmungen engagiert sind, daß die dabei erfolgende Informationsweitergabe an die Klienten minimal ist. Das heißt also, daß die Information, die die Leute tatsächlich in der Praxis bekommen, außerordentlich gering ist.

Sass: Ich möchte gern zum Thema Screening und Autonomie eine generelle Anmerkung machen. Das genetische Screening ist ja nicht das erste Screening, mit dem wir uns in unserer Kultur auseinanderzusetzen haben. In der Medizin kennen wir die Vorsorgeuntersuchungen auf Krebs; ein besserer Vergleich sind vielleicht noch diejenigen auf Bluthochdruck, auf Cholesterin- und Triglyzeriderhöhungen. Was bedeutet das Screening hier? Untergräbt oder stärkt es meine Autonomie? Der Zuwachs an Wissen über meinen Bluthochdruck, meine Triglyzeride oder meine Cholesteriden bedeutet keine Prädiktion, wohl aber ein probabilistisches Instrument für mich, meinen Lebensstil zu ändern oder auch nicht zu ändern. Es ist das aufklärerische Ethos, daß der Bürger mündig sein soll. Wissen ist Macht, und das Wissen über meinen Cholesterinspiegel gibt mir die Kraft und die Mündigkeit des Lebensstilmanagements, wenn ich es denn so will. Ich kann das Wissen auch mißachten. Ich glaube nun: In dem gleichen Sinne ist auch das genetische Screening etwas ebenso Unsensationelles wie das Bluthochdruckscreening. Ein sehr niedriger Cholesterinspiegel soll ja möglicherweise die Krebsanfälligkeit begünstigen; vielleicht treffe ich mit der Entscheidung für oder gegen Beeinflussung eines hohen Cholesterinspiegels sozusagen eine Prioritätsentscheidung über die Art und Weise meines späteren Exodus. Herr Zimmerli hat in seinem Vortrag an dieser Stelle auf den Unterschied zwischen probabilistischer Medizin und prädiktiver Medizin hingewiesen. Die Diskussion in der Bundesrepublik über das Human Genome Project, das die Europäische Gemeinschaft durchführt, hat diesen Unterschied nicht zur Kenntnis genommen. Noch einmal: Das aufklärerische Engagement der Mündigkeit des Bürgers beruht darauf, daß dem Bürger Informationen zur Verfügung stehen. Das Screening ist die Bedingung der Möglichkeit für genetische Informationen. Nur aufgrund von Informationen kann ich handeln, ich kann auch falsch handeln. Ich weiß beispielsweise, daß Autofahren in betrunkenem Zustand gefährlich ist; ich weiß, daß, wenn ich um halb fünf den letzten Skiabfahrtslauf mache, die Wahrscheinlichkeit dafür, daß der Schnee verharscht ist, halt größer ist, daß ich schneller fahre als in der Mittagssonne. Ich mache ein «educated» oder «uneducated guess» und gehe das Risiko ein. Ob ich oder ob ich nicht gut informiert bin, das ist mein eigenes Problem und auch meine eigene Aufgabe. Sensationell wäre es nur, wenn dem Bürger trotz der Möglichkeit genetischer Screeningmethoden der Zugang zu diesen und damit zu genetischen Informationen verweigert würde. Weder Screeningpflicht noch freiwilliges Screeningangebot sind ethisch sensationell. Die Verweigerung des Zugangs zum Screening oder die Verweigerung relevanter Forschungsentwicklungen dagegen wären in der Tat sensationell.

Wolff: Herr Sass: Ich denke schon, daß ein Heterozygotenscreening etwas qualitativ völlig anderes ist als das Screening auf individuelle Krankheitsrisiken, denen man dann durch veränderte Lebensführung vorbeugen könnte, oder wollten Sie etwa Pränataldiagnostik, Schwangerschaftsabbruch und Familienplanung diesem Konzept «Adaptation an veränderte Lebensbedingungen oder an bestimmte Krankheitsrisiken» einordnen? Ich glaube, das kann man nicht machen.

Witkowski: Herr Sass, ob Sie sich nach der Information über die Hypercholesterinämie daran halten, gesund zu leben oder nicht, das betrifft nur Sie. Und Sie ärgern sich oder quälen sich dann nur so lange, bis Sie tot sind; aber wenn Sie Entscheidungen in genetischer Hinsicht treffen, dann betrifft das Ihr Kind. Da ist also ein anderer involviert und berührt.

Zur probabilistischen Natur des Screening

Toellner: Mir scheint, daß wir einen Satz von Herrn Zimmerli noch nicht richtig bedacht haben, nämlich daß wir uns mit dem Screening einen Schritt weiter auf die probabilistische Medizin zu bewegen. Die ärztliche Zunft hat immer gewußt, daß sie in Diagnose, Therapie und Prognose höchst unsicher ist und hat damit umzugehen gelernt. Die moderne Medizin hat nun die Unsicherheit durch den probabilistischen Kalkül ersetzt, darüber haben wir noch viel zu wenig nachgedacht. Auch in Ihrem Falle, Herr Seel, ist es wichtig zu sehen, daß, wenn z. B. für 85% der Fälle etwas anzunehmen ist, das im Einzelfall überhaupt nichts sagt. Die Frage ist: «Bin ich unter diesen 85, oder bin ich es gerade nicht?». Jedes Gespräch mit einem Patienten, dem Sie eine traurige Diagnose eröffnen müssen, stellt Sie vor dieses Problem. Darüber haben wir einfach noch nicht genug nachgedacht.

Krüger: Diese Bemerkung ist wichtig. Ich möchte ihr einen ersten Schritt weit nachgehen. Beim Probabilismus geht es nicht nur um die Wahrscheinlichkeiten der Inzidenz eines bestimmten Ereignisses, sondern natürlich auch um die Schwere des Schadens, der mit diesem Ereignis verbunden ist – und da hat jeder seine eigenen Abwägungen zu machen. Ich stimme Herrn Sass völlig zu: In seinem eigenen Leben tut man das mit den Risiken, die man eingeht. Man überlegt sich vielleicht, daß man Risiken mit schwerstem Schaden auch bei kleinsten Wahrscheinlichkeiten lieber nicht eingeht. Und so könnte ich mir hier sehr wohl vorstellen, daß eine moralische Pflicht gegenüber denjenigen empfunden wird, die mit einem schwersten Risiko bedroht werden.

Wolff: Ich möchte etwas zu dem hier häufiger aufgetauchten Begriff des «schwersten genetischen Risikos» sagen. Ich glaube, damit kann man nicht argumentieren. Die höchsten genetischen Risiken, die wir kennen, sind 50%ige Risiken für Nachkommen – abgesehen von einigen extrem seltenen Ausnahmesituationen. Und von da gibt es jede Abstufung bis hin zu dem normalen Risiko, das jeder von uns trägt, von etwa 5% für irgendwelche angeborenen, mehr oder weniger schwerwiegenden Krankheiten oder Fehlbildungen bei Kindern, die ganz oder teilweise genetisch bedingt sind. Und weiterhin sind alle Schweregrade denkbar; da kann man also höchstens mit den ganz extremen Fällen operieren, und selbst da ist die Argumentation manchmal noch schwierig. Also taugen die Bewertung des Risikos oder die Bewertung der Schwere einer Erkrankung als Argument in der ganzen Diskussion, denke ich, überhaupt nichts.

Sperling: Ich will auch kurz auf das eingehen, was Herr Krüger und Herr Sass gesagt haben zu dem probabilistischen Modell, demzufolge man die Schwere der Erkrankung und die Erkrankungswahrscheinlichkeit mit einbeziehen sollte. Ich denke, es kommt ein drittes Moment noch hinzu, die Art und Weise der Informationsvermittlung. Wenn man einem Probanden sagt, er habe einen erhöhten Cholesterinspiegel, dann ist es für ihn etwas ganz anderes, als wenn man ihm mitteilt, er habe «das Gen für Hypercholesterinämie». Diese Auskunft kann ihn so verstören, daß er sich – obwohl vollkommen gesund – alsbald «krank» ins Bett begibt, weil sein Herz nicht mehr mitmacht. Darum muß, so meine ich, bei der Erhebung und Übermittlung solcher Daten die Aufklärung sehr viel profunder sein, da es sich nicht um einen einfachen «Laborstatus» handelt.

Zur Alleinzuständigkeit genetischer Institute

Vogel: Herr Schmidtke zusammen mit einigen anderen Kollegen – ob es wirklich die Mehrheit ist, möchte ich dahingestellt sein lassen – ist der Meinung, daß molekulargenetische Untersuchungen im Rahmen humangenetischer Programme, sei es Screening oder sei es Diagnostik oder so etwas, ausschließlich im Rahmen humangenetischer Institute durchgeführt werden sollten. Ich bin in diesem Punkt anderer Meinung, und zwar aus folgendem Grunde: Molekulargenetische Untersuchungen werden in dem gesamten Bereich der Medizin in den nächsten Jahren enorm zunehmen, beispielsweise in der Krebsdiagnostik und in vielen anderen Bereichen. Ich bin infolgedessen der Meinung, daß sozusagen ein Alleinvertretungsanspruch der humangenetischen Universitätsinstitute in dieser Sache absolut illusionär ist und wir deswegen rechtzeitig die Möglichkeit haben müßten, mit anderen Bereichen, mit anderen Institutionen, beispielsweise mit Laborärzten, eine enge Zusammenarbeit einzugehen. Worauf wir Wert legen müßten, wäre allerdings, daß diese Zusammenarbeit mit uns erfolgt, das heißt also, daß ein vernünftiges Beratungskonzept für diese Leute durchgesetzt wird. Es ist also meiner Ansicht nach durchaus möglich, daß ein humangenetisches Institut die Beratung durchführt, bestimmte Untersuchungen aber an Laborärzte gegeben werden; die Laborärzte dann ihre Befunde an den Berater zurückgeben, der an der Interpretation beteiligt ist, oder die Interpretation durchführt und dann die Beratung anbietet.

Dann zweitens zu jener Rechnung, was den Beratungsbedarf beim Screening anbetrifft. Da können wir uns meiner Meinung nach ebenfalls auf Erfahrungen, die in den Mittelmeerländern gemacht worden sind, berufen. Ich bin der Meinung, daß ein Heterozygotenscreening aufgrund einer allgemeinen Beratung angeboten werden kann. Es sind dabei mit Recht sehr stark Gesichtspunkte der allgemeinen Information der Bevölkerung über den gesamten Hintergrund und eine entsprechende humangenetische Schulung der Ärzte hervorgehoben worden. Das heißt also, es braucht meiner Ansicht nach nicht jeder, bevor er sich an einem Screeningverfahren beteiligt, eine vollständige genetische Beratung bei sich durchführen lassen. Eine sehr ausführliche genetische Beratung müßte dann durchgeführt werden, wenn beispielsweise zwei Partner beide als heterozygot identifiziert worden sind und also tatsächlich ein Risiko von 25% besteht, daß aus ihrer Verbindung ein erkranktes Kind hervorgeht. Dieses Paar müßte dann darauf hingewiesen werden: «Ihr seid beide heterozygot, wir raten Euch dringend, Euch genetisch beraten zu lassen über die möglichen Alternativen.» Wenn man sich das quantitativ überlegt, ist das für die Institute keineswegs eine undurchführbare Aufgabe: Rechnen wir mal ganz grob, jeder Zwanzigste wäre heterozygot – die Zahlen sind ja ein klein wenig niedriger –, dann würde das bedeuten, daß bei jedem 400. Paar beide Partner heterozygot sind. Da kommen dann Zahlen heraus, die durchaus zu bewältigen sind, wenn man noch davon ausgeht, daß ja nicht jeder das Screening in Anspruch nimmt. Ich möchte bei der Gelegenheit daran erinnern, daß wir ja seit langem das Neugeborenenscreening auf PKU und andere Stoffwechselkrankheiten haben. Dieses Neugeborenenscreening wird in aller Regel auch nicht in humangenetischen Instituten durchgeführt, sondern ganz woanders. Und es hat da wirklich noch keine wesentlichen Mängel gegeben, jedenfalls sind mir solche Kritiken nicht zu Ohren gekommen. Ich muß auch noch sagen, daß ich in keiner Weise Berührungsangst zu kommerziellen Institutionen hätte; ich bin da eher der Meinung von Herrn Zimmerli, daß das gemacht werden kann. Es müssen nur selbstverständlich die Qualitätskontrolle und die Kompetenz für die Realisation eines vernünftigen Beratungskonzeptes sichergestellt werden.

Schmidtke: Es ist niemals die Forderung erhoben worden, daß molekulargenetische Untersuchungen etwa im Rahmen von Krebsdiagnostik oder

Infektionskrankheiten von Humangenetikern durchgeführt werden sollten, sondern vielmehr, daß die Untersuchung und die Interpretation der Befunde in Bezug auf medizinisch-genetische Fragestellungen von Humangenetikern – und zwar durchaus auch von niedergelassenen medizinischen Genetikern – durchgeführt werden sollen. Wäre es tatsächlich organisierbar, daß die Indikationsstellung und die Interpretation solcher Befunde ausschließlich über Humangenetiker erfolgen würden, wäre in der Tat überhaupt nichts gegen eine Beteiligung von z. B. Laborärzten oder klinischen Chemikern einzuwenden. Der Punkt, in welchem wir unterschiedlicher Meinung sind, ist, ob das denn auch tatsächlich organisierbar ist. Gegenwärtig jedenfalls wissen wir aus zahllosen Einzelbeobachtungen, daß Ergebnisse von Nichthumangenetikern erhoben und ungefiltert und fehlinterpretiert an die Nachfrageseite weitergegeben werden. Das ist der Punkt, an dem wir eingehakt haben, und der Grund, warum wir, solange ein anderes Verfahren nicht organisierbar ist, sehr dafür plädieren würden, die Untersuchungen in den humangenetischen Instituten beziehungsweise bei den niedergelassenen medizinischen Genetikern zu belassen.

Propping: Auch ich habe gewisse Zweifel an dem idealen Beratungskonzept von Herrn Vogel. Wir müssen von der Wirklichkeit der gegenwärtig praktizierten pränatalen zytogenetischen Diagnostik ausgehen. Es bieten auch Privatlabors vorgeburtliche Chromosomendiagnostik an und führen sie vielfach auch ohne irgendeine sinnvolle Indikation durch. Die Angst der Schwangeren wirkt in Kombination mit dem Gewinnstreben des Laborinhabers in ein und dieselbe Richtung, ohne daß es ein Regulativ gibt. Wenn eine sinnvolle Beratung sichergestellt wäre, dann wäre überhaupt nichts gegen Diagnostik in Privatlabors zu sagen. Wenn jetzt auch Heterozygotenscreening durch derartige Institutionen angeboten würde, dann wäre eine Woge von Fehlinformationen in der Bevölkerung zu befürchten, ohne daß es ein vernünftiges Regulativ gäbe. Der Vergleich mit dem PKU-Screening überzeugt mich insofern nicht, als dies ein staatlich organisiertes Screeningverfahren ist, bei dem sichergestellt ist, daß jeder nur einmal untersucht wird.

Niermeijer: Ich möchte das letzte sehr unterstützen. Auch ich denke, daß Laborärzte und klinisch-genetische Privatinstitute usw. völlig ungeeignet sind, um genetische Untersuchungen durchzuführen. Auch bei Heterozygoten-Tests wird es heute und auch in Zukunft so sein, daß man erstmal mit einer Person in einer Familie anfängt, und dann sollte man noch Eltern usw. usw. untersuchen. Die Leitung und Information kann dabei nur in einem humangenetischen Zentrum geschehen, weil man dort Erfahrung damit hat, Leute darüber zu beraten, was zu erwarten ist. Ich denke, daß es noch viele andere medizinische Bereiche gibt, für die es sehr wenig wünschenswert wäre, in einen direkten Kontakt zwischen Patient und Arzt (z. B. Gynäkologen oder Pädiater) ein kommerzielles Labor zwischenzuschalten und für Untersuchungen verantwortlich zu machen. Was wir in den Niederlanden im Gesundheitsrat der Regierung vorgeschlagen haben, geschieht nicht nur regulatorisch, sondern auch, um die finanzielle Steuerung so zu halten, daß Erstattung nur erfolgt, wenn diese Untersuchungen in einem anerkannten Institut gemacht worden sind. Ich denke, daß es möglich und gut begründbar ist, diese Anerkennungskriterien so zu formulieren, daß sie de facto nur durch ein humangenetisches Institut erfüllt werden können.

Toellner: Mir scheint immer deutlicher zu werden, daß es beim Screening wirklich ganz entscheidend auf den Einzelfall und seine Bedingungen ankommt, damit überhaupt eine verantwortbare Aussage gemacht werden kann. Daraus folgen: erstens die immer wieder erhobene Forderung nach richtiger und ausführlicher Beratung durch die richtigen Leute und zweitens die Ablehnung eines Durchscreenens ganzer Bevölkerungsgruppen, weil ein Test immer nur Daten liefert, die auf verschiedenen Ebenen interpretiert werden müssen, ehe sie überhaupt aussagekräftig werden. Es ist dann entscheidend, sie in dem Einzelfall und unter den Bedingungen des Einzelfalles einigermaßen richtig zu interpretieren. Es ist eine alte ärztliche Verfahrensweise, die aber in Spannung zu allen Untersuchungen steht, die auf epidemiologische Daten oder auf Inzidenzraten oder was immer sonst aus sind.

Wolff: Ich möchte mich den Warnungen vor dem – wenn ich es mal so nennen darf – «Vogelschen Konzept» nachdrücklich anschließen. Die Erfahrungen mit der AFP-Pränataldiagnostik zeigen, daß das nicht funktioniert. Der größte Teil genetischer Beratungen wurde während einiger Jahre von Laborärzten abgerechnet, die zusammen mit der Abrechnung der AFP-Befunde auch gleichzeitig den Posten für genetische Beratung veranschlagt haben – was die enge Verquickung mit den ökonomischen Interessen anzeigt. Ich denke, da muß man gar nicht mehr viel diskutieren: Regelungen sind notwendig auf einer ganz pragmatischen Ebene über die kassenärztlichen Vereinigungen und über die Ärztekammern oder auch auf der standesrechtlichen Ebene – das wird in allernächster Zeit kommen müssen.

Sperling: Eine kurze Bemerkung noch zu dem, was Herr Propping zum Vergleich des zytogenetischen Screenings mit dem molekularbiologischen gesagt hat. Beim vorgeburtlichen zytogenetischen Screening gibt es insofern einen Unterschied, als der medizinische Eingriff ein (Abort-)Risiko birgt und ihm daher eine Indikation zugrunde liegen muß. Wenn ein Arzt aus kommerziellem Interesse bei einer jungen Frau, ohne sie aufzuklären, eine solche Untersuchung durchführt – er begründet diese vielleicht mit einer psychischen Indikation – verstößt er im Prinzip gegen Standesrecht. Wenn man dagegen eine molekulargenetische Untersuchung vornimmt, für die man beispielsweise nur ein Haar auszureißen braucht, dann liegt dieser Untersuchung keine derartige Indikation zugrunde. Ein Techniker könnte dies im Prinzip auch durchführen, so daß die große Gefahr für mich darin besteht, daß derartige Analysen der medizinischen Verantwortung gänzlich entzogen werden könnten.

Wolff: Ich möchte eine Anmerkung machen zu der Bemerkung von Herrn Sperling, daß von Ärzten gegen Standesrecht verstoßen werde, wenn sie bei jüngeren Frauen Pränataldiagnostik durchführten. Sie verstoßen, das scheint mir wichtig, dann nicht gegen Standesrecht, wenn sie die Amniozentese bei jüngeren Frauen wegen deren Angst durchführen und wenn sie das erst nach einer Beratung tun, in der sämtliche individuellen Gesichtspunkte abgewogen wurden. Und sollte es zu einem Prozeß kommen, dann kommt es genau auf die Inhalte dieser Beratung an und nicht darauf, ob die sonstigen Rahmenbedingungen als angemessen oder nicht angemessen angesehen werden. Das läuft zur Zeit als «psychische Indikation», weil wir eben medizinische «Indikationen» aus juristischen Gründen brauchen.

Zur Bewertung und tatsächlichen Inanspruchnahme von Screeningprogrammen

Schöne-Seifert: Ich würde gerne noch mal auf den Vortrag von Herrn Schmidtke zurückkommen bzw. auf die ja eindrucksvoll unterschiedliche Bewertung, die uns Herr Niermeijer[*] und Herr Schmidtke in Bezug auf das ganze Projekt Screening vorgeführt haben. Wenn man aus der bisherigen Diskussion den Schluß zieht, daß eine jedenfalls kategorische moralische Verpflichtung zum Wissen über den eigenen Trägerstatus oder Nichtträgerstatus nicht begründbar ist, dann wird es legitim, die Autonomie einzelner, die in Herrn Zimmerlis reinem System jedenfalls vorkommt und Folge des Screeningsangebots sein kann, gegen die soziale Wohlfahrt oder soziale Schädlichkeit der Institution Screening abzuwägen, wie Herr Schmidtke das getan hat. Und Sie, Herr Schmidtke, haben zwei wesentliche Argumente dafür vorgebracht, warum Sie die soziale Wohlfahrt durch Screening-Programme gefährdet sehen: Erstens könnten die ganzen Risikodiskussionen nur in ein belastendes Gestrüpp führen, dafür jedenfalls hat sich in der Diskussion offenbar viel Zustimmung gefunden. Das zweite, vielleicht gewichtigere Argument war, daß die Freiwilligkeit des Screenings global gesehen eine Illusion sei, erstens aus kontingenten Gründen (Zeitmangel usw.), aber auch aus intrinsischen Gründen, nämlich durch den Appellcharakter, also ein Zwangselement, den es hat. Es kommen, so haben Sie aus der Praxis berichtet, Leute, die sonst nie daran gedacht hätten, sich einem Screening-Programm zu unterwerfen, nur weil sie es irgendwo gehört haben und sich sozusagen verpflichtet fühlen. Dieses empirische Argument

---

[*] Aus Zeitgründen konnte Professor Niermeijer leider den von ihm gehaltenen Vortrag nicht mehr für die Aufnahme in diesem Band bearbeiten.

und die darauf basierende Prognose werden z.B. von Herrn Niermeijer offensichtlich ganz anders eingeschätzt. Die Daten, die er uns dafür geliefert hat waren jene, daß von schriftlich zu einem Screening-Programm Aufgeforderten nur 11% wirklich hingingen; und daß von denen, die ein Screening-Programm, ich glaube für Zystische Fibrose, angeboten bekamen, nur ein ganz kleiner Prozentsatz nachher wirklich Pränataldiagnostik durchführen ließ, ein viel, viel höherer Prozentsatz aber das Angebot des Screenings befürwortete. Was würden Sie, Herr Schmidtke, zu diesen Daten sagen? Halten Sie sie für so punktuelle Daten, daß Sie damit nichts anfangen wollen? Oder glauben Sie, daß sich diese Daten maßgeblich ändern würden, wenn erst das Screening eingeführt wäre?

Schmidtke: Die Beantwortung der Frage, ob diese Untersuchungen tatsächlich lege artis durchgeführt sind, müßte man an die empirischen Sozialwissenschaftler weitergeben. Ich würde das mindestens mit einem Fragezeichen versehen; zumindest die ersten Untersuchungen, die in London durchgeführt worden sind, hatten zugegebenermaßen nicht die volle Qualität, sie sollten lediglich dazu dienen, einen ersten Eindruck zu bekommen. Ich kann über die letztgenannte Studie nichts Dezidiertes sagen. Was ich eingangs gesagt habe, war eine punktuelle Erfahrung; wir können zur Zeit keine Prognose über die Akzeptanz eines Screenings geben. Aber ich wollte vorhin betonen, daß die Freiwilligkeit insofern eine Illusion ist, als man bereits eine Auswahl über das zu screenende Merkmal getroffen hat; und da sie aus der ärztlichen Profession kommt, hat sie bereits ein enormes Gewicht. Es wird ja festgelegt, daß die «CF» an erster Stelle liegen soll. Wo es so viele Krankheiten gibt und zunächst nur auf CF gescreent werden soll, ist doch auch eine Aussage über Bedeutung und Schweregrad dieser Krankheit getroffen. Dem kann sich dann kaum jemand entziehen.

Wolff: Meine Anmerkung bezieht sich auf die Inanspruchnahme von Screening-Angeboten, wozu ja gesagt wurde, die Zahlen seien relativ gering. Ich wollte dazu nur sagen, daß für verschiedene Erkrankungen inzwischen Ergebnisse vorliegen, die anzeigen, daß es eine große Diskrepanz gibt zwischen den Ansprüchen der Betroffenen, daß eine solche Diagnostik zur Verfügung gestellt wird, und deren tatsächlicher Inanspruchnahme. Wir und andere haben dazu durch Umfragen bei betroffenen Familien Daten für verschiedene Krankheiten erhoben, die sich mit den von Ihnen, Herr Niermeijer, genannten decken: Die tatsächliche Inanspruchnahme liegt größenordnungsmäßig bei 10–20%, aber das Verlangen, daß Diagnostik zur Verfügung gestellt wird, bei 70–80%. Meine dritte Anmerkung betrifft das Statement von Herrn Schmidtke. Ich denke schon, daß der Grund dafür, daß wir uns jetzt mit der Zystischen Fibrose beschäftigen müssen, in der Häufigkeit der Erkrankung in der weißen Bevölkerung liegt und in ihrer leichten Testbarkeit. Wir sind hier in unserer Diskussion noch gar nicht auf den Punkt gekommen, daß wir bisher erst maximal 90% aller Mutationen mit unseren Tests erfassen und damit ja wieder neue Situationen schaffen, die ein schwieriges Problem aufwerfen. Jetzt nämlich müssen wir einem größeren Prozentsatz von Paaren ein höheres Risiko prognostizieren, können ihnen aber keine weitere Diagnostik anbieten. Das Problem ist nur in ganz bestimmten Regionen gelöst und bei uns noch längst nicht. Aber vielleicht wird es in einigen Jahren mit Hilfe der automatischen Amplifizierung und Sequenzierung des Gens bzw. einzelner Abschnitte lösbar sein. Und der dritte Grund für das große Interesse am Trägerscreening ist, denke ich, die scheinbar leichte Vermeidbarkeit der Erkrankungen durch pränatale Diagnostik und Schwangerschaftsabbruch. Das stellt sich für prädiktive Diagnostik, die ja heute nachmittag verhandelt wird, noch einmal ganz anders dar.

Zum Versicherungsschutz bei Screening

Meran: Ich habe folgende Fragen an Herrn Niermeijer: Das Gesundheitsrisiko geht ja in die Berechnung der Prämie privater Krankenversicherungen ein. Sie hatten gesagt, daß man sich in Holland geeinigt hätte, für die nächsten fünf Jahre das aufgrund eines genetischen Screenings zustandekommende Risiko nicht einzurechnen. Meine Frage zielt auf eine mögliche Einschränkung des Solidarprinzips ab. Könnte man es vielleicht als gerechtfertigt ansehen, in einem Versicherungsvertrag ein höheres Risiko auch mit einer höheren Prämie zu versehen? Herr Zimmerli sprach von einer Pflicht zum Wissen, und es wäre ja auch vorstellbar, daß ein früheres Erkennen aufgrund genetischen Screenings Kosten für die Solidargemeinschaft ersparen würde. Könnten Sie sich vorstellen, daß in Holland nach Ablauf dieser 5 Jahre genetisches Screening als Risikofaktor in Versicherungen berücksichtigt wird? Und schätzen Sie dies so ein, daß es wirklich auch ökonomische Relevanz hat, oder ist die Gruppe der genetischen Erkrankungen vielleicht so klein, daß sie in Relation zu anderen Risikogruppen, wie etwa den Rauchern, ökonomisch gar nicht ins Gewicht fällt?

Niermeijer: Sie haben eine Menge Fragen, die eine dreitägige Konferenz in Anspruch nehmen könnten, denn sie gehören zu den wichtigsten Fragen im Bereich der sozialen Konsequenzen des neuen Wissens. In Holland gibt es bis jetzt nur eine Regelung des Zugangs zu genetischen Informationen für Lebensversicherungen: Zur allgemeinen Regel ist geworden, daß die Versicherungsgesellschaft keine genetische Untersuchung erzwingen kann. Nur bei Lebensversicherungen über mehr als 200 000 DM könnte die Versicherungsgesellschaft überlegen, nach bereits vorliegenden genetischen Daten zu fragen. Diese Beschränkung gilt nicht für Krankenversicherungen, für die in unserem Land im allgemeinen das Solidaritätsprinzip gilt, bei allerdings breiter Akzeptanz von Privatversicherungsgesellschaften. In Holland sind 70% durch gesetzliche Krankenkassen versichert, 30% privat. Das wird vielleicht in einigen Jahren etwas anders sein, aber gibt zunächst einen Eindruck. Wie wird die Lage in 5 Jahren sein? Ich weiß es nicht, habe aber gerade im Zug nach Göttingen einen Bericht der Assoziation der Versicherungsärzte zu diesem Problem gelesen. Sie plädieren für Informationsgleichheit zwischen Versicherten und Versicherungsgesellschaft. Der Versicherungsarzt solle auf eine gute Familienanamnese ausgehen in einem System, bei dem man auch die Daten von relevanten genetischen Untersuchungen bei der Risiko- oder Prämienberechnung mitberücksichtigen kann. Das hat mich nicht glücklicher gemacht, denn ich denke, daß das Problem darin besteht, daß diese Versicherungsärzte gleichzeitig sagen, daß man natürlich, wenn man wisse, daß man Chorea Huntington oder Myogene Dystrophie habe, keine Kranken-, keine Lebensversicherung oder so etwas kaufen könne, aber daß es mit der Testbarkeit genetischer Konditionen nicht so schnell gehe. Wenn man andererseits die Entwicklung bei der präsymptomatischen Diagnostik für relativ häufige Erkrankungen wie Neurofibromatose, Multiple Sklerose und so weiter sieht, muß man fürchten, daß sich doch sehr bald eine Gruppe herausstellen könnte, bei der Nachfragen für die Lebensversicherung auch aus ökonomischer Hinsicht interessant wären. Ich bin darüber beunruhigt und denke, daß die Diskussion auf diesem Gebiet unbedingt weitergeführt werden muß. Wir Genetiker haben schon den Lebensversicherungen vorgeworfen, daß sie nun ein neues Selektionskriterium einführen, während früher das Risiko auf Neurofibromatose usw. in den generellen Kategorien eingeschlossen war. Und warum sollte man das nun ändern? – das ist unsere Frage im Namen unserer Patienten. Ich denke, daß wir diese Frage neu stellen und in ganz Europa diskutieren müssen. Denn was geschieht, wenn das Solidaritätsprinzip in einem Land so und in einem anderen Land anders ausgelegt wird?

Zum Verhältnis von Moral und Recht

Witkowski: Ich komme nochmal zu dem Kind, das nicht klagen kann: Diese Argumentation klingt mir so juristisch. Die Frage ist, inwieweit hier die Ethik und die juristische Argumentation auseinanderklaffen. In der Praxis ist es ja ganz einfach so, daß das Kind klagt. Und wenn es sich auch nicht artikulieren kann, so klagt es doch in den Augen der Eltern. Nehmen wir eine Frau, die sich einmal nach guter nichtdirektiver Beratung für ein behindertes Kind ganz allein entschieden hat. Wenn sie dieses dann ansieht – das habe ich schon manchmal gehört von einer Mutter – sagt sie: «Ich kann mein Kind nicht ansehen! Dieser leidende, klagende und vorwurfsvolle Blick dieses Kindes, nur weil ich damals diese Entscheidung getroffen habe.» Also so ganz kann man vielleicht dieses Klagenkönnen nicht von der Hand weisen.

Krüger: Das eben Gesagte erscheint mir sehr bedenkenswert. Ich möchte ergänzend eine zur vorigen gegenläufige Bemerkung zum Verhältnis von Recht und Moral machen. Ich bin davon überzeugt, daß wir die Sphäre der nur moralischen Interpretation von Pflichten und Rechten in dem Augenblick überschreiten werden, in dem eine gleichsam endemische Bedrohung durch bestimmte Risiken für eine Bevölkerung in ganzer Breite eintreten würde. Die Impfpflichten sind eben unter anderem auch eingeführt, um derartige endemische Risiken zu verhindern; und auch da kann ich wiederum nicht sehen, warum genetische Methoden sich in diesem Punkt anders darstellen sollten als andere Methoden. Wenn endemische Risiken drohen, dann wird die Gesellschaft auch einen Regelungsbedarf erkennen und wird diese Regelungen erzwingen. Und die Autonomie einzelner wird natürlich bei solchen Prozessen enden. Daß wir übrigens ein allgemeines PKU-Screening bereits durchführen, rechtfertigen wir natürlich leicht damit, daß hier auch eine Abhilfe zur Verfügung steht. Aber selbst wenn die Abhilfe darin bestehen müßte, Reproduktionsverhalten zu verändern, würde auch sie ergriffen werden müssen, wenn die Bedrohung ernst genug wäre.

Schmidtke: Herr Krüger hat endlich ganz klar gesagt, daß je größer die Bedrohung sei, um so mehr die moralische Pflicht zu einer rechtlichen Pflicht werde. Das führt dann unter Umständen auch zu einer Beschränkung der Autonomie des einzelnen. Herr Krüger hat seine Aussage an das Szenario einer «genetischen Endemie» – ich weiß nicht genau, wie die zustande kommen soll, aber sagen wir mal – an eine «große äußere Bedrohung», geknüpft. Warum sollte aber dieses Argument nicht auch anders verwendbar sein – die Größe der Bedrohung kann ja auch im individuellen Fall enorm sein? Wieso müßte man dann nicht jemanden entmündigen, der es wagt, ein Kind in die Welt zu setzen, wenn dabei ein 50% Risiko für eine furchtbare Krankheit besteht?

Krüger: Ich denke, daß jemand, der sich selbst mit einem größtmöglichen Risiko bedroht, nicht unbedingt vor diesem Risiko geschützt werden muß. Wir haben keine absolute Pflicht, in allen denkbaren Fällen einen Suizid zu verhindern. Im Gegenteil wäre dies ein Eingriff in die Autonomie eines Menschen, der sich begründetermaßen dazu entschlossen hat. Insofern zielte meine Bemerkung mit gutem Grund auf einen Unterschied, auf den uns unser Vorsitzender, Herr Toellner, mit Recht hingewiesen hat: Wir müssen uns eben überlegen, ob wir uns nicht bei der Frage Screening frontal dem Problem Probabilismus stellen müssen. Das ist eine alte Diskussion, die ja schon in den Anfängen der modernen Medizin im letzten Jahrhundert zwischen den Deterministen und den Probabilisten geführt wurde. Die zweiten konnten präventiv arbeiten, hatten aber es mit ganzen Bevölkerungen zu tun. Gegen sie ist immer wieder eingewandt worden, der einzige Sinn der Medizin sei, einem einzelnen Patienten zu helfen; und deshalb müßten wir auch kausale Erkenntnisse haben. Inzwischen wissen wir, daß diese schöne Sortierung der Erkenntnissituationen unmöglich ist. Aber ich glaube, die moralischen Reaktionen und die ethischen Prinzipien werden diesen Unterschied immer berücksichtigen. An einem Punkt freilich bin ich unsicher, Herr Schmidtke, nämlich in dem Einzelfall, in dem von möglichen Eltern eine schwere Belastung für ihr Kind vorausgesehen wird – wenn auch vielleicht mit einer sehr kleinen Wahrscheinlichkeit. Ich neige dazu, für diesen Fall gerade nicht irgendwelche rechtlichen Empfehlungen zu wünschen; wohl aber neige ich zu dem moralischen Urteil, daß dann, wenn kein anderer Weg bleibt, der Verzicht auf die Erzeugung eines solchen Lebens ein moralisches Gebot ist. Ich kann nicht einsehen, daß man das nicht begründet finden kann; und da spielt natürlich die Schwere des drohenden Leidens für das künftige Individuum eine entscheidende Rolle.

Zimmerli: Ich habe meine Antwortpflicht noch nicht eingelöst. Was das Vokabular betrifft, gebe ich Ihnen, Frau Witkowski, völlig recht: Natürlich klingt es sehr legalistisch oder verrechtlicht, wenn ich da von Rechten und Pflichten spreche. Nur waren, wie ich schon sagte, die moralischen Rechte und Pflichten gemeint, die wir von den juristischen Rechten und Pflichten sorgsam unterscheiden sollten. Zwischen moralischen und juristischen Rechten und Pflichten gilt nur ein Nichtwiderspruchsgebot. Das heißt, dann, wenn juristische Rechte und Pflichten gegen moralische verstoßen, wird in der Regel, sei es auf dem Wege einer Verfassungsklage oder wie auch immer, die Rechtsordnung geändert werden müssen und nicht die Moral. Dafür gibt es viele Belege, nicht zuletzt auch in der Art der Terminologie, die rechtsgebende Organe bei der Veränderung von positivem Recht benutzen, wobei sie sich dann eben auf moralische Gründe berufen.

III. Postnatale präsymptomatische Diagnostik

Der potentielle Mißbrauch genetischer Untersuchungen. Wie realistisch sind die Gefahren?

WERNER SCHMID

1. Die Bedrohung der Privatsphäre

In der Ausgabe vom 11. November 1991 von TIME Magazine erschien ein Artikel unter dem Titel: «Individual Rights. Nowhere to Hide», welcher sich mit den Datensammlungsaktivitäten amerikanischer Auskunfteien befaßt. Der Artikel beginnt mit einem Zitat:

> «An American has no sense of privacy. He does not know what it means. There is no such thing in the country. – George Bernard Shaw, 1933»

Es ist immerhin tröstlich, daß uns Europäern, sechzig Jahre nachdem Shaw dies geschrieben hat, dieser Unterschied im allgemeinen noch sehr bewußt ist. Man darf die Bräuche in den USA somit den unsrigen nicht ohne weiteres gleichsetzen.

Der Artikel befaßt sich sodann mit der Feststellung, daß die Bedrohung der Privatsphäre heute (nach der Wende ja auch im Osten) nicht, wie in der Regel befürchtet wurde, von einer «Big Brother» Regierung à la Orwell, sondern von Privatpersonen und ihren Firmen ausgeht. Diese Firmen sammeln und verkaufen – natürlich mit allen Segnungen der modernen Informatik versehen – finanzielle, medizinische und andere persönliche Informationen an Interessenten aller Art, wobei bei der Schnüffelarbeit vor fast nichts zurückgeschreckt wird. Unter dem Druck der amerikanischen Öffentlichkeit, alles und jedes offenzulegen – man denke nur an das Grillieren von Präsidentschafts- und Bundesrichterkandidaten – lösen sich die Grenzen der Privatsphäre offenbar noch mehr auf, als dies schon in der Vergangenheit der Fall war. Neben dem AIDS testing und dem drug testing rückt jetzt das genetic testing ins Blickfeld.

Anders als im deutschsprachigen Journalismus darf man annehmen, daß TIME Magazine den nachfolgenden Passus vor dem Druck von einem amerikanischen Fachmann absegnen ließ und er daher als Meinung ernst zu nehmen ist: «... and now even genetic testing, which promises to predict each person's inherited susceptibility to certain illnesses, but which could also create a pariah class of persons that employers regard as too prone to cancer or other ailments.» Die Voraussage, man könnte mittels genetischer Tests jedermanns genetische Prädisposition für sozioökonomisch wichtige Gebrechen voraussagen, das ist etwas, dessen absehbaren Realitätsgehalt wir weiter unten, unter den Rubriken «Was gäbe es denn zu finden» und «Multifaktorielle Vererbung», genauer unter die Lupe nehmen werden.

Für den Moment wollen wir einfach einmal festhalten: In den USA gibt es einen lukrativen Markt für die Anbieter von (mangelhaft gehüteten) Geheimnissen und offenbar auch den entsprechenden Markt von Leuten, die sich für diese Geheimnisse interessieren. Die Genetik nimmt dabei aber im Vergleich zu Angaben über die aktuellen Vermögensverhältnisse und den aktuellen Gesundheitszustand der durchleuchteten Personen – selbst unter den pessimistischsten Annahmen – eine durchaus untergeordnete Rolle ein. Es handelt sich um ein viel breiteres Phänomen, von dem ich bezweifle, daß es in vollem Umfang nach Europa überschwappen wird.

Trotzdem, der Glaube an die wundersamen Möglichkeiten des «genetic testing» ist zur Zeit in den USA nicht mehr auszurotten, und dieser Glaube wird hier in Europa, speziell im deutschen Sprachraum, von den Gentech-Gegnern, natürlich mit ausschließlich negativen Vorzeichen, gierig übernommen. Die Gründe für diese amerikanischen Übertreibungen sind dem Eingeweihten klar: Erstens beruhen sie darauf, daß die Humangenetiker in Amerika fast alle Biologen und keine Mediziner sind, und zweitens dient dieser Zweckoptimismus dazu, die Börsenkurse der vielen Gentech-Firmen hoch zu halten. Weil die monogenen Erbkrankheiten ihrer individuellen Seltenheit wegen finanziell wenig hergeben, verlegt man sich, mit einem Salto mortale, auf die multifaktoriell bedingten, d.h. die Hypertonie, den frühen Herzinfarkt, die Psychosen, den Alzheimer und die herbeigeredete genetische Disposition für die Krebskrankheiten.

Selbstverständlich kratze ich mit diesen Vorbehalten keineswegs am hohen Stellenwert der genetischen Forschung, wobei den Amerikanern durchaus der größte Lorbeerkranz gebührt, nur liegen die Schwerpunkte der bereits vorhandenen und noch zu erwartenden Ergebnisse ganz woanders, nämlich bei der Erhellung der Pathogenese vieler sozial wichtiger Krankheiten und bei den davon ableitbaren therapeutischen Möglichkeiten. Die molekulargenetischen Erkenntnisse werden die Entwicklung rational konzipierter Therapien entscheidend vorantreiben, was sowohl die konventionellen Medikamente als auch die somatische Gentherapie umfaßt.

2. Genetic testing in der Arbeitsmedizin

Schon unzählige Male wurde über dieses Thema gestritten, wahrscheinlich zur Hauptsache deshalb, weil man sich erhofft, damit einen großen Kreis von Betroffenen gegen die Gentechnologie ansprechen zu können, der sonst schwer zu mobilisieren wäre. Ausgiebig wurde das Thema im kürzlich erschienenen Band «*Genomanalyse und Gentherapie. Ethische Herausforderungen in der Humanmedizin*» (1) abgehandelt. Das Buch ist 1991 erschienen; die Beiträge wurden 1989 als Referate gehalten. Was die Arbeitsmedizin anbelangt, so möchte ich dazu aus diesem Band ein Zitat von H. W. Rüdiger anführen, weil es den Kern der Sache trifft:

> «Ein Beispiel für genetisches Screening ist die Untersuchung auf Hypercholesterinämie. Dabei handelt es sich um ein autosomal-dominant erbliches Merkmal, das mit einer Häufigkeit von 1:500 in unserer Bevölkerung vorkommt und mit einem erhöhten Risiko für arterielle Gefäßleiden einhergeht. Zur Erkennung dieses Merkmals bedarf es jedoch keiner DNA-Analyse, sondern einer Cholesterinbestimmung im Serum, und es hat auch nichts speziell mit der Arbeitsmedizin zu tun, sondern mit Vorsorgeuntersuchungen im allgemeinen.
> Angesichts dieser Situation ist es merkwürdig, daß vieles, was an Vorbehalten, an Furcht und an Ablehnung der neuen Methoden der Genomanalyse in der Bevölkerung besteht, gerade an der Arbeitsmedizin festgemacht wird, die diese Methoden überhaupt nicht einsetzt. Das Schlagwort von der «Genomanalyse bei Arbeitnehmern» scheint eher eine Stellvertreterfunktion zu haben für Vorbehalte gegenüber der Arbeitsmedizin überhaupt.»

Soviel zu einem politischen Aspekt der Angelegenheit, nun noch zur finanziellen Seite, die ich Ihnen anhand von Zahlen aus der Schweiz darlegen möchte: In unserem Land sind praktisch alle Arbeiter und die Mehrzahl der Angestellten obligatorisch versichert bei der Schweizerischen Unfallversicherungsanstalt SUVA, und zwar für Betriebsunfälle, Berufskrankheiten und Nichtbetriebs-Unfälle. Die SUVA ist eine Selbstverwaltungsorganisation der beteiligten Arbeitgeber und Arbeitnehmer unter der Oberaufsicht der Eidgenossenschaft. Sie ist finanziell unabhängig, erzielt keine Gewinne und erhält keine Subventionen. Sie genießt in der Schweiz ein hohes Ansehen und Respekt von allen Seiten. Aufgabe der SUVA ist – nebst der Ausrichtung von Versicherungsleistungen – die *Förderung der Arbeitssicherheit durch Erkennen sicherheitswidriger Zustände und Arbeitsverfahren sowie durch Anordnen von administrativen, technischen und medizinischen Maßnahmen, welche der Verhütung von Berufsunfällen und Berufskrankheiten dienen.*

Für diese Aufgaben ist die SUVA adäquat dotiert mit technischen Experten und einer umfangreichen medizinischen Abteilung.

Das Jahresbudget der SUVA für 1989 sieht, grob aufgegliedert, folgendermaßen aus:

Jahresbudget total	Fr. 2.8 Milliarden
Betriebsunfälle (Unfälle während der Arbeitszeit, inkl. Verkehr, ca. 270 Tote)	Fr. 1.3 Mia.
Nichtbetriebsunfälle (V.a. Verkehr und Sport, ca. 700 Tote)	Fr. 1.5 Mia.
Berufskrankheiten – Arbeitsplatzuntersuchungen – Arbeitnehmeruntersuchungen – Renten – Renten für Hinterlassene (V.a. Staublungen, Berufskrebse)	Fr. 49 Millionen (= 1,7% des Budgets)

Dazu die folgenden Bemerkungen:

Die Ausgaben im Zusammenhang mit Berufskrankheiten bei Arbeitnehmern machen also 1,7 Prozent eines Budgets aus, welches dominiert wird von den Kosten für Verkehrs- und Sportunfälle. Die zwei bei den Berufskrankheiten kostenträchtigsten Probleme, für welche derzeit noch rund 15 Millionen Franken jährliche Renten ausbezahlt werden müssen, nämlich die Silikose und Asbestose, sind heute weitgehend gelöst. Stagnierend ist die Situation bei den Allergien, von denen drei Viertel kutane und ein Viertel bronchiale Beschwerden verursachen. Sie hatten 1989 300 Nichteignungsverfügungen und 4000 bedingte Eignungsverfügungen zur Folge.

Ich möchte mich an dieser Stelle nicht auf eine Diskussion darüber einlassen, ob Genanalysen – wenn es sie gäbe – auf dem Gebiet der Allergien eher zum Vorteil der Arbeitnehmer oder der Arbeitgeber wären, sondern es geht mir an dieser Stelle nur darum, auf die quantitativ geringe Bedeutung der Berufskrankheiten in der heutigen Wirklichkeit der Arbeitswelt hinzuweisen. Ginge es darum, Einsparungen zu erzielen, so ist leicht ersichtlich, daß mit Unfallverhütungsmaßnahmen viel mehr zu erreichen wäre als mit irgendwelchen unpopulären medizinischen oder genetischen Reihenuntersuchungen.

3. Was brächte eine «Genomanalyse» am «gläsernen Menschen» zutage?

Die Vorstellung, die genetischen Anlagen irgendeines Menschen könnten ausgeforscht werden durch das Studium seiner DNA, beruht auf der Annahme, das «Human Genome Project» werde alle Gene des Menschen identifizieren, was deren Kartierung und Sequenzierung voraussetzt. Durch weitere Untersuchungen an den einzelnen Genen wären die krankmachenden Mutationen bekannt und mittels direkter Gensonden nachweisbar. Die Zahl der Gene, resp. Allele, in unseren diploiden Zellkernen wird auf ein- bis zweihunderttausend geschätzt. Monogene Erbkrankheiten kennt man heute rund 5000, von welchen etwa die Hälfte dominant und die übrigen autosomal rezessiv und X-chromosomal vererbt werden. Das einzelne Gen hat eine Länge von einigen tausend bis einigen hunderttausend Nukleinsäurebasenpaaren. Krankmachende Mutationen können im Prinzip in jedem Gen an hunderten oder tausenden von verschiedenen Stellen lokalisiert sein, auch wenn bei vielen Krankheiten vermutlich in der Mehrzahl der Fälle nur relativ wenige Mutationen zahlenmäßig von Bedeutung sind. Auf jeden Fall aber müßte eine ungezielte «Genomanalyse» über viele hunderttausende von Suchsonden verfügen.

Dominante Gene entfalten ihre Wirkung bekanntlich bereits in den heterozygoten Trägern. Beeinflussen dominante Erbkrankheiten die berufliche Leistungsfähigkeit, so ist das im Rahmen einer normalen medizinischen Untersuchung und der davon ableitbaren Prognose fast immer erkennbar. Auch Fälle von spät manifestierenden Krankheiten, wie etwa die Chorea Huntington, sind aufgrund der Familienanamnese oder, wenn man dieser nicht traut, mit Hilfe eines mittelmäßigen Privatdetektives, leicht eruierbar.

Erbfaktoren, die sozial wichtige und relativ häufige Eigenschaften, im Sinne von Krankheitsdispositionen beeinflussen, wären wohl das, was am meisten interessieren würde. Wie wenig Zuverlässiges eine «Genomanalyse» hier ausrichten könnte, versteht man nur in Kenntnis der Grundzüge der multifaktoriellen Vererbung, womit sich der letzte Abschnitt dieses Aufsatzes befaßt.

Somit verbleiben für die Entschleierung unserer genetischen Geheimnisse noch die rezessiven Erbanlagen, also jene Gene, die, falls unser Partner ebenfalls Träger der gleichen Anlage ist, bei 25 Prozent unserer Kinder eine Krankheit bewirken. Von diesen Krankheiten kennt man heute rund 1500, eine Zahl, die sich bis zur völligen Aufklärung des menschlichen Genoms wohl höchstens verdoppeln wird. Nun stellt sich die Frage, wieviele von diesen rezessiven Genen ein durchschnittlicher Mensch mit sich herumträgt. Und zwar wollen wir uns hier bewußt auf das beschränken, was sozial relevant ist. Rezessive Letalfaktoren, die zu Spontanaborten führen, interessieren uns in diesem Zusammenhang nicht, sondern nur diejenigen Gene, die in homozygotem Zustand zu einer offensichtlichen Krankheit führen. Deren Häufigkeit ist in unserer Bevölkerung bekannt und beträgt bei den Lebendgeborenen rund ein halbes Prozent. Sie läßt sich natürlich auch in der Nachkommenschaft von Vettern ersten Grades ermitteln, und daraus bekommt man dann Anhaltspunkte über die durchschnittliche Anzahl rezessiver Gene pro Durchschnittsperson. Die Abb. 1 mit einem kleinen Stammbaum erläutert diese Berechnung.

Die Quintessenz einer Durchleuchtung des Genoms einer einzelnen Person läge somit offenbar in der Entdeckung von etwas weniger als einem rezessiven Gen, wahrlich einem mageren Resultat. Denkt man an den Aufwand, der dazu nötig wäre, so schwindelt einem geradezu ob eines solchen

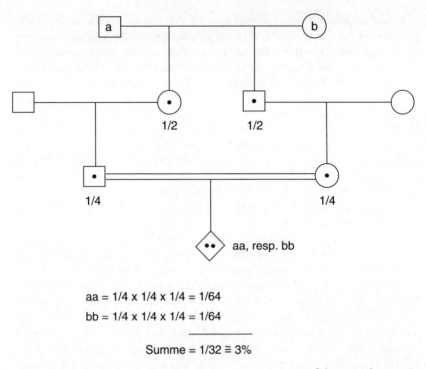

aa = 1/4 x 1/4 x 1/4 = 1/64
bb = 1/4 x 1/4 x 1/4 = 1/64

Summe = 1/32 ≅ 3%

Abb. 1: Vettern 1. Grades haben ein Paar gemeinsamer Großeltern. Nehmen wir an, der gemeinsame Großvater verfüge über *ein* krankmachendes rezessives Gen, hier mit a bezeichnet, so ist die Wahrscheinlichkeit, daß dieses beim Urenkel homozygot auftritt, 1:64. Die gleiche Wahrscheinlichkeit gilt für ein rezessives Gen b der Großmutter. Hätte jede Person im Durchschnitt *ein* rezessives Gen, so würde man unter den Nachkommen von Vettern 1. Grades rund drei Prozent Kinder mit einer wohldefinierten autosomal rezessiven Erbkrankheit erwarten. Dieser Wert liegt aber bereits über der tatsächlich beobachteten Häufigkeit.

Mißverhältnisses. Die einzigen, die davon profitieren könnten, wären – neben den untersuchenden Laboratorien – Paare mit dem gleichen rezessiven Gen. Diese könnten dann allerdings eine gezielte pränatale Diagnose ins Auge fassen.

4. Die multifaktorielle Vererbung

Die wichtigsten Krankheiten und Mißbildungen, von denen hier die Rede ist, sind folgende: Hoher Blutdruck und seine kardiovaskulären Folgen, Schizophrenien, affektive Psychosen, Epilepsien, vererbte Allergien (Atopien), Diabetes mellitus (I und II), Spina bifida, Lippen-Kiefer-Gaumenspalten, angeborene Herzmißbildungen. Alle diese Leiden sind im Gegensatz zu den monogenen Erbkrankheiten relativ häufig, und man beobachtet, daß sie in der Bevölkerung nicht zufällig verteilt sind, sondern familiär gehäuft auftreten. Es gelingt aber nicht, das familiäre Muster mit Mendel'schen Erbgängen in Einklang zu bringen. Was ebenso

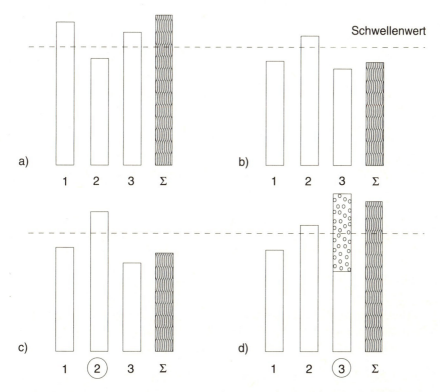

Abb. 2: Die Annahme geht davon aus, der genetische Anteil einer multifaktoriell bedingten Krankheit beruhe auf der Summe der Genwirkungen der Allele an drei Genloci. Die Summe der drei Genprodukte muß, wenn die Person gesund sein soll, einen bestimmten Schwellenwert erreichen, was unter a) dargestellt ist. Unter b) wird der Schwellenwert nicht erreicht; die genetische Voraussetzung für die Manifestation der Krankheit ist damit erreicht. In Schema c) ist angenommen, der Einzelfaktor 2 sei molekulargenetisch gut analysierbar, die Menge des Genproduktes 2 sei bestimmbar. In Unkenntnis der übrigen beteiligten Gene sagt aber dieser Einzelwert nichts aus über die Summe der Genwirkungen. Prognostisch gestattet ein solcher Wert daher weder vor- noch nachgeburtlich eine Aussage. d) In therapeutischer oder präventiver Hinsicht ermöglicht dieses Konzept jedoch durchaus ein erfolgreiches Eingreifen. Durch Aufstocken irgendeines bekannten Einzelfaktors – hier Gen 3 – ist es möglich, die Summe der Genwirkungen über den Schwellenwert zu heben. Dabei sollte es keine Rolle spielen, ob am Genlocus 3 selber ein Defizit besteht oder nicht, da es nur auf die Summe der Produkte 1, 2 und 3 ankommt.

wenig zum Ziel führt, ist die Annahme, es handle sich um rein polygene Vererbung. Wäre dies der Fall, so müßten erbgleiche Zwillinge konkordant sein, genau so, wie dies für die monogenen Krankheiten zutrifft. Da die Konkordanz aber in der Regel nur bei etwa 50 Prozent liegt, müssen noch weitere Faktoren im Spiel sein. In Frage kommen nicht nur bekannte und unbekannte exogene Einflüsse, sondern auch biologische Zufallsfaktoren, wie z.B. somatische genetische Ereignisse.

Die Erbrisiken bei diesen Krankheitsgruppen richten sich, wie erwähnt, nicht nach den Mendelschen Regeln, sie sind aber empirisch bekannt. Bei den Mißbildungen, die in der Durchschnittsbevölkerung eine Häufigkeit von ungefähr 1:1000 haben (Spina bifida, Lippen-Kiefer-Gaumenspalten) beträgt das Risiko für Verwandte 1. Grades, d.h. Geschwister oder Kinder, oft ungefähr fünf Prozent. Bei den Krankheiten mit einer Häufigkeit von gegen ein Prozent (Schizophrenien, Epilepsien) liegen diese Risiken in der Größenordnung von fünf bis zehn Prozent. Sind zwei Verwandte ersten Grades betroffen, also z.B. der Vater und die Schwester, so liegt das Risiko für ein weiteres betroffenes Kind in der Familie um einen Faktor von 2–3 höher. Umgekehrt liegen die Risiken bei Betroffensein eines Verwandten 2. oder 3. Grades bereits relativ tief, tiefer als wenn es sich um unregelmäßig dominante Vererbung handeln würde.

Wichtig ist also, sich zu vergegenwärtigen, daß es bei diesen Krankheiten einen vererbten und einen nicht vererbten, ursächlichen Anteil gibt. Der vererbte genetische Anteil setzt sich zusammen aus Wirkungen, die von den Allelen an zahlreichen Genloci ausgehen. Bei gleicher klinischer Diagnose sind in verschiedenen Sippen höchstwahrscheinlich unterschiedliche Genloci involviert, wenn auch ein Teil vermutlich identisch ist. Das gelegentliche Vorkommen «dominanter Hauptgene» ist wahrscheinlich. Die Regel dürfte jedoch eine ungünstige Kombination von Normalallelen sein, wofür es namentlich bei den Autoimmunkrankheiten, wie etwa dem Diabetes Typ I, auch schon direkte Beweise gibt.

Bei der Erkennung und Analyse von genetischen Einzelfaktoren bei den multifaktoriellen Krankheiten stehen zweifellos große Fortschritte bevor. Aus der Natur dieser Art von Vererbung zu schließen, kann man aber annehmen, daß diese Fortschritte viel eher der Therapie als der Prognostik zugute kommen werden. Die Abb. 2 soll diese Gedankengänge bildlich verständlich machen.

Die Domäne des skizzierten therapeutischen Konzeptes dürften die postnatal beginnenden Krankheiten sein, also die multifaktoriell bedingten Formen von Epilepsien, Psychosen und Hypertonien, um die zahlenmäßig wichtigsten zu nennen. Bei den vorgeburtlich entstehenden Mißbildungen, namentlich der Spina bifida und den Gesichtsspalten, scheint diese Art von Therapie hingegen unrealistisch.

Literatur

RÜDIGER, H. W.: Genomanalyse in der Arbeitsmedizin. In: SASS, H.-M. (Hrsg.): Genomanalyse und Gentherapie. Springer-Verlag, Berlin, Heidelberg 1991.

Nachfragen und Ergänzungen

Vogel: Ich möchte nur eine kleine Ergänzung machen zu dem, was Herr Schmid zu Anfang gesagt hat: Häufigkeit von Heterozygotie rezessiver Krankheiten in Bevölkerungen. Da haben wir Berechnungen, die zu mehreren solchen Genen pro Person geführt haben; diese beziehen ja ausdrücklich solche Gene ein, die sich auf noch nicht bekannte rezessive Krankheiten beziehen, sondern auf rezessive Letalfaktoren meinetwegen, auch andere rezessive deletäre Effekte. Und wenn man das so zusammenzieht, dann kommt ungefähr das gleiche raus. Auf der anderen Seite muß man natürlich bedenken, daß es Untersuchungen gibt über Häufigkeit von Stoffwechselkrankheiten in Screening-Programmen, wo also doch eine beträchtliche Zahl rauskommt, wenn man bedenkt, daß etwa 10–11% aller Menschen für die paar Gene heterozygot sind, beispielsweise ein Dutzend oder so, die ins Screening-Programm einbezogen werden. Also es ist doch eine ganze Menge, und es kommt noch eine Menge dazu. Wir müssen insbesondere bedenken, daß es sicher eine ganze Reihe von rezessiven Krankheiten gibt, deren Homozygotie beispielsweise zu schwerer geistiger Behinderung führt. Man überzeugt sich leicht davon, daß es solche Anomalien gibt, wenn man zum Beispiel die Untersuchungen aus Inzestverbindungen betrachtet, also Geschwisterverbindungen oder Vater-Tochter-Verbindungen. Man kommt dann zu ziemlich beträchtlichen Zahlen, wobei ich natürlich zugebe, daß dabei keine zufällige Stichprobe aus der Gesamtbevölkerung vorliegt.

Schmid: Ich sollte vielleicht noch einmal betonen, daß sich das Gesagte auf die bekannten beschriebenen Erbkrankheiten bezieht, von denen ja häufig angenommen wird, jeder Mensch sei für mehrere davon heterozygot, und das trifft aufgrund der Erfahrungen an Kindern aus Vetternehen ersten Grades einfach nicht zu.

Wolf: Ich wollte doch gerne um Ihre Zustimmung bitten, daß vielleicht Herr Schmid noch etwas aus der Schule plaudert zur Chorea Huntington, weil diese Krankheit hier immer wieder als ein Modell verwendet wird, und weil er gerade hierzu spezifische Erfahrungen hat. Vielleicht darf ich Dich bitten, zunächst hierzu zu sprechen.

Schmid: Wir führen in Zürich die DNA-Diagnostik bei Chorea Huntington seit 1986 durch. Beratungen haben wir schon seit 1964 gemacht. Nun zu den Erfahrungen. Was sich als absolut wichtig herausstellt, auch aus den Gesprächen mit den Ratsuchenden, das ist, daß eine konventionelle Beratung wirklich absolut obligat ist. Da hört man schwere Vorwürfe gegenüber praktizierenden Ärzten, die die Familien im Dunkeln gelassen haben, obschon die Diagnose längst klar war. Dann bin auch ich selbstverständlich der Meinung, daß man vorsichtig und schrittweise vorgehen muß, daß man immer zuerst die konventionelle Beratung macht, daß man dann den Leuten erklärt, was machbar ist mit der DNA-Diagnostik, und daß man ihnen Zeit gibt zu überlegen und ein weiteres Gespräch abzuwarten. Das zweite Mal nimmt man bei denjenigen, die nun sicher sind, daß sie es wissen möchten, eine Blutprobe ab. Nachher kommt ja immer noch die Frage, ob man genügend Verwandte zur Verfügung hat und ob die Resultate überhaupt informativ sind oder nicht. Und wenn das Ergebnis schließlich informativ wird, läßt man die Ratsuchenden wiederkommen, und dann werden sie gefragt, ob sie das Ergebnis tatsächlich wissen wollen. Hier zeigt sich, daß es gewisse Leute gibt, die einen Rückzieher machen. Die meisten bleiben aber bei ihrem Begehren. Es gibt eine diskrepante Auffassung darüber, ob man die Leute von vornherein verpflichten solle, psychologische Beratung von Anfang an zu beanspruchen. Es gibt Leute, die sich durchaus zumuten, mit dem Problem fertig zu werden, ohne in eine psychologische Beratung gehen zu müssen, und das ist ein Wunsch, den ich respektiere. Ich finde es nicht unbedingt notwendig, daß man gleichsam von vornherein unterschreiben muß, man bleibe dann nachher so und so viele Jahre in psychologischer Betreuung. Wenn das gewünscht wird, sind wir selbstverständlich auch bereit, den Leuten dazu zu verhelfen. Nachdem wir uns damit zu befassen begonnen hatten, wurde in der Schweiz auch eine Gesellschaft gegründet, eine Chorea-Huntington-Gesellschaft; diese sorgt wirksam für die psychosoziale Betreuung und für das Gespräch der betroffenen Familien untereinander. Aber auch da zwingen wir niemanden, in diese Gesellschaft einzutreten; das ist das freie Entscheidungsrecht der Leute, ob sie das beanspruchen wollen oder nicht; ich glaube, das gilt für fast alle medizinischen Genetiker, die sich mit dem Problem befassen. Wir haben auch etliche pränatale Diagnosen durchgeführt, wobei einmal die Mutter bei einem 50-Prozent-Risiko dann schließlich doch nicht die Schwangerschaft abbrechen lassen wollte und das Kind austrug. Dagegen haben wir auch nichts gehabt. Es war der freie Entschluß des Paares.

Postnatale genetische Diagnostik: Möglichkeiten, Nutzen und Probleme

Peter Propping

Die Genetik stellt besonders aussichtsreiche Methoden zur Erforschung der Ursachen erblicher Krankheiten bereit. Vor allem monogen erbliche Krankheiten bieten gute Voraussetzungen für die Aufdeckung der Ursachen; aber auch die komplexen Krankheiten, an deren Entstehung genetische Faktoren in bislang unübersichtlicher Weise beteiligt sind, können im Prinzip mit genetischen Methoden bearbeitet werden. Die Molekulargenetik hat einen völlig neuen Ansatz der Ursachenforschung möglich gemacht. Während früher zunächst mit biochemischen Methoden nach der Ursache einer erblichen Krankheit (z.B. Enzym- oder Rezeptordefekt) und dann sekundär nach der eigentlichen genetischen Ursache gesucht wurde, kann man inzwischen umgekehrt vorgehen. Zunächst wird ein Genort kartiert, dann das für die Krankheit verantwortliche Gen identifiziert und danach der biochemische Defekt nachgewiesen. Diese Forschungsstrategie wird mit dem Begriff der «reversen Genetik» umschrieben. Vielfach wird auf dem Umweg über den Defekt überhaupt erst eine bis dahin unbekannte Normalfunktion aufgedeckt. Auf diesem Wege sind z.B. das Dystrophin (defekt bei Muskeldystrophie Typ Duchenne und Becker) und ein Ionenkanalprotein (defekt bei zystischer Fibrose) identifiziert worden.

Wenn die eigentliche Ursache einer erblich bedingten oder mitbedingten Krankheit verstanden ist, dann ist es zumindest denkbar, daß es gelingt, eine in den ursächlichen Mechanismus eingreifende Therapie zu entwickeln. Diese könnte durchaus in einer Therapie mit herkömmlichen Medikamenten bestehen. Die Verwendung molekulargenetischer Erkenntnisse für diagnostische Zwecke ist eigentlich ein Nebeneffekt der Ursachenforschung.

Die herkömmliche medizinische Diagnostik erfaßt bestehende Krankheiten. Die genetische Diagnostik kann eine monogen erbliche Krankheit evtl. bereits viele Jahre vor ihrem Ausbruch nachweisen. In Abhängigkeit von der Natur der Krankheit kann diese prädiktive Diagnostik für den einzelnen segensreich sein oder zur Last werden. Wir wollen zunächst die Möglichkeiten prädiktiver Diagnostik in Abhängigkeit von der phänotypischen Umsetzung eines bestimmten Genotyps betrachten.

Prädiktive Diagnostik nach dem Grad der phänotypischen Umsetzung

Die Genwirkung läßt sich nach der Regelhaftigkeit ihrer phänotypischen Umsetzung einteilen. Der Gesichtspunkt ist wichtig, weil die prädiktive Diagnostik in Abhängigkeit von der Beeinflußbarkeit des Phänotyps zu beurteilen ist. Wenn eine Krankheit ohne Möglichkeit zu einer Therapie einen schicksalhaften Verlauf nimmt, dann ist die Diagnostik anders einzustufen als wenn eine effektive Behandlung zur Verfügung steht (Tab. 1).

Manche der in Tab. 1 beispielhaft aufgeführten Krankheiten können biochemisch, andere molekulargenetisch direkt oder indirekt (Kopplungsuntersuchung) prädiktiv diagnostiziert werden. Für die ethische Beurteilung ist die Labormethode jedoch ohne Belang. Die Beispiele sollen auch in Erinnerung rufen, daß ein Genotyp nicht notwendigerweise einen be-

Tab. 1: Beispiele für Krankheiten, bei denen eine prädikative Diagnostik möglich ist, nach dem Grad der phänotypischen Umsetzung des Genotyps und der Möglichkeit zu Prävention oder Therapie.

A. Obligate phänotypische Umsetzung eines Genotyps

– *Ohne Möglichkeit zu Prävention oder Therapie:*

Chorea Huntington: (aut.-dom.)	Beginn meist mit 35–45 Jahren, Tod innerhalb von etwa 10 Jahren
Morbus Alzheimer: (kleiner Teil aut.-dom.)	Einige Fälle sind aut.-dom. erbl., Beginn vor dem 60. Lebensjahr, Tod innerhalb weniger Jahre
Metachromatische Leukodystrophie: (aut.-rezessiv)	Adulte Form: Krankheitsbeginn mit 15–30 Jahren, Tod innerhalb von etwa 10 Jahren

– *Mit Möglichkeit zu Prävention oder Therapie:*

Phenylketonurie: (aut.-rezessiv)	Entwicklung schwerer geistiger Behinderung im 1. Lebensjahr, unbehandelt Lebenserwartung von Jahrzehnten. Strikt Phenylalanin-kontrollierte Diät von der Geburt bis zur Pubertät verhindert die Entwicklung geistiger Behinderung
Familiäre adenomatöse Polyposis coli: (aut.-dom.)	Entwicklung von Polypen im Dickdarm, beginnend mit 10–50 Jahren, in allen Fällen Entartung zu Krebs innerhalb von etwa 10 Jahren. Rechtzeitige chirurgische Entfernung des Dickdarms beugt der Krebsentwicklung effektiv vor.

B. Genotyp-Umwelt-Interaktion

– *Ohne Möglichkeit zu Prävention:*

Diabetes mellitus Typ I: (multifaktoriell)	Träger des DR3- oder DR4-Allels haben ein 3fach, für DR3/DR4-Heterozygote ein 6fach erhöhtes Erkrankungsrisiko

– *Mit Möglichkeit zu Prävention oder Therapie:*

Cholinesterase-Mangel: (aut.-rezessiv)	Unfähigkeit zum Abbau des bei Narkosen verwendeten Muskelrelaxans Suxamethonium; ohne rechtzeitige Erkennung sind schwere Narkosekomplikationen möglich. Therapie durch Enzymsubstitution
Glukose-6-phosphat-dehydrogenase-Mangel: (X-chrom.-rezessiv)	Gefahr der schweren Hämolyse bei Aufnahme zahlreicher Medikamente mit oxidierenden Eigenschaften, z. B. Schmerz- u. Fiebermittel

C. Genetische Prädisposition bei unklarem genetischem Modell

Beispiele: Hypertonie, manisch-depressive Krankheit: Manifestation ab etwa 15. Lebensjahr möglich.
Bisher keine prädiktive Diagnostik möglich. Chance der Ursachen- und Therapieforschung durch die Genetik.

---

stimmten Phänotyp zur Folge haben muß. Wegen ihrer Eindrücklichkeit ist man geneigt, monogene Krankheiten, besonders die deletär verlaufenden, in erster Linie in den Blick zu nehmen. Monogene Krankheiten stellen aber in der Genetik nur eine Extremform dar. Die meisten Phänotypen einschließlich der meisten Krankheiten haben eine komplexere, schwerer zu überschauende genetische Grundlage, z.B. Hypertonie, Anfallsleiden, Allergien, Psychosen. Es kann aber keinen Zweifel geben, daß auch die an der Entstehung komplexer Krankheiten beteiligten Gene in den kommenden Jahren nach und nach identifiziert werden. Prädiktive Diagnostik wird dann zu einer allgemeinen Möglichkeit werden, mit allen Chancen und Problemen. Insofern ist es sinnvoll, Prinzipien anhand extremer Beispiele zu diskutieren.

Prädiktive Diagnostik mit dem Ziel der Krankheitsverhütung

Diese Form der prädiktiven Diagnostik entspricht dem in der Medizin üblichen Paradigma: Man diagnostiziert eine Krankheit so früh wie möglich, damit eine Prävention bzw. Therapie dem drohenden Schaden zuvorkommt. Als typisches Beispiel kann das Neugeborenenscreening auf Phenylketonurie und auf kongenitale Hypothyreose gelten. Alle Neugeborenen werden in Deutschland auf diese Krankheiten untersucht. Das Einverständnis der Eltern wird unterstellt, da der Therapiebeginn keinen Zeitaufschub duldet und da ohne Behandlung eine bleibende Schädigung des Kindes resultierte. Diese Praxis ist ethisch zweifellos zu rechtfertigen.

Ein Beispiel für eine genetische Reihenuntersuchung an Erwachsenen ist das Screening auf den Enzymdefekt der Porphyria variegata in Südafrika vor Narkosen. Diese autosomal-dominant erbliche Form der Porphyrie ist dort unter Nachfahren der holländischen Einwanderer besonders häufig. Träger des Porphyrie-Gens sind von schweren, evtl. lebensgefährlichen Reaktionen auf Narkosemittel bedroht.

Eine ähnliche Untersuchung mit dem Ziel der Krankheitsvorbeugung wäre im Hinblick auf Glukose-6-phosphat-dehydrogenase-Mangel (G-6-PD) in solchen Bevölkerungen sinnvoll, in denen der Enzymdefekt häufig ist. Weltweit sind etwa 400 Mill. Menschen von einem G-6-PD-Mangel betroffen, in erster Linie im Mittelmeergebiet, in Afrika und in Südostasien. Es gibt allerdings zahlreiche verschiedene Mutationen, die einen unterschiedlich schweren Enzymdefekt zur Folge haben. Auf den Defekt war man erstmals im Koreakrieg (1950–52) aufmerksam geworden. Damals erhielten die amerikanischen Soldaten zur Malaria-Prophylaxe das Medikament Primaquin. Etwa 10% der schwarzen und 1–2‰ der weißen Soldaten (meist aus den Mittelmeerländern) reagierten mit einer hämolytischen Reaktion (Vogel und Motulsky, 1986). Es läge daher im Interesse des einzelnen, vor Verabreichung von Medikamenten, die bei G-6-PD-Defizienz bekanntermaßen eine Hämolyse auslösen können, die Enzymaktivität zu bestimmen.

Untersuchung von Risikopersonen

Anders sind die Probleme bei der autosomal-dominant erblichen Polyposis coli gelagert. Gen-Träger entwickeln meist im jugendlichen Erwachsenenalter, im Einzelfall auch früher oder später, Dickdarmpolypen, die nach spätestens 10 Jahren praktisch immer maligne entarten. Aufgrund des Erbganges haben Kinder und Geschwister dieser Patienten a priori ein Risiko von 50%, das Krankheits-Gen und damit die Krankheit geerbt zu haben. Je älter eine derartige Risikoperson geworden ist, ohne erkrankt zu sein, desto geringer ist das Restrisiko. Man kann deshalb Risikopersonen in jedem Alter jeweils ein Restrisiko zuordnen. Erst jenseits des 50.–60. Lebensjahres kann der Nachkomme eines Polyposis-Patienten sicher sein, die Krankheit nicht geerbt zu haben.

Bei Auftreten der ersten Polypen ist der gesamte Dickdarm – das Organ, an dem sich die Krankheit hauptsächlich manifestiert – chirurgisch zu entfernen. Vom 10. Lebensjahr an müssen daher bei den Risikopersonen in 2jährigem Abstand Darmspiegelungen durchgeführt werden. – Seitdem das Gen 1987 kartiert und 1991 auch identifiziert worden ist, können die Gen-Träger in dafür geeigneten Familien mit molekulargenetischer Methodik erkannt werden. Den Personen im Risikokollektiv, die das Polyposis-Gen nicht geerbt haben, können daher die Darmspiegelungen erspart werden. Der andere Teil der Risikopersonen hat eine praktisch 100%ige Erkrankungs-Wahrscheinlichkeit und muß besonders sorgfältig überwacht werden (Friedl et al. 1991a). Die präsymptomatische Diagnostik unterteilt die Population der Risikopersonen mit ihrem 50%-Erkrankungsrisiko also in die beiden Teilpopulationen derer, die sehr wahrscheinlich erkranken bzw. nicht erkranken werden. Dies ist im Sinne der Krankheitsverhütung sicher sinnvoll, es ist für den einen Teil der Risikopersonen aber mit einer unangenehmen Nachricht verbunden. Vor der Untersuchung muß mit der Familie deshalb ein ausführliches Beratungsgespräch geführt werden.

Screening und Untersuchung von Risikogruppen

Bei allen prädiktiven Untersuchungen auf genetische Krankheiten sind prinzipiell zwei Ansätze voneinander abzugrenzen:

a) systematische, d.h. vollständige Untersuchung einer definierten Population (Screening),
b) gezielte Untersuchung von Risikopersonen auf Verlangen und nach Aufklärung.

Reihenuntersuchungen auf bestimmte behandelbare angeborene Stoffwechselkrankheiten werden bei Neugeborenen und z.B. in Südafrika präperativ auf Porphyria variegata durchgeführt. Sie wären im Prinzip z.B. auch in der Arbeitsmedizin im Hinblick auf ökogenetische Dispositionen denkbar. Eine Reihenuntersuchung, die ausschließlich dem Wohl der Untersuchten dient, ist vertretbar bzw. sogar notwendig. Wenn die gewonnene Information daneben aber auch mit Nachteilen für den Untersuchten verbunden sein kann, z.B. Benachteiligung am Arbeitsplatz oder bei der Einstellung, dann müssen besondere Vorkehrungen zum Schutze der Untersuchten getroffen werden. Eine Reihenuntersuchung auf eine unbehandelbare genetische Krankheit sollte unterbleiben. Eine prädiktive Untersuchung von Risikopersonen, die der Verhütung einer genetischen Krankheit dient, ist sinnvoll; sie darf aber nur nach vollständiger Aufklärung und genetischer Beratung vorgenommen werden. Eine Risikoperson muß über ihre Gesamtproblematik informiert sein.

Probleme

Die Möglichkeit zur prädiktiven Diagnostik ist mit einer Reihe von Problemen verbunden, die es bisher in der Medizin nur ausnahmsweise gegeben hat. Einige wichtige Aspekte sollen herausgehoben werden.

Präsymptomatische Diagnostik ohne Möglichkeit der Therapie

Neben den in Tab. 1 genannten Krankheiten können als weitere Beispiele in dieser Gruppe die myotone Dystrophie und die sensorineurale Neuropathie (CMT, Typ 1a, Charcot-Marie-Tooth) genannt werden. Ein frühzeitiges Wissen über die später zu erwartende eigene Krankheit kann für einen Menschen eine große Belastung darstellen, wenn es keine Therapiemöglichkeit gibt. Wenn ein Mensch, der Risikoperson für eine spätmanifeste genetische Krankheit ist, seinen Genotyp für die eigene Familienplanung kennen möchte, wird man ihm dieses Wissen nicht vorenthalten dürfen. Die Problematik einer prädiktiven Diagnostik muß aber mit der ratsuchenden Person ausführlich besprochen werden; evtl. ist der Hinweis auf Patienten-Selbsthilfegruppen nützlich. Die Chorea Huntington ist für die Problematik der präsymptomatischen Diagnostik einer spätmanifesten und unbehandelbaren Krankheit geradezu zum Paradigma geworden (Ethical issues policy statement, 1990).

Genetische Prädisposition und Arbeitsmedizin

Dieser Aspekt steht in der öffentlichen Debatte über die Genetik im Mittelpunkt des Interesses. Im Vergleich zu anderen Problemen ist der Grad der Aufmerksamkeit jedoch unverhältnismäßig groß. Dies dürfte darauf beruhen, daß die Möglichkeiten der Genetik, wenigstens beim gegenwärtigen Methodenstand, überschätzt werden. In großer Sorge wird vielfach angenommen, genetische Labormethoden könnten die Intelligenz oder gar Persönlichkeitseigenschaften eines Menschen erfassen; genetische Methoden könnten daher bei der Personalauswahl in einer Firma herangezogen werden. Diese Sorgen überschätzen die gegenwärtigen Möglichkeiten der Genetik gewaltig. Vermutlich wird man aus prinzipiellen Gründen mit genetischer Methodik nie Vorhersagen über menschliches Verhalten machen können (Propping, 1989).

Einige genetische Enzymdefekte haben für die Arbeitsmedizin Bedeutung. Neben dem oben genannten G-6-PD-Mangel haben Defekte im Hydroxylierungs- und im Acetylierungs-System erhöhte Anfälligkeiten für bestimmte Chemikalien zur Folge, vor allem im Hinblick auf Krebsauslösung. Aus arbeitsmedizinischer Sicht ist es zweifellos sinnvoll, die erhöhte Anfälligkeit eines Menschen gegenüber bestimmten Chemikalien zu kennen. Für diese Personen müssen besondere Sicherheitsmaßnahmen gefunden werden. Wenn es auch nicht im Interesse eines so disponierten Menschen liegt, einem für ihn gefährlichen Stoff exponiert zu werden, so ist doch die immer wieder geäußerte Befürchtung nicht von der Hand zu weisen, daß Menschen mit erhöhter Anfälligkeit gegenüber bestimmten Chemikalien bei der Besetzung eines Arbeitsplatzes benachteiligt werden könnten. In großen Firmen mit ihren vielfältigen Bereichen dürfte es meist möglich sein, die stärker gefährdeten Personen an einen anderen Arbeitsplatz zu versetzen, zumal die genetische Prädisposition jeweils nur gegenüber ganz bestimmten Substanzen besteht. In dem Spannungsfeld zwischen Gesundheitsschutz und Diskriminierung muß eine Lösung gefunden werden. Das Problem ist lösbar; in der öffentlichen Diskussion wird die Situation meist zu ungünstig eingeschätzt.

Präsymptomatische Diagnostik bei Minderjährigen

Bei einer unbehandelbaren Krankheit sollte eine präsymptomatische Diagnose nur bei Volljährigen nach eingehender Beratung zulässig sein. Auch Eltern haben kein Recht, ihre Kinder prädiktiv darauf untersuchen zu lassen, ob sie ein später krankmachendes Gen geerbt haben. Dies ist z. B. auch in verschiedenen Richtlinien zur prädiktiven Diagnostik bei Chorea Huntington niedergelegt (Ethical issues policy statement, 1990).

Eine besondere Situation besteht bei der oben erwähnten Polyposis coli. Risikopersonen für diese Krankheit müssen vom 10. Lebensjahr an im zweijährigen Abstand rektoskopiert werden, damit Dickdarmpolypen entdeckt werden können, so daß die chirurgische Therapie rechtzeitig eingeleitet wird. Wenn durch molekulargenetische Untersuchung ausgeschlossen werden konnte, daß eine Polyposis-Risikoperson die in der Familie vorkommende Mutation geerbt hat, dann kann auf die rektoskopischen Vorsorgeuntersuchungen natürlich verzichtet werden. Es stellt sich aber die Frage, ob die prädiktive molekulargenetische Untersuchung bei Risikopersonen auch schon vor dem 10. Lebensjahr durchgeführt werden soll bzw. darf. Zu diesem Problem haben wir eine Befragung unter Polyposis-Patienten und ihren Angehörigen durchgeführt (Friedl et al., 1991b). 75% der Befragten sprachen sich dafür aus, die Entscheidung über den Zeitpunkt der molekulargenetischen Untersuchung bei Kindern den Eltern zu überlassen. Dabei wird argumentiert, daß die Familie den Umgang mit der Krankheit eher bewältigen könne, wenn schon vor dem 10. Lebensjahr klar sei, ob ein Kind das krankheitserzeugende Gen geerbt habe. Das Kind könne so auch adäquat informiert werden.

Prädiktive Diagnostik als Nebeneffekt von Forschung

Wie oben dargestellt, ist die reverse Genetik eine Strategie zur Identifizierung eines bis dahin unbekannten Gens. Ein solches Forschungsvorhaben ist auf die Kooperation der betroffenen Familien angewiesen. Die Familienmitglieder sind bei der Aufforderung zur Mitarbeit über die Natur des Forschungsvorhabens informiert worden. Ihnen ist gesagt worden, daß sie im Interesse des Erkenntnisgewinns um Teilnahme gebeten werden und daß sie selber keine Vorteile von der Untersuchung haben.

Wenn nach erfolgreicher Beendigung des Forschungsprojekts ein Genort kartiert oder das Gen sogar identifiziert worden ist, dann ist in den zu Forschungszwecken untersuchten Familien im nachhinein klar, wer Genträger ist und gegebenenfalls später erkranken wird. Bei der Erstveröffentlichung der Kartierung des Gens für Chorea Huntington haben die Autoren auf die Publikation des Genotyps der Risikopersonen, die ja noch gesund sind, deshalb verzichtet (Gusella et al., 1983). Wie hat sich ein Untersucher aber zu verhalten, wenn ein früherer Teilnehmer an der Studie jetzt nach seinem eigenen Genotyp fragt? In dieser Studie wird man zunächst ein eingehendes Beratungsgespräch zu führen und auf die Endgültigkeit des Befundes hinzuweisen haben. Wenn der Fragende auf der Auskunft beharrt, dann wird man ihm das Resultat nicht vorenthalten dürfen. Die Situation ist allerdings ungut, weil ein Mensch, der sich zunächst für die Teilnahme an der Untersuchung zur Verfügung gestellt hat, hinterher den Eindruck haben muß, daß man vor ihm Geheimnisse hat. Die Problematik muß mit dem Betroffenen nachvollziehbar erörtert werden.

Genetische Krankheiten und Versicherungen

Das Versicherungsprinzip beruht auf einer Solidargemeinschaft und auf der Tatsache, daß das einzelne Mitglied der Gemeinschaft sein persönliches Risiko nicht kennt. Eine präsymptomatische Erkennung sich später manifestierender Krankheiten oder der Disposition hierzu ändert die Situation. Der Versicherer könnte ein Interesse daran haben, Träger bestimmter Gene, die mit einem erhöhten Krankheitsrisiko verbunden sind, zu identifizieren, um sie mit erhöhten Prämien zu belasten. Ein Malus-System gibt es bei Versicherungen seit langem; es berücksichtigte bisher aber nur tatsächlich bestehende bzw. abgelaufene Krankheiten. Jetzt könnte genetische Diagnostik dazu führen, daß manche Menschen bereits präsymptomatisch mit einem Malus belegt werden; im Extremfall wären sie vielleicht gar nicht mehr versicherbar.

Bei der Bewertung dieser möglichen Entwicklung ist zwischen Lebens- und Krankenversicherungen zu unterscheiden. Lebensversicherungen stellen eine besondere Form der Kapitalanlage dar; hier ist das Problem nicht so heikel wie bei Krankenversicherungen. Es ist keinesfalls akzeptabel, daß ein Teil der Versicherten mit einer Prämienerhöhung belastet werden, weil sie ein Gen tragen, das erst in fernerer Zukunft Krankheitskonsequenzen haben wird. Eine prädiktive genetische Diagnostik bei Abschluß einer Lebens- oder Krankenversicherung ist daher abzulehnen; die Interessen der Versichertengemeinschaft und des Versicherers müssen gegenüber dem Persönlichkeitsschutz des Versicherungsnehmers zurücktreten. Diese Position ist kürzlich auch von einer Expertenkommission vertreten worden (Bundesminister für Forschung und Technologie, 1991). Die Wirklichkeit ist aber komplizierter; bereits die Familienanamnese besitzt u. U. einen Aussagewert für die Einschätzung von Versicherungsrisiken. Die diagnostischen Möglichkeiten und die diagnostischen Gewohnheiten der Medizin verändern sich rasch. Dieses Gebiet bedarf einer kontinuierlichen Beobachtung.

Ausblick

Genetische Methoden haben eine überragende Bedeutung in der Ursachenforschung von Krankheiten, in Zukunft insbesondere bei komplexen Krankheiten. Die so gewonnenen Erkenntnisse werden ungeahnte Fortschritte in der Therapie ermöglichen. Die diagnostische Anwendung des genetischen Wissens ist ein Nebeneffekt, der allerdings gravierende Konsequenzen haben kann. Nahezu jede genetische Krankheit hat ihre eigenen Probleme, für die spezifische Lösungen gefunden werden müssen. Es müssen insbesondere Wege gefunden werden, die die Forschung möglichst wenig behindern und gleichzeitig einem leichtfertigen Umgang mit den diagnostischen Möglichkeiten der Genetik vorbeugen.

Literatur

Bundesminister für Forschung und Technologie (Hrsg.): Die Erforschung des menschlichen Genoms. Ethische und soziale Aspekte. Campus Verlag, Frankfurt/New York, 1991.

Ethical issues policy statement on Huntington's disease molecular genetics predictive test. J. Med. Genet. (1990) 27: 34–38.

FRIEDL, W., MÖSLEIN, G., JAEGER, K., HERFARTH, CH., PROPPING, P.: Familiäre adenomatöse Polyposis. Paradigma einer therapierbaren genetischen Krankheit. Dtsch. Ärzteblatt (1991a) 88: B-851–860.

FRIEDL, W., CASPARI, R., PIECHACZEK, B., PROPPING, P.: Presymptomatic diagnosis of familial polyposis coli. Lancet (1991b) 337: 1172.

GUSELLA, J. F., WEXLER, N. S., CONNEALLY, P. M. et al.: A polymorphic DNA marker genetically linked to Huntington's disease. Nature (1983) 306: 234–238.

PROPPING, P.: Psychiatrische Genetik. Befunde und Konzepte. Springer Verlag, Berlin/Heidelberg/New York, 1989.

VOGEL, F., MOTULSKY, A. G.: Human genetics. Problems and approaches. Springer Verlag, Berlin/Heidelberg/New York, 1986.

Nachfragen und Ergänzungen

Patzig: Herr Propping, ich bin nicht ganz sicher, ob ich den Punkt verstanden habe, den Sie im Hinblick auf diejenigen Teilnehmer an einer Untersuchung, bei denen im Laufe der Zeit erst der Genort gefunden wird, geäußert haben. Ich sehe da keine so großen Probleme, aber es kann sein, daß ich es nicht richtig verstanden habe. Wenn während der Untersuchung herauskommt, wo das Gen liegt, und man dann auch entsprechende diagnostische Mittel einsetzen kann, dann sollte doch eigentlich naheliegen, den Teilnehmern an der Untersuchung zu sagen, man habe nun eine Möglichkeit, ihnen zu sagen, ob sie das Gen tragen oder nicht und mit einer entsprechenden Erkrankungswahrscheinlichkeit rechnen müssen, und man kann sie zugleich fragen, ob sie das Ergebnis der Untersuchung wissen wollen, und es ihnen überlassen, ob sie diese Information haben wollen. Gibt es darüber hinaus noch schwierige Probleme, die ich nur übersehe, oder würden Sie das für eine unerlaubte Verfahrensweise ansehen?

Propping: Ich hatte eine Krankheit als Beispiel gewählt, die dominant erblich ist und für die im Moment keine Therapie zur Verfügung steht. Der betreffende gesunde Angehörige hat eingewilligt, sich an der wissenschaftlichen Untersuchung zu beteiligen. Zu diesem Zeitpunkt gab es noch keine prädiktive Möglichkeit. Nun – dies ist z.B. die Situation bei Chorea Huntington oder einigen Fällen der Alzheimerschen Krankheit – gibt es eine verbreitete Übereinstimmung in den Kreisen der Betroffenen und auch der Fachleute, daß man prädiktive Befunde nicht unkritisch erheben sollte. Der Wissenschaftler findet sich jetzt in einer schwierigen Situation, weil das Ergebnis ja vorliegt. Die Risikoperson hat nicht mehr die Möglichkeit zu sagen: «Ich möchte mich überhaupt nicht untersuchen lassen».

Wolff: Letzteres ist richtig, die Betroffenen haben nicht mehr die Möglichkeit, sich dagegen zu wehren, daß diese Ergebnisse überhaupt generiert werden, wie das ja eigentlich auch heutzutage schon gefordert wird bei den Rahmenbedingungen für eine solche prädiktive Diagnostik. Das Problem ist ein Problem des informed consent. Und es ist die Frage, wie das nun abgefaßt ist bei solchen Forschungsprojekten. Diese Frage berührt eines der vielen ethischen Probleme bei prädiktiver genetischer Diagnostik. Sie sind paradigmatisch bei der Huntingtonschen Krankheit abgehandelt worden, und ich hoffe, daß wir bei der größeren Diskussion noch darauf zurückkommen.

Niermeijer: Ich wollte noch sagen, daß – Morbus Alzheimer ist ein gutes Beispiel – man bei verschiedenen Erkrankungen schon vor Jahren Zellinien von gesunden und betroffenen Familienmitgliedern angelegt hat. Wenn man nun viel später in die Lage kommt, auch genetisch zwischen kranken und gesunden Mitgliedern zu differenzieren, sollte man das nicht einfach tun. In einer solchermaßen veränderten Situation ist es besser, die Familienmitglieder nun erneut nach ihrer Zustimmung zu fragen. Wenn in unseren Laboratorien genetische Daten über Leute existieren, von deren Existenz oder Nichtexistenz diese erst nachher erfahren, ist das mit Recht sehr schädlich für die öffentliche Akzeptanz dessen, was wir mit der Genetik machen.

Ethische Probleme der Postnataldiagnostik

GÜNTHER PATZIG

Im Bereich der Postnataldiagnostik, so wie sie im Programm der Tagung definiert ist, gibt es einige moralische Problemkonstellationen, die jedenfalls Erörterung verdienen, wenn sie auch nicht so fundamentaler, dringender oder schwieriger Natur sind wie etwa die bei der Pränataldiagnostik anstehenden Probleme, soweit diese mit Entscheidungen über Schwangerschaftsabbrüche aus genetischen Gründen zusammenhängen.

Hier geht es vor allem um die schon diskutierte Frage des Umgangs mit Informationen: ob es ein Recht auf Wissen gibt oder sogar eine Pflicht geben kann, Informationen einzuholen oder entgegenzunehmen; es geht ferner um Datenschutz für diagnostische Befunde. Ich werde einige solche Problemfelder skizzieren und zu den auftretenden Fragen eine persönliche – und, wie ich hoffe, begründbare – Stellungnahme vorlegen.

Zunächst ist es wohl nützlich, noch einmal die verschiedenen Ziele zu unterscheiden, die in einer postnatalen Diagnostik verfolgt werden können:

a) Das wichtigste ist zweifellos Diagnostik zu Zwecken einer möglichen Therapie, insbesondere in den Fällen, in denen nur eine schnelle therapeutische Maßnahme schwere Schädigungen oder Tod (z.B. eines Neugeborenen) verhindern kann.

b) Zweitens kann eine postnatale Diagnostik auch zur präsymptomatischen Feststellung von genetisch bedingten Krankheiten wie Chorea Huntington oder etwa der ebenfalls dominant vererbten Zystischen Nierenkrankheit oder der erblichen Hypercholesterolämie dienen, für die es zur Zeit noch keine Therapie gibt. Hier kann die Diagnose nur den guten Sinn haben, dem betroffenen Individuum eine entsprechende Lebensplanung zu ermöglichen und, wie im Fall einer so schweren Krankheit wie Chorea Huntington, die Frage nahezulegen, ob man es verantworten will oder kann, Kinder zu haben, die jeweils ein Risiko von 50% tragen müssen, die Krankheit ebenfalls zu bekommen.

c) Drittens kann eine postnatale Diagnose zum Schutze der Interessen Dritter, besonders z.B. von Arbeitgebern und Lebens- oder Krankenversicherungen, dienen, wobei ich auch Versicherungen legitime Interessen zubilligen möchte.

Es ist klar, daß die Genomanalyse große, einstweilen nur umrißweise erfaßbare Chancen zu einer Diagnostik genetischer Risiken bietet, besonders auch hinsichtlich genetischer Dispositionen, die nur unter gewissen hinzutretenden Bedingungen zur manifesten Erkrankung führen können, wie z. B. besondere Sensibilität gegen gewisse Allergene oder eine erbliche Disposition für bestimmte Kreislauferkrankungen oder Krebs.

Was die postnatale Diagnostik zu Zwecken einer möglichen Therapie, im Falle des positiven Nachweises, angeht, so sind diese Fälle, so meine ich, weithin ethisch unproblematisch. In der Bundesrepublik z. B. werden, wie ich gelesen habe, alle Neugeborenen auf Hypothyreose, Phenylketonurie, Galaktosaemie und Mukoviszidose getestet. Diese z. T. seltenen Defekte erfordern sofortige Maßnahmen und können zum Teil nur durch langfristig einzuhaltende Diätvorschriften beherrscht werden. Nach privaten Umfragen und den Ausführungen von Herrn Propping erscheint es allerdings so, daß die *vorgeschriebene Einwilligung der Eltern* zu diesem Testverfahren nicht immer ausdrücklich eingeholt wird. Dies wäre, im Hinblick auf die Elternautonomie, in der Tat ein Schönheitsfehler; die Überprüfung ist aber so offensichtlich im Interesse der betroffenen Kinder und mit so geringen Risiken behaftet, daß kein ethisches Problem sichtbar wird.

So sinnvoll ein solches Screening für seltene, gefährliche aber therapierbare Defekte bei Neugeborenen ist, so wenig sinnvoll kann es sein, ein umfassendes Testprogramm für möglichst viele der ca. 4000 bekannten monogenen Krankheiten ins Auge zu fassen, die zum größten Teil einstweilen noch nicht therapierbar sind und es vielleicht bleiben werden. Das wäre sicherlich auch eine Verschwendung medizinischer Ressourcen. Eine solche Untersuchung kann natürlich indiziert sein, wenn in einer Familie eine solche Krankheit, wie z. B. Chorea Huntington, schon früher aufgetreten ist oder neu auftritt. Es kann im Interesse der Familienmitglieder liegen, zu erfahren, ob sie die Krankheit selbst bekommen werden oder nicht; die mögliche Gewißheit, von diesem schweren Schicksal verschont zu bleiben, ist für viele wohl das Risiko der schlimmen Nachricht, daß man diese Krankheit unausweichlich bekommen wird, wert. Manche wollen ihr Leben den Tatsachen entsprechend einrichten und planen, eventuell auch auf Nachwuchs verzichten. Aus einer Befragung, auf die Van den Daele (1985) sich bezieht (S. 80), geht hervor, daß 25% einer Gruppe von noch nicht erkrankten Risikopersonen an einem Test auf Chorea Huntington nicht teilnehmen wollten; mehr als 50% gaben an, sie hätten auf Kinder verzichtet, wären sie rechtzeitig über ihre Krankheit informiert worden (bei Chorea Huntington liegt ja die reproduktive Phase in aller Regel *vor* dem Auftreten der ersten Symptome!). Bemerkenswert ist, daß auch diejenigen, bei deren Test sich ergab, daß sie das die Krankheit dominant auslösende Gen *nicht* hatten, zum Teil von schweren Schuldgefühlen gegenüber den erkrankten Angehörigen belastet waren; man würde gern mehr über Motive und Natur dieser Schuldgefühle erfahren. Ist es bloß das Schuldgefühl des (unverdient) Begünstigten, wie es viele von uns Kriegsteilnehmern gegenüber unseren gefallenen Altersgenossen empfunden haben?

Es scheint aus vielen Gründen einleuchtend, daß man ein Recht auf Wissen ebenso wie ein Recht auf Nicht-Wissen anerkennen muß. (Der Titel des Aufsatzes von K. KRAHNEN: «Chorea Huntington, Das Recht auf Wissen *versus* das Recht auf Nicht-Wissen», in: SCHRÖDER-KURT (Hrsg.) 1989 a, suggeriert, beide Rechte stünden in einem Konflikt zueinander; aber nur eine *Pflicht* zu wissen kann einem *Recht* auf Nicht-Wissen entgegenstehen! Zu einer Bemerkung von Herrn Zimmerli in seinem Vortrag möchte ich sagen: Daß die conditio humana Nicht-Wissen unaufhebbar einschließt, macht ein Recht auf Nicht-Wissen nicht überflüssig. Dieses Recht ist ja nicht schon dadurch befriedigt, daß ich irgendetwas oder vieles nicht weiß, sondern es besteht darin, daß ich mich dagegen wehren kann, die Antwort auf eine bestimmte Frage zu erfahren.)

Es ist eine höchst persönliche – wie man gern sagt: «existentielle» – Entscheidung, ob man angesichts solcher Risiken lieber in einem Schwebezustand zwischen Angst und Hoffnung leben will oder vielleicht vorzieht, einer bedrückenden Zukunft in vollem Bewußtsein entgegenzugehen und die noch verbleibende Zeit bis zum Ausbruch der Krankheit möglichst sinnvoll zu nutzen. In Fällen, in denen es nötig ist, sich selbst testen zu lassen, damit ein Dritter eine verläßliche Diagnose erhalten kann (wie es bei der Untersuchung auf Chorea Huntington oft vorkommt), scheint mir eine prima facie Verpflichtung zur Mitwirkung zu bestehen, die jedoch durch das berechtigte Interesse, für sich selbst nicht der schrecklichen Gewißheit ausgesetzt zu werden, überwogen werden kann. Ob potentielle Eltern verpflichtet sind, sich über ihren Genstatus Gewißheit zu verschaffen, um in Klarheit über die Risiken für ihre potentiellen Nachkommen eine verantwortliche Entscheidung über ihre Familienplanung treffen zu können, hängt wesentlich davon ab, ob sie im Fall einer positiven Diagnose auf Kinder verzichten würden. Halten sie ein 50%iges Risiko für akzeptabel, könnten sie eine Untersuchung ablehnen. Ebenso muß es den einzelnen Betroffenen und ihren Ehepartnern überlassen bleiben, zu entscheiden, ob sie unter so bewandten Umständen Kinder haben wollen oder nicht. Es ist nicht evident, daß ein Leben, das, wie bei Chorea Huntington, im Regelfall mehr als dreißig Jahre lang normal verläuft, nicht auch dann lohnend sein kann, wenn es anschließend in einer langwierigen und massiv behindernden Krankheit endet. Daher scheinen mir die Argumente von Margery W. Shaw (1987) nicht überzeugend: Sie vertritt die schon mehrfach kritisierte Ansicht, Risikopersonen für Chorea Huntington hätten die Pflicht, sich Klarheit über ihren Status zu verschaffen, und im positiven Falle seien sie auch verpflichtet, auf Kinder zu verzichten, um diesen das Leiden zu ersparen und, soweit es an ihnen liegt, die schreckliche Krankheit zum Verschwinden zu bringen. Das mag ein Gesichtspunkt sein, der für die Überlegungen der Betroffenen wichtig wird, aber er kann nicht für sich ausschlaggebend sein, und vor allem: kein Außenstehender und Nichtbetroffener kann auf die Berücksichtigung dieses Gesichtspunktes dringen. Ähnliches wie M. W. Shaw scheint D. Ploog in seiner Diskussionsbemerkung zum Vortrag von Dinsdale in B. Hess und D. Ploog (Hrsg.) (1988,

S. 75) zu meinen, wenn er verlangt, die Huntington-Patienten sollten doch bedenken, daß die Öffentlichkeit «die Last für 50% der Nachkommenschaft zu tragen» habe. Angesichts der Zahl von ca. einer Million Behinderten in der Bundesrepublik insgesamt dürften die Kosten für die glücklicherweise verhältnismäßig wenigen Chorea Huntington-Patienten (1:10000) nicht ernstlich ins Gewicht fallen, vielleicht nicht einmal für die an hereditären Krankheiten Leidenden überhaupt, die für ca. 10% der Behinderten überhaupt ursächlich sind.

T. Schröder-Kurth (1989 b, S. 201) hat eindrucksvoll von einem Beratungsfall berichtet, in dem eine Frau und Mutter zweier Töchter, deren Schwiegermutter an Chorea Huntington erkrankt war, ihre Empörung darüber geäußert hat, daß ihre Schwiegermutter den Sohn, ihren Ehemann, im unklaren über die familiäre Erkrankung gelassen hatte. Sie, die Ehefrau, hätte bei rechtzeitiger Kenntnis der Sachlage keine Kinder haben wollen. Als später ihre eigenen Töchter ins heiratsfähige Alter kamen, fand sie sich zu ihrer Überraschung in ganz änlicher Lage wie damals die Schwiegermutter, noch verschärft dadurch, daß sie bei deren Tod den Töchtern auf Fragen geantwortet hatte, die Krankheit sei *nicht* erblich. Die Aufklärung nachzuholen bedeutete, die Töchter mit dem Bewußtsein einer schweren Lebensbedrohung zu belasten; weiter zu schweigen, um sie zu schonen, wäre Entmündigung gewesen. Ich meine, es war vertretbar, daß die Mutter ihren Töchtern, als sie noch Kinder waren, durch die Lüge eine unbeschwerte Jugend zu sichern versuchte. Beim Eintritt in das Erwachsenenalter mußte sie ihnen aber zutrauen, die Situation zu nehmen, wie sie war, und auf ihre Weise damit fertigzuwerden.

Solche Fälle, denke ich, machen es anschaulich, daß bei unheilbaren Erbkrankheiten die Diagnostik den Betroffenen nicht aufgedrängt, sondern nur angeboten werden darf. Das Ziel der Bemühungen sollte sein, diesen Patienten und Risikogruppen ihre schwierige Situation zu erleichtern und es dem einzelnen zu überlassen, wie er mit seiner Lage am besten zurechtzukommen meint. Rücksicht auf die Allgemeinheit und mögliche soziale Kosten und «eugenische» Gesichtspunkte sollten demgegenüber zurücktreten. Das letztere scheint besonders auch schon deswegen einleuchtend, weil die Wirkungen an eugenischen Standards ausgerichteter Verhaltensweisen im Hinblick auf die Gesamtpopulation weniger effektiv zu sein scheinen als früher angenommen wurde (vgl. T. M. Schröder-Kurth [1989 b], S. 198). Aber selbst wenn es anders wäre, schiene mir die Orientierung am konkreten Einzelfall und der Lebenshilfe für den Betroffenen jedenfalls den Vorrang zu verdienen.

Ich wende mich nun dem dritten Problembereich zu: Diagnostik von genetischen Defekten und Disposition für Erkrankungen im Interesse Dritter. Hier kommt vor allem das Interesse möglicher Arbeitgeber und Versicherer in Betracht. Wegen der Verpflichtung zur Lohnfortzahlung im Krankheitsfall und der sonstigen Kosten beim Ausfall von Personal sind Arbeitgeber *legitim* an Informationen über den Gesundheitsstatus der Beschäftigten interessiert: Ärztliche Untersuchungen bei der Einstellung sind üblich, werden von 60% aller Betriebe, von 90% der Betriebe mit über 2000 Mitarbeitern verlangt. Bei Einstellungsuntersuchungen dürfen aber nach geltendem Arbeitsrecht nur solche Befunde erhoben werden, die für die in Aussicht genommene Tätigkeit von Belang sein können. Wer rezidivierende Bandscheibenschäden hat, kann nicht erwarten, als Möbelpacker eingestellt zu werden. Entsprechende Untersuchungen, die mit gentechnologischen Mitteln möglich werden, können darüber hinaus klären, ob der prospektive Arbeitnehmer bestimmte genetische Besonderheiten aufweist, die auf eine besondere Empfindlichkeit z. B. gegenüber bestimmten Chemikalien schließen lassen, mit denen er auf seinem Arbeitsplatz in Berührung kommen würde. Auch hier wird man ein legitimes Interesse des Arbeitgebers, das ja, in diesem Falle, auch dem Gesundheitsinteresse des Arbeitnehmers gleichläuft, unterstellen können. Aber es besteht doch die Gefahr, die Tendenz könnte sich durchsetzen, die Arbeitnehmer an die Arbeitsplätze, statt die Arbeitsplätze an die Arbeitnehmer, anzupassen. Es wäre offensichtlich nicht richtig, wenn die Industrie, statt sich um möglichst gefahrlose Arbeitsplätze zu bemühen, ihre Interessen darauf konzentrierte, gefährliche Arbeitsplätze nur mit besonders widerstandsfähigen Personen zu besetzen und dafür auch noch die diagnostische Hilfe der Gentechnologie in Anspruch zu nehmen. Da der Arbeitssuchende in der Regel in der schwächeren Position ist und sich z. B. nicht weigern könnte, eine solche Untersuchung an sich durchführen zu lassen, ohne seine Anstellungschancen zu gefährden, sollte hier, wie es auch die Enquete-Kommission des Deutschen Bundestags vorgeschlagen hat, der Gesetzgeber für derartige Untersuchungen enge Grenzen ziehen, die das Informationsrecht des Arbeitgebers definieren, zugleich aber auch die Rechte des Arbeitnehmers schützen. Insbesondere dürfen langfristige Gesundheitsrisiken nicht Gegenstand der vom Arbeitnehmer verlangten Untersuchung sein.

Die *öffentlichen* Arbeitgeber pflegen die Gesundheitsuntersuchung bei Neueinstellung noch ernster zu nehmen als die privaten Arbeitgeber. Ihnen droht ja auch neben der Lohnfortzahlung für begrenzte Zeit eine zeitlich unbegrenzte Versorgungspflicht für diejenigen im öffentlichen Dienst Tätigen, die aufgrund von Krankheit berufsunfähig werden oder, im Todesfall, für die Angehörigen. Trotz dieses naheliegenden Interesses der öffentlichen Arbeitgeber scheint es mir nicht vertretbar, ihnen das Recht zuzusprechen, Testverfahren anzuwenden – soweit schon vorhanden –, mit denen weit in der Zukunft liegende, nur mehr oder weniger wahrscheinliche Krankheiten des prospektiven Arbeitnehmers ermittelt werden könnten.

Das hieße wiederum die Gewichte allzusehr zu Ungunsten des Arbeitnehmers zu verschieben. Wer ohnehin schon mit einem ernsten langfristigen Gesundheitsrisiko belastet ist, sollte nicht noch zusätzliche Schwierigkeiten dadurch bekommen, daß er eben deshalb auch für die Zeit, in der er normal leben und arbeiten könnte, keine angemessene, seinen Fähigkeiten entsprechende Arbeit findet. Dies wird sich aber nur über arbeitsrechtliche Sicherungen erreichen lassen, weil sonst das Interesse der privaten oder öffentlichen Arbeitgeber sich zweifellos durchsetzen würde.

Ähnlich ist es mit den Interessen und Rechten von Versicherern. Es kann schon deshalb nicht rechtens sein, daß Versicherungen vor Abschluß eines Vertrages umfassende genetische Analysen verlangen, die auch erst spät eintretende Folgen vererbter Dispositionen betreffen, weil es zu den unantastbaren Persönlichkeitsrechten gehören muß, auf Wunsch in Unkenntnis solchen von fern her drohenden Unheils zu leben. Die Versicherung hat sich also auf das jetzt schon Vorliegende zu beschränken. Andererseits ist der Versicherungsnehmer, so denke ich, verpflichtet, wenn er von solchen fernwirkenden genetischen Handikaps in seinem Falle etwas weiß, z.B. von einer drohenden Erkrankung wie Chorea Huntington, diesen Umstand dem Versicherer zu offenbaren. Denn es wäre wiederum unbillig, einen bekannten wichtigen Sachverhalt gegenüber dem Vertragspartner zu verschweigen. Das wird im Normalfall dazu führen, daß ein Vertrag (besonders bei einer Lebensversicherung) entweder nicht oder nur mit hohen Prämienzuzahlungen abgeschlossen werden wird. Das ist hart; aber diese Härte könnte dadurch aufgefangen werden, daß die Solidargemeinschaft, der Staat, in einem solchen Fall als Versicherer einspringt oder die Zusatzprämie zahlt. Auf diese Weise könnte die sonst drohende «Individualisierung» und «Privatisierung» genetisch bedingter Krankheitsrisiken angemessen aufgefangen werden.

Abschließend noch ein Wort zu den verbreiteten und mit Angst besetzten Vorstellungen, die sich in der Öffentlichkeit besonders an das Projekt der Erforschung und Kartierung des menschlichen Genoms knüpfen und mit dem Schlagwort vom «Gläsernen Menschen» verbunden sind: Es droht mit den technischen Möglichkeiten zur genetischen Diagnose nach Meinung vieler eine vollständige Erfassung des genetischen Status aller Individuen, mit der Absicht, sie in der für die Gesellschaft optimalen Weise einsetzen und gesundheitliche Risiken im Sinne einer «Volksgesundheit» ausschalten zu können. Diese Befürchtungen sind, wenigstens in einer Gesellschaft wie der unsrigen, doch offensichtlich unrealistisch. Nach einleuchtender Abschätzung können die genetischen Beratungsstellen, die es in der Bundesrepublik gibt und die nur auf Verlangen von besonders betroffenen Individuen oder Paaren tätig werden (wobei eigene Erkrankung, frühere Fehlgeburten, Schädigungen, deren Einwirkung auf die Keimzellen abgeklärt werden soll, Verwandtenehen oder fortgeschrittenes Lebensalter bei Kinderwunsch oder Schwangerschaft als Gründe besonders in Betracht kommen), zur Zeit nur etwa ein Drittel der Beratungsleistungen erbringen, die nötig wären, wenn auch nur alle so *betroffenen* Personen sich um Beratung bemühen würden.

Zu umfangreichen Screening-Programmen, mit vielleicht obligatorischer Teilnahme von Risikogruppen oder der gesamten Bevölkerung, würden schon die nötigen personellen und materiellen Ressourcen fehlen. Jedoch kann ja nicht ganz ausgeschlossen werden, daß im gesellschaftlichen Interesse der Prävention solche prädiktiven Tests größere Bedeutung erhalten, z.B. im Zusammenhang mit der Zystischen Fibrose (vgl. G. Wolff [1989], S. 190). Hier käme es darauf an, das Prinzip der Freiwilligkeit der

Teilnahme an solchen Testverfahren zu sichern. Daß im übrigen die Frage des Datenschutzes bei jeder postnatalen Diagnostik, besonders im Bereich der Arbeitsmedizin und der Versicherungsmedizin, eine hohe Priorität haben muß, um die vom Bundesverfassungsgericht sprachlich etwas unglücklich so genannte «informationelle Selbstbestimmung» der Individuen zu sichern, ist ohnehin klar und wohl auch nicht mehr kontrovers.

Zusammenfassend ist zu sagen, daß der postnatalen Diagnostik auch aus ethischen Gründen gewisse Grenzen gezogen werden müssen. Es bedarf ständiger Diskussion, diese Grenzen bei Abwägung von Vor- und Nachteilen für die betroffenen Individuen an der richtigen Stelle zu ziehen, und auch dort, wo sich postnatale Diagnostik in diesen Grenzen bewegt, tauchen gewisse ethische Probleme auf, die insbesondere mit der Autonomie der betroffenen Personen zusammenhängen, die sorgfältig erwogen und diskutiert werden müssen, um zwischen den Prinzipien des Nutzens für die Patienten, der Berücksichtigung der Interessen Dritter und des Respekts vor der Autonomie der betroffenen Personen abzuwägen. Dabei ist insbesondere zu beachten, daß die Präferenzen von Individuen hinsichtlich der möglichen Gewißheit über ihre Zukunft durchaus verschieden sein können.

Literatur

CATENHUSEN, W.-M., NEUMEISTER, H. (Hrsg.): Chancen und Risiken der Gentechnologie. Dokumentation des Berichts an den Deutschen Bundestag, 2. Aufl. Campus-Verlag, Frankfurt a. M./New York, 1990.

HESS, B., PLOOG, D. (Hrsg.): Neurowissenschaften und Ethik. Springer-Verlag, Berlin/Heidelberg/New York, 1988.

SASS, H.-M. (Hrsg.): Genomanalyse und Gentherapie. Ethische Herausforderungen in der Humanmedizin. Springer-Verlag, Berlin/Heidelberg/New York, 1991.

SCHÖNE-SEIFERT, B.: Zur moralischen Bewertung selektiver Abtreibungen. In: Studia Philosophica 50, 1991, S. 115–124.

SCHROEDER-KURTH, T.M. (Hrsg.): Medizinische Genetik in der Bundesrepublik Deutschland (Gentechnologie 18). Schweitzer-Verlag, Frankfurt a.M./München, 1989a.

SCHROEDER-KURTH, T.M.: Indikationen für die genetische Familienberatung. In: Ethik in der Medizin 1, Heft 4, 1989b, S. 195–205.

SHAW, M.W.: Presymptomatic Testing on Huntington's Chorea. In: American Journal of Med. Genetics 26, 1987, S. 243–246.

VAN DEN DAELE, W.: Mensch nach Maß? Beck-Verlag, München, 1985.

WOLFF, G.: Die ethischen Konflikte durch die humangenetische Diagnostik. In: Ethik in der Medizin 1, Heft 4, 1989, S. 184–194.

Diskussion der Beiträge

Zum Recht auf Selbstbestimmung über die Erhebung genetischer Daten

Schmidtke: Ein immer wiederkehrendes Element der Postnataldiagnostik ist die Instrumentalisierung von Personen für die Interessen anderer. Sie, Herr Patzig, haben das festgemacht am Beispiel des Arbeitnehmerscreenings. Ich hatte heute morgen ein anderes Beispiel genannt, das nicht wieder in der Diskussion aufgetaucht ist, nämlich das frühe nachgeburtliche Screening auf die Duchennesche Muskeldystrophie. Hier ist die Situation gegeben, daß man eine nicht behandelbare Krankheit feststellen möchte, also das Neugeborene instrumentalisiert, um einen indirekten Heterozygotentest bei der Mutter vorzunehmen – mit dem Ziel, weitere Geschwister mit der Krankheit zu verhindern. Ich finde, das ist ein ethisch sehr «reizvolles» Thema.

Patzig: Das scheint mir eine sehr wichtige Frage zu sein. Ich bin im Augenblick aber nicht in der Lage, dazu eine mir irgendwie plausibel scheinende Antwort zu geben. Ich kann das Interesse verstehen, daß man in solchen Fällen zur möglichen Verhinderung in gleicher Weise geschädigten Nachwuchses eine Untersuchung vornimmt, die nicht im Interesse des Untersuchten ist, aber ich glaube, das Prinzip, daß Untersuchungen *auch* im Interesse des Untersuchten sein müssen, sollte hier überwiegen.

Marten: Ich bin Herrn Patzig dankbar, daß er den Finger auf einen ganz wunden Punkt gelegt hat, nämlich mit dem abschließenden Hinweis auf das Bundesverfassungsgericht. Zum ersten Mal in dieser Diskussion betreten wir eine politische Ebene. Ob die Kategorie «informationelle Selbstbestimmung» dabei günstig oder ungünstig, oder sinnvoll oder sinnlos ist, lassen wir mal dahingestellt sein; dennoch glaube ich, daß ja die Kontraauffassung, die dahintersteckt, «informationelle Fremdbestimmung», sehr wichtig ist. Also die Frage oder meine These wäre: Wenn man das, was auch Herr Patzig gesagt hat, einmal im Längsschnitt sieht, dann ergibt sich eine ganz kuriose Situation. Die Philosophie, die Ethikdiskussion, die Sozialwissenschaften, die Politikwissenschaft etc. laufen entsetzlich abgekoppelt hinter der Naturwissenschaft hinterher. Das ist mir deutlich geworden an den vielen Beiträgen; und eigentlich ist die Diskussion so abgekoppelt, daß eine solche Kategorie wie «informationelle Selbstbestimmung» eigentlich nur retten möchte, was irgendwie schon weit weit davongelaufen ist: nämlich die naturwissenschaftliche Empirie, sprich im engeren Sinne die medizinische. Ich glaube, daß auch in dieser Diskussionsrunde der Finger auf diese Wunde gelegt werden müßte, wie man eigentlich diese sich immer mehr verbreiternde Schere zwischen naturwissenschaftlich-technischer, auch industrieller Forschung, Entwicklung, Verwertung und der hinterherhechelnden politischen Dimension, die sozusagen das auffangen muß, in Gesetze fassen muß, kurz: wie diese Schere irgendwie geschlossen wird. Die Frage dann noch mal an Herrn Patzig, ob nicht vielleicht doch die Kategorie «informationelle Selbstbestimmung» versus «informationelle Fremdbestimmung», und die Fremdbestimmung ist sozusagen die externe, die auf die Naturwissenschaftler zukommt, ob die nicht doch schärfer gewichtet werden müßte.

Patzig: Ich wollte in meinem Vortrag nicht etwa sagen, daß der Gesichtspunkt der Selbstbestimmung im Hinblick auf Informationen nicht von großer Bedeutung sei, sowohl juristisch als auch moralisch. Ich habe nur eine kritische Bemerkung zu diesem *Terminus* gemacht und bin keineswegs der Meinung, daß das nicht ein außerordentlich gewichtiger Gesichtspunkt ist. Herr Zimmerli hat ja heute auch schon über den Datenschutz gesprochen, und ich meine, ich verstehe nicht genug von Datenschutzgesetzgebung und von den technischen Möglichkeiten, um dazu irgendwie Stellung zu nehmen; aber daß das ein sehr wichtiger Punkt ist, das habe ich auch nicht in Zweifel ziehen wollen.

Zum Recht auf Nichtwissen

Seel: Herr Patzig, ich habe eine Verständnisfrage mit Bezug auf das von Ihnen reklamierte Recht, in Unkenntnis des von fernher drohenden Unheils zu leben. Sie haben gesagt: nicht aufdrängen, nur anbieten. Das ist die logische Folge davon. Aber wie soll das gehen? Würden Sie es so verstehen, daß Sie die Frage des Kindes im Fall der Frau Schröder-Kurth abwarten, oder würden Sie sogar soweit gehen, daß man nicht einmal generell in einem Unterricht über solche Krankheiten informieren dürfte? Dies könnte ja unter Umständen bei Betroffenen solche Fragen provozieren. Ich sehe da wirklich ein Problem. Wie realisiert man es, wenn es denn wahr ist, daß dieses Recht besteht?

Patzig: Das ist natürlich ein schwieriges Problem, Herr Seel. Das sehe ich auch so. Ich würde denken, daß es einen Unterschied macht, ob man jemanden, der einer solchen Familie angehört, auf das Risiko aufmerksam macht;

das, scheint mir, ist etwas, was man schon vertreten kann. Dagegen ihn zu veranlassen oder ihn geradezu zu zwingen, auch eine entsprechende Untersuchung machen zu lassen, die ihn dann anstelle eines unbestimmten Risikos, angesichts dessen er sich immer noch eine Chance ausrechnen kann, im ungünstigen Falle vor die unausweichliche Gewißheit stellt, daß für ihn das Leben mit 35 Jahren nicht nur faktisch zu Ende ist, sondern eine schwere Leidenszeit beginnen wird, das scheint mir nicht zumutbar zu sein. Und ich würde Sympathien haben mit denen, die das sagen, obwohl ich vielleicht selber einmal – man weiß ja nicht, wie man entscheiden würde – eher Gewißheit haben möchte; aber ich habe volles Verständnis für diejenigen, die sagen: Ich möchte das auf keinen Fall wissen, ich würde dann vielleicht suizidale Motivationen haben, die ich nicht beherrschen kann.

Zur Zeugungsverantwortung

Krüger: Die Frage richtet sich an sowohl Herrn Schmid wie Herrn Patzig. Beide haben dafür plädiert, daß man in die autonome Entscheidungsbefugnis eines erwachsenen und dieses Problem verstehenden Menschen die Entscheidung darüber stellen muß, ob ein von Chorea Huntington bedrohter Mensch Nachkommen erzeugen soll. Jedenfalls habe ich das so verstanden. Daraus darf man aber doch vermutlich nicht folgern, daß dies selbst als eine ethisch neutral anzusehende Entscheidung beschrieben werden könnte. Es gibt hier offensichtlich einen Konflikt zwischen einem ethisch sehr schwerwiegenden Grundsatz, den wir in verschiedenen Problemhinsichten schon berührt haben, nämlich dem der Selbstbestimmung und der Autonomie, und jenem anderen ebenso schwerwiegenden Grundsatz, nämlich dem, die Belastung eines anderen Menschen, der vielleicht noch nicht existiert, zu vermeiden. Ich hatte heute morgen gesagt, daß mich bei der Beachtung des zweiten Grundsatzes die Frage nicht beirrt, ob vorab individuiert werden kann, wer belastet wird oder nicht, und welches Individuum das ist. Dies ist *eine* Frage, und die Frage, ob ein Mensch da sein wird, der belastet wird, ist eine *andere* Frage. Es entsteht hier also offensichtlich, wie mir scheinen will, ein Konflikt zwischen Selbstbestimmung und Verantwortung gegenüber einem anderen Menschen; und ich selbst will jetzt nicht sagen, wie ich mich entscheiden wollte oder müßte, wenn ich vor einer solchen Frage stünde. Meine Frage zielt vielmehr darauf, daß es mich eigentlich überrascht hat, daß man hier nur einen dieser Grundsätze zu betonen bereit ist. In der Beratung mag das angehen, in der ethischen Diskussion darüber, was man für richtig hält oder für besser hält als eine andere Handlung, scheint mir diese Zurückhaltung zu weit zu gehen. Da muß sie, wie mir scheinen will, aufgegeben werden; und ich wende mich an die beiden Sprecher, um sie zu fragen, wie sie selbst darüber denken.

Schmid: In der Praxis stellt sich das Problem gewöhnlich nicht so, daß jemand, der unmittelbar vor der Entscheidung für oder gegen Nachkommen steht, den Rat sucht. Fast immer liegt der Fall so, daß die Leute sagen: Wahrscheinlich habe ich sowieso keine Kinder, oder: Für den Moment ist das für mich noch nicht aktuell, und deshalb möchte ich es vorläufig nicht wissen. Das ist der Regelfall. Und daß wirklich Leute daran gedacht haben, Kinder zu haben, und dann gesagt haben, trotzdem möchten sie es nicht wissen, obschon man es hätte ermitteln können – das habe ich nicht erlebt. Ich habe da nur diesen einen Fall erlebt, bei dem die Frau ein 50%-Risiko hatte; aber die DNA-Diagnostik konnte da weiter nicht helfen. Man konnte nur sagen: entweder hat der Fötus wieder das 50%-Risiko oder er hat es nicht. Und das war dann halt eine an und für sich nicht geplante Schwangerschaft, bei der sich nachher die Frau dazu entschlossen hat, sie trotz des 50%-Risikos auszutragen. Und da sind wir dann also nicht aktiv geworden und haben sie nicht nochmals ins Gebet genommen.

Patzig: Mit scheint, das ist in der Tat eine schwierige Frage. Ich persönlich würde dazu neigen, wenn ich in derselben Lage wäre, auf Nachwuchs eher zu verzichten, weil ich niemandem zumuten möchte, ein solches Leben zu führen; aber ich kann andererseits auch nicht ausschließen, daß jemand eine andere Präferenzordnung hat und sagt, die menschliche Existenz ist für denjenigen, der ihrer teilhaftig wird, so wertvoll, daß selbst das große Handikap, daß das nur eine Existenz für etwa 30 bis 35 Jahre mit dann sehr unerfreulichem Abschluß sei, immer noch etwas ist, das besser ist, als überhaupt nicht zu leben. Ich teile diese Meinung nicht; aber es gibt keine Gründe, mit denen man die andere Meinung als unberechtigt zurückweisen könnte. Man könnte sogar sagen, daß selbst Eltern, die wissen, daß sie ihrem Kind ein solches 50%-Risiko zumuten, immer noch der Meinung sein könnten, daß sie gewissenhaft geprüft haben, ob das, was sie dem Kind zumuten, eher eine Wohltat oder eher eine schwere Last ist. Darüber kann man, denke ich, aufgrund unserer zur Verfügung stehenden Prämissen nicht eindeutig urteilen.

Krüger: Ich danke für das Privileg, noch einmal direkt replizieren zu dürfen. Ich würde zur gleichen persönlichen Entscheidung neigen wie Herr Patzig. Ich würde keinesfalls den Grund hinzufügen, daß man von einem noch nicht existierenden Individuum nicht wissen kann, wie es sich im Wissen darüber, wie sein Leben jenseits des Alters von 40 Jahren verlaufen wird, entscheiden werde. Diese Unkenntnis scheint mir kein Entscheidungsgrund zu sein, der nach der einen oder anderen Richtung überhaupt einen Einfluß nehmen kann. Vielmehr kann nur stellvertretend ein möglicher Erzeuger eines Menschen eine Entscheidung fällen, die er in eigener Sache für richtig hält. Und es wäre dann falsch, scheint mir, eine Statistik zu betrachten, wie eine Mehrheit von Menschen sich entscheiden würde, gerade wenn wir diese Sache nämlich als eine persönliche Entscheidung, die wir nicht regulieren können, ansehen.

Worauf es mir aber vor allem jetzt ankommt, ist die Tatsache, daß es offensichtlich ethische Grundsätze verschiedener Stufe geben muß: erstens Grundsätze in einer allgemeinen Debatte, in der wir solche Lebensentscheidungen untereinander diskutieren, und zweitens Grundsätze, die wir dabei zum Konsens bringen oder auch im Dissens gegeneinander stellen und die auf einer anderen Ebene als Entscheidungsprinzipien fungieren, d. h. die eine Beratung beeinflussen dürfen. Was Herr Schmid gesagt hat, ist für mich ganz selbstverständlich: Man sollte niemand noch einmal ins Gebet nehmen, der wissend und freiwillig eine Entscheidung unter Risiko getroffen hat. Aber diese Zurückhaltung schließt nicht aus, daß wir außerhalb der Beratungspraxis nach Grundsätzen der ersten Art die Entscheidung der beratenen Person mißbilligen. Die allgemeine ethische Debatte muß von den ethischen Anteilen der Beratung abgetrennt werden. Es wäre vielleicht für die allgemeine Diskussion darüber, was hier Ethik überhaupt zu leisten hat und wo sie hingehört, wichtig, eine Unterscheidung zweier Stufen oder Ebenen festzuhalten. Ferner hat man natürlich die dritte Ebene, die wir heute morgen berührt haben: Es kann ein solcher Druck der ethischen Argumente entstehen, daß wir sogar eine rechtliche Regelung, also eine sanktionierte Regelung unserer Gesellschaft, für vertretbar halten, selbst wenn wir sie nicht alle teilen. Und derartige Regelungen werden selten von allen geteilt, sondern sind Mehrheitsentscheidungen eines Gesetzgebers.

Wolff: Zu dem Punkt, den Sie jetzt gerade angesprochen haben: Selbstbestimmung und Verantwortung und die Ebene der persönlichen Entscheidung. Es gibt natürlich Beispiele dafür, daß Risikopersonen sagen, daß sie Kinder haben wollen und nichts von ihrem Genstatus wissen wollen. Da gab es ja in Deutschland eine sehr heftige Kontroverse auch innerhalb der Selbsthilfegruppen, und es gibt junge Leute, die das Risiko akzeptieren und die auch eigene Kinder und eine eigene Familie haben. Ich meine, das ist auf dieser Ebene der persönlichen Entscheidung unbedingt zu akzeptieren. Ich wüßte auch nicht, auf welcher anderen Ebene das Recht auf solche persönlichen Entscheidungen grundsätzlich angefochten werden sollte.

Zu den Selbstwertgefühlen Betroffener

Kielstein: Herr Patzig, Sie hatten gefragt nach Erfahrungen, die Teilnehmer haben in bezug auf die Mitteilung, daß jemand in der Familie die Erkrankung hat oder nicht hat, und in bezug auf die Schuldgefühle derjenigen, die nicht betroffen sind. Meine Erfahrung sieht so aus, daß die Schuldgefühle meist bei den Eltern lagen, die diese Krankheit weitergaben, daß aber Schuldgefühle der nichtbetroffenen Geschwister eigentlich nicht vorhanden waren, sondern die Betroffenen machten es den Nichtbetroffenen leicht, indem sie nämlich gegenüber den Nichtbetroffenen Aggressionen entwickelten, die selbst im Beisein des Arztes so schlimm waren, daß man sich eigentlich vorstellen kann, was dort zu Hause passiert ist; und vor einem solchen Hintergrund dann auch noch Schuldgefühle zu entwickeln, das ist sicherlich problematisch. Das ist aber wirklich nur ein Aspekt.

Wolff: Kurzer Kommentar zu den Schuldgefühlen: Sie hatten eine direkte Frage gestellt, woher die kommen und wie das zu erklären ist. Nun, wir wissen aus den Pilotprojekten, daß etwa 10% derjenigen Personen, denen ein niedriges Risiko prognostiziert wird, das in der Größenordnung von nur wenigen Prozent liegt für die infragestehende Erkrankung, also etwa bei Huntingtonscher Krankheit, jetzt substantielle, schwerwiegende Probleme bei der Verarbeitung dieses Befundes haben, die einer weiteren Betreuung bedürfen. Das sind inzwischen auch schon publizierte Daten. Zu den Gründen will ich nur Stichworte geben. Einmal ist es so, daß in den Familien innerhalb einer Geschwisterschaft in magischer Weise die Risiken verteilt werden: der wird krank, der bleibt gesund, die wird krank, die bleibt gesund. Es wird also die 50 zu 50 Statistik nicht als 50 zu 50 verstanden, als «kann sein, kann nicht sein», sondern sie wird aufgeteilt in 100 und 0 Prozent. Schuldgefühle treten dann auf als Ausdruck einer jetzt psychologisch verstandenen und auch so eruierbaren Selbstbestrafung dafür, davongekommen zu sein. Es ist also nicht so, daß man Bestrafungen von außen dadurch innerlich entgegenwirkt, daß man aggressive Gefühle, die man gegenüber den Eltern gehabt hat, jetzt auf diese Art und Weise mehr oder weniger neurotisch verarbeitet usw. Da lassen sich also sehr viele Ebenen ansprechen.

Schmidtke: Ich möchte noch eine Thematik in die Debatte einbringen, die in der Öffentlichkeit eine große Rolle spielt, nämlich: Was hat das für eine Auswirkung auf Chorea-Huntington-Risikopersonen, wenn sie mit der Aussage konfrontiert werden, es sei unethisch, ihre Nichtzeugung nicht bedacht zu haben? Der Effekt solcher Aussagen auf das Selbstwertgefühl dieser Risikogruppen hat dort auch eine ethische Dimension.

Seel: Ich halte es einfach für falsch, so zu argumentieren. Wenn das Selbstwertgefühl darunter leidet, dann ist das ein falsches Bewußtsein, gegen das man durch entsprechende Aufklärung vorgehen kann. Ich halte es aber nicht für ein gutes Argument zu sagen: Wir müssen das falsche Bewußtsein für ein Faktum nehmen und deswegen (ich meine, die Argumente von Herrn Krüger seien doch sehr stark) andere wichtige moralische Belange hintan stellen. Mir scheint es vielmehr so zu sein, daß wir darauf hinwirken müssen, daß das Selbstwertgefühl der Betroffenen aufgrund der moralischen Verurteilung ihrer Zeugung nicht leidet, und da hätte ich ganz gute Gründe, ganz gute Argumente. Es ist doch unplausibel zu sagen: Du bist deshalb weniger wert, weil deine Erzeugung moralisch unverantwortlich war. Das halte ich für ein völlig falsches Argument. Ich möchte wetten, daß jeder nur halbwegs Einsichtsfähige diese Falschheit auch einsehen wird, wie ja jeder auch die Falschheit der moralischen Verurteilung unehelich Geborener einsieht.

Zu Aufklärung und Tests von Minderjährigen

Mikkelsen: Ich möchte nochmal die Frage des präsymptomatischen Tests von Kindern angehen. Wir testen ja die Neugeborenen. Sind wir berechtigt, Kinder zu testen auf Chorea Huntington, und zwar auf Anfrage der Eltern, die das ja sehr oft wünschen? Oder müssen wir sagen: «Bei der Krankheit muß man warten, bis der Jugendliche 18 Jahre, also das Alter der Mündigkeit, erreicht hat.» Wie stellen wir uns dazu?

Schmid: Also da sind wir eindeutig der Meinung, daß erst der Mündige darüber orientiert wird. Wir testen keine Kinder unter 20; und wir haben keine Mühe damit, die Eltern davon zu überzeugen, daß das nicht notwendig ist, die Betroffenen früher über dieses Risiko zu orientieren, sondern diese sollen dann selber sich dafür entscheiden.

Niermeijer: Ich denke, daß das Problem, das Professor Mikkelsen vorbringt, nicht nur bei Huntington existiert, sondern auch bei anderen dominanten Erbkrankheiten. In Holland haben wir die praktische Regel, daß der prädiktiven Diagnostik eine freie autonome Entscheidung vorangegangen ist, das heißt, daß ein Betroffener 18 Jahre oder älter sein muß. Anderenfalls muß eine gravierende medizinische Indikation vorliegen. Wenn hingegen z. B. ein Kind von einem Huntingtonelternteil eine Epilepsie bekommt und Verhaltensprobleme in der Schule hat (Epilepsie kann ein Anfangssymptom einer juvenilen Chorea Huntington sein), so ist es sehr fraglich, ob eine DNA-Diagnose wirklich nötig ist.

Schmidt: Ich möchte aus juristischer Sicht dazu nur klarstellen, daß es bei allen gentechnischen oder überhaupt ärztlichen Untersuchungen auf Erkrankungen, die nicht irgendwie therapeutisch – sei es heil-, sei es linder-, sei es behandelbar – zu beeinflussen sind, insbesondere aus verfassungsrechtlicher Sicht nicht zulässig wäre, ohne die Einwilligung des Betroffenen selbst eine solche Untersuchung vorzunehmen. Hier müßte man also warten, bis das Kind in das einsichtsfähige Alter kommt, in dem es selbst in der Lage ist, eine Einwilligung abzugeben.

Mikkelsen: Wir machen das natürlich auch so; aber ich bin sehr enttäuscht, daß keiner der Philosophen sich ausgesprochen hat. Besteht ein Recht der Eltern, das ja sonst doch sehr hervorgehoben wird? Ich habe sehr bedauert, daß die Philosophen so still gewesen sind.

Sass: Ich habe keine Antwort auf Ihre Frage, aber stelle mir selbst die Frage wie folgt: Was belastet einen Jugendlichen mehr: das Wissen darum, daß er potentieller Kandidat im Alter von 20 Jahren ist, oder daß er auch das Recht hat, schon mit 12 getestet zu werden? Ich denke, wenn ein Jugendlicher oder ein Kind weiß, daß irgendwann einmal der Test kommt, dann muß es dieser betreffenden, obschon noch nicht rechtsmündigen Person überlassen bleiben zu wählen. Wir konfrontieren die junge Generation mit so vielen Entscheidungen, beispielsweise Schulwegsentscheidungen in der Oberschule, Religionsmündigkeit und was sonst. Ich denke, das Damoklesschwert für einen Jugendlichen, der zusätzlich noch in pubertären Problemen und Selbstwertproblemen steht, das Unsicherheitsrisiko also, zu wissen, daß er in so und so viel Jahren, nämlich mit Vollendung des 21. Lebensjahres getestet werden wird, das möchte ich gern einmal professionell analysiert sehen. Mit der Information lebt es sich vielleicht leichter: Gott sei Dank, ich bin kein Träger, oder: Ich bin Träger und muß damit leben.

Patzig: Ich habe in dieser Frage eine entschiedene, wenn auch vielleicht nicht einleuchtende Meinung: Der Grundsatz, daß die Eltern über das, was mit den Kindern geschieht, in medizinischer Hinsicht entscheiden dürfen, wird allgemein etwas zu extensiv ausgelegt; die Eltern sind nur beauftragt, etwas, das klarerweise im Interesse des Kindes liegt, wahrzunehmen. Dazu haben sie die Vollmacht, aber nicht etwa dazu, Entscheidungen zu treffen, mit denen sie gleichsam die Entscheidung des Kindes an dessen Stelle treffen. Also etwa im Hinblick auf Teilnahme an medizinischen Versuchen: Da habe ich immer im Unterschied zu anderen die Meinung vertreten, daß es keineswegs sicher ist, daß bei auch nur etwas riskanten medizinischen Versuchen die Eltern das Recht haben, für ihre Kinder stellvertretend die Teilnahme an solchen Versuchen zu gestatten. Und dazu scheint mir unser Problem in gewisser Weise ein Parallelfall zu sein. Man weiß nicht, ob es im besten Interesse des Kindes ist, frühzeitig zu wissen, was mit ihm ist; und eine Diagnostik zu machen, ohne daß man dem Kind, das diagnostiziert wird, dann auch das Ergebnis mitteilt, scheint mir ebenfalls äußerst problematisch zu sein. Ich bin also entschieden der Meinung, daß die Eltern nicht das Recht haben zu verlangen, daß in einem solchen schwerwiegenden Fall eine Diagnose gemacht wird. Ich bin zwar auch der Meinung, daß es nicht das 18. Lebensjahr sein muß; es gibt viele Gebiete, in denen auch die Heranwachsenden schon vernünftige Entscheidungen treffen können, und ob das nun ein solcher Fall wäre, das kann ich nicht entscheiden, weil mir die Sachkenntnis fehlt. Aber es muß die Entscheidung des Kindes selbst sein und das Kind muß in der Lage sein, pro und contra abzuwägen. Die Eltern sind nach meiner Meinung nicht berechtigt, über den Kopf des Kindes hinweg eine Diagnose zu verlangen.

Schmidt: Ich möchte zum Elternrecht nur noch einmal ausführen, daß natürlich aus rechtlicher Sicht die Volljährigkeit nicht den entscheidenden Zeitpunkt darstellt, von dem an jemand in eine Genomanalyse einwilligen kann, sondern daß maßgebend die sogenannte Einsichtsfähigkeit ist, die variieren kann, aber sicherlich auch schon mit 14, 15 Jahren da sein kann. Aus dem Elternrecht, das in Art. 6 Grundgesetz verortet ist, werden in gewissem Umfang Rechte der Eltern an den Kindern hergeleitet. Das ist so sicher nicht haltbar. Dabei geht es nicht nur darum, daß Dritte am Genbestand anderer – jedenfalls im Normalfall – ohnehin kein rechtlich geschütztes Interesse haben können; das Elternrecht aus Art. 6 GG reicht von vornherein nur soweit, daß die Eltern ein Recht auf Erziehung haben, aber nicht eigene Rechte aus diesem Erziehungsrecht herleiten können. In diesem Sinne besteht jedenfalls aus juristischer Sicht kein Elternrecht.

Marten: Artikel 6 steht natürlich auch im Spannungsverhältnis zu Artikel 1, «Die Würde des Menschen ist unantastbar», hier nun würde ich ganz gern etwas wissen wollen. Herr Propping hat vorhin darauf hingewiesen, daß zwischen dem 10. und 50. Lebensjahr erst diese Krankheit ausbricht. Das ist ein so wichtiger Hinweis gewesen. Was macht man also mit Kindern, die in einem noch nicht erwachsenen Alter sind, 10, 11, 12? Was machen die Eltern? Sie müssen es ja sagen, was anderes sollen sie tun? Ich verstehe überhaupt in der Diskussion gar nicht die Zurückhaltung im Hinblick auf die zentrale Kategorie Aufklärung. Warum wird das Kind nicht ganz klar von den Eltern aufgeklärt? Wo liegt eigentlich die ethische Zurückhaltung begründet? Es gibt viele Argumente. Ich habe aber noch kein handfestes Argument hier erfahren, das gegen die Aufklärung des Heranwachsenden spricht, und ich würde die Referenten bitten, doch noch mal – im Kantschen Sinne von mir aus – die Kategorie «Aufklärung» zu thematisieren, auch gegenüber den Heranwachsenden. Es gibt da Handlungsbedarf.

Schmid: Von Herrn Sass wurde mir eine Frage gestellt. Ich habe noch nie erlebt, daß ein Jugendlicher zu mir gekommen ist und seinen Genstatus hätte wissen wollen. Und wenn wir das mit den Eltern besprechen, dann ist es ja so, daß die Jugendlichen gar nicht wissen, was eine Chorea Huntington ist; sondern der Vater oder die Mutter oder der Großelternteil hat eine neurologische Erkrankung, eine von vielen. Und wir sind da gewöhnlich einfach der Meinung, der Jugendliche habe in der Pubertät und in der Adoleszenz genügend andere Probleme, als daß man ihm jetzt auch noch dieses Problem an den Kopf werfen sollte; das hat seine Zeit. Eben das ist unsere Begründung dafür, daß man im Regelfall damit erst im Alter von 18 oder 20 Jahren anfängt. Dann muß die Wahrheit an den Tag kommen, und die konventionelle Beratung muß dann einsetzen. So ist einfach der natürliche Ablauf.

Propping: Ich möchte in diesem Zusammenhang die Polyposis Coli nennen. Die Ausgangssituation ist also die, daß man im Alter von 10 Jahren aus präventiv-medizinischen Gründen diagnostisch aktiv werden muß, weil von diesem Alter an mit dem Auftreten der Polypen gerechnet werden muß.

Man könnte mit den Kindern in diesem Alter gegebenenfalls besprechen, ob sie sich lieber wiederholt Darmspiegelungen unterziehen wollen oder ob sie nicht eine einmalige Blutentnahme bevorzugen. Andererseits darf man nicht vergessen, daß ein 10jähriges Kind noch nie eine Darmspiegelung erlebt hat; und auch eine Blutentnahme, die wir Erwachsenen für die harmlosere Version der Diagnostik halten, ist im allgemeinen ein Horror für Kinder. Man wird in vielen Fällen nicht umhin kommen, letztlich auf die elterliche Entscheidung zurückzugreifen. Das schließt im Einzelfall nicht aus, daß das Kind selber den Weg der Diagnostik bestimmt. Sonst haben wir das Risiko, daß ein Tumor auftritt, der eventuell tödlich ist; man ist gezwungen, im Kindesalter diagnostisch tätig zu werden.

Witkowski: Ihre Lösung geht nur solange, wie die Kinder nicht mit einer kranken Person in einem Haushalt leben, womöglich schon mit dem erkrankten Elternteil, und täglich mit diesem Drama konfrontiert sind. Dann sind der andere Elternteil und die Kinder genauso hilflos wie alle anderen. Und solche Leute kommen in die Sprechstunde.

Wolff: Ich war doch etwas erstaunt über die Praxisferne der Stellungnahme, daß Kinder getestet werden sollten oder ein Recht darauf hätten. Ich darf vielleicht mal aus meiner persönlichen Sicht, aus einer Sicht der Betroffenheit heraus argumentieren. Ich habe vor vier Wochen im Rahmen des Treffens der Deutschen Huntingtonhilfe eine Elterngruppe geleitet unter der Thematik: Wie und wann sag ich es meinem Kinde, und wie verkrafte ich das? Und ich möchte da unterscheiden zwischen Durchführung der Diagnostik und Heranführen des Kindes an die Situation in der Familie. Es ist ein riesiges Problem, aber es ist ein Problem, das zu bewältigen ist und während der Kindheit und Jugend des Kindes bewältigt werden muß. Es hat sich als Ergebnis gezeigt, daß es günstig ist, die Kinder früh zu informieren, und zwar dann, wenn sie fragen, die Fragen auch zu beantworten. Kinder können ihrem Alter entsprechend Dinge sehr gut verstehen und verarbeiten; man kann da auf die der jeweiligen Altersstufe entsprechende Selbstheilung und Bewältigungskraft der Kinder setzen. Kinder während der Pubertät zu testen, würde ich für fatal und unethisch halten. Dem Kind in einer Zeit, in der die Konflikte mit den Eltern ausgetragen werden, in der das Kind heranreift, eine solche Diagnostik zuzumuten, wäre eine Verletzung und Traumatisierung; und das muß ausgeschlossen sein. Deswegen ist es sinnvoll und richtig, bis zu einem Lebensalter zu warten, in dem sie von sich aus darüber entscheiden können, und das Kind an die Situation in der Familie heranzuführen. Das ist wichtig: nicht Konfrontierung im Erwachsenenalter; diese ist traumatisch und hat sich als sehr, sehr ungünstig herausgestellt. Das zur Chorea; jetzt zur Polyposis. Man muß sehr streng unterscheiden zwischen den verschiedenen Erkrankungen und Situationen. Die Problematik ist ganz anders gelagert, Herr Propping hat es ja dargestellt. Hier geht es um echte Prävention im Interesse der Gesundheit des Kindes, und da halte ich es für durchaus legitim, daß Eltern für ihre Kinder entscheiden und die Diagnostik durchführen lassen; denn wir wissen, daß Polypen und auch Karzinome schon im jugendlichen Alter auftreten können. Man könnte natürlich sagen: Dann machen wir keine genetische Diagnostik, sondern man koloskopiert die Kinder. Die Legitimation für die genetische Diagnostik liegt dann darin, daß man einem Teil, nämlich der Hälfte der Kinder, diese regelmäßigen Koloskopien ersparen kann. Das ist bei der Polyposis das eigentliche Argument für die prädiktive Diagnostik.

Sass: Ein Parallelfall, der mir immer einfällt, ist folgender: Wann sagt man einem Kind, daß es adoptiert ist? Früher hat man es gar nicht gesagt. Wenn das Kind es herausfand, war es eine große Lebenslüge; es kam in der großen Mehrzahl der Fälle zum Bruch mit den Eltern. Die Tendenz ist heute, wenn ich es richtig sehe, möglichst früh, noch bevor das Kind in die Schule kommt, im Alter von 4, 5, 6 Jahren aufzuklären. Ich verstehe dies so, daß man dem heranwachsenden Kind so früh wie möglich, sozusagen im Kreis der elterlichen Obhut, eine Vertrauensbasis aufbaut, in der dann dieses Faktum der Adoption getragen wird und auch das Eltern-Kind-Verhältnis durch die Turbulenzen des Heranwachsenden führen kann. Ich frage mich, warum kann man das nicht auch bei schweren Erbkrankheiten tun? Ich erinnere mich aus meiner eigenen Zeit, als ich in der Grundschule unterrichtet habe: Kinder verstehen grausame und schwierige Dinge sehr gut, sie verstehen sie in der vorpubertären Zeit viel klarer oder genauso klar wie wir Erwachsenen, und man kann sehr viele schwierige Dinge mit Kindern besprechen. Das Entscheidende ist, und das ist ein neues Prinzip, das ich ins Gespräch bringen möchte, das Prinzip des Vertrauens. Wie kann überhaupt Vertrauen in der Familie etabliert werden oder vorhanden sein, wenn etwas so Schwieriges verschwiegen wird bis zum 18., 21. Lebensjahr? Ich denke: dann, wenn eine Vertrauensbasis in der Familie da ist – bei einem so schwierigen Problem wie der Adoption ebenso wie bei einer Erbkrankheit. Deshalb Information so früh wie möglich; und da sollte nicht das Alter des Kindes entscheidend sein, sondern das Vertrauensklima zwischen Eltern und Kindern. Ich darf noch einmal wiederholen, was ich vorhin gesagt habe: Der Arzt und der Genetiker ist da nur ein zusätzlicher Partner. Ich glaube nicht, daß der Arzt ein professionelles Recht hat, in solche Familienentscheidungen einzugreifen.

Toellner: Ich möchte noch an den ganz einfachen Sachverhalt erinnern, daß die Diagnose ein Teil der ärztlichen Handlung ist und als solche keinen eigenen Wert und keine eigene Dignität hat, sondern Teil eines Prozesses ist, eines Handlungs- und Entscheidungsprozesses, der ein Ziel hat, nämlich entweder Therapie oder prognostisch wichtige Sachverhalte, die dann zu präventiven Maßnahmen führen können. Das heißt also, das Ziel dieses Prozesses ist eine Handlung. Mithin sind Diagnosen um der Diagnose willen, die keine therapeutischen oder prognostisch-prophylaktischen Konsequenzen haben, per se unärztlich und deshalb unerlaubt. Es wird zwar vielfach gesagt, wissenschaftliche Diagnostik sei eine Ausnahme; dies muß aber begründet werden. Im Falle unseres Problems würde das heißen: Da ganz eindeutig die Diagnose der Chorea Huntington weder therapeutische noch prophylaktisch-präventive Folgen hat, ist sie für den Arzt nicht indiziert, er muß sie nicht machen. Wenn sie von ihm verlangt wird, muß das schon sehr begründet sein. Ganz anders im Fall der Polyposis. Da erzwingt geradezu die therapeutische und präventive Konsequenz der Diagnose ihre Vornahme, unabhängig davon, wie alt der Betreffende ist. Hier greift das, was Frau Schmidt gesagt hat: Kinder müssen selbstverständlich nach der Maßgabe ihrer Fähigkeit darüber befragt, aufgeklärt und auch an der Entscheidung beteiligt werden.

Schmidt: Noch einmal eine ganz kurze Bemerkung zu dem, was Herr Sass gesagt hat. Ich würde auch dafür plädieren, daß man das Kind in einer Familie mit dieser Krankheit, wenn die Belastung in der Familie besteht, vertraut machen sollte. Allein schon deshalb, weil es ja auch nicht nur um seine eigene potentielle Betroffenheit geht, sondern der Gegenstand über der ganzen Familie lastet. Daran ist aber nicht zwingend gekoppelt, daß das Kind auch gleich gentechnisch untersucht werden sollte daraufhin, ob es Träger dieser entsprechenden Krankheit ist. Es wächst in dem Problembewußtsein auf; ob es aber jetzt Unkenntnis will darüber, ob das Damoklesschwert über ihm schwebt, das muß es selbst entscheiden, und zwar in einem Alter, in dem es die nötige Einsichtsfähigkeit besitzt. Zu dem zweiten, was hier gesagt wurde, daß eine Diagnostik ohne anschließende therapeutische Beeinflussungsmöglichkeit unzulässig ist, kann ich nur sagen: soweit ich es aus juristischer Sicht beurteile, halte ich das für nicht richtig. Wenn man Therapie im weiteren Sinne versteht, kann ein therapeutischer Nutzen auch darin bestehen, daß ich es «heilsamer» finde, mir Klarheit zu verschaffen, ob ich von einer bestimmten Krankheit betroffen bin, als mit der belastenden Ungewißheit zu leben, selbst dann, wenn ich im Fall des Nachweises der Krankheit nichts dagegen unternehmen kann. Das hieße, die Diagnostik wäre dann zwar im engeren Sinne Selbstzweck, weil keine direkte Therapie möglich ist, aber hier ist eine Art psychologische oder psychische Therapie entstanden, auch ohne die Möglichkeit einer an die Diagnostik anschließenden ärztlichen Handlung. Es wird ohnehin niemand bei sich eine Diagnostik aus reinem Selbstzweck heraus fordern; er wird schon immer ein Motiv, ein schützenswertes Interesse daran haben, sich die Diagnose stellen zu lassen. Gewißheit über eine bestimmte Situation erlangen zu wollen, ist jedoch als solches bereits als therapeutischer Nutzen anzuerkennen und ärztliches Handeln – hier also Diagnostik – nicht per se unärztlich und damit unerlaubt.

Schmid: An Herrn Sass: Ich habe Ihre Argumentation verstanden; aber die realistische Situation bei den Chorea-Huntington-Familien ist die, daß die Krankheit zur Beobachtung kommt, wenn der Patient ungefähr vierzig ist; und dann sind die Kinder in der Regel in der Pubertät, meistens sind sie bereits in der Adoleszenz, also real ist Ihre Situation fast nie zu beobachten.

Zur Rolle des Genetikers und zu Rahmenbedingungen seiner Tätigkeit

Wolff: Ich wollte noch etwas zu den Ausführungen von Herrn Schmid in seinem Schlußstatement sagen, daß selbstverständlich die Entscheidung der Betroffenen zu respektieren seien. Nun, dazu gibt es andere Meinungen, und ich bin da auch anderer Meinung. Ich meine, daß es zu unserer professionellen Verantwortung gehört, im Vorfeld zu strukturieren, auch wenn dadurch die Autonomie der Betroffenen teilweise außer Kraft gesetzt wird. Ich halte diesen Nachteil für vergleichsweise geringfügig gegenüber dem Nutzen. Es wird im übrigen von ausgewiesenen Fachleuten wie z.B. Professor Harper aus Cardiff ausdrücklich gefordert, daß man Rahmenbedingungen zu schaffen habe für eine solche Art von prädiktiver Diagnostik, z.B. bei der Huntingtonschen Krankheit. Die Ergebnisse der Pilotprojekte sind ja nur deswegen so gut, weil sie unter strengen Rahmenbedingungen erhoben wurden, die aufgrund von ausgearbeiteten Richtlinien ins Werk gesetzt wurden, die von der internationalen Selbsthilfegruppe und den Fachleuten, den Neurologen und Humangenetikern, mitgestaltet wurden. Also da müssen wir strukturierend eingreifen, und da dürfen wir auch mal sagen: Nur unter diesen Bedingungen und nicht anders darf prädiktive Diagnostik in Anspruch genommen werden. Ferner haben Sie ein ganz heißes Problem in einem Nebensatz angesprochen, nämlich die Pränataldiagnostik ohne Schwangerschaftsabbruch. Man muß sich dabei darüber im klaren sein, daß der Genstatus des Kindes mit dem der Mutter oder dem des Vaters gekoppelt ist. Wenn die Mutter später erkrankt, wird das Kind auch erkranken, und sie weiß das, und das Kind wird es wissen, sobald es Genetik versteht. Deswegen muß eine solche pränatale Diagnostik nach meiner Überzeugung verweigert werden, weil ich dieses Problem der Kopplung des Genträgerstatus von Mutter und Kind für viel schwerwiegender halte als die Einschränkung der Autonomie der Eltern.

Ein letzter Punkt, eine Frage oder eine Bemerkung zu Herrn Patzig: Sie hatten gesagt, Sie halten es für vertretbar, daß man auf genetische Risiken in belasteten Familien aufmerksam macht. Ich habe das so verstanden, daß Sie es für vertretbar halten, daß man auch nicht informierte Angehörige auf das genetische Risiko aufmerksam macht, das sie deswegen haben, weil die Erkrankung schon mal aufgetreten ist. Innerhalb der Humangenetik, soweit ich das sehe, wird genau der umgekehrte Standpunkt vertreten. Es wird für nicht vertretbar gehalten, daß der Arzt hingeht und Familienangehörige ungefragt auf deren Risiko aufmerksam macht.

Schmid: Ich möchte auf das, was Herr Wolff gesagt hat, replizieren. Kürzlich ist eine Familie gerade deshalb zu mir gekommen, weil man den Leuten in einer anderen Stadt eben eine solche Strukturierung, die sie nicht wollten, aufzwingen wollte. Zweitens dieser Fall der Schwangerschaft, die dann nachher ausgetragen wurde: Das war natürlich nicht vorgesehen, sondern diese Frau hat hoch und heilig versichert, daß sie im Falle des Risikos die Schwangerschaft abbrechen möchte; sie hat sich dann erst nachher anders entschieden. Das ist ein seltener Fall, der hier einmal eingetreten ist. Aber daß man die Ausschlußdiagnose prinzipiell verweigert, das kann ich nicht unterstützen.

Sass: Ich möchte eine allgemeine Diskussionsbemerkung machen zu den Begriffen Prognose und Diagnose. Ich glaube, was wir hier unter genetischer Diagnose diskutieren, ist nur die Spitze eines Eisbergs: des Eisberges, der aus den enormen Fortschritten in der medizinischen Diagnostik und Prognostik besteht. Früher wußte der Arzt wenig; wenn er etwas wußte, konnte er mit dem Wissen wenig anfangen und kaum intervenieren (Therapeutischer Nihilismus). Heute wissen wir sehr viel über Krankheitsursachen, Krankheitsvermeidung, Verzögerung des Ausbruchs der Krankheit und auch in bezug auf akute Krisenintervention. Früher bezog sich die Intervention des Arztes vorwiegend auf die akute Krisenintervention; heute gibt es ärztliche Verantwortungen auch in der präakuten Phase, in der Prävention, in der Prädiktion, in der Begleitung. Ich denke, auch was heute nachmittag früher diskutiert worden ist oder heute morgen, was sich vordergründig anhört wie ein Zunftstreit über die Frage, wer berät in welchem Falle, all das, denke ich, ist sehr vordergründig. Was dahinter steht, ist das größere Phänomen, daß wir heute sehr viel mehr wissen über Krankheitsvermeidung und Krankheitsursachen, ferner, daß das nicht mehr ein professionelles Geheimwissen ist, daß vielmehr der Patient oder der potentielle Patient als Bürger zum Partner wird, ja teilweise zum handelnden Subjekt, und der Arzt in die Rolle des Begleiters und Beraters tritt. Bei einigen Krankheitsbildern sehen wir das bereits ausgeprägt: bei der Behandlung des Diabetes, beim Parkinson ist eigentlich der akut Handelnde der Patient, der Arzt ist der Trainer, der Einsteller und Kontrollierende, der Begleitende und der wieder mal neu Einstellende. Die eigentliche Gesundheitsverantwortung liegt beim mündigen Patienten. Was nun in bezug auf Recht auf Nichtwissen in bezug auf die neuen genetischen Informationen hier diskutiert wird, betrifft ein viel weiteres Feld. Nämlich die Transformation der Medizin als Zunft; ich würde das so sagen: der operativen Medizin zur diskursiven Medizin. Sie sehen das ja schon an äußeren Dingen: der Chirurg ist nicht mehr der Spitzenreiter beim Einkommen, der Internist hat ihn erreicht, auf einigen Gebieten übertrumpft. Ich denke, das, was wir hier als Spitze des Eisberges diskutieren, hat enorme Konsequenzen für das Arzt-Patient-Verhältnis in der Zukunft. Es ist vor allem eine Herausforderung an den Bürger, an den potentiellen oder faktischen Patienten, erst in zweiter Linie eine Herausforderung auch an das Ethos des Arztes, weniger paternalistisch und mehr partnerschaftlich zu sein. Es hat auch Konsequenzen für das Rechtswesen, für das Wesen der solidarischen Gesundheitsfinanzierung, die Versicherung. Dazu will ich aber jetzt nichts sagen, dazu ist vielleicht morgen früh noch Zeit.

Zu multifaktoriellen Erkrankungen und zu den Fragen des Arbeitsrechts

Schöne-Seifert: Eine Informationsfrage: Es wird, wo es um multifaktorielle Erkrankungen geht und dabei um Screening bei Arbeitnehmern, ja oft gesagt, daß dieser Bereich, wenn die Datenschutzlage geklärt sei, insofern keine ethischen Probleme aufwerfe, als die Interessen des Arbeitgebers wie des Arbeitnehmers parallel befriedigt würden. Dem Arbeitnehmer nämlich werde die Möglichkeit gegeben, unter bestimmten Sicherheitskautelen einen Arbeitsplatz nicht zu besetzen, der ihm schaden würde; und dem Arbeitgeber blieben Kosten und menschliche Probleme erspart. Ich meine, das klingt wie eine Patentlösung für das reine System; ob das in der Praxis dann alles so machbar ist und diese Idealbedingungen erfüllt werden können, ist aber eine empirische Frage. Ich würde gern einmal wissen, welche Größenordnung in den nächsten 20 Jahren denn überhaupt solche Screeningprogramme auf multifaktorielle Erkrankungen mit Relevanz für Arbeitsplätze würden haben können.

Propping: Sie haben Ihre Frage beschränkt auf multifaktorielle Krankheiten. Quantitativ fallen hier z.B. die Allergien ins Gewicht. Diese sind nach vorherrschender Meinung multifaktoriell bedingt. Hier ist es tatsächlich so, daß das Interesse des Arbeitgebers und das des Arbeitnehmers im wesentlichen in die gleiche Richtung gehen. Z.B. macht eine Mehlallergie es einem Mitarbeiter in einem Backwarenbetrieb unmöglich, in dem Betrieb weiter zu arbeiten. Es wäre deswegen sinnvoll, daß bei Beginn einer Ausbildung entsprechende Untersuchungen bei dem potentiellen Lehrling durchgeführt werden. Allerdings gibt es den kritischen Test bisher gar nicht. Man kann nach der Familienanamnese fragen und danach, ob in der Vergangenheit bereits bestimmte Allergien aufgetreten sind. Wenn das nicht der Fall ist, würde man einen Bewerber also in die entsprechende Ausbildung aufnehmen. Er kann nichtsdestoweniger eine Allergie entwickeln. Umgekehrt kann man sagen: Es gibt natürlich Fälle, wo eine ganz eindeutige Allergie bereits vorher bestanden hat. Einem solchen Menschen würde man abraten, einen allergiegefährdeten Beruf zu ergreifen. Etwa 10–12% der Bevölkerung gehören zu den sogenannten Atopikern, die man potentiell in diese Risikokategorie einordnen muß.

Birnbacher: Ich frage mich, ob nicht bei der Frage der Genomanalyse im Berufsbereich mit einer ähnlichen Dynamik zu rechnen ist wie beim Doping: daß gewissermaßen ein Zugzwang für diejenigen entsteht, die an dieser Praxis nicht teilnehmen. Ich denke daran, daß bei heißumkämpften Positionen vielleicht doch der eine oder andere aus eigenem Antrieb eine Genomanalyse vorlegt und, sofern die Rahmenbedingungen so sind, daß dies akzeptiert ist, damit einen gewissen Druck auf andere ausübt. Das klingt vielleicht etwas phantastisch, aber ich würde diese mögliche Dynamik doch als einen Grund betrachten, hier schon im Vorfeld einen Riegel vorzuschieben.

Mikkelsen: Es wird immer wieder behauptet, in den Vereinigten Staaten sei bereits das Testen der Arbeiter üblich. Wo immer ich jedoch frage, hat keiner ein Beispiel dafür. Dennoch wird gerade von politischer Seite immer wieder angeführt, die Tests würden bereits gemacht. Ich weiß nur, daß z.B. John Edwards sagt, man sollte vielleicht Piloten auf Chorea Huntington testen. Wer möchte schon mit einem Piloten fliegen, wenn er fürchtet, dieser könne Chorea Huntington haben? Das Argument ist indes schon 20 Jahre alt, es hat nichts mit der Genomanalyse zu tun. Gibt es gewisse Professionen, wo es vernünftig wäre, für bestimmte Krankheiten zu testen?

Allert: Ich möchte doch zu dem Thema Genomanalyse bei Arbeitnehmern noch etwas sagen. Es gab vor ungefähr zwei Jahren eine größere Tagung in Loccum mit dem Zusatztitel «Schutz oder Auslese? – Genomanalyse bei Arbeitnehmern». Ich denke, so wie die Sache dort diskutiert wurde, war das sehr viel kontroverser als das, was ich bisher hier gehört habe. Auch waren dort viele Stimmen, die zum Teil z.B. aus den USA konkrete Beispiele geben konnten von Chemiekonzernen, die schon heute bestimmte Bluttests vornehmen. Ich hatte daher persönlich den Eindruck, daß die Thematik doch eine wirkliche Virulenz besitzt. Es schien mir dabei besonders ein Problem sehr bemerkenswert, das gerade bei multifaktoriell und multigenetisch bedingten Erkankungen oft noch sehr unklar ist, nämlich die Frage, wozu diesbezügliche genetische Informationen möglicherweise in Zukunft benutzt werden könnten, da man offensichtlich in manchen Bereichen bereits heute daran geht, derartige Informationen zu sammeln. Man tut dies auch ein Stück weit doch sicher mit der Hoffnung, daß man möglicherweise in 5 oder in 10 Jahren die erhobenen Befunde besser interpretieren und zuordnen kann, so beispielsweise die Frage des Anstiegs eines bestimmten Krebsrisikos im Zusammenhang mit der Berührung mit bestimmten alkylierenden Substanzen. Ich meine, daß hier schon ein sehr großes Problem des Datenschutzes liegt, wenn nämlich Daten sozusagen ein Stück weit auf Zukunft erhoben werden. Hierauf wollte ich doch besonders aufmerksam machen.

Niermeijer: Wie Professor Mikkelsen schon sagte, die Analyse des Office for Technology Assessment, die vier, fünf oder sechs Jahre zurückliegt, demonstrierte, daß über 200 große amerikanische Firmen eine Art von genetisch bedingtem Screening unter ihren Arbeitern geplant hatten. Und eine Analyse vor 2 oder 3 Jahren demonstrierte eine Verringerung auf 5 oder 10 Firmen. Erklärung: Die Hoffnung, daß es Tests geben könnte, die klare oder nutzbare Daten bringen, hat sich nicht bestätigt, und all diese Erwartungen, daß genetische Tests z.B. Leute auszeichnen könnten, die nach industrieller Exponierung eine erhöhte Wahrscheinlichkeit für Karzinome oder so etwas haben, sind nicht erfüllt worden. Wie Professor Propping sagte, ist es in der chemischen Industrie oft viel wichtiger, eine Familienanamnese und persönliche Anamnese auf Allergie aufzunehmen, als einen DNA-Test zu machen. Und noch etwas dazu: Ich denke, daß (und es gibt schon Vorbereitungen zu einem entsprechenden Gesetz, auch in den Vereinigten Staaten) für einige sehr spezifische Arbeitssituationen – z. B. das Screening eines Piloten auf Huntington, wenn es Huntington in seiner Familie gibt –, also wenn ein sehr hohes Gesundheitsrisiko für dritte Parteien oder für die Person selbst besteht, die Arbeitssituation einen Anlaß dazu geben kann, einen Test oder einen genetischen Test vorzusehen. Das ist allgemein akzeptiert, denke ich.

Wolff: Ich glaube, daß die Diskussion unter den Fachleuten viel weiter ist, als unser Diskussionsstand dies widerspiegelt. Wir sind ja alle keine Fachleute für diesen Bereich. Soweit ich das in Erinnerung habe, läßt sich die Diskussion so zusammenfassen, daß der Arbeitnehmer schon immer ein Bürger mit eingeschränkten Rechten war. Und es ändert sich durch die Genomanalyse und durch die neuen diagnostischen Möglichkeiten nicht, daß (das hat Herr Niermeijer gerade zusammengefaßt) eben andere Parameter viel aussagekräftiger sind. Die Hoffnungen, die man in die Genomanalyse gesetzt hat, sind auf Normalmaß gestutzt worden, so daß Befürchtungen eigentlich keine reale Grundlage haben. Der nächste Punkt ist, daß rechtliche Regelungen in diesem Bereich für notwendig erachtet werden, die festschreiben, was untersucht werden darf und was nicht, und die die Vorschrift enthalten müssen, daß ein unmittelbarer Zusammenhang zwischen dem untersuchten Parameter und dem Arbeitsplatz bestehen muß und daß nicht auf irgendwelche Anlagen hin gescreent werden kann.

Kettner: Ich möchte das, was Herr Birnbacher angedeutet hat, szenisch noch etwas weiterführen. Ich habe heute morgen immer die Argumente zu sammeln versucht, die gegen eine Kommerzialisierung gendiagnostischer Datenerhebung und eventuell auch Weiterverwendung gendiagnostischer Daten sprechen. Ich habe aber bisher nur *ein* sehr starkes Argument gehört: Es ist aus strukturellen Gründen nicht zu erwarten, daß bei Kommerzialisierung der genetischen Diagnostik die aus anderen, nicht ökonomischen Gründen für erforderlich oder geboten gehaltene Beratung im entsprechenden Umfang mitgeleistet wird. Jetzt möchte ich ein zweites Argument gegen die Kommerzialisierung gendiagnostischer Datenerhebung im Zusammenhang mit der Arbeitsmedizin geben. Das Argument ist ganz einfach, ein Appell an Ihre Phantasie: Sie wissen vielleicht oder können sich vorstellen, was heute bereits an freiwilligen Vorleistungen dort erbracht wird, wo es um das knappe Gut *Wohnung* geht. Es ist nicht unüblich, daß Wohnungssuchende ihre AIDS-Test-Negativbescheinigung dem Vermieter ungefragt einreichen, daß sie alles mögliche an Daten liefern, sozusagen in den Konkurrenzkampf eingeben. Ich bin überzeugt davon, daß unter kommerziellen Bedingungen der gendiagnostischen Datenerhebung Unbedenklichkeitszeugnisse auch bei weiterer Verschärfung der Konkurrenz um das knappe Gut *Arbeit* auftreten werden – eine aus meiner Sicht perverse Erscheinung.

Wolf: Sie treten da eine Lawine los. Wir können uns leider gar nicht erlauben, noch lange zu reden. Herr Sperling, noch eine ergänzende Bemerkung.

Sperling: Es hat sich gezeigt, daß die Aussagekraft prädiktiver Gentests in den meisten Fällen viel geringer ist, als sich mancher denkt. Man muß immer wieder vor dem Reduktionismus warnen, Aussagen über einen Menschen auf eine einzige genetische Disposition zu gründen. Ein anamnestischer Befund verrät oftmals viel mehr. Wenn Sie dem Arbeitgeber oder der Versicherung mitteilen, wie alt ihre Eltern geworden sind, könnten diese daraus in der Regel mehr Schlüsse ziehen als aus den meisten genetischen Testdaten.

Kettner: Aus Ihrer wissenschaftlichen Sicht heraus kann ich Ihnen völlig zustimmen. Was ich angesprochen habe, ist jedoch die Ökonomie der Wünsche und der Träume, die unterstützt werden. Es geht nicht darum, was kausal der Fall ist, sondern es geht darum, wovon z. B. Arbeitnehmer denken, daß es der Fall sei. Und da gibt es auch eine positive Rückkopplung der Kommerzialisierung, das haben wir ja schon gehört: Die Leute, die ihr Geld mit dem Erbringen gendiagnostischer Leistungen verdienen, werden ein Interesse daran haben, den Glauben über die Aussagekraft dieser Daten möglichst hoch zu halten.

IV. Humangenetische Forschung und Diagnostik: Rechtliche und politische Fragen

Das Genomprojekt: Wissenschaftlich-medizinische, finanzpolitische und rechtliche Aspekte

KARL SPERLING

Einleitung

Die voraufgegangenen Vorträge und die Diskussion haben gezeigt, daß eine wissenschaftliche Revolution, wie die sog. Gentechnologie, über den Bereich der Wissenschaft hinaus weitreichende gesellschaftliche Auswirkungen zeigen wird und damit politisches Handeln erfordert. Das sich hierauf gründende, weltweit erste medizinisch-wissenschaftliche Großprojekt zur molekularen Analyse des menschlichen Erbgutes [Übersicht s. 1] wird einmal daran gemessen werden, welcher «Preis» für den Erkenntnisgewinn und seine praktische Umsetzung zu entrichten war, sowohl im tatsächlichen als auch im übertragenen Sinne. Dabei gilt, daß auch eine Nicht-Beteiligung an diesem Projekt seinen «Preis» hat und entsprechende politische Konsequenzen fordert.

Im folgenden soll kurz die Bedeutung des humanen Genomprojektes für die Grundlagen- und die medizinische Wissenschaft dargestellt werden, da hierin dessen eigentliche Begründung liegt. Danach soll auf die Frage der Finanzierung und der Folgekosten eingegangen und schließlich aus Sicht des Wissenschaftlers einige rechtliche Probleme angeschnitten werden, ohne hier den Experten vorgreifen zu wollen.

Konzept des Genomprojektes

Das Erbgut des Menschen stellt nichts anderes als eine Folge von nur vier unterschiedlichen Bausteinen dar, von denen jeweils die Hälfte, etwa 3 Milliarden, vom Vater bzw. der Mutter stammen. Mittels der Gentechno-

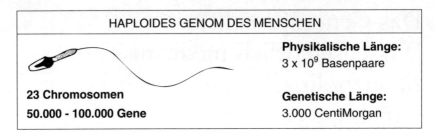

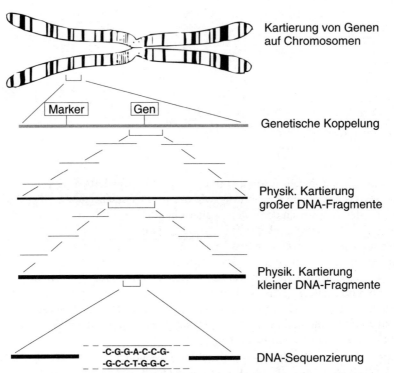

Abb. 1: Schematische Darstellung der «Lokalisationsklonierung». Durch Familienuntersuchungen wird zunächst festgestellt, welcher der vielen polymorphen Marker, deren chromosomale Lage bekannt ist, gemeinsam mit dem krankheitsverursachenden Gen vererbt wird. Damit ist dessen Genort kartiert. Anschließend muß, ausgehend von dem Marker, die physikalische Distanz zu dem Gen überbrückt werden. Die Identifizierung des Gens erfolgt dann u.a. durch DNA Sequenzierung [nach 15].

logie ist die vollständige Bestimmung der Reihenfolge dieser Bausteine (Totalsequenzierung) und im Prinzip auch der darin enthaltenen genetischen Information möglich geworden. Diese «Totalsequenzierung» – ursprünglich sicher einmal im Wortsinne gemeint, heute mehr als wissen-

Tab. 1: Zusammenstellung menschlicher Gene, die über «Lokalisationsklonierung» isoliert wurden [aus 16].

	Katalog-Nr. in «Mendelian Inheritance in Man» von McKusick	Jahr der Lokalisation	Jahr der Isolation
XY Gonadendysgenesie	306100	1956	1990
Wilms Tumor	194070	1979	1990
Muskeldystrophie vom Typ Duchenne & Becker	310200	1982	1987
Fra-X-Syndrom	309530	1983	1991
Retinoblastom	180200	1983	1987
Alport Syndrom	301050	1984	1990
Choroideremie	303100	1985	1990
Zystische Fibrose	219700	1985	1989
chronische Granulomatose	306400	1985	1987
Neurofibromatose Typ I	162200	1987	1990
adenomatöse Polyposis	175100	1987	1991
maligne Hyperthermie	145600	1990	1990
Marfan Syndrom	154700	1990	1991

schaftliches Schlagwort verstanden – stellt jedoch nicht das eigentliche Ziel des Genomprojektes dar, es markiert mehr in formaler Hinsicht einen technologischen Abschluß. Zunächst geht es um die Erstellung genetischer und physikalischer Genkarten. Diese bilden das unerläßliche Ordnungsprinzip, vergleichbar dem alphabetisch geordneten Register eines Buches, um einmal Gefundenes einzuordnen, beschreiben und wiederfinden zu können. Zugleich wird daran gearbeitet, hoch-polymorphe DNA-Abschnitte unbekannter Funktion ebenfalls zu kartieren, da sich hieraus eine allgemeine Strategie zur Lokalisation und Identifikation bislang unbekannter, medizinisch und anthropologisch relevanter Gene ergibt. Diese beruht auf der systematischen Suche nach einem polymorphen Marker, der in nicht-zufälliger Weise gemeinsam mit einem z. B. krankheitsrelevanten Gen vererbt wird. Hieraus kann auf dessen chromosomale Lage geschlossen werden, um danach, von dem polymorphen Marker ausgehend, durch «chromosome walking», «jogging» oder auch «jumping» das Gen selbst zu isolieren (Abb. 1). Der Beweis allerdings, daß es sich bei dem so ermittelten Gen tatsächlich um das gesuchte handelt, ist nicht trivial und kann oftmals nur durch einen sehr aufwendigen Sequenzenvergleich betroffener und klinisch unauffälliger Probanden geschehen.

Die Identifizierung des Gens für die Mukoviszidose im Jahre 1989, unseres häufigsten, schweren erblich bedingten Stoffwechseldefektes, ist ein Beispiel für diese Strategie. Damals lagen noch 4 Jahre zwischen der Zuordnung zu dem Chromosom 7 und seinem Auffinden. Diese Zeitspanne wird jetzt zunehmend kürzer (Tab. 1). Die damit verbundenen Kosten werden insgesamt auf mindestens 10, vermutlich eher 50 Millionen US-$ veranschlagt [2]. Ein Grund für die hohe Summe liegt darin, daß zahlreiche Gruppen parallel an der gleichen Fragestellung gearbeitet haben. Eine Lehre daraus ist die Notwendigkeit, derartige Arbeiten international zu koordinieren, was heute im Rahmen der «Human Genome Organization (HUGO)» geschieht und seinen Ausdruck u.a. in regelmäßigen «Gene Mapping Conferences» findet. Der außerordentliche Fortschritt in der Zunahme der klonierten Gene ist in der Abbildung 2 dokumentiert.

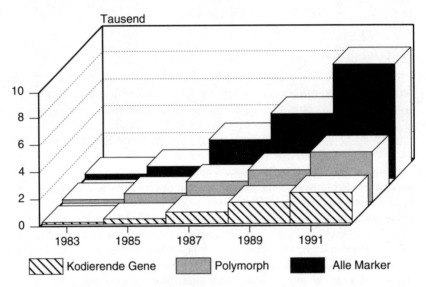

Abb. 2: Anzahl klonierter DNA Marker [aus 16].

Generell kann man feststellen, daß der Schwerpunkt der wissenschaftlichen Aktivitäten heute auf die Identifizierung der funktionellen Bereiche gerichtet ist, von denen die Protein-kodierenden noch relativ leicht zu erfassen sind. Sie machen jedoch weniger als 5% des Genoms aus. Schwieriger ist das Erkennen von Sequenzen mit regulatorischer Funktion, die mittel- oder unmittelbar die entwicklungs- und gewebsspezifische Genaktivität beeinflussen. Die eigentliche wissenschaftliche Herausforderung liegt jedoch im Verständnis derjenigen komplexen Wechselwirkungen erblicher und umweltbedingter Faktoren, die die Grundlage jeder Entwicklung, aber auch praktisch jeden pathologischen Geschehens sind. Die Ermittlung der

– vollständigen – Basenfolge stellt hierbei nur eine – vermutlich notwendige – Voraussetzung für die Erreichung dieses Zieles dar.

Anthropologische Begründung des Genomprojektes

Das Erbgut stellt eine der entscheidenden Grundbedingungen unserer Existenz dar. Wenn es eines der vornehmsten Ziele der Wissenschaft ist, die Natur des Menschen besser zu begreifen, dann liegt in diesem Anspruch des «Erkenne Dich selbst» die wesentliche, anthropologische Begründung für das Genomprojekt. Veränderungen des Erbgutes waren es, die die entscheidenden Voraussetzungen der Menschwerdung im Laufe der Stammesgeschichte bildeten. Dabei hat der bisherige molekularbiologische Vergleich zwischen dem Menschen und seinen nächsten Verwandten, den Menschenaffen, ein verblüffendes Resultat erbracht: Die Unterschiede in den analysierten Genen waren so gering, wie sie z.B. zwischen nah-verwandten Mäusen einer Gattung gefunden werden, bzw. bei morphologisch nicht unterscheidbaren Geschwisterarten der Taufliege Drosophila. Die klassische Systematik hingegen hält die morphologisch-anatomischen Unterschiede für so bedeutsam, daß sie den Menschen und die Menschenaffen getrennten Familien zurechnet. Daraus wurde deutlich, daß die bisher untersuchten Erbgutveränderungen offensichtlich keine Rolle bei der «Höherentwicklung» des Menschen gespielt haben, diese müssen erst noch gefunden werden. Vermutlich betreffen sie solche – übergeordnete – Erbanlagen, die verantwortlich für die Steuerung von Entwicklungsprozessen sind. Darauf hat bereits 1928 der holländische Anatom Luis Bolk in seiner Fetalisationshypothese hingewiesen, wonach die kennzeichnenden Unterschiede insbesondere auf der Verlangsamung (Retardation) bestimmter Entwicklungsschritte beruhen. Seine Kritiker haben betont, daß es auch Beschleunigungen (Akzeleration) von Entwicklungsprozessen gibt, was jedoch nichts an der grundsätzlichen Feststellung ändert, daß die entscheidenden Mutationen nicht die Struktur-, sondern die Regulatorgene betreffen dürften [Übersicht in 3].

Beispielhaft konnte die Wirkungsweise derartiger Gene an der Taufliege Drosophila studiert und inzwischen in eindrucksvoller Weise auch auf die Wirbeltiere, einschließlich des Menschen, übertragen werden. Derartige grundlegende Fragen der Entwicklungsbiologie und -genetik können nur durch den evolutionären Vergleich erschlossen werden. Deshalb müssen im Rahmen des «Genomprojektes» auch andere Modellorganismen mit erforscht werden. Die Begründung liegt in dem «Natura non facit saltus» («die Natur macht keine Sprünge»). Was speziell den Menschen auszeichnet, die Entwicklung des Gehirns und damit des Verstandes (vielleicht auch der Vernunft), kann jedoch nur aus der Gegenüberstellung mit dem Erbgut unserer nächsten tierischen Verwandten ermittelt werden. Wie bereits

Konrad Lorenz erkannte, ist es zur Entwicklung des Gehirns ja nicht gekommen, damit wir die Wahrheit erkennen, sondern um unser Überleben zu sichern. Daraus folgt u. a., daß die Voraussetzungen jedweder Erkenntnis, die Kantschen Apriori, nur Apriori für das Individuum sind, jedoch Aposteriori, wenn man die Stammesgeschichte betrachtet. Sie müssen folglich ihren Niederschlag im Erbgut gefunden haben.

Die eigentliche Ursache für die Entstehung des Homo sapiens sapiens und seiner unterschiedlichen ethnischen Gruppen beruht also auf Veränderungen des Erbgutes. In deren Erforschung liegt die entscheidende anthropologische Begründung für die Durchführung des Genomprojektes. Für nicht wenige Wissenschaftler stellt dies den faszinierendsten, aber auch komplexesten Aspekt des Genomprojektes überhaupt dar.

Medizinische Begründung für das Genomprojekt

Der angewandte medizinische Aspekt beruht, wie in diesem Kolloquium bereits vielfach ausgeführt, auf der Tatsache, daß Veränderungen einzelner Erbanlagen der großen Anzahl monogen bedingter erblicher Erkrankungen zugrunde liegen, die jede für sich jedoch selten sind. Die Identifizierung dieser Gene stellt die entscheidende Voraussetzung für eine molekulargenetische Diagnostik dar (Abb. 3), ebenso wie für die Analyse der Genfunktion

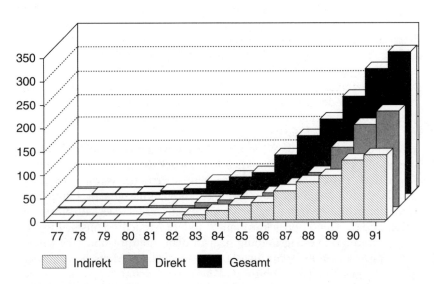

Abb. 3: Anzahl erblich bedingter Erkrankungen, die einer DNA-Diagnostik zugängig sind [aus 16].

und damit letztendlich für die Entwicklung eines gezielten therapeutischen Konzeptes. Herr Propping hat jedoch bereits darauf hingewiesen, daß Veränderungen von Erbanlagen auch eine wichtige Rolle bei den in der Bevölkerung sehr viel häufigeren multifaktoriell bedingten Erkrankungen spielen, zu deren Manifestation neben Erb- auch Umweltfaktoren beitragen. In vielen Fällen kommt es erst in höherem Lebensalter zu einer Erkrankung, die Veranlagung dafür ist jedoch von Anbeginn vorgegeben und kann, wenn die wissenschaftlichen Voraussetzungen geklärt sind, im Prinzip auch nachgewiesen werden. Unterschiede in den Erbanlagen beeinflussen zudem den Schweregrad und Verlauf vieler Erkrankungen und spielen eine wesentliche Rolle bei der unterschiedlichen Reaktion gegenüber Medikamenten sowie Umweltnoxen allgemein. Der genetisch geschulte Arzt fragt daher nicht nur, woran der betreffende Patient erkrankt ist, sondern auch, weshalb gerade bei diesem Patienten zu diesem Zeitpunkt diese spezielle Erkrankung auftritt [4]. Das Wissen über eine derartige, genetisch bedingte Krankheitsdisposition eröffnet der präventiven Medizin neue Möglichkeiten, worauf Herr Schmid hingewiesen hat, kann aber auch zu einem belastenden prognostischen Wissen führen. Generell kommt auch hierin der Wandel der modernen Medizin zum Ausdruck, von dem Herr Sass sprach, weg von der operativen hin zur diskursiven Medizin.

Veränderungen der Erbanlagen liegen darüber hinaus zahlreichen Autoimmunprozessen zugrunde, als somatische Mutationen sind sie Ursache jedweder Tumoren. Auch hier stellte der Zugriff auf die Genkarte des Menschen eine entscheidende Voraussetzung für die Identifizierung vieler beteiligter Gene dar und damit für die Kausalanalyse der betreffenden Tumore. Auch hier hat sich gezeigt, daß damit nicht nur die diagnostischen Möglichkeiten zugenommen, sondern sich auch bereits erste therapeutische Konsequenzen ergeben haben.

Es braucht hier nicht näher auf die neuen und verbesserten, zukünftig wohl auch preiswerteren Pharmaka eingegangen zu werden, die im Gefolge dieses wissenschaftlichen Fortschritts entwickelt werden. Keine Frage ist, daß in diesen medizinischen Aspekten die ethische Begründung für das Genomprojekt liegt. R. Benson vom Zentrum für Humangenetik und Biomedizinische Ethik, Leuven, hat auf der ersten «HUGO»-Tagung in Deutschland diesen Sachverhalt sinngemäß so ausgedrückt: «..while human genome research is not ethically neutral, a project that can make a unique contribution to the advancement of human health is not merely something that would be nice to do, but ethically imperative» [aus 5].

Finanzpolitische Aspekte des Genomprojektes und der molekulargenetischen Diagnostik

Für die vollständige Sequenzierung des menschlichen Erbgutes werden zusätzliche Forschungsmittel in Höhe von 2 bis 3 Milliarden US-$ veranschlagt, die in einem Zeitraum von 10 bis 15 Jahren aufgebracht werden sollten. Es ist hier nicht erforderlich, auf die Problematik jedweder derartiger Rechnungen einzugehen. Setzt man diese Summe in Relation zu den weltweiten Rüstungsausgaben, so entspricht sie der Geldmenge, die in knapp eineinhalb Tagen für Waffen ausgegeben wird. Selbstverständlich ist ein derartiger Vergleich unzulässig. Herr Zimmerli hat gestern zutreffend festgestellt, daß Wissenschaft nur qua Wissenschaft begründet werden kann, dies trifft auch für die finanziellen Aufwendungen zu. Wissenschaftliche Großprojekte sind aus dem Bereich der Astronomie und Physik wohlbekannt. So hat das Hubble-Teleskop etwa eineinhalb Milliarden US-$ gekostet, für eineinhalb Milliarden DM wurde am Europäischen Kernforschungszentrum in Cern bei Genf der Beschleunigerring LEP («Large Electron-Positron Storage Ring») errichtet. Ein rein deutsches Projekt stellt der Ringbeschleuniger für Schwerionen in Darmstadt dar, der 1990 eingeweiht wurde und 275 Millionen DM kostete. Bei der Einweihung wurde durch Minister Riesenhuber betont, daß mit diesem Gerät zwar zu 90% Grundlagenforschung betrieben werde, aber auch – gleichsam als Nebenprodukt – die Entwicklung eines neuen Verfahrens zur Bestrahlung von lokalisierten Tumoren erprobt werden soll. Zugleich wurde betont, daß man in 10 Jahren einen Doppelspeicherring mit supraleitenden Magneten benötige, da dies die «einzige ökonomische Lösung zur Erzeugung höchster Energiedichten mit Kern-Kern-Stößen» sei [6]. Dieses Beispiel ist in mehrfacher Hinsicht lehrreich: Es unterstreicht die Bedeutung, die der BMFT der physikalischen Grundlagenforschung einräumt, es illustriert die enormen finanziellen Vorleistungen, die notwendig sind, um überhaupt ein erstes Experiment durchzuführen, wobei die nächste Investitionsmaßnahme bereits angekündigt wird und enthält – gleichsam als ethische Rechtfertigung – einen Hinweis auf den möglichen medizinischen Nutzen.

Sind Aussagen über den Aufbau der Materie ein höherrangiges Forschungsziel als über den Aufbau des menschlichen Erbgutes? Darüber ließe sich streiten. Unstrittig ist hingegen, daß die unmittelbaren medizinischen Anwendungen des Genomprojektes diejenigen der physikalischen Forschung weit übersteigen. Hinzu kommt, daß nicht erst nach Abschluß der Investitionen die ersten wissenschaftlichen Daten geliefert werden können (oder wie im Falle des Hubble-Teleskopes sich erst dann die nur eingeschränkte Tauglichkeit erweist), sondern von Anbeginn neue Ergebnisse anfallen. Die Resultate physikalischer Forschung schlagen sich in technischen Innovationen nieder, das gleiche gilt aber auch für das Genomprojekt. So werden sich molekulargenetische Nachweisverfahren, die auf der

Amplifikation von bestimmten Abschnitten des Erbgutes und ihrer Sequenzierung beruhen, in weiten Bereichen der Medizin, nicht nur der medizinischen Genetik, auch der Mikrobiologie und Infektiologie durchsetzen. Die hierfür erteilten Patente werden nicht nur neue Apparate, sondern auch diagnostische Tests und die erforderlichen Sonden betreffen. Patente werden für Gene beantragt, die Proteine kodieren, die als wichtige Heilmittel in Frage kommen. Darüber hinaus wird die Entwicklung der Datenverarbeitung und Kommunikation untereinander eine wesentliche Förderung erfahren, da nicht anders die ungeheure Informationsfülle bewältigt werden kann. Dies wird weitreichende Konsequenzen für die Struktur der Forschung insgesamt haben, aber auch für die Umsetzung dieses Wissens in die Praxis.

Die sich hier abzeichnenden Möglichkeiten sind von vielen westlichen Ländern erkannt worden, allen voran den USA und Großbritannien, aber auch von Japan und Frankreich. Soll eine Finanzierung in der Bundesrepublik in vergleichbarem Umfange wie in den obengenannten Ländern erfolgen, so kann dies nur durch Umschichtungen im Haushalt des BMFT erfolgen. Hier sind, wie der Minister in einem «Spiegel»-Gespräch 1991 ausführte [7], bis zum Jahr 2000 mehr als 20 Milliarden Mark für die Weltraumforschung festgelegt. Das jährliche Volumen beträgt etwa 1,7 Milliarden DM, wovon etwa 560 Millionen für nationale Forschungsprojekte vorgesehen sind. Wenn davon nur 10% umgeschichtet werden, könnte in Deutschland das Genomprojekt etwa wie in Großbritannien gefördert werden.

Einer solchen Umschichtung muß eine politische Entscheidung zugrunde liegen. Diese hängt jedoch weniger von den Fakten ab als den Vorstellungen, die sich die Politiker und insbesondere die Öffentlichkeit davon machen. In diesem Zusammenhang ist eine Meinungsumfrage des EMNID Instituts von Interesse, die im Auftrage des BMFT 1990/1991 durchgeführt wurde [8]. Danach werden derzeit von den verschiedenen Forschungsbereichen diejenigen, die sich mit Gesundheit, Umwelt und Energie befassen, als besonders wichtig eingeschätzt, die Biowissenschaften einschließlich der Gentechnologie rangieren sehr weit unten. Den letzten Platz nimmt die Weltraumfahrt ein. Als die Entscheidung für die bemannte Weltraumfahrt fiel, dürfte deren Einschätzung anders ausgesehen haben. Was in der Umfrage nicht zum Ausdruck kommt, sind die starken öffentlich geäußerten Bedenken in den Medien im Hinblick auf die Anwendung jedweder gentechnologischer Methoden auf den Menschen: Die Schaffung des «gläsernen Menschen», dessen Fähigkeiten und Eigenschaften sich schon vor der Geburt aus dem Erbgut erschließen lassen, bzw. die Sorge vor dem «Menschen nach Maß», also dem genetisch manipulierten Menschen. Diese überaus kritische Einstellung ist sicher entscheidend durch unsere historische Erfahrung geprägt, das ist der positive Aspekt bei dieser Diskussion. Die Art und Weise, wie von bestimmten Kreisen diese Kritik artikuliert wird, erinnert aber gerade an diese vergangenen Zeiten. Wiederholt hat es Brandanschläge auf Institute für Humangenetik gegeben, öffentliche Verunglimpfung von Mitarbeitern und Drohungen. Mich persönlich hat am meisten der Haß beeindruckt, der einem bei öffentlichen Vorträgen gerade von jungen Frauen entgegenschlägt. Dieses Klima wurde in Berlin – vielleicht nicht immer bewußt – von Mitgliedern einer Partei geschürt, die vorübergehend sogar in der Regierungsverantwortung stand. Über die Berechtigung dieser Kritik soll hier nicht diskutiert werden, auf jeden Fall hat sie politisches Gewicht. Eine Partei, die sich im Wahlkampf für die Förderung der sog. Gentechnologie und der genetischen Diagnostik einsetzen würde, müßte bei uns sicher eine Einbuße an Wählerstimmen einkalkulieren. Es ist nur verständlich, daß sich dies auch auf die Bereitschaft für investive Maßnahmen in diesem Bereich auswirken muß. Schon jetzt ist der Anteil europäischer Mittel, die im Rahmen des «humanen Genomprojektes» nach Deutschland fließen, nur gering im Vergleich zu Großbritannien und Frankreich. Dieser Trend könnte sich noch verstärken, wenn es damit auch zu einer Abwanderung besonders begabter junger Wissenschaftler kommt.

Im Zusammenhang mit den finanziellen Kosten für die Forschung soll hier auch kurz auf die finanziellen Auswirkungen eingegangen werden, die sich aus der Anwendung molekulargenetischer Tests in der medizinischen Diagnostik ergeben. Hierzu hatte Herr Wolff bereits gesagt, daß diese Kosten von den Krankenkassen getragen werden. Es handelt sich damit primär um ein Verteilungsproblem im Rahmen der medizinischen Versorgung. Hierdurch könnte das Mißverhältnis zwischen dem medizinisch Machbaren und dem öffentlich Finanzierbaren weiter verschärft werden. Frau Mikkelsen hat darauf hingewiesen, daß damit wieder die Diskussion um Kosten-Nutzen-Rechnungen zu gewärtigen ist. Welche Kosten entstehen zum Beispiel, wenn man eine Diagnose vor dem Ausbruch einer Krankheit stellt, diese dadurch therapeutisch beeinflußt werden kann, im Gegensatz zu den Behandlungskosten, die die manifeste Krankheit mit sich bringt? Schon für diese Frage gilt, daß sie für erblich (mit)bedingte Krankheiten so nicht gestellt werden kann, da hierbei auch Wertvorstellungen eingehen, die sich allen fiskalischen Betrachtungen entziehen. Erst recht dürfen solche Berechnungen nicht zur Begründung für die Durchführung einer vorgeburtlichen Diagnostik herangezogen werden. Darüber gibt es keinen Dissens. Die Bundesärztekammer hat hierzu in einer Entschließung vom 21. 10. 88 festgestellt: «Es muß dafür Sorge getragen werden, daß Maßstab für den Einsatz der neuen diagnostischen Möglichkeiten das Wohl des einzelnen und seiner Familie ist, nicht hingegen übergeordnete gesellschaftliche Interessen. Insbesondere muß einer Entwicklung begegnet werden, die Familien diskriminiert, die sich für ein behindertes Kind entschieden haben». Weiter heißt es: «Die Durchführung derartiger Untersuchungen sollte daher grundsätzlich auf freiwilliger Basis und nach vollständiger Aufklärung erfolgen, sowie den Richtlinien ärztlichen Handelns unterliegen, d.h. auch der ärztlichen Schweigepflicht. Dies wird auch den Erlaß entsprechender rechtlicher Bestimmungen erforderlich machen. Damit einhergehen muß eine umfassende Information der Öffentlichkeit, da die Verwirklichung des angestrebten gesundheitspolitischen Ziels einen weitgehenden gesellschaftlichen Konsens voraussetzt.»

Hierzu ist ein Beispiel lehrreich, über das 1989 auf der Tagung der American Society of Human Genetics berichtet wurde [9]. Es betrifft eine Familie, die bereits ein Kind mit einer Mukoviszidose hatte und bei einer erneuten Schwangerschaft eine vorgeburtliche Diagnostik durchführen ließ. Auch der zweite Fetus war betroffen. Die Frau entschied sich, das Kind auszutragen, wobei ihr die Versicherung beschied, daß sie in diesem Falle nicht die Kosten für die vorgeburtliche Diagnostik übernehmen und den Versicherungsschutz aufkündigen würde. Dieser Fall wird von den Kritikern der genetischen Diagnostik immer wieder zitiert mit dem Hinweis, daß sich derartige Fälle in Zukunft häufen würden. Die Geschichte ist jedoch nocht nicht zu Ende. Ein Freund der Familie hat diesen Fall öffentlich gemacht, die Versicherung hat ihre Entscheidung zurückgenommen, und die Vereinigung der genetischen Berater in den USA hat alle Kollegen aufgerufen, ähnliche Fälle zu melden, um derartigen Konsequenzen bereits im Vorfeld zu begegnen. Dieser eine Fall wird in den USA diskutiert, ebenso wie in Australien oder Deutschland. Er zeigt, wie durch Veröffentlichung und Aufklärung der Öffentlichkeit den möglichen nachteiligen Auswirkungen genetischer Diagnostik begegnet werden kann. Dies ist die eine Lehre aus dem Fall. Die andere lautet, daß bei der Einführung neuartiger Tests immer eine Eigendynamik in Rechnung zu stellen ist. In ganz besonderem Maße betrifft das die Einführung von Screening-Programmen, wie sie zukünftig in größerem Maße möglich sein werden. Hier kann man auf umfangreiche Erfahrungen der WHO zurückgreifen, die die speziell in den Tropen und Subtropen häufigen, klinisch schwer verlaufenden Hämoglobinopathien betreffen. Auch hier ist eine der entscheidenden Voraussetzungen gewesen, daß alle derartigen Programme nur nach entsprechender Aufklärung der Bevölkerung und auf strikt freiwilliger Basis eingeführt wurden und der ärztlichen Schweigepflicht unterliegen. Genau dies kommt auch in einer Erklärung der Gesellschaft für Humangenetik und des Berufsverbandes Medizinische Genetik im Zusammenhang mit der Frage eines Screenings auf die Mukoviszidose zum Ausdruck [10]. Die Konsequenzen einer derartigen Untersuchung entsprechen ja nicht einer Krankheitsprävention im üblichen medizinischen Sinne, sondern beinhalten auch eine Option auf eine vorgeburtliche Elimination. Aus ethischen Gründen wäre es daher wünschenswert, worauf Herr Wolff hingewiesen hat, daß all diese Untersuchungen einen «interesselosen Angebotscharakter» haben sollten, was jedoch schwer im Rahmen des bestehenden Systems der Krankenversorgung zu verwirklichen ist.

Rechtliche Überlegungen

Die vorangegangene Diskussion hat gezeigt, daß es mehrere Bereiche gibt, die einer Regelung bedürfen. Es stellt sich dabei die Frage, ob hierzu neue Gesetze erlassen werden müssen oder ob die bestehenden standesrechtlichen Regelungen ausreichen. Der eine Bereich betraf das Versicherungsrecht. Hier hat Herr Propping klar gemacht, daß bei einer Lebensversicherung, einer Kapitalversicherung, ganz andere Maßstäbe anzulegen sind als bei der Krankenversicherung. Im letzteren Fall muß gewährleistet sein, daß keiner aufgrund eines genetischen Befundes den Versicherungsschutz verliert. Hier scheint mir das System der gesetzlichen Krankenversicherung vorbildlich, wie es bei uns besteht. Die Frage stellt sich, wie die Situation in einem geeinten Europa aussehen wird, da die Verhältnisse durchaus uneinheitlich sind. Der andere Bereich betraf die Arbeitsmedizin. Die sich hier stellenden Probleme sind nicht grundsätzlich neu. Ein akuter Handlungsbedarf, das haben die Ausführungen des voraufgegangenen Tages gezeigt, besteht derzeit nicht. Im Bericht der Enquete-Kommission der Bundesregierung werden nach meiner Einschätzung die sich im Zusammenhang mit der molekulargenetischen Diagnostik ergebenden Probleme zutreffend dargestellt. Bevor strafbewehrte Gesetze erlassen werden, und nur dafür ist die Bundesregierung auf dem Gebiet des Gesundheitswesens zuständig, sollte man die Entwicklung beobachten und auf das ärztliche Standesrecht vertrauen. In diesem Sinne hat sich kürzlich auch die Bundesärztekammer hierzu geäußert [11].

Im Zusammenhang mit dem molekularbiologischen Nachweis erblich bedingter Merkmale wurde vor einer Kommerzialisierung dieser Untersuchungen – zu Recht – gewarnt. Da die Methoden im Prinzip einfach durchzuführen sind und im Rahmen der postnatalen Diagnostik keinen medizinischen Eingriff erfordern, besteht die Sorge, daß diese Untersuchungen auch von Personen angeboten werden, die hierfür nicht qualifiziert und nicht an die standesrechtlichen Regeln gebunden sind. Dann stellt sich in ganz besonderem Maße das Problem, daß eine solche Diagnostik ohne die begleitende Beratung angeboten wird, wofür profunde humangenetische Kenntnisse erforderlich sind. Wenn es zu einer gesetzlichen Regelung kommt, sollte hier, gemäß der Empfehlung des Berufsverbandes, der Zusammenhang zwischen genetischer Beratung und Diagnostik vorgeschrieben werden [12]. Die Diskussion hat aber auch gezeigt, daß – gerade im Zusammenhang mit dem vorgeburtlichen Nachweis erblich bedingter Erkrankungen – die Fortschritte der biochemischen (Triple-) und Ultraschall-Diagnostik heute viel aktuellere Probleme aufwerfen als die der molekulargenetischen Diagnostik. In beiden Fällen handelt es sich um nicht-invasive Verfahren, so daß auch keine besondere Indikation hierfür vorliegen muß. Mit den modernen Ultraschallgeräten kann, entsprechende Erfahrung vorausgesetzt, ein weites Spektrum an Entwicklungsstörungen frühzeitig erkannt werden. Sobald eine derartige Diagnostik dem «Stand der Wissenschaft» entspricht, hat der Arzt die Schwangere auf diese Möglichkeit hinzuweisen. Unterläßt er dies und kommt es zur Geburt eines fehlgebildeten Kindes und einer Anklage vor Gericht, muß er mit einer Verurteilung rechnen. Von diesem Tage an ist eine derartige Information für alle Gynäkologen verpflichtend. Hierdurch kann ein Prozeß in Gang gesetzt werden, der sich nachteilig auf die Entscheidungsautonomie des Klienten auswirkt. Diese wenigen Beispiele sollen nur deutlich machen, daß bei Würdigung der rechtlichen Aspekte nicht nur die Gesetzgebung, sondern auch die Rechtsprechung bedacht werden müssen.

Ausblick

Im Zusammenhang mit den finanziellen Konsequenzen und den rechtlichen Problemen habe ich nur einige wenige Punkte ansprechen können, die sich im Zusammenhang mit dem Genomprojekt stellen. Die finanziellen Ausgaben für die Genomforschung wurden ethisch mit der Entwicklung neuer therapeutischer Ansätze begründet, die diagnostischen Aufwendungen mit der Möglichkeit, ein höheres Maß an individueller Freiheit der Entscheidung zu erlangen. Zunächst jedoch wird die Diskrepanz zwischen den diagnostischen und den therapeutischen Möglichkeiten immer größer, zwischen dem, was wir zu wissen meinen, und dem, was wir tatsächlich wissen. Die Sorge ist, daß dieser wissenschaftlich-medizinische Fortschritt damit erkauft wird, daß bestimmte Personen, die unserer Hilfe in besonderem Maße bedürfen, diskriminiert oder stigmatisiert werden könnten. Dies war der Anlaß folgender Stellungnahme der Gesellschaft für Humangenetik [13]: «Eine Förderung molekulargenetischer Forschung am Menschen muß von intensiver Unterstützung rehabilitativer und sozialer Maßnahmen für Behinderte begleitet sein. Ein Ungleichgewicht staatlicher Förderung muß als behindertenfeindlich angesehen werden und ist auch geeignet, humangenetische Forschung und Praxis allgemein in Mißkredit zu bringen.» Die beste Garantie dafür, daß es nicht bei einem Lippenbekenntnis bleibt, sehe ich in unserer freiheitlichen Gesellschaftsordnung. Es hat eine größere Anzahl unabhängiger Kommissionen gegeben, die im Auftrage des Parlaments, der Bundesregierung oder der Länder sich mit dieser Problematik beschäftigen und ihre Ergebnisse publizieren. Beispielhaft hierfür erscheint mir der Bericht der Enquete-Kommission und die Bundestagsdebatte darüber am 26. Oktober 1989 [14], aus der ich nur zwei Zitate zum Schluß bringen will: Die Stellungnahme des Vorsitzenden dieser Kommission, Herrn Catenhusen, der feststellt: «Wir sind uns auch darin einig, daß, wenn es etwa um die Nutzung der Gentechnik in der vorgeburtlichen Diagnostik geht, das pauschale Nein eine zu einfache Antwort darstellt; denn ethisch gebotene Entscheidungen können auch darin bestehen, daß wir die Entscheidungsfreiheit des einzelnen in solchen Fragen respektieren... und daß ich nicht versuche, meine persönliche Wertentscheidung mit Hilfe des Gesetzgebers als Norm jedermann vorzugeben» (Beifall bei Abgeordneten der SPD); und weiter fährt er fort: «Es ist auch sehr wichtig, noch einmal daran zu erinnern, daß in Fragen der Zurückweisung eugenischer Zielsetzungen... Einigkeit besteht» (Beifall bei der SPD, der CDU/CSU und der FDP). In dieser Diskussion fragte Frau Schoppe von den Grünen: ... «Können wir als Vertreter dieser Gesellschaft uns anmaßen, hier Entscheidungen zu treffen, die Folgen haben, die wir nicht abschätzen können?» Hierauf antwortete Minister Riesenhuber, indem er Kant zitierte: «Die Möglichkeit des Erkennens reicht nie so weit wie die Notwendigkeit des Entscheidens. In dieser Situation sind wir immer. Auf dieser Basis gilt..., daß wir alle für uns verfügbaren Möglichkeiten nutzen müssen, um einen so weit wie möglich gesicherten Grund für eine Entscheidung zu schaffen... deshalb bin ich der festen Überzeugung, daß wir dann, wenn wir das beste getan haben, um die Risiken abzuschätzen und sie zu beherrschen, die Chancen ergreifen können.»

Literatur

1. The FASEB Journal 5, 1, 1991.
2. COLLINS, F. S. in [1].
3. SPERLING, K. in: Mitteilungen Berl. Ges. Anthr. Ethn. Urgesch. 5, 103–126, 1980.
4. SPERLING, K., Deutsches Ärzteblatt, 89, 2630–2633, 1992.
5. COLLINS, J. in: Human Genome News 2, 14, 1991.
6. Der Tagesspiegel v. 29.04.1990.
7. Der Spiegel 34, 92, 1991.
8. Deutscher Forschungsdienst, df-magazin 9, 1–2, 1991.
9. Am. J. Hum. Genet. 47, 343–344, 1990.
10. Med. Genet. 3, 11–12, 1991.
11. Deutsches Ärzteblatt 89, 2561–2567, 1992.
12. Med. Genet. 1, 4, 1989.
13. Med. Genet. 3, 31, 1991.
14. Plenarprotokoll 11/171 des Deutschen Bundestages.
15. DOMDEY, H. in «Gentechnologie» Ev. Presseverband für Bayern, 1990.
16. SCHMIDTKE, J. and COOPER, D. N.: Annals of Medicine 24, 29–42, 1992.

Nachfragen und Ergänzungen

Vogel: Herr Sperling, Sie haben ein Problem gestreift, das ich betonen möchte, obwohl ich keine stundenlange Diskussion darüber entfachen möchte: das ist die Frage der Patentierung von Lebewesen, die ja in den

USA möglich ist. Das hat eine enorme Bedeutung für Entwicklungsländer, an die wir meistens gar nicht denken, was beispielsweise die Patentierung von Kulturpflanzen betrifft. Es ist im Augenblick in Entwicklungsländern, wie beispielsweise Indien, eine große Empörung im Gange über die Patentierung von Kulturpflanzen, weil darin ein neuer Weg der Ausbeutung von Entwicklungsländern durch Industrieländer gesehen wird. Ich wollte nur darauf aufmerksam machen; auch wir können eine ganze Menge dazu tun, daß diese Patentierung nicht erfolgt, daß jedenfalls in die internationalen Verhandlungen der Gedanke eingebracht wird, daß Gebühren für die Entwicklungsländer, die neue Pflanzenspezies für die Landwirtschaft und für die Ernährung brauchen, nicht erhoben werden.

Sass: Eine ganz kurze Bemerkung hierzu. Ich glaube, die Zahlen werden manipuliert. Es gibt einen Bericht des Landwirtschaftsministeriums der USA, aus dem hervorgeht, daß Patentierung von Pflanzen und Tieren sowohl der Qualitätssicherung wie der Marktdurchdringung neuer Produkte dient, und daher gerade auch für Entwicklungsländer eher förderlich denn negativ ist. Nur wird immer sehr kurzfristig mit diesen Zahlen argumentiert und manipuliert; ich glaube, diese Manipulation solcher Zahlen ist nicht im Interesse der Entwicklungsländer.

Humangenetische Forschung und ihre Anwendung aus juristischer Sicht

Angelika Schmidt

I. Einleitung

Ziel dieser Ausführungen ist es, die ethischen und rechtlichen Probleme im Zusammenhang mit gendiagnostischen Verfahren sowie die daraus zu ziehenden politischen Konsequenzen darzustellen und zu diskutieren.

Deshalb möchte ich zunächst kursorisch die rechtliche Situation der möglichen Anwendungsgebiete genanalytischer Testverfahren beleuchten, da die juristische Einordnung und Bewertung der einzelnen Untersuchungsmethoden und ihrer Verwendungszusammenhänge hinsichtlich verschiedener Lebenssachverhalte Grundlage und Voraussetzung für die Beantwortung der Frage nach Notwendigkeit und Opportunität gesetzlicher Regelungen ist.

Dabei unterteile ich meine Ausführungen in zwei große Bereiche, einmal die postnatale Genomanalyse, zum anderen die pränatale Diagnostik. Die Problematik der postnatalen Genanalyse wird dabei nur angeschnitten, der Bereich der pränatalen Genomanalyse dagegen vertiefter behandelt.

Als mögliche und zum Teil bereits praktizierte Anwendungsgebiete für die postnatale genetische Analyse kommen der forensische Bereich, das Arbeitnehmerscreening sowie Gentests im Versicherungswesen als auch schließlich Untersuchungen an Neugeborenen in Betracht. Hinsichtlich der Möglichkeiten vorgeburtlicher Genomanalyse stehen neben der Erweiterung diagnostischer Möglichkeiten in der pränatalen Diagnostik insbesondere die rechtlichen Fragen der durch die In-vitro-Fertilisation eröffneten Präimplantationsdiagnostik im Mittelpunkt der Diskussion.

II. Postnatale Diagnostik

1. Forensischer Bereich

Die Erhellung genetischen Materials kann im Zuge eines Gerichtsverfahrens sowohl im Hinblick auf persönlichkeitsneutrale Tatsachen Bedeutung erlangen als auch auf Informationen über Persönlichkeitsmerkmale. Es seien als Einsatzbereiche nur die Identifikation von Verdächtigen, die Erleichterung von Fahndungsmaßnahmen, die Verwendung angefallenen Materials zu erkennungsdienstlichen Zwecken sowie zur Persönlichkeitsbeurteilung – dort, wo es um Täterprognosen geht – und schließlich der Einsatz zum Nachweis von Verwandtschaftsbeziehungen genannt.

Gegenwärtig sind laut einigen Stimmen nur die Testverfahren in der Diskussion, die sich auf die Analyse der Minisatelliten beschränken[1]. Der Diskussionsentwurf des Bundesjustizministeriums zum genetischen Fingerabdruck im Strafverfahren allerdings sieht in dem neu zu fassenden § 81a StPO von dem hier grundsätzlich normierten Verbot der Untersuchung der codierenden Bereiche des Genoms für den Fall eine Ausnahme vor, daß lediglich solche genomischen Bereiche untersucht werden, die Aufschluß über ohnehin äußerlich sichtbare Merkmale geben[2]. Daraus wird deutlich, daß allem Anschein nach ein ganz offensichtliches Interesse an der Untersuchung auch der Strukturgene besteht. Angesichts der dadurch erfolgten Durchbrechung der Grenzlinie zwischen der Untersuchung codierender und der nicht codierender Bereiche werden auch all diejenigen eines besseren belehrt, die, wie unlängst noch das LG Heilbronn[3], davon ausgehen, daß an Untersuchungen, die über die Analyse der Minisatelliten hinausgehen, niemand ein Interesse hat.

Seit 1988 haben bereits mehrere deutsche Gerichte den genetischen Fingerabdruck für ein prinzipiell zulässiges Beweismittel erklärt[4] beziehungsweise Gebrauch davon gemacht, wobei erstmals das LG Heilbronn in o.g. Entscheidung das DNA-Fingerprinting ohne Einschränkungen im Rahmen der geltenden Strafprozeßordnung als Methode der Identitätsermittlung für zulässig erklärt und verwertet hat.

Dieser Standpunkt wurde schließlich auch durch den BGH gestützt, der im vergangenen Jahr über die Zulässigkeit des genetischen Fingerabdrucks zur Identifizierung im Strafverfahren zu befinden hatte[5]. Eine Entscheidung über die Zulässigkeit der Untersuchung codierender Be-

---

1 Vgl. nur Deutscher Bundestag 1987, S. 175.
2 Vgl. die Besprechung bei WÄCHTLER 1990, S. 369 ff.
3 Urt. v. 19. 1. 1990 – Kls 42/89, NStZ 1990, S. 353 ff.
4 LG Berlin, Beschl. v. 14. 12. 1988 – 529 – 20/88, NJW 1989, S. 787 f.; LG Darmstadt, Urt. v. 3. 5. 1989 – 10 Js 21 985/87, NJW 1989, S. 2338.
5 Urt. v. 21. 8. 1990 – 5 StR 145/90, – EBE/BGH – v. 20. 9. 1990, S. 298.

reiche präjudiziert das Gericht jedoch nicht, sondern es läßt diese Frage vielmehr ausdrücklich offen.

Die genetische Analyse greift, ungeachtet dessen, ob die stummen Sequenzen oder die codierenden Bereiche dechiffriert werden, in das durch Art. 2 Abs. 1 i.V.m. 1 Abs. 1 GG geschützte allgemeine Persönlichkeitsrecht des Menschen ein. Auch das aus diesem Recht hergeleitete informationelle Selbstbestimmungsrecht ist durch eine zwangsweise vorgenommene genetische Untersuchung betroffen. Die Analyse codierender Gensequenzen – jedenfalls solcher, deren Dechiffrierung «stigmatisierende Merkmale» offenlegt – stellt dabei ohne Zweifel einen der Intensität nach wesentlich schwereren Eingriff in die geschützten Grundrechte dar als eine Abbildung der Minisatelliten. Soweit codierende Genabschnitte allein für den Nachweis von Verwandtschaftsbeziehungen oder zur Identitätsermittlung untersucht werden und über diese Aussagen hinaus keine Information liefern, sind solche Untersuchungen juristischerseits gleichzustellen mit der Analyse nicht codierender Bereiche.

Inwieweit genetische Analysen trotz des Eingriffs in den grundrechtlich geschützten Bereich wegen anderer entgegenstehender rechtlich geschützter Interessen zulässig sind, richtet sich nach einer Güterabwägung im Einzelfall. Von vornherein ausgeschlossen ist eine Kollisionsabwägung dann, wenn das Persönlichkeitsrecht in seinem Kernbereich privater Lebensgestaltung betroffen ist[6]. Dieser enge Raum ist jeder staatlichen Eingriffsmöglichkeit und damit Verhältnismäßigkeitsabwägung entzogen[7]. Doch ist bei der Genomanalyse der codierenden Bereiche, auch wenn es sich um die Erhellung der biologischen Grundlagen der Individualität des Menschen handelt, nicht grundsätzlich dieser jedem staatlichen Eingriff entzogene Intimbereich tangiert; eine genetische Analyse also nicht von vornherein per se unzulässig. Insofern ist vielmehr eine differenzierte Betrachtung geboten, die nicht an die Art und Weise der Datenerhebung, sondern an die Qualität der ermittelten Befunde anknüpft[8]. Nur so lassen sich auch die Bestrebungen des Diskussionsentwurfes zum genetischen Fingerabdruck erklären, der, wie bereits dargelegt, von dem grundsätzlichen Verbot der Analyse codierender Genabschnitte in bestimmten Fällen eine Ausnahme zulassen will[9].

Es hat daher eine Beurteilung im Einzelfall zu erfolgen, die dann Aufschluß darüber gibt, ob es sich um einen grundsätzlich unzulässigen oder der Verhältnismäßigkeitsabwägung prinzipiell zugänglichen Eingriff in grundrechtlich geschützte Positionen handelt.

Festzuhalten ist jedoch, daß die zwangsweise Untersuchung von Struk-

---

6 Vgl. zu dieser sog. «Sphärentheorie» nur BVerfGE 34, 238, 245 f. m.w.N.
7 BVerfGE 6, 32, 41; 27, 1, 6; 34, 238, 245.
8 Vgl. dazu die Darstellung der Einordnung genanalytisch erhobener Daten bei SCHMIDT, 1991, S. 175 ff.
9 Ebenso auch BMJ 1990, S. 137 ff.

turgenen, sollte sie in engen zulässigen Grenzen beabsichtigt sein[10], de lege ferenda ausdrücklich gesetzlich geregelt werden müßte[11].

Voraussetzung dafür, daß das genetische Fingerabdruckverfahren sich im Rahmen geltenden Rechts als unproblematisch darstellt, ist das Vorhandensein einer normenklaren gesetzlichen Vorschrift, die die geschützten Grundrechtspositionen in zulässiger Weise einschränkt. Da einfachgesetzliche Vorschriften, hier also die Prozeßordnungen, lediglich eine Regelung darüber enthalten, unter welchen Voraussetzungen Beweismittel erlangt werden dürfen[12], nicht jedoch darüber, welche Art von Untersuchungen an dem gewonnenen Substrat zulässig sind, wird diese Frage kontrovers beantwortet. Die Auffassungen reichen hier von der Unbedenklichkeit des genetischen Fingerabdruckverfahrens, als einer bloßen Fortschreibung der wissenschaftlichen Methoden im Rahmen der geltenden Strafprozeßordnung[13], über die zwar prinzipielle verfassungsrechtliche Zulässigkeit, aber unter der Option der Schaffung zusätzlicher konkreter Regelungen[14], bis hin zu der Forderung des Verbots jeglicher Genomanalysen zumindest im Strafverfahren[15]. Die Standpunkte scheiden sich hier zum einen bei der Beantwortung naturwissenschaftlicher Fragestellungen, zum anderen bei der Einschätzung des Mißbrauchsrisikos und der Notwendigkeit als Prävention davor zu treffender Maßnahmen. Bezogen auf den ersten Punkt wird das Bedenken angeführt, daß die Bedeutung der nach jetzigem wissenschaftlichen Erkenntnisstand jenseits der Identifikationsfrage aussagelosen Minisatelliten weiter erforscht und gegebenenfalls genetische Information zutage treten könnte[16]. Weitere kritische Appelle richten sich dahin, daß bei der Erstellung genetischer Fingerabdrücke anhand der den codierenden Bereichen eng benachbarten Gensequenzen die Möglichkeit der Nutzung der gewonnenen Kenntnis des Bandenmusters für Koppelungsanalysen besteht[17]. Als gewichtigster Punkt wird warnend auf das der Zulassung der DNA-Analyse im nicht codierenden Bereich innewohnende Mißbrauchspotential hingewiesen. Die Folge könne eine unter Umständen verfassungswidrige Untersuchung von Strukturgenen sowie die Weitergabe der Untersuchungssubstrate oder Ergebnisse an Unbefugte sein. Zwar wird die tech-

---

10 So der Diskussionsentwurf zum genetischen Fingerabdruck im Strafverfahren, vgl. die Darstellung bei WÄCHTLER 1990, S. 369 ff.
11 Vgl. zur Analyse codierender Bereiche SCHMIDT 1991, S. 41 ff. m.w.N.
12 Vgl. §§ 81a, 81c, 94, 163b StPO, 372a ZPO.
13 Vgl. nur STERNBERG-LIEBEN 1987, S. 1242, 1243; HENKE/SCHMITTER 1989, S. 404, 406; LG Berlin, NJW 1989, S. 787 f.; LG Darmstadt, NJW 1989, S. 2338, 2339; LG Heilbronn, NStZ 1990, S. 353, 354; BGH, EBE/BGH v. 20.9.1990, S. 298.
14 DIX 1989, S. 235, 236; KELLER 1989, S. 2289, 2296; JUNG 1989, S. 103, 105; Deutscher Bundestag 1987, S. 176.
15 So WÄCHTLER 1988, S. 232, 234; wohl auch RADEMACHER 1989, S. 546, 549 f.
16 JUNG 1989, S. 103, 105; KELLER 1989, S. 2289, 2290; RADEMACHER 1989, S. 546, 549.
17 JUNG 1989, S. 103, 105.

nisch mögliche Begrenzbarkeit der DNA-Analysen auf die nicht codierenden Bereiche mittels der ausschließlichen Verwendung forensischer Sonden nicht mehr in Zweifel gezogen[18], doch ist der Übergang von dem Einsatz dieser zu dem diagnostischer Sonden an dem einmal erlangten Zellmaterial nicht schwierig[19]. Sicher ist die Gefahr des Mißbrauchs kein der Genomanalyse speziell innewohnendes Spezifikum, sie ist auch herkömmlichen Blutuntersuchungen immanent, doch ist mit zu erwartender fortschreitender Genkartierung und der damit anwachsenden Kenntnis der Lokalisation pathogener Erbinformation eine in ihren Auswirkungen weit über das Mißbrauchsrisiko bei herkömmlichen Blutuntersuchungen hinausgehende Gefährdung der Menschenwürde und des allgemeinen Persönlichkeitsrechts gegeben.

Unter Berücksichtigung all dieser Umstände scheint eine Gleichstellung des genetischen Fingerabdruckverfahrens mit der Daktyloskopie oder den traditionellen Blutuntersuchungen auf der Genproduktebene jedenfalls verfehlt.

Um Rahmen und Grenzen der Zulässigkeit des Fingerabdruckverfahrens als prozessuales Beweismittel im einzelnen zu bestimmen, muß eine Abwägung im Spannungsfeld von allgemeinem Persönlichkeitsrecht und Gefährdung der Menschenwürde des Betroffenen einerseits und der Wahrheitsfindung im Verfahren, also dem Interesse der Öffentlichkeit an der Aufklärung von Straftaten[20] bzw. dem Feststellungsinteresse Dritter im Zivilprozeß, andererseits vorgenommen werden. Schließlich darf man nicht außer acht lassen, daß es dabei nicht nur um das Recht, staatlicherseits den genetischen Fingerabdruck nehmen zu dürfen, geht, sondern gegebenenfalls auch um das Recht des Betroffenen, durch wissenschaftlich anerkannte Methoden von einem Verdacht beziehungsweise einer Vermutung freigestellt zu werden.

2. Öko- und Pharmakogenetik

Auf die Öko- und Pharmakogenetik soll an dieser Stelle nicht weiter eingegangen werden, da sie unter der Voraussetzung der Wahrung bestehender Grundsätze, wie Freiwilligkeitspostulat, Datenschutz etc. rechtlich keine neuen Probleme aufwirft. Betont sei hier nur, daß möglicherweise Stigmatisierungen nach sich ziehende Massenscreenings ganzer Bevölkerungsgruppen unter dem Gesichtspunkt des Rechts auf geninformationelle Selbstbestimmung sowie des Rechts auf Unkenntnis der eigenen genetischen Konstitution nur auf der Grundlage wirksam erteilter Einwilligung zulässig sind.

---

18 STEINKE 1989, S. 407.
19 KELLER 1989, S. 2289, 2290.
20 Diesem Interesse an einer leistungsfähigen Strafjustiz wird Verfassungsrang beigemessen, und zwar als Bestandteil des in Art. 20 Abs. 3 GG verankerten Rechtsstaatsprinzips.

3. Arbeitsrecht

Wenngleich aus der Bundesrepublik im Gegensatz zu den USA, wo seit längerer Zeit Genomanalysen von der Industrie praktiziert werden, keine gesicherten Daten über den Einsatz gentechnischer Untersuchungen in diesem Zusammenhang vorliegen, so ist doch von einem vitalen Interesse seitens der Arbeitgeberschaft an genetischen Analysen ihrer Angestellten auszugehen.

Es ist zunächst zu erwähnen, daß weder eine Pflicht besteht, sich als Arbeitsplatzbewerber einer ärztlichen Untersuchung zu unterziehen[21], noch ungefragt bekannte genetische Daten zu offenbaren[22]. Von diesem Grundsatz ist lediglich dann eine Ausnahme zu machen, wenn der Bewerber den elementarsten Anforderungen des Arbeitsplatzes nicht gewachsen und die vertragliche Leistung zu erbringen außerstande ist[23]; wenn also der Arbeitsuchende infolge einer bereits vorliegenden Krankheit seiner Arbeitspflicht zum Zeitpunkt der Aufnahme der Arbeit nicht wird nachkommen können[24].

Ganz allgemein weiter reichen dagegen die auf gezielte Erkundigung des Arbeitgebers hin bestehenden Auskunftspflichten.

Die Genomanalyse ist, wie andere ärztliche Untersuchungen auch, als eine spezielle Form der Ausübung des unkodifiziert anerkannten Fragerechts des Arbeitgebers zu qualifizieren, so daß der zulässige Umfang des Fragerechts auch die Grenzen ärztlich zulässiger Untersuchungen bestimmt[25]. Was die Frage der generellen rechtlichen Zulässigkeit sowohl de lege lata als auch de lege ferenda angeht, herrscht auch hier unter den Juristen Streit[26]. Ausgangspunkt für die Beantwortung dieser Frage muß die Bestimmung des Umfangs der arbeitgeberseitig geschützten Vertragsfreiheit sein. Läßt die Privatautonomie, die verfassungsrechtlich wiederum durch Art. 2 Abs. 1 GG abgesichert, also im Recht auf freie Entfaltung der Persönlichkeit verortet ist, genetische Analysen unter Umständen sogar unbegrenzt zu, oder wäre eine solche Einstellungspraxis als sittenwidrig (§ 138 BGB) oder als mit den Rechtsgrundsätzen von Treu und Glauben (§ 242 BGB) unvereinbar anzusehen?

Unabhängig davon, ob sich Genomanalysen an Arbeitnehmern vor Vertragsschluß in das vorhandene Gesetzeswerk – hier in Form des unkodifi-

---

21 WIESE 1986, S. 120, 121; HIRSCH/EBERBACH 1987, S. 392.
22 HOFMANN 1975, S. 1, 47f.; SCHAUB 1987, S. 103; ähnlich wohl auch LAG Berlin, Urt. v. 6. 7. 1973 – 3 Sa 48/73, DB 1974, S. 99.
23 HOFMANN 1975, S. 1, 48; a. A. MORITZ 1987, S. 329, 336, der eine Mitteilungspflicht des Arbeitnehmers generell ablehnt.
24 BAG, Urt. v. 7. 2. 1964 – 1 AZR 251/63, DB 1964, S. 555; WIESE 1988, S. 217, 218.
25 GIESEN/VIETHEN 1989, S. 2, 6; WIESE 1988, S. 217, 219; ausführlich dazu ROSE 1989, S. 74 ff.
26 DEUTSCH 1989, S. 657, 660; MENZEL 1989, S. 2041, 2043; WIESE 1988, S. 217, 220; Justizministerium Rheinland-Pfalz 1989, S. 30.

ziert anerkannten Fragerechts des Arbeitgebers – einordnen lassen, bleibt jedoch die Frage zu stellen, ob, gegebenenfalls also de lege ferenda, genetische Analysen unter der Voraussetzung der Wahrung des Freiwilligkeitspostulats überhaupt zulässig sein können. Kann angesichts der bestehenden angespannten Arbeitsmarktlage selbst bei der erklärten Einwilligung des Arbeitsuchenden tatsächlich eine auch rechtlich wirksame Einwilligung angenommen werden? Ob sich dies bejahen läßt, richtet sich nach den faktisch an die Verweigerung der Zustimmung zu einer Analyse geknüpften Folgen. Ob eine Genomanalyse im Rahmen des Fragerechts – analog der für dieses entwickelten Grenzen – juristisch haltbar ist, hängt von der Möglichkeit ab, inwieweit sich in der Rechtstatsächlichkeit genetische Analysen durch Arbeitgeber auf das rechtlich zulässige Maß begrenzen lassen. Anders als bei unzulässigen Fragen seitens des Arbeitgebers, denen sich ein Arbeitsplatzbewerber durch falsche Antworten entziehen kann, das sog. «Recht auf Lüge», gibt es im Hinblick auf die Überschreitung eines zulässigen Untersuchungsauftrages kein gleich wirksames Schutzinstrumentarium für den Arbeitnehmer. Das macht es um so notwendiger, dem Einsatz genanalytischer Verfahren im Zusammenhang mit Arbeitsverhältnissen klare und wirksame Grenzen zu setzen.

Hier sind mehrere legislative Möglichkeiten denkbar: Die einschneidendste wäre ein Verbot jeglicher Genanalysen[27]. Dieser Weg wäre jedoch mit der verfassungsrechtlich geschützten Privatautonomie nicht in Einklang zu bringen. Als etwas weniger einschneidendes Mittel stünde ein Einstellungsanspruch des Bewerbers bei Überschreiten zulässiger Grenzen genetischer Untersuchungen zur Diskussion. Doch auch diese Möglichkeit stellt einen erheblichen Eingriff in die Vertragsfreiheit des Arbeitgebers dar. Daher ist für eine dritte Lösung zu plädieren, die die arbeitgeberseitigen Rechte in verhältnismäßiger Weise einschränkt und dennoch die Positionen der Arbeitnehmer in vollem Umfang wahrt:

Der Gesetzgeber sollte die Möglichkeit, vom Ergebnis ärztlicher Einstellungsuntersuchungen die Entscheidung über den Vertragsschluß abhängig zu machen, dahin verengen, daß für den Fall der Vornahme einer Genanalyse lediglich ein aufschiebend bedingter Vertrag geschlossen werden darf, der nur dann nicht zur Wirksamkeit erstarkt, wenn eine zulässige Genomanalyse die gesundheitliche Nichteignung für den zu besetzenden Arbeitsplatz ausweist[28].

So gelänge eine in praxi wirksame Anpassung der Rechtsfolgen an die beschränkte Zulässigkeit, Genomanalysen durchführen zu dürfen.

Nur unter dieser Voraussetzung, daß also die Rechte des Arbeitnehmers bei rechtswidriger Genomanalyse kodifiziert werden, ist eine Einwilligung in eine genetische Analyse auch wirksam, anderenfalls kann nicht von der erforderlichen Freiwilligkeit ausgegangen werden.

---

27 So KLEES 1988, S. 98; ders. 1986, S. 55, 57; MENZEL, in: HABICHT-ERENLER 1989, S. 67, 78; BMJ 1990, S. 90 ff.
28 ROSE 1989, S. 149 ff.

In welchen Fällen genau die Genomanalyse nun zulässig ist, ist ausgehend von den vom BAG entwickelten Grundsätzen[29] nach den zulässigen Fragen im Zusammenhang mit der Gesundheit des Arbeitnehmers zu beurteilen. Zwar werden danach auch Fragen zugelassen, die die absehbare künftige Gesundheit des Arbeitnehmers betreffen[30], dennoch können Befunde aus Genanalysen nicht darunter subsumiert werden. Denn der Zusammenhang zwischen genetischem Befund und dem Manifestwerden einer Krankheit ist – jedenfalls bei den polygenen beziehungsweise multifaktoriellen, unter Umständen aber auch bei monogenen Krankheiten – stark gelockert: Ein genetisch belasteter Arbeitnehmer, der zunächst ja noch nicht krank ist, weist lediglich ein bestimmtes Erkrankungsrisiko auf, da die Realisierung genetischer Disposition, also deren morphologische Manifestation, in hohem Maße umweltabhängig ist[31], und oft ein Wechselspiel von Disposition und Exposition dafür verantwortlich ist, ob und wann und mit welcher Intensität eine Krankheit ausbricht. Die Befunde aus einer Genomanalyse im Zusammenhang mit der Ökogenetik im allgemeinen haben deshalb keinen streng deterministischen, sondern lediglich probabilistischen Aussagewert. Die Intention des geltenden Rechts geht jedoch dahin, daß bei bestehenden Arbeitsverhältnissen das Risiko des künftigen krankheitsbedingten Ausfalls des Arbeitnehmers vom Arbeitgeber mitgetragen werden soll. Diese Risikoverteilung findet Ausdruck in der Verpflichtung zur Lohnfortzahlung im Krankheitsfall sowie den strengen an eine krankheitsbedingte Kündigung zu stellenden Voraussetzungen. Den Arbeitgeber trifft insoweit eine Fürsorgepflicht. Vor Vertragsabschluß bestehen solche Regelungen zwar nicht, doch muß das durch die Normierung dieser Pflichten zum Ausdruck kommende Prinzip des vertraglichen Interessenausgleichs auch hier gelten[32]. Somit bewegt sich die Genomanalyse grundsätzlich nicht im Bereich des rechtlich Zulässigen. Auch für den Fall, daß vom Arbeitsplatz Emissionen ausgehen, die den Arbeitnehmer wegen seiner besonderen genetischen Konstitution schwer gefährden, gilt nichts anderes. Denn im Bereich des Arbeitsschutzes gilt das Prinzip der Primärprävention. Die objektiven Arbeitsplatzbedingungen sind also so zu gestalten, daß auch kraft genetischer Veranlagung besonders gefährdete Arbeitnehmer nicht erkranken. Läßt sich der Arbeitsplatz nicht entsprechend einrichten, so stünde es nach entsprechendem Hinweis durch den Arbeitgeber auf diese Gefahren dem Arbeitnehmer frei, außerhalb des Arbeitsverhältnisses durch einen Arzt seines Vertrauens eine Genanalyse durchführen zu lassen[33]. So würden die Rechte des Arbeitnehmers gewahrt, und er könnte selbst entscheiden, ob er sich untersuchen läßt und welche Konsequenzen er gegebenenfalls aus dem Befund ziehen will.

---

29 Vgl. Urt. v. 7.6.1984, 2 AZR 270/83, DB 1984, S. 2706.
30 V. D. DAELE 1985, S. 124; WIESE 1988, S. 217, 218.
31 HUBER 1989, S. 24; MENZEL 1989, S. 2041, 2042 m.w.N.
32 So auch V. D. DAELE 1985, S. 125.
33 So auch DÄUBLER 1986, S. 81 f.; MENZEL 1989, S. 2041, 2043.

Eine andere Bewertung ist dann geboten, wenn sich die durch eine genetische Analyse zu ermittelnden Daten konkret auf Dritte beziehen, indem sie eine Erkrankung offenbar werden lassen, die zu einer unmittelbaren Gefährdung beispielsweise von Kunden oder Kollegen des Unternehmens führt. Denn nur dann stehen den grundrechtlich geschützten Interessen des Arbeitnehmers an der Wahrung seines allgemeinen Persönlichkeitsrechts gleichwertige und bei einer Verhältnismäßigkeitsabwägung möglicherweise obsiegende Interessen gegenüber[34]. In allen anderen Fällen müssen die Interessen des Arbeitgebers hinter denen des Arbeitnehmers zurücktreten.

Für Überwachungsuntersuchungen während eines bestehenden Arbeitsverhältnisses gilt im Grundsatz nichts anderes[35].

4. Versicherungsrecht

Relevant sind Rechtsfragen der Genomanalyse nur im Bereich der Privatversicherung, da die Sozialversicherung aufgrund ihrer ausschließlich am Einkommen orientierten Beitragsbemessung an gesundheitlichen Untersuchungen allgemein kein Interesse hat.

Da die privaten Versicherer ihre Prämien bis hin zu der Entscheidung von Risikoausschlüssen an der von Lebensalter und Gesundheitszustand ausgehenden Risikoprognose orientieren, haben diese ein vitales Interesse am Einsatz genetischer Testverfahren, um speziell auch im Hinblick auf mögliche künftige Krankheiten Informationen zu erlangen.

Bislang erfolgt vor dem Abschluß einer Kranken- oder Lebensversicherung eine Gesundheitsprüfung derart, daß von dem Bewerber umfassende Auskünfte über den früheren und gegenwärtigen Gesundheitszustand eingeholt werden. Auch eine Entbindung von der ärztlichen Schweigepflicht wird meistens verlangt[36].

Ob die Genomanalyse nun als legitimes Verfahren im Privatversicherungswesen eingesetzt werden darf, richtet sich danach, ob dies für einen vertraglichen Interessenausgleich von Versicherer und Versicherungsnehmer unabdingbar ist[37]. Diese These mag im Hinblick auf die im Privatrecht herrschende Vertragsfreiheit zwar zunächst befremden, doch besteht hier eine dem arbeitsrechtlichen Bereich vergleichbare Situation: Die Mehrheit der Versicherten ist auf eine Kranken- oder Lebensversicherung angewiesen, um die Risiken von Krankheit und Alter finanziell bewältigen zu können. Daher kann auch nicht von gleichrangigen Partnern ausgegangen werden. Wer den Preis der genetischen Ausforschung nicht zu zahlen gewillt wäre, würde entweder auf die Sozialversicherung ausweichen müs-

---

34 Vgl. ausführlich dazu ROSE 1989, S. 132 ff.
35 Vgl. dazu SCHMIDT 1991, S. 62 f. m. w. N.
36 Deutscher Bundestag 1987, S. 173; HIRSCH/EBERBACH 1987, S. 375 f.
37 V. D. DAELE 1985, S. 138.

sen oder könnte sich – für den Fall, daß dem Betroffenen der Beitritt verschlossen ist[38] – überhaupt nicht versichern.

Weitere zwangsläufige Folge wäre, daß die Privatversicherer die gesundheitlich Robusten an sich binden würden, die anderen Fälle dagegen in der Sozialversicherung aufgenommen werden müßten, wodurch infolge dieser einseitigen Lastenverteilung eine erhebliche Schwächung, wenn nicht auf lange Sicht der Zusammenbruch des auf dem Gedanken der Solidargemeinschaft basierenden Sozialversicherungssystems bewirkt würde. Auch liefe die Möglichkeit für die Versicherer, Genomanalysen zur Abklärung künftiger gesundheitlicher Risiken des Versicherungsnehmers vornehmen zu können, dem Vertragszweck zuwider. Denn die vom Versicherungsnehmer zu zahlende Prämie stellt doch gerade den Preis für die Überwälzung eben des Risikos künftiger Erkrankungen auf den Versicherer dar.

Angesichts dieser Umstände würde ein Vertrag, der eine genetische Analyse zur Voraussetzung für den Abschluß einer Kranken- oder Lebensversicherung macht, als sittenwidrig anzusehen sein, gem. § 138 BGB, und darüber hinaus noch zu den eben erwähnten sozialpolitisch untragbaren Konsequenzen führen[39].

Fraglich ist, ob dagegen dem Bewerber bereits bekannte genetische Befunde anzeigepflichtig sind. Grundsätzlich sind auch Krankheitsanlagen anzeigepflichtig, wenn sie den Krankheitsfall auszulösen geeignet sind. Aus § 16 VVG folgt, daß beide Parteien bei Abschluß des Vertrages grundsätzlich vom gleichen Kenntnisstand sollen ausgehen können. Es würde daher gegen Treu und Glauben, § 242 BGB, verstoßen, wenn ein Versicherungsnehmer, der durch eine gentechnische Untersuchung weiß, daß er demnächst höchstwahrscheinlich an einer bestimmten Krankheit leiden oder sterben wird, dieses Wissen ausnutzen könnte, um noch schnell eine dieses Risiko abdeckende Versicherung abzuschließen. Es gilt also insoweit rechtlich eine Konzession an den Datenhunger der Versicherungen zu machen, als einem Mißbrauch eines möglicherweise vorhandenen Wissensvorsprungs des Versicherungsnehmers entgegengewirkt werden muß.

Eine Lösung wird meist dahingehend zu erzielen versucht, daß bei Krankheitsanlagen, die mit Sicherheit in absehbarer Zeit ausbrechen oder die eine vorbeugende Behandlung erfordern, eine Offenbarungspflicht im Rahmen von § 16 VVG angenommen wird[40]. Für die Konstellationen, in denen lediglich Anfälligkeiten für bestimmte Umwelteinflüsse oder Krankheiten bestehen, die eventuell irgendwann im Laufe des Lebens einmal ausbrechen, soll dagegen keine Offenbarungspflicht bestehen[41].

Dieser Ansatzpunkt bietet jedoch mehrere Ansatzpunkte zur Kritik: In diesen Fällen eine Anzeigepflicht zu verlangen ginge zu weit und wäre zur

---

38 Z.B. bei Überschreitung der monatlichen Beitragsbemessungsgrenze, §§ 165 Abs. 1 Nr. 1, 166 Abs. 1 RVO.
39 SCHMIDT 1991, S. 67 m.w.N.
40 v.d. DAELE 1985, S. 140; Deutscher Bundestag 1987, S. 174f.
41 Deutscher Bundestag 1987, S. 175.

Erreichung des beabsichtigten Zieles auch nicht notwendig. Denn bei Verletzungen der Anzeigepflicht besteht für den Versicherer nach § 16 Abs. 2 VVG ein ohne an weitere Voraussetzungen gebundenes Rücktrittsrecht; der Versicherte geht des gesamten Versicherungsschutzes verlustig. So ist insbesondere nicht erforderlich, daß der verschwiegene Umstand eingetreten ist und den Versicherungsfall ausgelöst hat. Im Hinblick auf eine Genomanalyse sollte jedoch gerade kein solch indirekter Zwang zur Preisgabe genetischer Daten statuiert werden. Dies wäre ein unverhältnismäßig starker Eingriff in die Rechte des Versicherungsnehmers. Weiterer Kritikpunkt an der o. g. Ansicht ist folgender: Wie sollte angesichts der höchst innovativen Forschung bezüglich der Kartierung und Sequenzierung des Genoms die Abgrenzung zwischen Krankheiten, die mit Sicherheit in Zukunft ausbrechen, und solchen, die nur wahrscheinlich ausbrechen, getroffen werden? Insbesondere bei polygenen und multifaktoriell bedingten Krankheiten lassen sich nur schwer, wenn überhaupt, genaue Penetranzwerte angeben. Gerade unter Berücksichtigung dieses Aspektes sollte für die Anzeigepflicht genanalytisch erhobener Daten eine einheitliche Lösung gefunden werden. So wird teilweise vorgeschlagen, eine Offenbarungspflicht nur für aktuelle Krankheiten anzunehmen[42], so daß also Befunde aus gentechnischen Untersuchungen in aller Regel nicht offenbarungspflichtig wären. Dieser Weg erlaubte zwar klare Abgrenzungen, kann jedoch mit Blick auf einen gerechten vertraglichen Interessenausgleich nicht befriedigen, da hier der Versicherungsnehmer unter Umständen ungerechtfertigt bevorzugt würde.

Richtiger Ansatzpunkt wäre daher, nicht ein bei Vertragsabschluß versäumtes Verhalten durch den Totalentzug des Versicherungsschutzes, wie § 16 VVG es vorsieht, zu sanktionieren, sondern vom Grundsatz her keine Offenbarungspflicht anzunehmen. Den berechtigten Interessen der Versicherer würde dadurch Rechnung getragen, daß man ihnen in Form eines Risikoausschlusses die Möglichkeit eröffnet, sich für eine bestimmte Zeit von ihrer Leistungspflicht zu befreien, wenn der Versicherungsfall gerade aufgrund des verschwiegenen Umstandes eintritt.

So würden die Persönlichkeitsrechte der Versicherungsnehmer gewahrt, und zugleich würde ihnen jedoch die Möglichkeit genommen, rechtsmißbräuchlich auf der Grundlage eines etwaigen Wissensvorsprungs einseitig ungerechtfertigte Vorteile aus der Versicherung zu ziehen.

5. Neugeborenenscreening

Die im Zusammenhang mit der Einführung der Genomanalyse, insbesondere der DNA-Analyse, bei Neugeborenen auftauchenden Rechtsfragen gleichen denen bei der pränatalen Diagnostik, wenngleich sie weniger rechtliche Probleme bereiten.

---

42 So z.B. HIRSCH/EBERBACH 1987, S. 380.

Die Gemeinsamkeit besteht darin, daß es in beiden Fällen primär darum geht, die Reichweite der zulässigerweise von den Sorgeberechtigten zu erteilenden Dritteinwilligung zu ermitteln. Denn war Gegenstand der bislang aufgeführten Anwendungsgebiete der Genomanalyse ihr Einsatz bei Untersuchungen an Erwachsenen, sprich Einwilligungsfähigen, so zeichnet sich die Etablierung genanalytischer Testverfahren bei Neugeborenen gerade dadurch aus, daß Betroffener und derjenige, der über die Durchführung einer solchen Untersuchung zu entscheiden hat, gerade nicht identisch sind.

Hervorzuheben ist zunächst, daß staatliche Zwangsscreenings überflüssig und unter Umständen auch unzulässig wären, dann nämlich, wenn damit in Rechtspositionen des Neugeborenen in unzulässiger Weise eingegriffen würde. Ein staatlich verordnetes Zwangsscreening erweist sich schon deswegen als überflüssig, weil die Eltern im Rahmen ihrer Personensorge aus § 1626 BGB ohnedies verpflichtet sind, all die Maßnahmen zu ergreifen, die durch das Kindeswohl, § 1627 BGB, geboten sind, also insbesondere auch alle erforderlichen ärztlichen Behandlungen zu veranlassen[43].

Konkret heißt das, daß bei heil- oder behandelbaren Krankheiten die Vornahme genetischer Tests unmittelbar im Anschluß an die Geburt nicht nur zulässig, sondern geradezu rechtlich geboten ist. In den übrigen Fällen, in denen die möglicherweise zu erwartende Krankheit in keiner Weise zu heilen, aufzuhalten oder zu lindern, ein unmittelbarer therapeutischer Nutzen für das Kind selbst also nicht zu erwarten ist, wäre, mit Rücksicht auf das Kindeswohlpostulat, eine Einwilligung der Sorgeberechtigten in gentechnische Untersuchungen unzulässig. In den Fällen ist jegliches Screening, sei es auf elterlichen Wunsch oder als staatlich verordnetes Zwangsscreening, zu untersagen. Denn niemand kann sich aus eigenem Recht darauf berufen, ein rechtlich geschütztes Interesse am Genbestand Dritter zu haben[44].

III. Vorgeburtliche Genomanalyse

Der Schutz des Embryos nach geltendem Recht ist relativ rudimentär, wenngleich er durch das ESchG eine Erweiterung erfahren hat.

Das Strafgesetzbuch schützt den Embryo erst vom Zeitpunkt seiner Nidation an, und dies auch nur, soweit es um vorsätzliche Verletzungshandlungen geht. Da die Abtreibungsstrafbarkeit an die Tatbestandsmerkmale Nidation und Schwangerschaft geknüpft ist, war das ungeborene Leben

---

43 SCHMIDT 1991, S. 71.
44 AHRENS 1986, S. 160. Eine Einschränkung ist allerdings für die Fallgestaltung zu machen, daß gerade die durch die Genanalyse zu erhellende Krankheit eine akute Gefährdung für Dritte darstellt. Um diese Konstellationen wird es hier jedoch grundsätzlich nicht gehen.

vor Inkrafttreten des ESchG[45] wegen des im Strafrecht geltenden Analogieverbots vom strafrechtlichen Schutzinstrumentarium nicht erfaßt. Diagnostische Fragen bezieht das Gesetz in seiner geltenden Fassung jedoch auch nur im Hinblick auf die Präimplantationsdiagnostik ein, indem es diese grundsätzlich untersagt[46], mit Ausnahme der zulässigen Geschlechtswahl bei dem Verdacht schwerer, an die geschlechtschromosomale Vererbung gebundener Erbkrankheiten[47].

Den Embryo unter den Schutz des § 303 BGB zu subsumieren verbietet sich bereits von der Schutzrichtung des Tatbestandes der Sachbeschädigung her. Denn diese Vorschrift schützt das Recht des Eigentümers, mit der Sache nach Belieben zu verfahren. Es gilt jedoch gerade, den Embryo gegen diese Eigentümer (untechnisch) – sprich die Eltern – selbst zu schützen, da sie im Zusammenhang mit der pränatalen Diagnostik oftmals Interessen verfolgen, die den Interessen des Ungeborenen diametral entgegenlaufen.

Zivilrechtlich erfährt der Embryo nur insoweit rechtlichen Schutz, als sich die entsprechenden Verletzungshandlungen am geborenen Menschen auch auswirken, so daß die integritätsverletzenden Einwirkungen, die nicht zur Geburt des geschädigten Wesens führen, aus dem Schutzbereich ausgenommen sind. Zwar enthielt § 1 des Diskussionsentwurfes des ESchG[48] eine Regelung, die diese Strafbarkeitslücke schloß, doch ist dies in der Form nicht Gesetz geworden. Das inzwischen geltende ESchG enthält eine solche Regelung nicht.

Andere spezielle gesetzliche Vorschriften für humangenetische Untersuchungen existieren nicht. So wird beispielsweise die Amniozentese als Methode zur Feststellung einer embryopathischen Indikation im Rahmen des § 218a StGB allgemein akzeptiert[49]; es fehlt jedoch an einer grundsätzlichen Bewertung dieser wie auch anderer Zellentnahme- und Diagnoseverfahren. Lediglich die Empfehlungen und Richtlinien der BÄK geben eine Leitlinie insoweit, als sie postulieren, daß eine genetische Diagnostik indiziert sein sollte.

Da spezielle, die Diagnostik an Embryonen regelnde Vorschriften nicht beziehungsweise nur unzureichend existieren, muß Ausgangspunkt für die Frage nach dem im einzelnen zulässigen Umfang solcher Analysen die Verfassung sein[50].

Dabei wird hier davon ausgegangen, daß menschliches, von Verfassung wegen zu schützendes Leben mit dem Zeitpunkt der Konjugation vorhanden ist, ohne daß im einzelnen auf die heftige Diskussion um den Beginn des Lebens und damit auch des Lebensschutzes eingegangen werden soll. Es sei

---

45 Gesetz v. 13.12.1990, BGBl. I, S. 2746.
46 Vgl. §§ 6 Abs. 1 und 8 Abs. 1 ESchG.
47 Vgl. § 3 ESchG.
48 Abgedruckt bei GÜNTHER/KELLER 1987, S. 349.
49 ESER in KOSLOWSKI/KREUZER/LÖW 1983, S. 49, 53.
50 So bezogen auf den gesamten Bereich der Humangentik ESER in REITER/THEILE 1985, S. 130, 132.

nur kurz bemerkt, daß man die Frage nach dem verfassungsrechtlichen Status nicht einfach offen lassen kann und sich mit der leichter konsensfähigen These begnügen, dem Embryo komme ein moralischer Status zu. Denn sobald Kollisionen mit anderen verfassungsrechtlich geschützten Positionen auftreten, die lediglich durch andere mit Verfassungsrang ausgestattete Werte einschränkbar sind, so z.B der Forschungsfreiheit, ist die Klärung des verfassungsrechtlichen Status des Embryos zwingend.

Auch unter dem Gesichtspunkt, daß die Schwangerschaft zur grundrechtlich abgesicherten Intimsphäre der Frau gehört, wird deutlich, daß eine Statusbestimmung erfolgen muß. Denn sieht man den Embryo nicht als eigenen Träger von Grundrechten an, so würde beispielsweise auch der Schwangerschaftsabbruch in dem Bereich privater Lebensgestaltung verbleiben, in den einzudringen dem Gesetzgeber verwehrt ist.

Es seien fragmentarisch noch einige Argumente im Hinblick auf die einzelnen zum Beginn vollen Grundrechtsschutzes vertretenen Auffassungen angeführt. Zunächst zu dem Argument, die Nidation als entscheidend für eine Zäsur anzusehen, da erst von da an das Überleben des Keims sicher sei. Dieses Argument der «natürlichen Verschwendung» ist schon deshalb ungeeignet, weil aus einem Naturgeschehen keine Rechtfertigung für menschliches Handeln hergeleitet werden kann[51]. Naturereignisse sind im Gegensatz zu menschlichem Handeln weder rechtfertigungsfähig noch rechtfertigungsbedürftig. Unabhängig davon müßte man, würde man das Lebensrecht nach der Lebenschance verteilen, auch geborenen Menschen, deren natürliche Lebenschance infolge Krankheit, Behinderung etc. drastisch verringert ist, das Lebensrecht absprechen[52].

Auch die Individuation kann kein entscheidendes Kriterium bilden, da bereits vor dem Ende der Möglichkeit der orthischen Teilbarkeit die Individualität des neuen Genoms festgelegt ist und es nicht ersichtlich ist, warum aus dem Umstand, daß eine Zwillingsbildung noch möglich ist, geschlossen werden soll, daß das sich entwickelnde Leben noch nicht schutzwürdig sein soll.

Auch den Zeitpunkt der Emergenz des Bewußtseins als entscheidende Hürde für den Lebensschutz anzuführen ist gewichtigen Einwänden ausgesetzt. Einmal ist die Berufung auf die Parallele zum Hirntod untauglich, da der Tod einen irreversiblen Zustand darstellt, in dem der aktuellen wie der potentiellen Nutzungsfähigkeit des Gehirns ein Ende gesetzt ist, während die Zygote die volle Potenz zur Ausbildung der Hirnstrukturen trägt[53].

Als weiteres Argument führen die Verfechter dieser Hirnlebentheorie oftmals das Argument an, daß Konsequenz eines vorher einsetzenden Lebensschutzes sein müßte, auch die Keimzellen unter den Schutz der Verfassung zu stellen, da auch ihnen Potentialität zukomme im Hinblick auf die den Menschen ausmachenden Eigenschaften der Geistigkeit und der Indivi-

---

51 Löw 1989, S. 358, 367; Eibach 1988, S. 94f.
52 Pap 1987, S. 219.
53 So auch Beckmann 1987, S. 80, 83; Pap 1987, S. 209.

dualität[54]. Was hier verkannt wird, ist jedoch der gewichtige Unterschied zwischen der Potentialität, als einer bloßen Möglichkeit, und der Potenz, als der aus sich heraus bestehenden «dynamis»[55]. Auf dem Hintergrund dieser Unterscheidung macht es dann aber auch keinen Unterschied, ob die Potenz bezüglich der personalen Kriterien in der Zygote codiert ist oder ob bereits eine Ausbildung der für diese Eigenschaften notwendigen Organanlagen erfolgt ist, denn in beiden Fällen ist eine aktuelle Interessenbetätigung nicht möglich, wohl aber mehr als eine bloß potentielle.

Schließlich wird noch auf eine sehr plastische Zäsur, nämlich das Ereignis der Geburt[56], abgestellt, beziehungsweise auf die Fähigkeit zu autonomer Entschlußfassung[57], mit der Begründung, daß Ichbewußtsein und Rationalität die entscheidenden Faktoren seien, die den Lebensschutz begründen. Mangels der Möglichkeiten, eine klare Grenze finden zu können, wann diese Fähigkeiten vorhanden sind, so etwa im zweiten Lebensjahr, wird aus Praktikabilitätsgründen von Hoerster[58] vorgeschlagen, die Grenze auf den Zeitpunkt der Geburt zu legen, da so ein in der Realität effektiver Lebensschutz gewährleistet sei. Auf der argumentativ gleichen Linie, wenngleich auch konsequenter, liegen diejenigen, die tatsächlich erst vom Zeitpunkt der Möglichkeit autonomer Entschlußfassung an ein Lebensrecht begründet wissen wollen, wie beispielsweise Singer[59]. Diese Standpunkte führten bei konsequenter Fortführung der Gedanken dazu, daß man auch Schlafenden die Schutzwürdigkeit absprechen müßte, da auch sie an der Fähigkeit, aktuelle Interessen zu haben, vorübergehend gehindert sind[60].

Im Ergebnis muß es daher als Konsequenz bei voller Schutzwürdigkeit ungeborenen Lebens vom Zeitpunkt der Konjugation an bleiben. Die in diesem Zusammenhang häufig anzutreffende Argumentation, daß auch das Strafrecht das ungeborene Leben gegen Abtreibung erst vom Zeitpunkt der Nidation an schützt, kann für die Statusbestimmung des Embryos nicht weiterhelfen, denn § 219 d StGB, der alle integritätsverletzenden Handlungen, die vor dem Abschluß der Einnistung erfolgen, straflos läßt, regelt nicht, wann menschliches schützenswertes Leben beginnt. Dort wird lediglich normiert, daß alle integritätsverletzenden Einwirkungen, die vor dem Abschluß der Nidation erfolgen, von strafrechtlicher Sanktionierung ausgenommen sind. Darüber hinaus könnte eine einfachgesetzliche Bestimmung auch nicht den Weg für einen rationalen Diskurs der Verfassungsinterpretation bestimmen. Sollte sich eine Inkompatibilität zwischen Verfassungsrecht und Strafrecht erweisen, so müßte das Strafrecht eine Änderung erfahren[61]. Auch entspricht die hier vertretene Ansicht der Fortführung der

---
54 Sass in daselbst 1989, S. 160, 175.
55 Vgl. dazu ausführlich Schmidt 1991, S. 93 ff.
56 Hoerster 1989, S. 172, 173.
57 Singer 1984, S. 171.
58 Hoerster 1989, S. 172, 178.
59 Singer, a. a. O.
60 Spaemann in Löw 1990, S. 48, 53.
61 Kluth 1989, S. 115, 119.

Linie der Fristenlösungsentscheidung des BVerfG[62]. Denn das Gericht argumentiert mit der Kontinuität der Entwicklung, die keine klaren Einschnitte aufweise und daher keine genaue Abgrenzung verschiedener menschlicher Entwicklungsstufen zulasse. Gestützt wird dieses Ergebnis noch durch den Grundsatz der Verfassungsrechtsprechung, daß in Zweifelsfällen diejenige Auslegung zu wählen ist, die die verfassungsrechtliche Wirkungskraft der Grundrechtsnorm am stärksten entfaltet[63].

Ist damit klar, daß der Embryo – und zwar sowohl der in vivo gezeugte als auch der in vitro erzeugte – als Grundrechtsträger unter dem Schutz der Verfassung steht, so fragt sich, inwieweit die pränatale Genomanalyse in grundrechtlich geschützte Positionen des Ungeborenen eingreift und ob gegebenenfalls gesetzlicher Handlungsbedarf besteht.

1. Pränatale Diagnostik

Es soll hier nur auf die speziellen Aspekte der Genomanalyse eingegangen werden und nicht auf die mit den erforderlichen Zellentnahmeverfahren verbundenen rechtlichen Probleme[64]. Es sei nur soviel dazu gesagt, daß die bei den verschiedenen Zellgewinnungsverfahren unterschiedlich hohen Abort- und Verletzungsrisiken einen Eingriff in das Grundrecht auf Leben und körperliche Unversehrtheit darstellen, so daß auch allein im Hinblick auf die Verfahren zur Zellgewinnung Handlungsbedarf für die Legislative bereits vor dem «gentechnischen Zeitalter» bestanden hat.

Eine rechtlich relevante Gefährdung des Lebens und der körperlichen Unversehrtheit, die speziell der Etablierung genetischer Analysen immanent ist, könnte man jedoch darin sehen, daß bei fortschreitender Kartierung und Sequenzierung des menschlichen Genoms, und damit der Erweiterung der Palette an pränatal diagnostizierbaren Krankheiten, ein Kindestötungsautomatismus entsteht; dies wird ärztlicherseits oft warnend eingeräumt[65]. Der im Zuge dessen durch gesellschaftlichen Werte- und Bewußtseinswandel bewirkte Druck zur Abtreibung kranker Feten würde steigen[66] und eine unterlassene Abtreibung immer mehr wie eine unterlassene Therapie bewertet und sanktioniert[67]. So hieß es bereits in einer Bekanntmachung der BÄK aus dem Jahr 1980[68], daß es bei der heute einfachen Familienplanung wichtig sei, daß die wenigen gewünschten Kinder gesund zur Welt kämen. Mag auch aus philosophischer und theologischer Sicht eine pränatale Diagnostik, soweit sie erfolgt, um bei Vorliegen einer embryopathischen Indikation abzutreiben, als mit der Ethik unvereinbar angesehen

---

62 E 39, 1, 37 ff.
63 Vgl. BVerfGE 6, 55, 72; 32, 54, 71; 39, 1, 38.
64 Vgl. dazu SCHMIDT 1991, S. 103 ff.
65 Zit. nach RÖCKLE 1986, S. 9.
66 DÖRING 1988, S. 75; PÜTTNER/BRÜHL 1987, S. 289, 297.
67 V. D. DAELE 1986, S. 149, 156.
68 S. 187.

werden, kann dies für den Juristen so nicht gelten. Ohne dies dogmatisch näher ausführen zu wollen, soll im Ergebnis festgehalten werden, daß die pränatale Diagnostik an sich, auch wenn die Schwangere bei pathologischem Befund eine Abtreibung beabsichtigt, noch keine juristisch relevante Gefährdung des Lebensrechts des Embryos darstellt[69].

Betroffen ist jedoch auch bei einer pränatalen Genomanalyse wiederum das Persönlichkeitsrecht in den bereits erwähnten verschiedenen Ausprägungen. Denn auch dieses Grundrecht schützt bereits das ungeborene Leben, wie auch das BVerfG[70] unlängst betont hat.

Voraussetzung für einen zulässigen Eingriff in die Persönlichkeitsrechte des Ungeborenen ist eine wirksame Einwilligung, hier in Form der Dritteinwilligung durch die Sorgeberechtigten. Für die Frage des Umfangs der Zulässigkeit der Einwilligung in solche Untersuchungen ist auf die im Arztrecht entwickelten Grundsätze zurückzugreifen. Die arztethischen Grundsätze haben insbesondere Niederschlag in den für das Feld der Neulandmedizin erlassenen Empfehlungen des Weltärztebundes gefunden[71]. Darf ein von einer Maßnahme Betroffener danach auch in Eingriffe einwilligen, die einer Nutzen-Risiko-Abwägung nicht standhalten, so besteht diese Möglichkeit bei einer Dritteinwilligung nicht. Denn speziell zugeschnitten auf die durch die Eltern zu erteilende Einwilligung ist festzustellen, daß das Interesse der Eltern an einer Genomanalyse bei dem Ungeborenen nicht etwa durch das sog. Elternrecht aus Art. 6 GG geschützt ist. Das Elterngrundrecht reicht vielmehr von vornherein nur so weit, wie es durch die mit dem Kindeswohl im Einklang stehenden Erziehungsziele und Maßnahmen vorgegeben wird[72]. Eine Einwilligung der Sorgeberechtigten ist daher nur dann zulässig und wirksam, wenn es um therapierbare Leiden geht.

In diesem Zusammenhang gilt es zu erwähnen, daß auch dem Schutz der im Rahmen dieser Einschränkungen dann zulässigerweise ermittelten Daten besondere Aufmerksamkeit gewidmet werden muß. Denn die Vorschriften des BDSG (§§ 41 ff.) ebenso wie die Normierungen hinsichtlich des Schutzes des Arztgeheimnisses (§ 203 StGB) sowie der Privatsphäre (§ 202 a StGB) lassen einen rechtsfreien Raum im Hinblick auf die pränatal erlangten Daten, da das Eingreifen dieser Regelungen einen geborenen Menschen voraussetzt[73].

Der im Zusammenhang mit dem Lebensrecht angesprochene Aspekt des Abtreibungsautomatismus stellt in bestimmten Fällen einen Eingriff in die Menschenwürde des Embryos dar[74]. Eine Etablierung pränataler Untersuchungsmethoden in großem Stil, wo das Leben einer Qualitätskontrolle ausgesetzt wird, setzt sich mit dem Achtungsanspruch des Ungeborenen in

---

69 Dazu SCHMIDT 1991, S. 106 ff.
70 E 30, 173, 194.
71 Abgedruckt bei SASS 1989, S. 366 ff.
72 COESTER-WALTJEN 1986, S. B 9, 104; BÖCKENFÖRDE in: KRAUTSCHEIDT/MARRÉ 1980, S. 54, 68.
73 KELLER 1991, S. 441, 446.
74 SCHMIDT 1991, S. 126 ff., insbes. 141.

Widerspruch. In dem Moment, in dem der Embryo nicht mehr als Zweck an sich, sondern als bloßes Mittel und Objekt eugenischer Auswahlentscheidungen behandelt wird, ist die Menschenwürde verletzt.

Doch wird dies nicht der Normalfall sein. Eine pränatale Diagnostik aber, die zur Gewißheitserlangung der Eltern, d.h. bezüglich der Gesamtheit aller Fälle in 97% zu ihrer Beruhigung, aber auch in den verbleibenden Fällen zur Indikationsstellung vorgenommen wird, verletzt die Menschenwürde jedoch noch nicht. Denn der Fetus wird im Normalfall nicht den unreflektierten und eigennützigen Interessen der Eltern ausgeliefert und zum Objekt degradiert, ohne in seinem Eigenwert respektiert zu werden. Daß sich die Eltern, speziell die Mütter, über das Lebensrecht des Kindes nicht derart hinwegsetzen, daß sie das Kind zum bloßen Objekt degradieren, zeigt sich schon daran, daß im Anschluß an eine Schwangerschaftsunterbrechung die meisten Frauen unter schweren psychischen Problemen leiden[75]. Wenn man diesen Lebenssachverhalt «Abtreibungsautomatismus» rechtlich fassen will, bleibt nur noch die Möglichkeit zu erörtern, ob in der Einführung genanalytischer Testverfahren im Rahmen vorgeburtlicher Diagnostik ein Verstoß gegen die Menschenwürde der Menschheit, also der Gattung Mensch an sich zu sehen ist. Denn selbst wenn eine genetische Analyse unter den genannten Voraussetzungen in Art. 1 GG eingreift, so sind diese Fälle nicht nachzuweisen, da sie sich ausschließlich im subjektiven Bereich von den rechtlich unter dem Gesichtspunkt Menschenwürde unbedenklichen Fällen abheben. Inhaltlicher Ansatzpunkt dafür wäre die Bedrohung des Menschenbildes durch das der Genomanalyse eigene Innovationspotential in Form eines durch gesellschaftlichen Wertewandel bewirkten Drucks zur Abtreibung kranker Feten.

Doch kann die Schutzgarantie des Art. 1 GG nicht für die Menschheit an sich streiten, denn es wird von einem subjektbezogenen Grundrechtsverständnis ausgegangen, das es grundsätzlich nicht zuläßt, eine Ausweitung auf einen Menschenwürdeschutz der Menschheit an sich vorzunehmen[76]. Wenn angesichts vieler neuer Gefährdungsdimensionen, wie beispielsweise im Zusammenhang mit den Möglichkeiten genetischer Manipulationen, laut darüber nachgedacht wird, den grundrechtlichen Schutz auch auf noch nicht lebende Menschen zu erstrecken[77], und in diesem Zusammenhang auf ein konkretes Zuordnungssubjekt verzichtet wird, so liegen diesen Fällen andere Konstellationen zugrunde. Denn bei dem Schutz von Keimzellen vor genetischen Manipulationen beispielsweise geht es im Ergebnis schon darum, einen ganz konkreten Menschen zu schützen. Man überwindet hier lediglich das Dilemma, daß die sich am geborenen Menschen auswirkenden Einwirkungen zu einem Zeitpunkt vorgenommen werden, zu dem es an einem Schutzsubjekt fehlt, nämlich

---

75 HÜBNER 1990, S. 36, 40; TRÖNDLE 1989, S. 54, 57.
76 v. MÜNCH 1981, Art. 1, Rn. 8.
77 BENDA in: FLÖHL 1985, S. 205, 210; STARCK 1986, S. A 7, 17.

vor der Verschmelzung der Gameten. Daher ist diese Situation nicht mit der bei der pränatalen Diagnostik vergleichbar.

Auf den Streit, ob die Menschenwürdegarantie auf das ungeborene Leben überhaupt angewendet werden kann, möchte ich hier nicht näher eingehen. Es sei in diesem Zusammenhang nur stichwortartig erwähnt, daß man mit der Argumentation eines kommunikationstheoretischen Ansatzes, wie ihn z. B. Luhmann vertritt[78], dazu kommt, den Embryo aus dem Würdeschutz auszugrenzen. Nach der m. E. im Rahmen geltenden Rechts einzig vertretbaren Werttheorie[79], wonach jedem menschlichen Lebewesen, unabhängig von seinen aktuellen geistigen und personalen Eigenschaften, Menschenwürdeschutz zukommt, partizipiert der Embryo an dem Schutz aus Art. 1 GG.

Da die pränatale Diagnostik als Methode an sich ethische Neutralität genießt, kann nicht allein wegen der Gefahr des Mißbrauchs dieser diagnostischen Möglichkeiten eine Unvereinbarkeit mit Art. 1 GG postuliert werden. Denn für eine insoweit ambivalente Maßnahme gilt der alte Grundsatz «abusus non tollit usum». Auch ist die Menschenwürde eine Formel, mit Hilfe derer ein bestehender Konsens benannt wird, nicht jedoch ein Instrumentarium, einen fehlenden Konsens herzustellen[80].

Als Zwischenresümee bezüglich der pränatalen Dignostik ist daher festzuhalten, daß die Genomanalyse in diesem Bereich in bestimmten Fällen, in denen sie nämlich nicht von der Einwilligung der Sorgeberechtigten gedeckt ist, in das Persönlichkeitsrecht des Feten eingreift.

Bevor auf die Notwendigkeit gesetzlicher Regelungen eingegangen wird, soll ebenfalls in groben Zügen auf die rechtliche Situation bei der Präimplantationsdiagnostik eingegangen werden.

2. Präimplantationsdiagnostik

Rechtlich problematisch sind in diesem Zusammenhang neben dem ebenso wie bei der pränatalen Diagnostik betroffenen Persönlichkeitsrecht insbesondere das Lebensrecht und das Recht auf körperliche Unversehrtheit. Ausgehend von der Begründung für den Einsatz des vollen Lebensschutzes durch die Verfassung steht sowohl der Ursprungsembryo als auch der nach dem Embryosplitting verbleibende Restembryo unter dem Schutz des Grundgesetzes. Eine rechtlich unzutreffende Wertung – nämlich als selbständiger Grundrechtsträger – erfährt in den überwiegenden Stellungnahmen auch die zu diagnostischen Zwecken abgespaltene Zelle. Auch das ESchG verbietet die Präimplantationsdiagnostik in seiner Begründung unter anderem mit dem Argument, es handele sich dabei um einen Fall des

---

78 LUHMANN 1986, S. 53 ff.
79 Vgl. dazu SCHREIBER in: BORSI 1989, S. 15, 17; STARCK 1981, S. 457, 459.
80 KAUFMANN 1987, S. 837, 841.

Klonens und um embryonenverbrauchende Forschung durch die Untersuchung der abgespaltenen Zelle. Dabei wird jedoch verkannt, daß der abgespaltene Teil nur dann weiterentwicklungsfähig ist, wenn man ihn in eine chimäre zona pellucida transferiert, da anderenfalls eine Entwicklungsmöglichkeit nicht besteht. Damit besitzt der zum diagnostischen Verbrauch bestimmte Zellteil aber gerade nicht die für einen Grundrechtsschutz geforderte Entwicklungspotenz und kann damit auch keiner irgendwie gearteten grundrechtswidrigen Behandlung ausgesetzt sein[81]. Von einem Menschenwürdeverstoß durch die Untersuchung der abgespaltenen Zelle geht jedoch fälschlich unter anderem auch die gerade erschienene Dissertation von Cramer aus[82].

Solange jedoch nicht garantiert ist, daß die für eine Untersuchung notwendige enzymatische Herauslösung aus dem Blastomerenverband risikolos möglich ist, eine traumatische Schädigung mithin nicht auszuschließen ist, stellt sich bereits diese Ungewißheit als ein Eingriff in das Recht auf körperliche Unversehrtheit dar[83]. Keine Beeinträchtigung dieses Rechts ist darin zu erblicken, daß es für die Analyse notwendig ist, das Zellkonglomerat als einen einheitlichen Körper zu durchteilen[84]. Tangiert ist jedoch nach derzeitigem wissenschaftlichen Standard und Vermögen sowohl das Recht auf Leben als auch auf körperliche Unversehrtheit durch die Kryokonservierung, und zwar wegen der hohen Verlustraten beim Auftauen. Unter dem Gesichtspunkt «Zeit» dagegen ist die Tiefkühlkonservierung solange unbedenklich möglich, als sie nicht zu einem Generationensprung führt.

Eine Einwilligung der Eltern in diese Grundrechtseingriffe ist bereits wegen der mannigfachen unabsehbaren negativen Folgen einer Embryobiopsie derzeit unzulässig. Nach den bereits aufgezeigten Grundsätzen stellt sich eine Einwilligung in eine pränidative Genomanalyse bereits schon deshalb als nicht wirksam dar, weil anders als bei der Pränataldiagnostik die Analyse im Rahmen der Präimplantationsdiagnostik ausschließlich als Entscheidungsgrundlage dafür dient, den Embryo zu transplantieren oder zu verwerfen, da therapeutische Möglichkeiten hier nicht zur Verfügung stehen.

Wenngleich also Leben erzeugt wird, das von vornherein gewissermaßen unter einem Tötungsvorbehalt steht, was hinsichtlich des Menschenwürdeschutzes weitaus problematischer ist als die Diagnostik in utero, so wäre es dennoch schizophren, wegen der Bedenken im Hinblick auf das Menschenwürdepostulat in diesem frühen Stadium eine Genomanalyse auch dann zu verbieten und den Embryo zu transferieren, wenn es sich bei der befürchteten Schädigung um eine solche handelt, die einen Grund für eine genetische

---

81 Dazu SCHMIDT 1991, S. 149 ff.
82 CRAMER 1991, S. 58 f.
83 Entsprechend der von der Rechtsprechung entwickelten Kriterien zu grundrechtsgefährdenden Eingriffen. Vgl. die Darstellung bei SCHMIDT 1991, S. 103 ff. mit Rechtsprechungsnachweisen.
84 A. A. VOLLMER 1989, S. 112.

Indikation im Rahmen des § 218 a StGB böte. Hier zeugte es von einer Doppelmoral, würde man die Frau zwingen, sich den möglicherweise geschädigten Embryo angesichts eines totalen Verbotes einer Präimplantationsdiagnostik transferieren zu lassen, um ihn dann im fortgerückten Stadium der Schwangerschaft im Rahmen der gesetzlich vorgesehenen kindlichen Indikation straffrei abtreiben zu können. Um eugenischem Denken jedoch keinen Vorschub zu leisten und eine menschenwürdewidrige Diagnosepraxis zu verhindern, ist es daher wichtig, die also in engen Grenzen unter dem Gesichtspunkt der Bedenken bezüglich des Art. 1 GG zulässige Präimplantationsdiagnostik auf die Fälle der Fertilitätsstörungen zu beschränken.

Voraussetzung für eine sich aus der Gesamtschau ergebende eingeschränkte Zulässigkeit der Präimplantationsdiagnostik ist jedoch, daß sich die noch bestehenden rechtlichen Bedenken wegen der nicht auszuschließenden traumatischen Schädigung des Restembryos durch den Abspaltungsvorgang sowie die hohen Verlustraten im Zusammenhang mit dem Auftauvorgang bei der Kryokonservierung ausschließen lassen.

3. Gesetzgeberischer Handlungsbedarf

Um den Umfang einer gesetzgeberseitigen Handlungspflicht im einzelnen zu bestimmen, muß zunächst die Frage gestellt werden, ob sich an der Diagnostik Beteiligte, wie Eltern, Ärzte und u. U. Forscher, ihrerseits auf Grundrechtspositionen berufen können.

Dies ist hinsichtlich der Eltern, auch der Schwangeren beziehungsweise Mutter, nicht der Fall. Denn das hier einzig in Betracht kommende Recht auf freie Entfaltung der Persönlichkeit findet seine Grenze dort, wo ein Übergriff auf andere Grundrechtssubjekte erfolgt, denn die apriorische Grenze jedweder grundrechtlichen Freiheit wird durch das Verbot des gewaltsamen Übergriffs auf andere Grundrechtssubjekte bestimmt[85]. Ein verfassungsrechtlich herzuleitendes Recht auf Analyse kindlichen Erbgutes kann es daher nicht geben. Zwar wäre es widersprüchlich, die Abtreibung bei genetischer Indikation zuzulassen, nicht jedoch die Feststellung der strafbefreienden Voraussetzungen, also die Diagnosemöglichkeiten. Doch läßt sich dieser Schluß aus dem argumentum a maiore ad minus nicht auf verfassungsrechtlicher Ebene ziehen, sondern lediglich im politischen Bereich, also der konkreten Ausgestaltung einfachen Rechts.

Ärzte und Forscher können sich zwar u. U. im Zusammenhang mit noch nicht standardisierten, validen Verfahren auf ihr Forschungsgrundrecht aus Art. 5 GG berufen, doch tritt dieses bei einer Kollisionsabwägung sowohl mit dem Recht auf Leben als auch auf körperliche Unversehrtheit sowie der Menschenwürde und dem Persönlichkeitsrecht des Ungeborenen

---

85 ISENSEE 1986, S. 1645, 1646.

zurück. So kann insbesondere nicht von einer abgestuften Schutzwürdigkeit des keimenden Lebens ausgegangen werden, da, wie das BVerfG[86] in seiner Entscheidung zur Fristenlösung proklamiert, von einem in jeder Lebensphase einheitlichen Schutzanspruch auszugehen ist, da jedes Leben, auch das sich entwickelnde, gleich wertvoll sei und daher keiner irgendwie gearteten unterschiedlichen Bewertung zugänglich. Auch kommt in den Regelungen der §§ 218 ff. StGB keine gestufte Schutzwürdigkeit zum Ausdruck, sondern lediglich ein abgestufter strafrechtlicher Lebensschutz. Abgestuft wird lediglich eine Konfliktsituation.

Ist damit festgestellt, daß der Staat zum Schutz des ungeborenen Lebens vor unzulässigen Genomanalysen verpflichtet ist, so fragt sich, wie er diesen Auftrag zu erfüllen hat.

Es ist zum einen die Möglichkeit eröffnet, standesrechtliche Regelungen zu erlassen. Dabei wäre insbesondere an eine Erweiterung und Konkretisierung der vom Deutschen Ärztetag verabschiedeten Empfehlungen zur genetischen Beratung und pränatalen Diagnostik zu denken sowie der Richtlinien zur Forschung an frühen menschlichen Embryonen. Der Vorteil, die anstehende gebotene Regelung auf die Berufsverbände zu delegieren, bestünde in ihrer Praxisnähe und der Möglichkeit, im Gegensatz zum parlamentarischen Gesetzgeber auf neue technische Entwicklungen wesentlich schneller reagieren zu können. Ebenso verhält es sich mit der Übertragung der Aufgabe an Ethikkommissionen. Grundsätzlich obliegt es der Beurteilung der staatlichen Organe, wie sie ihrer Schutzpflicht im Einzelfall nachkommen wollen. Doch verengt sich dieser Ermessensspielraum, wie das BVerfG in seinem sog. Facharztbeschluß[87] betont, auf die Pflicht, seitens der Legislative tätig zu werden, wenn es um die Regelung von Angelegenheiten geht, die über den Kreis der Verbandsangehörigen hinaus gehende Wirkungen zeitigen. Hier darf der Gesetzgeber sich seiner Rechtssetzungsbefugnis nicht völlig entäußern. So ist insbesondere dann, wenn Grundrechte Dritter berührt werden, der demokratisch legitimierte Gesetzgeber gefordert, selbst eine Entscheidung zu treffen.

Ist damit die Frage dahingehend beantwortet, daß die Grenzen zulässiger vorgeburtlicher Genomanalysen gesetzlich festzuschreiben sind, so eröffnet sich weiter die Frage danach, auf welcher Ebene dies zu geschehen hat. In Betracht kommen verwaltungsrechtliche, zivil- oder strafrechtliche Regelungen. Ein bei Zuwiderhandlungen mit einer Geldbuße sanktionierter Ordnungswidrigkeitentatbestand scheidet schon deswegen aus, weil es hier im Ermessen der Verwaltungsbehörde stünde, etwaige Verstöße zu ahnden. Dies darf jedoch angesichts der Gefährdung elementarer Grundrechtspositionen nicht der Fall sein. Auch eine im Deliktsrecht des Bürgerlichen Gesetzbuches zu verortende Schutzvorschrift kann den mit einer gesetzlichen Regelung verfolgten Zweck nicht vollständig erreichen. Denn

---

86 E 39, 1, 59.
87 BVerfGE 33, 125, 158 ff.

das Schadensersatzrecht zielt seiner Intention nach primär auf den Ausgleich von Verletzungsfolgen und nicht auf die Verhinderung von Rechtsgutsverletzungen. Auch wenn dem Zivilrecht insoweit ein generalpräventives Element innewohnt, so reicht der vorbeugend schützende Effekt des Zivilrechts in diesem Zusammenhang nicht aus. Daher ist als ultima ratio das Strafrecht zu bemühen. Der Weg dahin ist im grundsätzlichen auch durch das ESchG bereitet worden. Ebenso wie zum Schutz vor Abtreibungshandlungen grundsätzlich das Mittel des Strafrechts einzusetzen ist, so verengt sich auch hier im Zusammenhang mit der pränatalen Genomanalyse der gesetzgeberische Gestaltungsspielraum auf die Pflicht, eine strafrechtliche Vorschrift zu erlassen.

Um nicht gegen das Gebot der Widerspruchsfreiheit der Rechtsordnung zu verstoßen, muß man dabei die Genomanalysen zulassen, die darauf gerichtet sind, eine nicht behandelbare Krankheit zu diagnostizieren, deren Schweregrad im Rahmen des § 218a StGB für eine embryopathische Indikation ausreicht. In einem solchen Fall ist eine genanalytische Untersuchung nicht nur zulässig, sondern rechtlich geboten, für den Arzt also verpflichtend. Denn für die Indikation reicht bereits der Verdacht einer schwersten Schädigung aus, der bei einer Wahrscheinlichkeit von 25% bereits bejaht wird[88]. Von daher dient die Genomanalyse auch in Fällen fehlender Therapiemöglichkeit faktisch dem Lebensschutz, als sie hilft, Verdachtsabtreibungen zu verhindern. Eine gesetzliche Vorschrift, die den Arzt zwingt, in solchen Fällen eine Genanalyse vorzunehmen, erübrigt sich jedoch, da ein Arzt ohnehin gehalten ist, alle möglichen Erkenntnisquellen auszuschöpfen, wenn es um die Feststellung der hinreichenden Wahrscheinlichkeit einer schweren genetischen Schädigung im Rahmen des § 218a StGB geht.

Nicht zulässig sind jedoch solche Genomanalysen, die zwar den Verdacht einer schweren, jedoch erst später im Laufe des Lebens ausbrechenden Schädigung bestätigen. Sie sind zwar formal unter Umständen noch unter die kindliche Indikation des § 218a StGB zu subsumieren, stellen gegenüber den mit herkömmlichen etablierten Methoden feststellbaren Krankheiten jedoch ein aliud dar, als sie im Gegensatz zur Erhellung morphologisch bereits manifester Störungen einen qualitativ schwereren Eingriff in das Persönlichkeitsrecht des Ungeborenen bedeuten. Deshalb sind Genanalysen, die auf die Diagnose intrauterin nicht heil- oder linderbarer, klinisch noch nicht manifester Erkrankungen gerichtet sind, sondern eine erst später im Laufe des Lebens ausbrechende Krankheit offenbaren, zu verbieten[89].

Auch angesichts der Genomanalysen, die auf die Feststellung von Krankheiten zielen, die den in § 218a Abs. 2 Nr. 1 StGB geforderten Schweregrad nicht erreichen, ist eine Regelung zu treffen, die solche Analy-

---

88 Die Angaben differieren. Vgl. dazu Günther in: Günther/Keller 1987, S. 225, 229, Fn. 15 m.w.N.
89 Schmidt 1991, S. 185.

sen verbietet. Würde man ein solches Verbot nicht aussprechen, so würde gerade hier der Dammbruch eintreten, da dort die eigentliche Einbruchstelle für die Gefährdung des Ungeborenen liegt, einer Selektion nach gewünschten Eigenschaften. Es bedürfte nicht einmal mehr einer offiziellen und anerkannten Aufweichung des Krankheitsbegriffs beziehungsweise der Definition der schwersten Schädigung. Die eugenische Auswahl genomisch makelfreier Menschen würde auf dem Weg über die soziale Indikation zu voller ungehinderter Blüte gelangen können.

Die momentan noch recht restriktive Handhabung der pränatalen Diagnostik ist eher durch Kapazitätsgrenzen als durch ethische Bedenken begründet. Auch das Sparsamkeitsgebot der RVO kann auf lange Sicht nicht vor mißbräuchlichen Anwendungen schützen. Denn zum einen ist die lebenslange Pflege und Versorgung Behinderter teurer als die Kosten einer Diagnostik, zum anderen obläge es den betroffenen Eltern, bei Weigerung der Versicherung, für die Kosten einer solchen Untersuchung aufzukommen, auf eigene Kosten eine Analyse vornehmen zu lassen. Daher ist es notwendig, um eine insgesamt restriktive Handhabung zu gewährleisten, das Erfordernis der Indikation für eine Genomanalyse gesetzlich zu verankern. Die inhaltliche Ausgestaltung der Indikationen zu einer der Genomanalyse vorausgehenden genetischen Beratung sollte dagegen, um eine flexible Anpassung zu gewährleisten, durch standesrechtliche Regelungen erfolgen.

Teilweise wird vorgeschlagen, um einer extensiven Ausbreitung genetischer Tests entgegenzuwirken, einen gezielten Indikationenkatalog zu erstellen mit all den Krankheiten, die diagnostiziert werden dürfen[90]. Dies verbietet sich jedoch bereits schon deshalb, weil ein solcher Katalog einem Lebenswerturteil gleichkäme und zudem zu berücksichtigen ist, daß die kindliche Indikation nicht allein auf der Schädigung des Feten basiert. Grundlage straffreier Abtreibung ist vielmehr das Überschreiten der Belastbarkeitsgrenze der jeweiligen betroffenen Frau, so daß die Schädigung letztlich nur Ausgangspunkt für die individuell zu stellende Zumutbarkeitsfrage ist[91]. Ein Indikationenkatalog würde sich jedoch verdächtig einer Lebenswertbeurteilung annähern, da er objektive Urteile fällt.

Für die Präimplantationsdiagnostik gilt grundsätzlich dasselbe, wobei weitergehende Einschränkungen durch die speziellen Verfahren bedingt sind, so durch die hohen Verlustraten im Zusammenhang mit der Kryokonservierung sowie durch eine nicht auszuschließende traumatische Schädigung. Falls diese Risiken sich erheblich senken ließen und auch eine traumatische Schädigung des Restembryos in Zukunft auszuschließen sein sollte, wäre die Präimplantationsdiagnostik, allerdings nur bei diagnostizierter Infertilität, in den gleichen Grenzen zuzulassen wie die pränatale Diagnostik. Es sei hier noch einmal betont, daß die verbrauchende Untersuchung der abgespaltenen Zelle keine rechtlichen Bedenken auslöst.

---

90 So bspw. auch Deutscher Bundestag 1987, S. 153.
91 SCHREIBER 1983, S. 33, 36.

Insgesamt ist es wichtig, das Bewußtsein für das Lebensrecht und die Würde des ungeborenen Lebens zu stärken. Trotz der Unzulässigkeit, die gesamte Materie der Handhabung der Ärzteschaft und den Humangenetikern zu überlassen, kommt es darauf an, daß diese sich ihrer Verantwortung für das ungeborene Leben und auch dem Einfluß, den sie auf die Schwangere haben, bewußt sind.

Bedenklich stimmt in diesem Zusammenhang die Wrongful-life-Rechtsprechung des BGH[92], wonach sich ein Arzt, der es versäumt, den Patienten über alle möglichen Risiken und Diagnosemöglichkeiten aufzuklären, schadensersatzpflichtig macht, falls ein behindert geborenes Kind bei Einsatz aller möglichen Diagnosemittel hätte verhindert werden können. Ein Arzt ist danach verpflichtet, für den Unterhalt des behindert geborenen Kindes aufzukommen, wenn er es verabsäumt hat, die Eltern über eventuelle Risiken aufzuklären und dadurch die Möglichkeit der Entscheidung für eine Diagnostik zu eröffnen, aufgrund derer die Eltern die Schwangerschaft dann gegebenenfalls hätten abbrechen lassen. Auf diesem Hintergrund wird ein Arzt alle nur denkbaren Möglichkeiten ausschöpfen, die ihm als Erkenntnismittel und -methoden zur Verfügung stehen, und daher die Schwangere eher mit ärztlicher Diagnostik überversorgen als sich beim Einsatz möglicher Diagnoseinstrumentarien zurückhalten.

Literatur

AHRENS, I.: Die Genomanalyse: Neue Rechtsprobleme (zu Deutsch, ZPR 1986, 1), ZRP 1986, S. 160.
BECKMANN, R.: Embryonenschutz und Grundgesetz: Überlegungen zur Schutzwürdigkeit extrakorporal gezeugter Embryonen, ZRP 1987, S. 80ff.
BENDA, E.: Erprobung der Menschenwürde am Beispiel der Humangenetik, in: FLÖHL, R.: Genforschung – Fluch oder Segen? Interdisziplinäre Stellungnahmen, München 1985.
BMJ: Abschlußbericht der Bund-Länder-Arbeitsgruppe «Genomanalyse»; Mai 1990, m.W. noch unveröffentlicht.
BÖCKENFÖRDE, E.-W.: Elternrecht – Recht des Kindes – Recht des Staates: Zur Theorie des verfassungsrechtlichen Elternrechts und seiner Auswirkung auf Erziehung und Schule, in: KRAUTSCHEIDT, J., MARRÉ, H.: Essener Gespräche zum Thema Staat und Kirche 1980, S. 54ff.
COESTER-WALTJEN, D.: Die künstliche Befruchtung beim Menschen – Zulässigkeit und zivilrechtliche Folgen, in: Ständige Deputation des Deutschen Juristentages, Verhandlungen des Sechsundfünfzigsten Deutschen Juristentages Berlin 1986, Bd. I, Gutachten, Teil B, München 1986, S. B9ff.
CRAMER, ST.: Genom- und Genanalyse: Rechtliche Implikationen einer «prädiktiven Medizin», Diss. jur. Frankfurt a.M. 1991.
DAELE, W. V.D.: Mensch nach Maß? Ethische Probleme der Genmanipulation und Gentherapie, München 1985.

---

92 Vgl. nur BGH Z 86, 240ff.; 89, 95ff.

DÄUBLER, W.: Das Arbeitsrecht 2: Leitfaden für Arbeitnehmer, 4. Aufl., Hamburg 1986.
DEUTSCH, E.: Die Genomanalyse im Arbeits- und Sozialrecht – Ein Beitrag zum genetischen Datenschutz, NZA 1989, S. 657 ff.
DEUTSCHER BUNDESTAG: Bericht der Enquete-Kommission des 10. Deutschen Bundestages «Chancen und Risiken der Gentechnologie», Bonn 1987.
DIX, A.: Das genetische Personenkennzeichen, DuD 1989, S. 235 ff.
DÖRING, H.-W.: Technik und Ethik: Die sozialphilosophische und politische Diskussion um die Gentechnologie, Frankfurt a. M./New York 1988.
EIBACH, U.: Gentechnik – Der Griff nach dem Leben: Eine ethische und theologische Beurteilung, 2. Aufl., Wuppertal 1988.
ESER, A.: Recht und Humangenetik: Juristische Überlegungen zum Umgang mit menschlichem Erbgut, in: KOSLOWSKI, P., KREUZER, PH., LÖW, R.: Die Verführung durch das Machbare: Ethische Konflikte in der modernen Medizin und Biologie, Stuttgart 1983, S. 49 ff.
ESER, A.: Humangenetik: Rechtliche und sozialpolitische Aspekte, in: REITER, J., THEILE, U.: Genetik und Moral: Beiträge zu einer Ethik des Ungeborenen, Mainz 1985, S. 130 ff.
GÜNTHER, H.-L.: Strafrechtlicher Schutz des menschlichen Embryos über §§ 218 ff. StGB hinaus? Eine Exemplifizierung kriminalpolitischer Grundsätze der Verhaltenskriminalisierung in neuen Grenzbereichen von Recht und Medizin, in: GÜNTHER/KELLER (siehe dort), S. 137 ff.
GÜNTHER, H.-L., KELLER, R.: Fortpflanzungsmedizin und Humangenetik – Strafrechtliche Schranken? Tübinger Beiträge zum Diskussionsentwurf eines Gesetzes zum Schutz von Embryonen, Tübingen 1987.
HENKE, J., SCHMITTER, H.: DNA-Polymorphismen in forensischen Fragestellungen, MDR 1989, S. 404 ff.
HIRSCH, G., EBERBACH, W.: Auf dem Weg zum künstlichen Leben: Retortenkinder – Leihmütter – programmierte Gene, Basel 1987.
HOERSTER, N.: Forum: Ein Lebensrecht für die menschliche Leibesfrucht?, JuS 1989, S. 172 ff.
HUBER, W.: Probleme der Biotechnologie im Arbeitsschutz, m. W. unveröffentlichtes Gutachten, Heidelberg 1989.
HÜBNER, J.: Ethische Probleme in der genetischen Beratung, Zeitschrift für evangelische Ethik 1990, S. 36 ff.
ISENSEE, J.: Abtreibung als Leistungstatbestand in der Sozialversicherung und der grundgesetzliche Schutz des ungeborenen Lebens, NJW 1986, S. 1645 ff.
JUNG, H.: Zum genetischen Fingerabdruck, MschrKrim 1989, S. 103 ff.
JUSTIZMINISTERIUM RHEINLAND-PFALZ, Zweiter Bericht der interministeriellen Kommission zur Aufarbeitung von Fragen der Bioethik (Bioethik-Kommission) – Humangenetik – vom 24. 1. 1989.
KAUFMANN, A.: Rechtsphilosophische Reflexionen über Biotechnologie und Bioethik an der Schwelle zum dritten Jahrtausend, JZ 1987, S. 837 ff.
KELLER, R.: Die Genomanalyse im Strafverfahren, NJW 1989, S. 2289 ff.
KELLER, R.: Rechtliche Schranken der Humangenetik: Ein Beitrag zum Embryonenschutzgesetz und zum Abschlußbericht der Bund-Länder-Arbeitsgruppe «Genomanalyse», JR 1991, S. 441 ff.
KLEES, B.: Der gläserne Mensch im Betrieb: Genetische Analyse bei Arbeitnehmern und ihre Folgen, Frankfurt a. M. 1988.
KLEES, B.: Die genetische Durchleuchtung des Menschen: Genetic Screening, gene-

tische Tests und Genomanalyse bei Arbeitnehmern, Arbeitsrecht im Betrieb 1986/3, S. 55 ff.

Kluth, W.: Recht auf Leben und Menschenwürde als Maßstab ärztlichen Handelns im Bereich der Fortpflanzungsmedizin: Kontrapunkte aus verfassungsrechtlicher Sicht, ZfP 1989, S. 115 ff.

Löw, R.: Die ethische Brisanz der Gentechnologie, ZfP 1989, S. 358 ff.

Luhmann, N.: Grundrechte als Institution: Ein Beitrag zur politischen Soziologie, 3. Aufl., Berlin 1986.

Menzel, H.-J.: Genomanalyse im Arbeitsverhältnis und Datenschutz, NJW 1989, S. 2041 ff.

Menzel, H.-J.: Genom-Analyse und Datenschutz, in: Habicht-Erenler, S.: Genomanalyse an Arbeitnehmern: Schutz oder Auslese?, Loccumer Protokolle 11/89, 1. Aufl., Loccum 1989, S. 67 ff.

Moritz, H. P.: Fragerecht des Arbeitgebers sowie Auskunfts- und/oder Offenbarungspflicht des Arbeitnehmers bei der Anbahnung von Arbeitsverhältnissen?, NZA 1987, S. 329 ff.

Münch, I. v.: Grundgesetz-Kommentar, Bd. 1, 2. Aufl., München 1981.

Pap, M.: Extrakorporale Befruchtung und Embryotransfer aus arztrechtlicher Sicht: Insbesondere der Schutz des werdenden Lebens «in vitro», Diss. jur. Frankfurt a. M. 1987.

Püttner, G., Brühl, K.: Verfassungsrechtliche Probleme von Fortpflanzungsmedizin und Gentechnologie, JA 1987, S. 289 ff.

Rademacher, Ch.: Zur Frage der Zulässigkeit genetischer Untersuchungsmethoden im Strafverfahren, StV 1989, S. 546 ff.

Röckle, G.: Es frommt nicht alles – wenn's ums Leben geht: Bio- und Gentechnologie –, Stuttgart 1986.

Rose, M. H. P.: Genomanalysen an Arbeitnehmern vor der Einstellung: Die Grenze ihrer zulässigen Durchführung aus arbeits- und grundrechtlicher Sicht, Diss. jur. Frankfurt a. M. 1989.

Sass, H.-M.: Hirntod und Hirnleben, in: daselbst, Medizin und Ethik, Stuttgart 1989, S. 160 ff.

Schmidt, A.: Rechtliche Aspekte der Genomanalyse: Insbesondere die Zulässigkeit genanalytischer Testverfahren in der pränatalen Diagnostik sowie der Präimplantationsdiagnostik, Diss. jur. Frankfurt a. M. 1991.

Schreiber, H.-L.: Fragen der pränatalen Diagnostik. Vortrag auf der 92. Tagung der Nordwestdeutschen Gesellschaft für Gynäkologie und Geburtshilfe, Bad Pyrmont, Alete Wissenschaftlicher Dienst 1/1983, S. 33 ff.

Schreiber, H.-L.: Die Würde des Menschen, in: Borsi, G. M.: Die Würde des Menschen im psychiatrischen Alltag, Göttingen 1989, S. 15 ff.

Singer, P.: Praktische Ethik, Stuttgart 1984.

Spaemann, R.: Sind alle Menschen Personen?, in: Löw, R.: Bioethik: Philosophisch-theologische Beiträge zu einem brisanten Thema, Köln 1990, S. 48 ff.

Starck, Ch.: Menschenwürde als Verfassungsgarantie im modernen Staat, JZ 1981, S. 457 ff.

Starck, Ch.: Die künstliche Befruchtung beim Menschen – Zulässigkeit und zivilrechtliche Folgen, in: Ständige Deputation des Deutschen Juristentages, Verhandlungen des Sechsundfünfzigsten Deutschen Juristentages Berlin 1986, Bd. I, Gutachten, Teil A, München 1986, S. A 7 ff.

Steinke, W.: DNA-Analyse gerichtlich anerkannt, MDR 1989, S. 407 ff.

Sternberg-Lieben, D.: «Genetischer Fingerabdruck» und § 81a StPO, NJW 1987, S. 1242 ff.

Tröndle, H.: Der Schutz des ungeborenen Lebens in unserer Zeit, ZRP 1989, S. 54 ff.

Vollmer, S.: Genomanalyse und Gentherapie: Die verfassungsrechtliche Zulässigkeit der Verwendung und Erforschung gentherapeutischer Verfahren am noch nicht erzeugten und ungeborenen menschlichen Leben, Diss. jur. Konstanz 1989.

Wächtler, H.: Auf dem Weg zur Gen-Bank? Diskussionsentwurf des BMJ zum genetischen Fingerabdruck im Strafverfahren, StV 1990, S. 369 ff.

Wiese, G.: Genetische Analyse bei Arbeitnehmern, RdA 1986, S. 120 ff.

Wiese, G.: Zur gesetzlichen Regelung der Genomanalyse bei Arbeitnehmern, RdA 1988, S. 217 ff.

Nachfragen und Ergänzungen

Seel: Frau Schmidt, eine Frage zur Klarlegung des Status Ihrer Äußerung: Haben Sie in den Passagen Ihres Vortrags, als es um das Potentialitätsargument ging, Auffassungen interpretiert, die etwa in der Rechtsprechung des Bundesverfassungsgerichts bereits eine Rolle gespielt haben, oder waren das Ihre ganz persönlichen Auffassungen, sozusagen nicht auf juristischer, sondern auf philosophischer Ebene?

Schmidt: Wenn ich mich auf die Rechtsprechung gestützt habe, habe ich das eigentlich immer kenntlich gemacht, die Unterscheidung von Potenz und Potentialität habe ich freilich nicht aus originären Rechtsquellen.

Seel: Das gibt es also nicht in irgendwelchen Rechtstexten?

Schmidt: Im Gegenteil, das Recht, z. B. das Embryonenschutzgesetz, geht in seiner Begründung von dieser differenzierten Unterscheidung meines Erachtens deshalb nicht aus, weil die humangenetischen Grundlagen nicht genau genug recherchiert worden sind. Da wird eine Zelle abgespalten, und damit handelt es sich eben um Klonen; denn daraus kann sich etwas entwickeln. Die Argumentation für den Beginn des Lebensschutzes, die praktisch einhellig vertreten wird, wird nicht konsequent übertragen auf die abgespaltene Zelle; sonst könnte man nicht dazu kommen, die abgespaltene Zelle unter verfassungsrechtlichen Schutz zu stellen.

Hoerster: Sie hatten zum Thema der postnatalen genetischen Untersuchung gesagt, daß diese immer dann zulässig sei, wenn es um eine therapeutische Maßnahme gehe, sonst aber nicht, auch dann nicht, wenn die Eltern es wünschen. Die dazu von Ihnen gegebene Begründung habe ich akustisch nicht verstanden. Was haben Sie da gesagt?

Schmidt: Niemand hat ein eigenes Recht am Genbestand Dritter, sei es der Kinder oder völlig fremder Dritter. Er mag ein Interesse daran haben, aber dieses ist – bis auf wenige Ausnahmen, um die es hier jedoch nicht geht – nicht rechtlich geschützt.

Hoerster: Nun haben die Eltern aber doch das Sorgerecht. Warum soll ich etwa als Vater nicht auch dann, wenn es nicht um Therapie geht, durch Genanalyse herausfinden dürfen, ob meine Kinder, sagen wir mal, musikalisch oder religiös begabt sind, so daß ich sie in der Kirche anmelden oder nicht anmelden kann, oder daß ich ihnen mit zwei Jahren vielleicht eine Kleinstgeige kaufe? Dergleichen scheint mir doch im Interesse der Kinder zu liegen.

Schmidt: Dann existiert hier ein Mißverständnis. Dieser Satz, daß niemand ein rechtlich geschütztes Interesse am Genbestand Dritter hat, bezieht sich nur darauf, daß er nicht aus ureigensten, egoistischen Motiven heraus ein solches geschütztes Interesse hat. Daß natürlich Eltern das Recht, ja im Rahmen ihres Sorgerechts die Pflicht haben, alle Möglichkeiten auszuschöpfen, um dem Kindeswohl gerecht zu werden, das ist eine andere Frage. Unter den Begriff «therapeutisch» kann man ja nicht nur die unmittelbare Linderung von Krankheiten fassen.

Hoerster: Sondern auch die Ermittlung musikalischer Anlagen, beispielsweise?

Schmidt: Juristisch ist es eben so, daß der Satz über den Genbestand Dritter nur dann Relevanz gewinnt, wenn das Sorgerecht, also die Sorge im Sinne des Wohles des Kindes, ausgeschöpft ist, also für alles, was darüber hinausgeht.

Vogel: Ich habe eine Frage, die Ihren ersten Teil betrifft: Anwendung der Genomanalyse im Strafrecht und in der Ermittlung. Da würde das, was offenbar geplant ist, in der Konsequenz dazu führen, daß beispielsweise Spurensicherung durch Blutgruppenbestimmung, durch Spermabestimmung, durch HLA-Bestimmung usw. verboten würde. Weil es sich in diesen Fällen um kodierende Genbereiche handelt, und es natürlich belanglos ist, ob ich das gleiche Merkmal auf Gen- oder auf Genproduktebene erhebe, müßte auch die Erhebung auf Genproduktebene verboten werden. Das würde also die gesamte Spurensicherung beispielsweise bei Gewaltverbrechen verhindern und würde dazu führen, daß z.B. ein großer Teil aller Morde ungesühnt bliebe.

Schmidt: Hier handelt es sich offenbar um ein Mißverständnis. Bei dem Verbot der Analyse kodierender Sequenzen verstehe ich «kodierend» als Merkmale offenlegend, die stigmatisierenden Charakter tragen können. Soweit kodierende Bereiche nicht mehr Informationen an die Hand geben als ein Fingerabdruck auch, ist die Dechiffrierung dieser Sequenzen rechtlich ebenso zu behandeln wie die Analyse der nicht kodierenden Bereiche.

Vogel: Doch, doch, doch. Da wissen Sie nichts über Blutgruppen.

Neumann-Held: Ich möchte Informationen über den Begriff «kodierende Bereiche» anfügen. In der Molekularbiologie bezeichnet man mit diesem Begriff Abschnitte auf der DNA, die für Teile einer Polypeptidkette *kodieren*. Solche Bereiche sind bei allen Individuen weitgehend gleich. Abweichungen, Mutationen, innerhalb solcher Bereiche können, müssen aber nicht, zu in ihrer Funktion beeinträchtigten Polypeptiden führen und sich im schlimmsten Fall sogar letal auswirken. Die Analyse der kodierenden Bereiche der DNA eignet sich dagegen nicht für die Fingerabdruckmethode. Diese beruht ja gerade darauf, daß es im Genom des Menschen bestimmte Bereiche der DNA gibt, die – wie der Fingerabdruck – individuell unterschiedlich sind. Die Funktion dieser Bereiche, die nicht für Polypeptidketten kodieren, ist noch nicht geklärt. Vor diesem Hintergrund wird es verständlich, daß der Gesetzgeber die Analyse der *nicht-kodierenden* Bereiche, z.B. zur Feststellung der Identität eines bestimmten Individuums, zuläßt, davon aber weitergehende Analysen von sich anschließenden *kodierenden* Bereichen des Genoms abgrenzt.

Wolff: Ich habe eine Verständnisfrage: Wie haben Sie begründet, daß Pränataldiagnostik rechtlich bei schweren Krankheiten geboten sei, jedoch verboten werden müsse bei sich spät manifestierenden Krankheiten?

Schmidt: Schwere Krankheiten sind ein Grund zur Indikationsstellung, weil nach geltendem Recht die Wahrscheinlichkeit einer schweren Schädigung Voraussetzung für die Indikation ist. Es müssen dringende Gründe für die Annahme sprechen, daß eine solche schwere Schädigung vorliegt; dies wird bei einer Wahrscheinlichkeit von ca. 25% bejaht, wobei generelle Pauschalisierungen hier ungeeignet sind. Da genanalytische Untersuchungen wesentlich sicherere Ergebnisse zur Verfügung stellen, werden durch den Einsatz einer Genomanalyse bei dem Verdacht einer schweren genetischen Schädigung so Verdachtsabtreibungen verhindert und also letztlich Leben geschützt. Nun zu der zweiten Frage, warum man die Diagnose schwerer Krankheiten verbieten soll, wenn sie erst später im Laufe des Lebens ausbrechen. Das bedürfte eigentlich etwas längerer dogmatischer Ausführungen, auf die ich angesichts der Kürze der Redezeit in meinem Vortrag verzichtet habe. Aber im Grunde läuft es darauf hinaus, daß die bloße Feststellung der Wahrscheinlichkeit einer schweren Krankheit, die ja Voraussetzung für eine Indikation ist, theoretisch sich natürlich auch auf spät ausbrechende schwere Leiden erstreckt. Der Gesetzgeber konnte aber damals nicht auf die jetzt möglichen diagnostischen Methoden abstellen, nämlich Krankheiten unter Umständen Jahrzehnte vor ihrer Manifestation erkennen zu können. Deshalb ist § 218a Abs. 2 Nr. 1 StGB diesbezüglich restriktiv auszulegen. Denn zum einen stellt die Diagnostik spät ausbrechender Krankheiten einen wesentlich stärkeren und der Kollisionsabwägung mit anderen Rechtsgütern prinzipiell unzugänglichen und damit unzulässigen Eingriff in die Rechte des Ungeborenen dar; zum anderen ist zu bedenken, daß es in diesen Fällen um Leben geht, das unter Umständen Jahrzehnte normal verläuft.

Zwischenruf? : ?

Schmidt: Ja, aber hier ist ein derart starker Eingriff in die Menschenwürde und in das Persönlichkeitsrecht des Ungeborenen gegeben, daß die Zumutbarkeit dahinter zurückzutreten hat, und zwar nicht nur bei der Abwägung auf verfassungsrechtlicher Ebene, was sowieso gilt, sondern auch einfachgesetzlich, also im Rahmen politischer Entscheidung.

Birnbacher: Ich habe etwas nicht verstanden. Unter welchen Bedingungen würden Sie eine Genomanalyse im Bereich der Arbeitnehmer für zulässig halten?

Schmidt: Nur dann, wenn durch die mit der Genomanalyse zu ermittelnden Daten klar wird, daß Dritte konkret gefährdet werden, wie im Beispiel des epileptischen Flugpiloten oder irgendwelcher ansteckender Krankheiten, wenn also konkret die körperliche Integrität Dritter gefährdet ist, weil ich nur dann gleichrangige Interessen gegeben sehe. Bei allem, was unter dem Arbeitsschutzargument behandelt wird, kann der Arbeitnehmer sich auch durch seinen Hausarzt untersuchen lassen. Das muß nicht im Zusammenhang mit dem Arbeitsverhältnis passieren.

Schöne-Seifert: Ich habe eine Nachfrage zu der Wahrscheinlichkeitsschwelle von 25%, die mehrfach erwähnt wurde als eine Schwelle, die ausreichend sei, um eine indikationsbegründende Gefährdung festzustellen. Ist das sozusagen eine pragmatische Festlegung auf 25%, die mit den Vererbungswahrscheinlichkeiten bei heterozygoten Erkrankungen zu tun hat, oder gibt es noch Präzisierungen, die weitergehen? Und wenn ja, wo ist das festgelegt?

Schmidt: Die 25%-Quote ist in der Tat eine praktische Regel, die von juristischer Seite von der Genetik übernommen und so praktiziert wird, wobei – je nach zu diagnostizierender Krankheit – die Quoten schwanken können. Eine universelle starre Regel gibt es hier nicht; es ist dies vielmehr eine Frage ärztlichen Ermessens im Einzelfall. Zu ihrer Begründung kann das Recht nichts beitragen; dies ist eher Sache der humangenetischen Wissenschaften. Da der Arzt alle Möglichkeiten einsetzen muß, um diese Indikation festzustellen, gehe ich davon aus, daß der bisherige status quo wirklich ausdrückt, mit welchem Risiko oder Sicherheitsgrad man diese

Schädigung feststellen kann. Aber dazu sollte sich vielleicht ein Humangenetiker äußern.

Schöne-Seifert: Meine Frage zielte auf die juristische Festlegung.

Schmidt: Juristisch gibt es da keine starre Grenze, die für alle Fälle gleich angewendet werden kann. Wenn man die Frage aufwirft, ob eine hinreichende Wahrscheinlichkeit einer Schädigung, die für eine Indikation im Rahmen von § 218a Abs. 2 Nr. 1 StGB Voraussetzung ist, vorliegt, ist die auf humangenetischen Erkenntnissen beruhende 25%-Grenze ein juristisch annehmbares Kriterium; doch werden, insbesondere auch differenziert je nach Art der genetischen Erkrankung, in der juristischen Literatur auch andere Zahlen angeführt, so z. B. eine 10- bzw. 50%ige Wahrscheinlichkeit verlangt.

Ethische Kriterien für die Förderung der Genomanalyse in Forschung und Anwendung

Ludwig Siep

In diesem Korreferat zu den Ausführungen von Herrn Sperling und Frau Schmidt geht es um zwei Problemkomplexe:
1. Gibt es für die Förderung oder Einschränkung der *Erforschung* des menschlichen Genoms ethische Kriterien?
2. Welches sind die allgemeinen ethischen Kriterien bei der *Anwendung* der Genomanalyse als Gen-Diagnostik?

I.

Gibt es überhaupt eine Ethik der Forschungsförderung? Zweifellos gibt es hier wissenschaftliche, politische und juristische Fragen: Ist eine Forschung wissenschaftlich sinnvoll, daher der Unterstützung durch «öffentliche Gelder» wert? Ist sie für das Gemeinwohl – einschließlich des «Wohles» vieler einzelner, forschen zu können –, so wichtig, daß man von allen aufgebrachtes Geld dafür ausgeben darf? Ist sie rechtlich erlaubt oder verboten, oder sollte sie verboten werden, weil sie gegen Rechts- oder Verfassungsprinzipien verstößt?

Über das Letztere muß gewiß auch mit ethischen Prinzipien gestritten werden, wie in der Debatte um das Embryonenschutzgesetz geschehen. Aber die Erforschung des menschlichen Genoms, seine Sequenzierung oder Kartierung, verstößt nicht gegen Gesetze und auch nicht gegen die Menschenwürde, solange die Entnahme von DNA freiwillig ist und keine «Verstümmelung» darstellt. Für die Überprüfung der Freiwilligkeit sorgen neuerdings die Ethikkommissionen der medizinischen Fakultäten. Die Forschungsmethoden und Techniken unterliegen dem Gentechnologie-Gesetz.

Die wissenschaftliche Frage der Förderungswürdigkeit kann der philosophische Ethiker nicht als Fachmann beantworten, als «gebildeter Laie» muß er sie wohl bejahen. Ohne Zweifel wird diese Forschung zur Zunahme unseres Wissens über «Konstruktion» und Funktion des menschlichen

Körpers beitragen und damit auch zur Möglichkeit, Störungen zu verhindern und «Defekte» zu beseitigen. Damit ist noch nicht gesagt, wie wichtig sie innerhalb der biologischen und medizinischen Wissenschaft etwa im Vergleich mit anderen Forschungsrichtungen ist. Erst recht ist über den Vergleich mit anderen Wissenschaften noch nicht entschieden.

Ein solcher Vergleich ist bereits eine Angelegenheit der Forschungs*politik*. Für deren Güterabwägung sind darüber hinaus die Folgen bedeutsam, die durch die Anwendung von Forschungsergebnissen entstehen. Beim öffentlichen Streit um die Erforschung des menschlichen Genoms steht diese Folgenbewertung sicher im Mittelpunkt (a). Für die Wissenschaft ist dagegen, wie die Ausführungen von Herrn Sperling zeigen, auch die Frage der Verteilungsgerechtigkeit bei den Förderungsmitteln von Wichtigkeit (b). Kann die philosophische Ethik zu den beiden Fragen etwas sagen? Mir scheint, die erste Frage gehört in den klassischen Bereich der Güterabwägung, die zweite dagegen ist eine Frage der Bewertung von Wissensinhalten und Wissensarten, für die die gegenwärtige Ethik nicht vorbereitet ist[1]. Hier sind nur Vorüberlegungen möglich.

a) Die Folgen der Anwendung einer Wissenschaft abzuschätzen, die negativen von den positiven zu unterscheiden, die Wahrscheinlichkeit des Eintretens zu bestimmen etc. ist Gegenstand einer eigenen Wissenschaft geworden, der Technologiefolgen-Abschätzung (technology assessment). Was aus dieser Perspektive über die Erforschung des menschlichen Genoms gesagt werden kann, ist hier nicht einmal ansatzweise zu entwickeln. Nur über die Art der Probleme läßt sich aus der Sicht des Ethikers etwas sagen.

Die Kenntnis des menschlichen Genoms kann zur Diagnostik und Therapie von Defekten führen. Sie kann gewiß auch zur Manipulation und Züchtung führen. Mit größerer Wahrscheinlichkeit kann es zum Mißbrauch bei den Übergängen zwischen dem Kranken und dem Unerwünschten kommen, z.B. der Manipulation von Geschlecht, Größe, Haarfarbe etc. Was sich hier «paternalistisch» rechtfertigen läßt als Vorsorge für das Wohl des Nachkommen, macht diesen in Wahrheit zum Produkt des Geschmackes seines Erzeugers. Nach unseren Autonomie-Begriffen müßte der Nachkomme ihn dafür zur Verantwortung ziehen können. Mißbräuchen dieser Art läßt sich aber durch Meinungsbildung, Standes- und notfalls staatliche Regeln entgegensteuern, ohne die genetische Forschung selber zu beeinträchtigen – es sei denn, sie ist erkennbarerweise auf solche Manipulationen selber gerichtet.

Diffiziler sind die Probleme des «Zu-viel-Wissens», sowohl über den

---

[1] In der Wissenschaftsethik werden fast ausschließlich Fragen der Forschungsfreiheit, der ethisch zulässigen Methoden in verschiedenen Wissenschaften und der Anwendungsfolgen erörtert. Vgl. dazu u. a. H. HOLZHEY, P. JAUCH, H. WÜRGLER (Hrsg.): Forschungsfreiheit. Ein ethisches und politisches Problem der modernen Wissenschaft; Zürich 1991; K. STEIGLEDER, D. MIETH (Hrsg.): Ethik in den Wissenschaften; Tübingen, 2. Aufl. 1991.

anderen wie über sich selber. Wer bei der Suche nach einem bestimmten Erbleiden, oder auch beim genetischen «Fingerabdruck» gleich alle Erbanlagen eines Menschen erfährt, hat Probleme beim Umgang mit soviel Information. Wieviel muß dem Betroffenen mitgeteilt, wieviel muß geheimgehalten werden? Geht es um diagnostisches Wissen über andere, so ist die «informationelle Selbstbestimmung» des Betroffenen gefährdet, d.h. die Kontrolle über die persönlichen Daten, die anderen normalerweise nicht zugänglich sind. Erfährt man seine *eigene* Disposition zu erblichen Krankheiten, kann ein zukünftiges Leben vorhersehbar sein, gegen das man sich nicht wehren kann. Generell ist Ungewißheit über die Zukunft nicht nur belastend, sondern auch entlastend, wie schon der Pandora-Mythos der Griechen wußte. Gen-Diagnostik sollte uns möglichst nur über bekämpfbare oder vermeidbare Leiden unterrichten. Von daher ist sicher auch die *Art* der Genomforschung nicht gleichgültig: Soll es wirklich primär um die Erforschung und Erfassung des gesamten Genoms gehen oder könnte uns eine Konzentration auf bestimmte Abschnitte vor «Zu-viel-Wissen» bewahren? Das hängt sicher von der Funktionsweise des menschlichen Genoms ab, von der Art der «Vernetzung» bzw. der Wechselwirkung zwischen den Genen sowie zwischen Gen und Umwelt. Muß man die Funktion aller Gene kennen, um die der wichtigsten zu verstehen? Aus Gründen des Umgangs mit der diagnostisch gewonnenen Information könnte es geraten sein, auf Vollständigkeit als solche zu verzichten.

Aber ist Vollständigkeit nicht ein wissenschaftlicher Wert? Mit dieser Frage stehen wir bei der Bewertung von Wissensarten selber.

b) Moderne Großforschung ist offenbar kein Unternehmen, bei dem nur nach der Forschungsfreiheit des einzelnen und ihren ethischen Grenzen zu fragen ist. Hier geht es um Fragen des «öffentlichen Interesses», das den Aufwand öffentlicher Gelder rechtfertigt. Und hier werden zu Recht Fragen nach der Verteilungsgerechtigkeit gestellt. Fragen nach öffentlichen Gütern und nach Gerechtigkeit haben aber einen ethischen Aspekt: Sie fragen im Grunde, was für den Menschen gut ist. Es mag sein, daß die Vergabe von Forschungsmitteln auf den Druck von Forschern, Forschergruppen oder Verbänden, «verwertenden» Industrien etc. reagiert. Vermutlich spielen auch Traditionen, Vorlieben etc. (der Minister, der in seiner Freizeit eine technische Zeitschrift liest etc.) eine Rolle. Aber wer verantwortbare Entscheidungen über Forschungsförderung fällt, muß zumindest implizit allgemeinere Kriterien anwenden. Er wird eine Antwort auf die Frage geben, wieviel es für den Menschen wert ist, dieses und jenes zu wissen bzw. diese und jene Art Wissen zu erwerben. Und die Ethik kann prüfen, wie gut begründet solche Bewertungen sind. Nur so kann man jedenfalls zu den Fragen von Herrn Sperling Stellung nehmen, ob die Genom-Projekte im Vergleich zu anderen Forschungsrichtungen mehr gefördert werden müßten.

Wenn man einmal nach diesen impliziten Bewertungen fragt, die in die Entscheidung über Forschungsförderung eingehen, kann man vielleicht grob fünf Arten des Wissens unterscheiden, die unterschiedlich bewertet werden:

1. Deskriptives und ordnendes Wissen
2. Explanatives Wissen
3. Diagnostisches und prognostisches Wissen
4. Technisches oder therapeutisches Wissen
5. Industriell nutzbares Know-how.

Oft, aber nicht immer, ist das Wissen der hier aufgezählten Stufen Vorbedingung für die jeweils nächste. Um die Erforschung des Genoms als Beispiel zu nehmen: Das Kartieren und Sequenzieren von Genen ist sicher die Voraussetzung für die Erklärung der Funktionsweise, diese wiederum läßt Defekte erkennen und Krankheiten vorhersagen. Auf der Grundlage dieser beiden Arten des Wissens werden Eingriffe, Veränderungen, also Therapien möglich. Für die fünfte Stufe, das industriell verwertbare Know-how aber ist offenbar nicht erst die Therapie oder die Herstellung von Proteinen und Arzneimitteln relevant, sondern bereits die Nebenprodukte, die sogenannten «spin-offs», der ersten Stufe. So scheinen beim Genom-Projekt vor allem die Rückwirkung auf die Datenverarbeitungs-Techniken von großer Bedeutung zu sein. Die Organisation, technische Realisierung, die Zugänglichkeit etc. der anzulegenden Datenbanken über die gewaltige Informationsmenge des menschlichen Genoms beschäftigt jedenfalls viele öffentliche, staatliche und internationale Organisationen[2]. Auch die dritte Stufe, das diagnostische Wissen, hat apparative Voraussetzungen und Konsequenzen mit eigener wirtschaftlicher Verwertbarkeit: Das Anbieten von Diagnosen kann leicht ein eigener Markt werden, der eine berufsständische oder staatliche Regelung verlangt.

Offenbar genügt es also nicht, die fünf Stufen als Bedingungs-Reihe zu verstehen und zu bewerten. Man muß vielmehr bei jeder Wissenschaft nach der Bedeutung, dem Verhältnis und der Bewertung dieser Stufen fragen[3]. Ich will dies kurz im Blick auf die Genomforschung skizzieren.

(1) In der Botanik oder Zoologie, der Geologie oder auch den Kulturwissenschaften kann die Beschreibung und Klassifizierung schon eine für sich wertvolle Unternehmung sein. Das gilt aber offenbar nur dann, wenn solches deskriptive Wissen mit Entdeckungen oder Differenzierungen verbunden ist, die Anschauung und Phantasie ansprechen. Die Erfassung des menschlichen Genoms entbehrt dieser Eigenschaften. Sie ist wirklich nur

---

2 Vgl. dazu etwa die Berichte der Academia Europea: Research On The Human Genome In Europe And Its Relationship To Activities Elsewhere In The World (1991) sowie der European Science Foundation: Report Of The European Science Foundation Working Party On Genome Research (1991).

3 Das Verhältnis der «Stufen», zumindest ihr Gewicht in der Forschung, kann sich im Lauf der Geschichte einer Wissenschaft ändern. Untersuchungen über die «Technologisierung der Biologie» werden gegenwärtig unter der Leitung von C. Burrichter und W. Ch. Zimmerli am Institut für Gesellschaft und Wissenschaft an der Universität Erlangen-Nürnberg durchgeführt.

bedeutungsvoll als Voraussetzung zur Erklärung der Funktionsweise der Gene.

(2) Diese aber ist unabhängig von Diagnose und Prognose wichtig. Auch wenn das klassische «Erkenne dich selbst» nicht auf die biologische, sondern die geistige Selbsterkenntnis gemünzt war, ist die biologische Erkenntnis des Funktionierens des menschlichen Organismus für sich bedeutsam. Neben der Erkenntnis der Grundlagen des Kosmos überhaupt, nach denen wir in der Elementarteilchen-Physik suchen, ist die der Grundlagen des menschlichen Lebens immer eine der für den Menschen bedeutsamsten Fragen gewesen. Wenn sich, wie Herr Sperling meint, daraus auch noch wesentliche Einsichten in die Struktur der Evolution und in die Funktion des Gehirns ergeben, dann wird zu Recht ein gerechter Anteil an der Forschungsförderung gefordert.

(3) Prognostisches und diagnostisches Wissen ist in einigen Wissenschaften ebenfalls von unabhängigem Wert. Und zwar unabhängig auch von der Möglichkeit seiner Umsetzung in technische Konstruktionen. Berühmt ist seit Thales der Wert von Wetter- und Klimavorhersagen, aber auch die für den Menschen nicht lebensbedeutsamen astronomischen Prognosen haben traditionell eine große Bedeutung. Sie erlauben dem Menschen, seinen eigenen Raum- und Zeithorizont zu überschreiten und sich im Ganzen des Weltlaufes zu lokalisieren. Die Prognose der individuellen Lebensläufe dagegen war immer ein problematisches Wissen: Sie kann Macht über andere und Angst vor der eigenen, unabwendbaren Zukunft erzeugen. Wahrsager, Astrologen und Pseudopropheten haben Neugier und Angst des Menschen vor seiner Zukunft immer auszunutzen gewußt. Sie durch wissenschaftliche Diagnose zu ersetzen, ist nur dann ein Gewinn, wenn solches Wissen die Handlungsmöglichkeiten vergrößert und psychisch tragbar ist. Diagnostisches Wissen durch Genomanalyse ist daher, wie gesagt, nur im Hinblick auf Vermeidung von Risiken, Prophylaxe oder Therapie wertvoll.

(4) An therapeutischen Möglichkeiten der Leidensbekämpfung hat der Mensch selbstverständlich ein zentrales Interesse. Problematisch kann das Gewicht dieses Interesses in zwei Hinsichten werden: Es kann zum einen in der Humanbiologie die nicht therapierelevante Grundlagenforschung verdrängen. Zum anderen kann aus Therapie leicht Verbesserung bzw. Vervollkommnung werden. Gegen ersteres wird zurecht auf dem Eigenwert explanativen Wissens bestanden, das Organisationen, Funktionen und Prozesse erklärt. Gegen das zweite muß eine ständige interdisziplinäre und gesellschaftliche Bemühung um klar definierte Krankheiten helfen.

(5) Die Förderung von Forschung im Interesse technischer Anwendungen ihrer Produkte und Nebeneffekte ist sicher gerade aus politischer Perspektive legitim. Wer öffentliche Gelder verteilt, muß die internationale Konkurrenzfähigkeit von Forschung, Technologie und Industrie im Auge behalten. Der Verlust von Wirtschaftskraft tangiert nicht nur den öffentlichen und privaten Wohlstand, sondern kann auch friedensgefährdend sein. Forschungspolitik ist sicher nicht nur ein Mittel der Industriepolitik, sonst

wäre die Selbständigkeit der Stufen 1 und 2 verkannt. Aber die Abhängigkeit der Industrie von Technologie und Großforschung macht solches «Verwertungsinteresse» zu *einem* legitimen Gesichtspunkt der Forschungsförderung. Diesem Interesse dürfen ethische oder rechtliche Bedenken gegen Forschungs*methoden* nicht untergeordnet werden, auch nicht, wenn mit «Abwanderung der Forschung» in andere Länder gedroht wird. Zwischen dem Interesse an anwendungsrelevanter Forschung und der Sorge vor Mißbrauch in der Anwendung aber kann abgewogen werden.

Ich habe diese Skizze einer Bewertung von Wissensarten und Forschungsinteressen vorgeschlagen, ohne eine prinzipielle Begründung dieser Bewertungen vorzulegen, die nach meiner Auffassung faktisch überwiegend so vollzogen werden. Eine solche Begründung wäre Aufgabe einer philosophischen Ethik der Forschungsförderung. Die Bewertung von Wissensarten, der Streit über den Vorrang der «reinen Theorie» oder des lebenspraktisch bedeutsamen Wissens, dem Wissen des Höchsten oder des Dringendsten, des Ewig-Gleichen oder des historisch Einmaligen etc. ist ein wichtiges Thema in der gesamten Philosophiegeschichte[4]. Die Diskussion darüber umfaßt traditionell anthropologische, ethische und sozialphilosophische Elemente: Wie rangiert die Erkenntnisfähigkeit und ihre Befriedigung unter den anderen menschlichen Fähigkeiten und Bedürfnissen, insbesondere denen nach Leidensfreiheit und Genuß? Was bedeutet sie für das unabhängige Urteil, das Selbstbewußtsein, die Fähigkeit des Verstehens und Durchschauens natürlicher und sozialer Prozesse, also auch für die Autonomie?

Diese Fragen müßten in bezug auf Charakter und Organisation der modernen Wissenschaft neu diskutiert werden: Inwieweit trägt die moderne Wissenschaft noch zur «Durchsichtigkeit» der Welt für das Individuum bei? Wer ist noch in der Lage, modernes naturwissenschaftliches Grundlagenwissen nachzuvollziehen, sich anzueignen und in sein «Weltbild» zu integrieren? Reicht dazu die Vermittlung durch Wissenschaftsjournalistik, Naturkundemuseen etc. aus? Steigert solches Wissen die individuelle Autonomie eines jeden oder vergrößert es die Abhängigkeit von Experten? Wenn das Letztere der Fall wäre, dürfen wir dann um der Befriedigung der Wünsche intellektueller Eliten willen die für alle belastenden Folgen etwa für die informationelle Selbstbestimmung in Kauf nehmen? Solche Fragen müßten gestellt und mit gründlicher Information und Reflexion erörtert werden, wenn der traditionellen Bewertung der Wissensarten eine moderne Ethik der Forschungsförderung nachfolgen soll.

Ohne diese Begründungsfragen weiterzuverfolgen, möchte ich ein provisorisches Resümee der Bewertung der Genom-Foschung unter den beiden Gesichtspunkten dieses Teiles meiner Ausführungen, der Wissens-Folgen-Bewertung (a) und der Wissens-Arten-Bewertung (b), zu ziehen versuchen.

---

4 Vgl. dazu H. Blumenberg: Die Legitimation der Neuzeit; Frankfurt a. M. 1966; ders., Das Lachen der Thrakerin; Frankfurt a. M. 1987.

Weder aus der ersten noch aus der zweiten Bewertungsperspektive ist diese Forschung als solche ethisch bedenklich. Bedenklich wäre aber eine Konzentration auf die diagnostischen Möglichkeiten, sowohl in der Forschung wie in der Anwendung. Vollständigkeit der Erfassung des menschlichen Genoms ist wissenschaftlich nur sinnvoll, wenn es zum Verständnis der Funktionsweise wirklich nötig ist. In der Anwendung ist Vollständigkeit keineswegs erstrebenswert, weil sie zuviel an belastendem oder freiheitsgefährdendem Wissen mit sich bringt. Der Mißbrauch des Diagnose-Angebots oder gar der Diagnosepflicht ist, wie sich im folgenden zeigen wird, wohl das primäre Anwendungsproblem. Eine Forschung aber deswegen zu verbieten oder zu behindern, weil sie problematische Folgen haben *kann*, läßt sich in der philosophischen Ethik nicht begründen. Legitim ist es dagegen, je nach Einschätzung der Wahrscheinlichkeit des Mißbrauchs das Ausmaß der Förderungsmittel festzulegen. Und verpflichtet ist jeder Förderer, sich um vorbeugende Verhinderung des Mißbrauchs zu bemühen. Denn nach den Erfahrungen mit der modernen Technik kann sich Forschungsförderung nicht allein auf die Befriedigung theoretischer Neugier und die Erwartung verwertbaren Know-hows berufen. Wenn das zu erwartende Wissen mit sozialen Belastungen verknüpft ist und wenn die Forschungsmittel knapp sind, dann muß die Bewertung der Folgen und der Vergleich der Arten des Wissens eine Rolle spielen. Beides muß vorausschauend und begleitend zu den jeweiligen Forschungen stattfinden. Man sollte die Möglichkeit erwägen, in Forschungsbereichen, die massive Auswirkungen für das menschliche Zusammenleben haben, Gremien für Technikfolgenabschätzung und Ethik-Kommissionen einzurichten[5].

II.

Über ethische Probleme der *Anwendung* der Genomanalyse ist oben im Hinblick auf die Folgen der Wissenschaft schon einiges gesagt worden. Aus juristischer Sicht hat uns Frau Schmidt eine klare und detaillierte Analyse gegeben. Auch andere Beiträge dieser Tagung haben sich schon ausführlich mit diesen Problemen beschäftigt. Es genügt daher hier, die ethische Prolematik im Grundriß anzudeuten[6].

---

5 Vgl. dazu auch die Empfehlungen in: Bundesminister für Forschung und Technologie (Hrsg.): Die Erforschung des menschlichen Genoms. Ethische und soziale Aspekte; Frankfurt/New York 1991, S. 148.

6 Aus der umfangreichen Literatur vgl. den genannten Bericht des BMFT sowie: Ethische und rechtliche Probleme der Anwendung zellbiologischer und gentechnischer Methoden am Menschen. Dokumentation eines Fachgesprächs im Bundesministerium für Forschung und Technologie; München 1984 und H.-M. Sass (Hrsg.): Ethische Probleme der Genomanalyse und Gentherapie; Berlin 1991.

Ethisch gesehen handelt es sich bei den Problemen der Anwendung der Genomanalyse um Konflikte zwischen dem Recht auf Selbstbestimmung einerseits und den Geboten der Fürsorge und der Hilfeleistung bzw. dem Verbot, anderen zu schaden, andererseits. Aus der Selbstbestimmung folgt das Recht, über eigene Anlagen und Dispositionen nur soweit unterrichtet zu werden, wie ich selbst es wünsche. Anderen darf ich dadurch aber nur in begrenztem Maße Risiken auferlegen. Stehe ich mit ihnen in einem Vertragsverhältnis, so muß das Risiko durch Unwissen fair verteilt sein. Es darf sich durch immer neue Techniken der Diagnose nicht zu Lasten des Schwächeren verschieben.

Ich kann diese Prinzipien hier nicht weiter begründen. Es gibt über sie und ihr Verhältnis zueinander durchaus ethische Kontroversen. Aber es gibt gute Gründe für sie, und zudem sind sie grundlegende Prinzipien unseres Rechtssystems. Daher finden sich in den Ausführungen von Frau Schmidt bereits weitgehend die nötigen Konsequenzen für die verschiedenen Anwendungsbereiche. Hier kann daher ein grundsätzliches ethisches Resümee genügen.

1. Zur Pränataldiagnostik. Aus dem Recht der Mutter, ein schwer erbgeschädigtes Kind abzutreiben, wenn durch die Fortsetzung der Schwangerschaft «die Gefahr einer schwerwiegenden Beeinträchtigung des körperlichen oder seelischen Gesundheitszustandes der Schwangeren» (§ 218 StGB) droht, folgt ein legitimes Interesse daran, über diese Anlagen möglichst früh und sicher aufgeklärt zu werden. Dem dient zweifellos die genetische Diagnostik. Zwar ist auch das Leben des Embryos ein schützenswertes Rechtsgut. Aber es zu schützen, indem die Mutter gegen ihren Willen über genetische Schädigungen im Dunkeln gehalten wird, widerspricht zweifellos dem Recht der Mutter. Wieweit diese Rechtslage ethisch begründbar ist, will ich hier nicht diskutieren[7]. Mir scheint, daß es gute, wenn auch nicht zwingende Gründe dafür gibt. Ethischer Disput darüber ist so legitim wie politischer.

Was der Schutz des Embryos aber ebenso verlangt wie die Autonomie der Mutter, ist die Abwehr jeglichen Drucks, eine pränatale Genomanalyse durchführen zu lassen, wenn Abtreibung *nicht* beabsichtigt ist. Dem beratenden Arzt, der medizinische wie psychologische Kompetenz benötigt, fällt die schwierige Aufgabe zu, auf die Möglichkeit solcher Diagnostik hinzuweisen, ohne sie zu suggerieren. Wenn die Wahrscheinlichkeit gering ist, daß ein Embryo geschädigt ist oder daß der Schaden manifest wird, gibt es nach meiner Auffassung auch keine *moralischen* Gründe, eine solche Diagnostik zugunsten des später etwa leidenden Nachkommen für «an sich geboten» zu halten. Wenn das utilitaristische Gebot der Leidensminimierung dies verlangen sollte, dann zeigt sich, daß dem Recht auf Autonomie

---

7 Zu den moralischen Problemen selektiver Abtreibung nach genetischer Diagnostik vgl. auch B. Schöne-Seifert: Zur moralischen Bewertung selektiver Abtreibungen. In: Studia Philosophica 50 (1991), S. 115–124.

und auf Entscheidungen unter Ungewißheit und Risiko im Utilitarismus zu wenig Raum gewährt wird.

Anders ist dies sicher, wenn gegen erbliche Schäden Therapien existieren. Dann fällt die Aufklärung darüber und die Einleitung der Therapie in die elterliche Fürsorgepflicht. Was aber über Therapie hinausgeht, etwa die Förderung positiver Anlagen, kann kein Grund sein, Informationen über Erbanlagen zu erlangen und dadurch die spätere Basis informationeller Selbstbestimmung zu beeinträchtigen. Das gilt auch für das Neugeborenen-Screening.

2. Bei der postnatalen Diagnostik, soweit sie Erwachsene betrifft, besteht der Konflikt zwischen Autonomie und Rücksicht auf den anderen in anderer Form. Das Recht auf Nichtwissen kann vor allem in zwei Weisen zur Schädigung anderer führen: Einmal, wenn von der genetischen Diagnose der Diagnose- und Therapieerfolg eines Verwandten abhängt. Zum anderen, wenn durch eine manifest werdende Erbkrankheit ein Vertragspartner – vor allem im Vertragsverhältnis des Arbeits- und des Versicherungsvertrages – beeinträchtigt wird.

a) Im Falle des Verwandten-Screenings kann es ein moralisches Gebot, sich einem solchen zu unterziehen, nur geben, wenn eine wirksame Therapie besteht. Dann wäre eine Berufung auf das Recht auf Nicht-Wissen eine Art «unterlassener Hilfestellung». Es würde dagegen einen Fall von moralischem «Heroismus» darstellen, sich etwa um einer genetischen Eheberatung Verwandter willen mit schwer erträglichem Wissen über die eigene Disposition zu Erbkrankheiten zu belasten.

b) Für das Arbeits- und Versicherungsrecht[8] muß das allgemeine Kriterium nach meiner Auffassung lauten, daß durch zunehmende Diagnosemöglichkeiten die Last des Risikos nicht auf den Schwächeren verlagert werden darf. Das widerspricht dem Fairneßprinzip im freiwilligen Austausch. Der Schwächere ist freilich im Arbeitsrecht nicht *immer* der Arbeitnehmer. Bei kleinen Unternehmen in «allergierelevanten» Arbeitsbereichen kann es auch umgekehrt sein. In der Regel kann aber weder der Arbeitgeber noch die Versicherung erwarten, daß der Vertragspartner einem jedes Risiko nimmt, das durch das spätere Eintreten von Krankheiten entsteht. Menschen verkehren miteinander und tauschen Leistungen unter den Bedingungen der Unsicherheit und Unvollkommenheit. Davon profitieren naturgemäß die Unvollkommeneren und Schwächeren mehr als die Vollkommeneren. Wer das korrigiert, schafft mehr Kontrolle, mehr Ungleichheit und mehr Abhängigkeit.

Auf der Insel Utopia, die Thomas Morus 1517 in seiner gleichnamigen Schrift entworfen hat, sorgt ein Gesetz dafür, daß sich zukünftige Ehepartner vor der Trauung hüllenlos sehen, denn «unter jenen Hüllen (kann) eine so abstoßende Häßlichkeit verborgen sein, daß sie den Mann der Frau

---

8 Vgl. dazu den genannten BMFT-Bericht (1991), S. 204 ff. sowie die im Referat von Frau Schmidt angegebene Literatur.

völlig zu entfremden vermag, während die körperliche Trennung nicht mehr möglich ist»[9]. Nicht nur die moderne Bademode enthebt den Staat solcher Sorgfaltspflicht. Das Verständnis privater Autonomie, das sich im modernen Staat entwickelt hat, schließt ein «Restrisiko» des Vertragspartners aufgrund unbekannter körperlicher Beschaffenheit des anderen durchaus ein. Das gilt für Ehe- wie für Arbeits- und Versicherungsverträge. Versicherungen bieten ihre Leistungen ja gerade für unvorhersehbare Schäden an. Die notwendigen Abwägungen des Rechts auf Unwissen gegenüber dem Fragerecht des Arbeitgebers, der zumindest über die elementaren körperlichen Voraussetzungen für die vertraglichen Leistungen informiert sein muß, gehören, wie die Ausführungen von Frau Schmidt zeigen, in den Bereich des Rechts.

Auch zu den Fragen der genetischen Identifizierung von Straftätern kann der Philosoph wenig mehr sagen als der Jurist. Mit dem Autonomieprinzip ist eine (z.B. vertragstheoretische) Begründung staatlichen Strafens nach meiner Auffassung vereinbar. Das Schuldprinzip stellt prinzipiell eine Einschränkung der staatlichen Strafbefugnis dar. Daraus folgt, daß der Schuldige möglichst eindeutig ermittelt werden muß. Es ist aber wichtig, daß bei der Identifizierung des Täters nicht *mehr* als seine Identität, d.h. seine eindeutige Unterscheidbarkeit von anderen Individuen, in Erfahrung gebracht wird. Werden darüber hinaus erbliche Eigenschaften und Dispositionen bekannt, verschiebt sich wiederum die Ausgangslage des fairen Prozesses zuungunsten des Angeklagten.

Die Anwendung der Gendiagnostik bringt auf allen diesen Gebieten Probleme mit sich, die öffentliche Aufmerksamkeit und Urteilsbildung, vielleicht auch berufsständische und staatliche Regelungen verlangen. Es muß gesichert werden, daß genetische Diagnosen nicht von inkompetenter Seite angeboten oder ein Druck auf die Beratung Suchenden ausgeübt wird. Ärztliche oder humangenetische Kompetenz der Diagnostiker muß garantiert sein, genetische Berater müssen auch psychologisch und ethisch ausgebildet sein. Aber weder Mißbrauchsmöglichkeiten noch sozialer Druck zur Anwendung einer vorhandenen Technik sind ein hinreichender ethischer Grund für die Mißbilligung oder gar Verhinderung einer Wissenschaft. Wenn negative Anwendungsfolgen nicht mit Notwendigkeit eintreten, sondern von der freien Entscheidung einzelner abhängen, dann gibt es kein Recht des Staates, die wissenschaftliche Forschung durch Verbote einzuschränken. Wie weit er sie fördern will, hängt von der Abwägung der Wissensarten, der erwarteten Ergebnisse und der befürchteten Folgen durch mißbräuchliche Anwendung ab. Verpflichtet ist der Staat jedenfalls, den ethisch oder rechtlich klaren Mißbrauch der Forschung durch private Interessen und gesellschaftliche Erwartungen – etwa in eugenischer Richtung – zu verhindern.

---

9 T. Morus: Utopia. Übers. u. hrsg. v. K. J. Heinisch (Der utopische Staat, Hamburg 1960, S. 82).

Nachfragen und Ergänzungen

Wolff: Eine Anmerkung, die mir wichtig erscheint: Sie hatten gesagt, daß im Interesse von anderen Angehörigen in Sachen genetische Diagnostik Druck auf Verwandte ausgeübt werden müsse. Der Punkt tauchte schon einmal in der Diskussion auf. Ich möchte auf ein Urteil des Landgerichtes Frankfurt hinweisen, in dem die Mutter eines ungeborenen Kindes versuchte, den Kindsvater dazu zu bringen, sich untersuchen zu lassen, weil sie berechtigte Gründe hatte anzunehmen, daß von dessen Seite her ein genetisches Risiko bestehe. Der Vater sollte eine Chromosomendiagnostik durchführen lassen. Das Gericht hat es abgelehnt, den Vater dazu zu zwingen, mit der Begründung, daß eben niemand im Interesse eines Dritten zu einer genetischen Diagnostik gezwungen werden könnte.

Siep: Ich kann natürlich nur aus ethischen Gründen sprechen und kann nicht sagen, das müßte rechtlich erzwingbar sein. Aber mir scheint, die Güter, zwischen denen man da abwägen muß, sind einmal natürlich die Autonomie dessen, der da untersucht werden soll – es ist ein Eingriff in seinen Körper und ein Eingriff in Informationen über ihn –, auf der anderen Seite aber natürlich, was man mit dieser Information zugunsten Dritter tun kann. Und ich würde ethisch sagen: Wenn es entweder durch Prophylaxe oder Therapie eine Möglichkeit gibt, das Leiden eines Kindes positiv zu beeinflussen, dann gibt es zumindest eine moralische Legitimation, eine solche Untersuchung zu fordern und demjenigen, der sie verweigert, diese Verweigerung moralisch vorzuwerfen. Etwa nach dem Muster, es sei dies eine Art von verweigerter Hilfeleistung.

Marten: Herr Siep, Sie haben sehr viel von der Technikfolgenabschätzungsforschung gesprochen. Die neuen Programme des Ministeriums Riesenhuber laufen in diese Richtung. Aber auch die kritische Wissenschaft ist beteiligt und sagt, man müsse eigentlich viel früher ansetzen: nicht erst das Kind in den Brunnen fallen lassen und dann forschen, sondern antizipatorisch mögliche Risiken vorweg erforschen. Können Sie dazu etwas sagen?

Siep: Eigentlich habe ich weniger über die Technikfolgenabschätzung sprechen wollen als über die Frage, ob wir nicht, wenn wir zu Fragen vom Typ, wie förderungswürdig das Genom-Projekt sei, Stellung nehmen wollen, noch zusätzlich so etwas wie eine Art von Wissensbewertung haben müßten, eine Bewertung der verschiedenen Wissensarten. Denn ich glaube, daß man mit der Technikfolgenabschätzung allein nicht auskommt, so daß man sowohl eine Technikfolgenabschätzung wie auch eine ethische Bewertung der Technikfolgen und zusätzlich eine Beurteilung des Wertes von Wissensarten braucht. Ich weiß, daß das ein heißes Eisen ist. Was im allgemeinen diese Frage der vorgreifenden Technikfolgenabschätzung angeht, meine ich, daß wir dabei doch erhebliche Fortschritte gemacht hätten. Das ist auch eine Lehre der Technikkatastrophen der Vergangenheit gewesen. Ob das schon ausreicht, weiß ich nicht; das weiß Herr Zimmerli vielleicht besser. Aber daß da sehr viel getan wird, das sehen wir ja im Grunde genommen auch hier.

Diskussion der Beiträge

Zum Schutz von Embryonen und Keimzellen

Hoerster: Ich möchte zum Vortrag von Frau Schmidt etwas sagen. Es ist in dem Vortrag dreimal der Begriff «Sittenwidrigkeit», dreimal der Begriff «Treu und Glauben» und über zehnmal der Begriff «Menschenwürde» vorgekommen. Das ist für juristische Vorträge ganz typisch. Ich bin selber Jurist und habe Vorträge gehört, in denen noch viel häufiger mit der Menschenwürde operiert wurde. Ich will dagegen auch nicht polemisieren. Ich möchte mir nur die argumentationstheoretische Anmerkung gestatten, daß die Berufung auf die Menschenwürde die große Leerformel und Scheinbegründung überhaupt ist. Und zwar wird immer dann mit der Menschenwürde operiert, wenn irgendwelche Wertungen in besonderem Maße subjektiv oder weltanschaulich geprägt sind, und wenn man nicht bereit ist, sie kritisch zur Diskussion zu stellen. Das will ich an ein paar Beispielen kurz zeigen. Vor ein paar Jahren hat z.B. das Verwaltungsgericht Aachen die Frage zu entscheiden gehabt, ob die Schultüte für den Erstklässler zur Menschenwürde gehört, und zwar insofern, als die Eltern Sozialhilfeempfänger waren und gesagt haben: Wenn die Sozialhilfe sich nicht auf die Anschaffung der Schultüte erstreckt, dann wird die Menschenwürde unseres Kindes, seine Selbstachtung für das ganze spätere Leben, dauerhaft verletzt. Das Gericht hat sich im Ergebnis zu der Entscheidung durchgerungen, die Schultüte sei nicht nötig zur Gewährleistung der Menschenwürde. Ein anderes Beispiel, das auch sehr kontrovers diskutiert worden ist, ist die Peepshow-Problematik. Da hat unser Bundesverwaltungsgericht gesagt: Ja, Verstoß gegen die Menschenwürde der betreffenden Frauen. Anders aber im Fall von Striptease. Dies ist kein Verstoß gegen die Menschenwürde, denn da findet eine Interaktion mit dem Publikum statt. Nun, was liegt hier zugrunde? Die Richter waren die Stripteasekultur gewohnt, und die Peepshow war etwas Neues für sie. Was man gewohnt ist und woran man festhalten möchte, das ist der Menschenwürde konform; was einem dagegen neu und überflüssig erscheint, ist ein Verstoß gegen die Menschenwürde. Nun speziell zu unserer Thematik: Frau Schmidt hat gesagt, der Embryo oder auch die Zygote hätten Menschenwürde, weil sie die Dynamis haben, sich später zu personalen Menschen zu entwickeln. Nun, wenn es darauf ankommen soll, dann leuchtet mir im Gegensatz zu Frau Schmidt eigentlich nicht ein, warum nicht auch die unbefruchtete Eizelle bereits eine Menschenwürde im Sinne dieser Dynamis hat. Es wundert mich vor allen

Dingen, daß gerade in Göttingen nicht den einschlägigen Forschungen des bedeutenden Verfassungsrechtlers und Rechtsphilosophen Christian Starck Rechnung getragen wird, der ausdrücklich sagt, daß auch die unbefruchtete Eizelle eine Menschenwürde hat. Und hier, finde ich, sollte man dann auch noch den Schritt tun und im Sinne der Gleichberechtigung diese Menschenwürde auch dem Sperma zugestehen. Furchtbar in diesem Zusammenhang der Gedanke, daß Milliarden von Menschenwürdeträgern täglich vernichtet werden! Der bedeutende Moralphilosoph Robert Spaemann schreibt zu dieser Thematik übrigens folgendes: «Angesichts der strikten Kontinuität der Entwicklung menschlichen Lebens können wir einen Anfang des Personseins überhaupt nicht fixieren. Ich will hier nicht darüber diskutieren, ob die Person mit der Zeugung beginnt. Es wäre ja auch denkbar, daß sie vor der Zeugung beginnt. Die Anthroposophen glauben bekanntlich an Reinkarnation... Jedenfalls gehört es zur Phänomenologie des Selbstbewußtseins, daß es ins Unvordenkliche zurückreicht.» So also ein führender deutscher Philosoph, der die Menschenwürde offenbar nicht mit der Befruchtung oder gar mit der Einnistung beginnen läßt. Gerade diese Einschnitte zu wählen, ist unter dem Gesichtspunkt der Dynamis oder Potentialität völlig willkürlich.

Krüger: Wenn wir, wie Spinoza glaubte, Attribute Gottes sind, dann ist natürlich seit Unvordenklichkeit auch die Würde jedes einzelnen schon existent. Jetzt ist es aber sicherlich ein Recht der Menschenwürde, daß die in dieser Weise direkt angesprochene Gesprächspartnerin antworten kann.

Schmidt: Ich werde mich um Kürze und um Sachlichkeit bemühen, obwohl es schwerfällt. Erstmal zur Menschenwürde: Sicher ist das Wort in dem Zusammenhang meines Vortrages wie auch in vielen Veröffentlichungen zum Thema sehr häufig gefallen. Gerade im Hinblick auf die Präimplantationsdiagnostik, wo es ja um den Schutz von Zellen geht, habe ich nichts daran festgemacht, nur die verschiedenen Anknüpfungspunkte, die juristischerseits gefunden werden oder gefunden werden könnten, beleuchtet. Hier habe ich aber letztlich gesagt: Im Normalfall kein Schutz, weil kein Konsens besteht und weil keine Aushöhlung dieses obersten Verfassungszieles erfolgen sollte.

Im Rahmen von Artikel 1 menschliches Leben mit Schultüten zu vergleichen, halte ich auch nicht für sonderlich angebracht. Die Kritik fand ich freilich insofern unsachlich, als Artikel 1 gerade so konzipiert ist, daß keine positiven Definitionen der Menschenwürde dort aufgenommen sind, damit man auf neue Lebenssachverhalte, wie wir sie hier vorliegen haben, die der Gesetzgeber so im einzelnen nicht absehen kann, zu reagieren in der Lage ist. Von daher würde ich es unter Umständen für geeignet halten, die Menschenwürde zumindest in die Diskussion mit einzubeziehen. Verglichen mit Peepshowurteilen oder ähnlichem ist das hier doch ein anderer Sachverhalt. Jetzt zu dem Argument bezüglich des Schutzes von Gameten, also Ei- und Samenzellen, und zu dem, was Herr Starck angeblich dazu vertritt. Ich kenne die entsprechenden Stellen, auf die Sie anspielen, seine Publikation insbesondere im Juristentagsgutachten zur In-Vitro-Fertilisation. Da stellt er zwar die Eizelle unter den Schutz der Verfassung, aber aus einer teleologischen Sicht heraus. Er will nicht die Eizelle an sich schützen, weil jede Eizelle und jedes Spermium an sich schützenswert wäre; das liefe auf eine Perversion hinaus, die hier eben schon großes Gelächter ausgelöst hat. Und so hat es Herr Starck auch nicht gemeint. Die Intention, die dahintersteht, ist die folgende: Man muß unter Umständen die unbefruchtete Eizelle schützen im Hinblick auf die gentechnischen Manipulationen, die Möglichkeiten, die da bestehen oder auch noch nicht bestehen, aber bestehen können, also schützen gegen Keimzellenmanipulation. Es ist nämlich vorstellbar, daß zu einem Zeitpunkt Manipulationen vorgenommen werden, zu dem wir noch keinen Rechtsträger, kein Rechtssubjekt haben. Später aber, nach der Befruchtung der bereits veränderten Keimzellen, könnte es zu der Geburt eines Wesens kommen; in dem Moment jedoch haben wir keine Verletzungshandlung mehr. Um dieses Dilemma von der juristischen Begründung her zu überwinden, sagt Starck: Dann müssen wir in diesem Fall eben schon Ei und Spermium schützen. Aber er verlangt und postuliert keinen generellen Schutz für Gameten. Das zu meinen wäre ein Mißverständnis. Es ist eine teleologisch orientierte Schutzargumentation und nichts weiter.

Zu Wissensformen und ihren Bewertungen

Meran: Eine Frage zur Förderungswürdigkeit von Wissen. Herr Siep, Sie hatten gesagt, es sei nicht richtig, Wissen oder Methodenentwicklung abzulehnen, wenn aus möglichen Anwendungen Schaden oder Fehler entstehen können. Halten Sie denn Wissen und Methode an sich für wertfrei? Oder können Sie sich auch vorstellen, daß es «in sich schlechte Methoden» gibt, z.B. Giftgasentwicklung, die auf jeden Fall in der Anwendung schlecht wären? Wäre das dann neutral förderungswürdig?

Siep: Wenn es sich um die Entwicklung von Techniken handelt, deren Effekte nur oder ganz überwiegend negativ sein können, weil sie unseren rechtlichen Prinzipien oder unseren ethischen Überzeugungen widersprechen, dann sieht das natürlich ganz anders aus. Hier geht es ja darum, ob man Wissenschaft vorantreiben kann, die ein Wissen und eine Technik zur Verfügung stellt, die mißbraucht werden *können*. Und da bin ich der Meinung, daß das nicht diese Wissenschaft behindern kann, sondern man muß dann eben die Folgen vorhersehen und gegen sie auf andere Weise wirken.

Wolf: Ich möchte den Blick einmal darauf richten, daß die Humangenetiker, seit es diese Disziplin gibt, eigentlich immer dasselbe Ziel verfolgt haben: die Analyse des menschlichen Genoms. Früher hat man das über die Methode der Stammbaumanalyse gemacht und monofaktorielle Erbmerkmale auf diese Weise definieren können; dann ist man auf die Ebene der Chromosomen gegangen, anschließend auf die Ebene der Proteine als direkte Genprodukte, die ja auch schon praktisch die gleiche Information bezüglich der Erbanlagen geben wie die Gene selbst. Und heute kann man eben die Gene analysieren. Aber prinzipiell war das Ziel der Humangenetik immer, sich mit der natürlichen (normalen und pathologischen) Variabilität des Genoms zu befassen. Die Methoden haben sich verändert, der Zugang ist differenzierter geworden; aber durch das, was wir heute Genomanalyse nennen, ist in qualitativer Hinsicht grundsätzlich nichts Neues entstanden. Das sollte man sich auch bei einer ethischen Betrachtung vor Augen halten. Dahin zielte auch die Bemerkung, die Herr Vogel bereits machte, daß wir nämlich bei der Analyse von Proteinmerkmalen im Grunde schon das gleiche getan haben wie jetzt der Analyse von Genen.

Kettner: Herrn Sieps Vorschlag, in der Diskussion um Konzepte angewandter Ethik die Entwicklung von Kriterien des Wissenswerten stärker zu berücksichtigen, halte ich für eine sehr aussichtsreiche Strategie; denn die bisherigen Formen oder Konzepte angewandter Ethik laufen doch meistens nur darauf hinaus, daß praktische Ethiker in anderer Terminologie und bestenfalls etwas klarer gewisse Konsense oder auch nur den Common sense artikulieren, während hier ein eigenständiger Beitrag der philosophischen Ethik angesprochen wäre. Gerade weil ich diesen Vorschlag so gut finde, möchte ich auf ein paar Schwierigkeiten aufmerksam machen. Worauf kann die Philosophie sich eigentlich berufen, wenn sie kraft ihrer Autorität, aus ihrer eigenen Theoriebildung heraus Formen des Wissens unterscheiden will? Daß alle diese ehrwürdigen Versuche de facto zusammengebrochen sind, läßt sich symptomatisch an einem Gesellschaftsspiel belegen, dem *Trivial Pursuit*. Einige von Ihnen werden es kennen. In diesem Spiel zeigt sich, daß alle Formen des Wissens nivelliert, sozusagen auf *eine* Ebene gebracht werden: Es macht gesellschaftlich keinen Unterschied, ob Sie wissen, wie leicht das schnellste Rennpferd ist oder wie der Kategorische Imperativ lautet. Noch eine Assoziation: Sie haben im Zusammenhang des Golfkriegs die Kategorie «dual use products» kennengelernt. Wir haben uns an den Gedanken gewöhnen müssen, daß es keine neutrale Technologie gibt, die nicht in diesem dual-use-Sinne eine militärische Applikation haben kann. Fällig ist, meine ich, die Erweiterung dieses Begriffs auf «multiple use»: Wir sollten uns an den Gedanken gewöhnen, daß *jede* Form des Wissens – und Technologien sind Implementierungen von Wissen – multifungibel ist. Daraus folgt für die praktische Ethik und überhaupt für die Wissenschaftsforschung eine Veränderung des Verständnisses der Unterscheidung z.B. von *Methode* und *Anwendung* eines Wissens, oder von Wissen*entwicklung* und Wissen*nutzung*. Und das sind Probleme der angewandten Ethik, die über irgendwelche Falldiskussionen in Abwägung von Pro und Contra weit hinausgehen. Das sind wichtige systematische

Aufgaben. Indessen: Max Horkheimer hat in einem berühmten Aufsatz von 1937 über kritische und traditionelle Theorie bereits sehr plausibel gemacht, daß die Wissenschaft, wenn sie ihre eigene ideologische Vernebelung kritisieren will, zu der Einsicht kommen muß, daß jede Wissenschaft durch und durch ein gesellschaftliches Unternehmen mit Konsequenzen ist. Und diese These von der totalen Gesellschaftlichkeit auch der Wissenschaft führt zu der resignativen Einsicht auch für die Philosophie, daß wir vielleicht gar keine Ressourcen haben, um Formen des Wissens autoritativ sozusagen nach Ranghöhen einzustufen, sondern daß alles, was wir Formen des Wissens nennen, letztlich nicht epistemisch taxiert wird, sondern im Hinblick auf die Frage: Welche Utilität hat ein bestimmtes Wissen in gesellschaftlichen Verwendungszusammenhängen?

Zimmerli: Ich möchte etwas zu den Wissensformen sagen. Zunächst einmal gibt es natürlich Verschiebungen, die auf historischen Verschiebungen der Wissensformen beruhen. Das kann man z. B. bei den Legitimationsstrategien für Drittmitteleinwerbungsanträge sehen, bei denen die Begründung, es handele sich um reine Grundlagenforschung und sei deswegen von keinem Nutzen für irgend jemanden, selten zu finden ist. Selbst wenn es um reine Grundlagenforschung geht, wird betont, daß sie von Nutzen sein könnte. Das heißt, es gibt – in der Terminologie von Siep – eine Verschiebung zwischen Typ 2 und 3, so daß explikatives Wissen hinsichtlich seiner technischen Nutzbarkeit betont wird. Eben diesen Prozeß untersuchen wir gegenwärtig in einem größeren BMFT-Forschungsprojekt in Erlangen. Wir untersuchen ihn an den Biowissenschaften in der Annahme, daß sich der Wissenstyp beim Übergang von der klassischen Biologie zur mit molekularbiologischen Mitteln arbeitenden Gentechnologie drastisch in Richtung des technologischen Wissenstyps verändert. Die Wissenschaftsforschung als disziplinenübergreifende Form der Erfassung solcher Wissenstypen kann das mit sozialwissenschaftlichen und anderen Methoden womöglich untermauern. Ein zweiter Punkt zum Vortrag von Herrn Siep betrifft erneut das Recht oder Nichtrecht auf Nichtwissen, oder auch das Verdammtsein-zum-Nichtwissen. Genauer, ich bin interssiert an einer Typologie des Nichtwissens in bezug auf Ungewißheit; denn für unsere Handlungsentscheidungen, die ja immer unter einem gewissen Maß an Ungewißheit erfolgen, ist es gerade nicht ausreichend, einfach nur zu sagen, es handele sich dabei um Ungewißheit, als ob es immer um dieselbe Sorte von Ungewißheit ginge. Es wurde die Technikfolgenabschätzung angesprochen. Diese laboriert gegenwärtig an dem Versuch, die verschiedenen Sorten des Nichtwissens, die sich dadurch ergeben, daß wir bestimmte Typen des Wissens vorantreiben – nämlich Folgenwissen oder sekundäre Modernisierung, wie man sagen könnte – zu klassifizieren und herauszufinden, welche normativen Konsequenzen sich aus welcher Sorte des Nichtwissens ergeben, z. B. eine Verpflichtung zur Forschungsintensivierung in bestimmten Bereichen. Das macht nur dann Sinn, wenn man weiß, daß Lösungen vorhanden sind und in welchem Gebiet man sie suchen soll. Es macht keinen

Sinn, generell nach Beseitigungsstrategien des Nichtwissens zu suchen, wenn man nicht weiß, wo das Nichtwissen hingehört.

Siep: Ich möchte gern auf Herrn Kettner antworten und dann auf Herrn Zimmerli. Daß eine philosophische Theorie der Wissensformen und -bewertungen schwierig ist, ist mir klar. Ob sie gelingen kann, ist mir genauso unklar wie Ihnen, aber vielleicht bin ich ein bißchen optimistischer, und zwar aus folgenden Gründen. Erstens, glaube ich, ist es schon was wert, wenn man sieht, wonach bewertet wird. Und irgendwo wird bewertet. Wir bewerten als DFG-Gutachter oder in welcher Position auch immer. Und man muß schon sehen, was man da eigentlich latent für Kriterien hat. Das empirisch zu ermitteln gehört vielleicht in einen anderen Bereich der Wissenschaftsforschung als gerade in die Philosophie. Nun habe ich aber auch, indem ich das Wissen aufgliederte, zur Bewertung schon etwas gesagt, weil ich glaube, daß wir dazu neigen, bestimmte Kriterien für illegitim zu halten, die es bei genauerem Nachdenken nicht sind. So kam mir das Argument, wir müßten mithalten, früher immer sehr sonderbar vor. Aber wenn man sich überlegt, was daraus folgen würde, wenn man in der Spitzenforschung heute nicht mithielte, und daß Politiker diese Entscheidungen zu treffen haben, dann, finde ich, kann man wieder die legitimen Gründe dafür sehen.

Zweitens ist ein Ort, wo wir doch auch Bewertungskriterien erörtern, gerade die angewandte Ethik. Wir umgrenzen ein Entscheidungsproblem und fragen dann, welche Gesichtspunkte für es relevant wären, welche notwendig berücksichtigt werden müßten. Wir versuchen dann zu sagen, wie wir sie gewichten sollten. Wenn wir angewandte Ethik auch in der hier gewünschten Weise, nämlich in bezug auf Förderungswürdigkeit von Wissenschaftsfortschritten, weitertreiben wollen, warum dann nicht nach demselben Verfahren?

Der dritte Punkt ist, daß die Philosophie etwas dieser Art immer getan hat, von Platon an. Das kann man z.B. bei Blumenberg sehr schön sehen. Erstens hat man anthropologisch gefragt, was theoretisches Wissen für den Menschen bedeutet. Da kann man sagen, das sei seine höchste Fähigkeit, oder man kann sagen, es sei eine Fähigkeit unter mehreren anderen hohen Fähigkeiten. Zweitens sagt man etwa, theoretisches Wissen sei etwas Gutes. Aristoteles z.B. sah Theorie höher als Gerechtigkeit. Drittens ist auch sozialphilosophisch zu fragen: Was bedeutet es, wenn eine bestimmte Gruppe ein sehr hohes Wissen hat und dieses vielleicht an andere gar nicht mehr weitergeben kann? Was sollte die Stellung dieser Gruppe im Gemeinwesen sein? Solche Fragen hat die Philosophie immer gestellt. Deswegen ist es nicht unbedingt einsichtig, daß sie das heute nicht machen könnte; unsere anthropologischen, soziologischen und sozialgeschichtlichen Erkenntnisse sind sicherlich wesentlich verfeinert gegenüber der Tradition. Warum sollte sie mit den verfeinerten Mitteln nicht arbeiten können, obwohl die Lage natürlich viel schwieriger geworden ist? Nun zu Herrn Kettners weiterer Frage: Ich wollte mit meinen Unterscheidungen nicht unbedingt die Unterscheidung von reinem versus angewandtem Wissen wieder stark machen. Ich glaube, daß das von mir Gesagte quer dazu liegt. Schließlich zu der Vielbrauchbarkeit, dem multiple use: Auch daraus kann man natürlich nicht ableiten, daß, wenn zu dem multiple use ein schlechter Gebrauch gehört, man deswegen die ganze Sache lassen muß. Dann muß man eben den schlechten Gebrauch zu verhindern suchen.

Kurz zu Herrn Zimmerli: Die Verschiebungen sind eine Unterstützung dessen, was ich will. Natürlich ist diese Entwicklung nicht so eindeutig zu bewerten, etwa ob es für die Biologen nützlicher ist, gute Biophysiker zu sein, aber keine Pflanzen mehr bestimmen zu können, ob das gleichsam für die Lebensqualität nicht irgendwie eine Abnahme an Diskriminierungs- und Erkenntnisfähigkeiten im alltäglichen Sinne bedeuten kann. Zum Nichtwissen und Wissen: Ich finde völlig richtig, daß man hier weiter differenzieren muß. Ich habe nur zu der gestrigen Diskussion sagen wollen, daß es etwas anderes ist, jemand ein Recht auf Wissen oder Nichtwissen zuzusprechen oder eine moralische Verpflichtung, sich in einer bestimmten Situation die relevanten Informationen zu besorgen, um fahrlässige Gefährdung anderer zu vermeiden.

Zur Totalsequenzierung des menschlichen Genoms

Birnbacher: Mir ist noch nicht ganz klar, Herr Sperling, wie Ihre persönliche Rechtfertigung der Ausgaben für das Genom-Projekt aussieht, wenn man von einer Siepschen Einteilung der Bewertung des Wissens ausgeht. Der Bildungswert der Genforschung besteht doch wesentlich in der Erkenntnis der «Bausteine des Lebens». Damit läßt sich nicht rechtfertigen, daß das Genom vollständig erfaßt werden muß. Wenn diese Vollständigkeit aber auch nicht nötig ist, um die klinisch, also zu Zwecken der Leidensminderung interessanten Felder auszumachen, liegt es doch nahe zu vermuten, daß auch hier das Motiv der internationalen Profilierung und des politischen Interesses an Großforschung die wesentliche Rolle spielt.

Sperling: Die Praxis hat gezeigt, daß es sich bei dem Begriff «Totalsequenzierung» mehr um ein Schlagwort handelt. Die Forschung konzentriert sich insbesondere in Europa auf die kodierenden Bereiche und bevorzugt solche, die krankheitsrelevante Gene aufweisen. Wenn man ein derartiges Gen identifiziert hat, versucht man die Pathogenese zu verstehen und einen neuen therapeutischen Ansatz zu finden. Andere Gruppen befassen sich speziell mit der systematischen Kartierung, eine wesentliche Voraussetzung, um bisher unbekannte Gene schneller zu finden. Die Totalsequenzierung per se ist in der Tat nicht das, was heute angestrebt wird; sie wird zum Schluß eher abfallen. In der Erforschung des Funktionellen liegt daher die Rechtfertigung. Vergleicht man das Genomprojekt mit anderen Großprojekten wie beispielsweise der bemannten Weltraumfahrt, dann spricht eine Kosten-Nutzen-Abwägung sicher zugunsten des Genomprojekts.

Patzig: Ich wollte die Chance benutzen, eine wahrscheinlich ganz naive Frage von einer Autorität beantwortet zu bekommen. Man liest, daß 95% des Erbgutes, jedenfalls so weit man das bisher überblicken kann, ganz inaktiv sind, bei der Ausprägung der menschlichen Eigenschaften und bei dem Aufbau der Proteine offenbar keine Rolle spielen. Was für ein Interesse kann die Forschung haben, auch diese 95% zu erfassen? Oder ist das Interesse dies, daß man gerne wissen möchte, warum diese Gene inaktiv sind und weswegen sie mitgeschleppt werden? Mein zweiter Punkt ist eine Bemerkung: Herr Sperling, mir scheint, daß Sie mit Recht auf das Therapeutische besonderen Wert legen und die Frage nach Erbkrankheiten als Motiv der Erkenntnis eine große Rolle spielt. Aber ebenso faszinierend wäre es zu wissen, welche genetischen Grundlagen es für bestimmte Leistungsfähigkeiten, also etwa geistige Leistungsfähigkeiten, gibt. Selbst wenn man nicht irgendwelche Hoffnung haben kann, den Intelligenzquotienten zu erhöhen, ist doch jedenfalls schon das bloße Verständnis, wie es dazu kommt, daß manche Menschen etwas schlauer sind als andere Menschen, wertvoll. Wenn dafür eine genetische Basis besteht, ist das hochinteressant. Würden Sie nicht auch meinen, daß das ein Forschungsziel ist, für das viel Geld ausgegeben werden darf?

Sperling: Herr Patzig, gerade die einfachsten Fragen sind am schwierigsten zu beantworten. Die 95% unseres Erbgutes, die nicht in Proteine übersetzt werden, müssen deshalb nicht funktionslos sein. Wir haben gerade dank der sogenannten gentechnologischen Methoden diese Abschnitte zum ersten Mal direkt untersuchen können und wissen, daß ihre Verteilung im Erbgut z. B. nicht zufällig ist. Manches spricht dafür, daß sich dies auf die Konformation der DNS auswirkt, von der wiederum abhängt, weshalb bestimmte Gene nur in bestimmten Geweben bzw. nur zu ganz diskreten Zeiten der Entwicklung angestellt sind. Dieses genetische Material dürfte aber auch bei so entscheidenden Prozessen wie der Zellteilung, d. h. der Mitose und der Meiose, eine wichtige Rolle spielen. Ich könnte noch sehr viel mehr dazu sagen, weil gerade das eine Frage ist, die uns speziell interessiert. So haben wir gerade gefunden, daß dieses scheinbar inaktive Material bei der Eizellbildung transkribiert wird und damit vielleicht doch eine ganz unerwartete physiologische Funktion besitzen kann. Gerade die unerwarteten Befunde sind möglicherweise die Spin-offs, von denen Herr Siep gesprochen hat.

Und wenn Sie fragen, interessieren uns nicht auch normale anthropologische Merkmale: aber sicher. Darauf hat Herr Wolf gerade hingewiesen. Intelligenz nun ist ein sehr schwierig zu untersuchendes Merkmal. Mit geistiger Retardierung hat man es etwas einfacher. Ich will nur an das erinnern, was Herr Vogel untersucht: bestimmte Alphawellen des Elektroenzephalogramms, die einem streng erblichen Ablauf folgen und mit bestimmten normalen Verhaltensmerkmalen korreliert scheinen. Keiner kann heute sagen, was für eine physiologische Bedeutung dem zukommt. Aber sollte die Identifikation dieses Gens nicht möglicherweise Erkenntnisse vermitteln, die wir nur auf diesem Wege überhaupt erhalten werden können?

Schmidtke: Ich habe eine ganz ähnliche Frage wie Herr Patzig; Du hast sie teilweise schon beantwortet. Ich will deswegen nur ergänzen, daß es eben ein Kontinuum von Schwachsinn über Dummheit bis hin zur Genialität gibt, daß man also oft keine Abgrenzung zwischen pathologischen Merkmalen und normalen Merkmalen machen kann. Man kann überhaupt nicht die Erforschung von Krankheit von der Erforschung der Normalität oder der des Genies trennen.

Wolf: Die fünf Gesichtspunkte von Herrn Siep, die eine Analyse des Genoms rechtfertigen könnten, sehe ich in einer hierarchischen Ordnung. Ich glaube, daß die deskriptive Ebene, nämlich die Erfassung der Sequenz, die Basis für die weiteren Möglichkeiten ist, daß wir also ohne die beschreibende Ebene einen Wissenszuwachs weder für die Forschung noch für die praktische Anwendung erwarten können. Die Technologie nun, die müssen wir einsetzen, um die auf der deskriptiven Ebene gewonnenen Daten überhaupt verarbeiten zu können. Und dazu scheint mir auch zu gehören, daß wir eben doch eine Totalanalyse des menschlichen Genoms machen und nicht selektiv vorgehen sollten. Wir kennen jetzt rund 5000 monofaktorielle Merkmale, aber wir wissen, daß wir mit 50 000 bis 100 000 Genen rechnen müssen. Also kennen wir nur knappe 10% des exprimierten Genoms, und davon nur zu einem geringen Teil die Sequenz. Und wenn noch so viel unbekannt ist, können wir nicht von vornherein festlegen, was wir untersuchen, was wir nicht untersuchen wollen. Es sind übrigens gewisse Vereinfachungen möglich, weil 30% des Genoms hoch repetitiv ist. Kernpunkt meines Plädoyers für eine umfassende Genomanalyse: Ich glaube, daß das Wissen eine hierarchische Ordnung hat, und deshalb müssen wir erst einmal das Grundwissen erwerben, auf dem die anderen Schichten aufbauen.

Siep: Einige Bemerkungen zu Herrn Ulrich Wolf. Man muß ein bißchen vorsichtig sein, ein erkenntnistheoretisches Bedingungsverhältnis zu einer Gesamthierarchisierung der Wissensarten zu machen. Erstens besteht es, glaube ich, eindeutig nur zwischen meinen Typen 1, 2 und 3, wenn es denn besteht: also zunächst Deskription, Sammlung von Daten, um dann erklären und vorhersagen zu können. Es besteht aber sicher nicht zwischen den Typen 4 und 5, also zwischen Therapie- und Technologieförderung. Wenn es schließlich zwischen 2, 3, und 4 besteht, dann zeigt sich daran klar, daß das Bedingungsverhältnis nicht das einzige Kriterium der Bewertung sein kann. Denn sonst würde die Grundlagenforschung nur ein Mittel für die Therapie darstellen, und das wollen wir ja alle nicht. Ich meine, die erkenntnistheoretischen Fundierungsverhältnisse oder Bedingungsverhältnisse sind *ein* Kriterium, aber sie können nicht das einzige Kriterium für die Bewertung dieser Wissensarten sein.

Mikkelsen: Ich möchte auch Herrn Sperling fragen: Wäre es nicht viel einfacher, das Genom, sagen wir mal, des Schimpansen oder des Gorilla zu analysieren, so daß wir gar keine Probleme mit den Politikern hätten?

Sperling: Das brauche ich nicht zu kommentieren. Das wäre die Lösung für die Humangenetik in Deutschland. Die anderen würden dann die medizinisch und anthropologisch interessanten Fragen bearbeiten.

Zur Diskussion humangenetischer Fragen in Öffentlichkeit und Politik

Marten: Herr Sperling, mein Problem knüpft an das Ende Ihres Vortrags an. Dort haben Sie Catenhusen zitiert, also die Bundestagsdebatte angesprochen. Sie wissen aber, daß Catenhusen von der SPD, Seesing von der CDU und Krohn von der FDP, also drei Abgeordnete von den vielen hundert, ich will es überspitzt sagen, diese schwere Gentechnik- und später auch Embryonenschutzgesetzgebung im Kopf hatten. Das signalisiert natürlich ein Riesendefizit dort oben, wo das politisch entschieden wird, was hier diskutiert wurde. Das heißt, wir haben ein Riesendilemma, das habe ich gestern anzudeuten versucht mit dem Hinweis auf die Schere, daß die naturwissenschaftlich-technische Entwicklung weit davon gelaufen ist und die politisch-administrative, juristische hinterherhechelt. Nun gibt es in Berlin eine Institution (und Frau Mikkelsen hatte ja ähnliches auch von Dänemark berichtet), in bezug auf die ich wissen möchte: wie schätzen Sie diese Zentrale Kommission für biologische Sicherheit ein, die ja ein Entscheidungsgremium ist? Wie kann man sie zu einem wirklich sicheren Entscheidungsgremium machen? Haben Sie dazu Vorstellungen?

Sperling: Das ist eine wichtige Frage, Herr Marten. Die Kommission für biologische Sicherheit hat ja eine andere Aufgabe: nämlich die Einhaltung des Gentechnik-Gesetzes zu überwachen, auch bestimmte Forschungsvorhaben zu überprüfen. Sie wäre sicherlich überfordert, wenn sie auch für den hier angesprochenen Bereich die Politikberatung übernehmen sollte. Bei Herrn Catenhusen hat es mich beeindruckt, mit welcher Gründlichkeit er sich mit dieser Materie auseinandergesetzt hat und welchen Sachverstand er sich angeeignet hat. Aufgabe des Wissenschaftlers sollte es sein, die Politiker, so gut wie es in seinen Möglichkeiten steht, zu beraten. Allgemein beobachtet man sicher einen gewissen Vertrauensverlust, was nach meiner

Einschätzung nicht zuletzt auf die kontroversen Diskussionen zur Sicherheit der Kernkraftwerke und der Entsorgung des radioaktiven Materials zurückgeht. Ein Problem sehe ich in diesem Zusammenhang aber auch in dem rasanten, unvorhergesehenen Fortschritt der Wissenschaft. So habe ich selbst als Mitglied der sog. «Benda-Kommission» die Möglichkeiten molekulargenetischer Diagnostik ganz anders eingeschätzt als später nach Einführung der Polymerase-Kettenreaktion. Damit war eine qualitative Veränderung gegeben, da Reihenuntersuchungen auf molekulargenetischem Wege auf einmal möglich wurden. Ein Wissenschaftler also, der das kurz zuvor noch bestritten hat, mußte sich jetzt schon wieder korrigieren.

Toellner: Mein Beitrag ist auch durch Herrn Sperling veranlaßt, aber er geht darüber hinaus. Die Erfahrungen des Hasses, die Sie sehr eindrücklich geschildert haben, Herr Sperling, also kriminelle Formen der Haßäußerung, die die Humangenetiker erleben, sind natürlich schlimm und zu verurteilen. Aber ebenso wichtig, wie das zu konstatieren, ist es zu fragen: Woher kommt das? Wir müssen über die Akzeptanz von humangenetischer Forschung in der Öffentlichkeit nachdenken. Aus meiner Erfahrung in vielen Gremien und Diskussionen bin ich immer wieder über das Ausmaß der Mißverständnisse, auch unter intelligenten Menschen, entsetzt. Und das hat Konsequenzen. Es sind drei Vermutungen, die in der Regel gar nicht zugegeben werden, die aber überall durchschlagen, ganz primitive Vermutungen. Die erste Vermutung, die dieses Thema, das mit dem Präfix Gen anfängt, beherrscht, lautet, der Mensch ist determiniert durch seine Erbanlagen. Das ist falsch, wie wir wissen, aber das ist die Furcht. Zweitens, die Kartierung des menschlichen Genoms schafft den gläsernen Menschen; wer das Genom kartieren kann, der weiß, wer ich bin, alles, was ich mühsam verberge, z.B. daß ich ein Faulpelz bin, daß ich ein Lüstling bin, daß ich ein Lügner bin, das wird jetzt alles ablesbar an meiner Genomkarte. Das ist der zweite ganz tief sitzende Verdacht. Der dritte ist, daß die Wissenschaft nicht zuverlässig ist und sich nicht gegen Mißbrauch schützt, das heißt, daß sie, weil sie Macht hat, aufgrund ihrer Erkenntnisse den Menschen wirklich nach ihren Vorstellungen grundlegend in seinem Kern manipulieren kann. Das sind die immer wieder durchschlagenden Befürchtungen, und dagegen müssen wir aufklären. Das ist ein Teil selbstverschuldeter Unmündigkeit, für die wir als Wissenschaftler verantwortlich sind. Wir müssen mehr tun in der Öffentlichkeit, um vernünftiger aufzuklären, wieweit diese Befürchtungen zu Recht bestehen, und vor allem, inwieweit nicht.

Die Konsequenzen will ich nur an einem Beispiel klarmachen. Es gibt eine Arbeitsgruppe, zu der auch Herr Sperling gehört, des wissenschaftlichen Beirats der Bundesärztekammer, die gerade ein Papier zur Frage Genomanalyse bei Arbeitnehmern verabschiedet hat, veranlaßt durch die Arbeitsmedizin, die ihre Felle davonschwimmen sah. Man muß vorausschikken, was mehrfach gesagt worden ist, auch von Herrn Sperling, daß in der Arbeitsmedizin molekulargenetische Untersuchungen im Augenblick und in absehbarer Zeit so gut wie gar keinen praktischen Stellenwert haben, daß aber in der Arbeitsmedizin traditionellerweise natürlich genetische Untersuchungen gemacht werden. Jede Prüfung auf Farbblindheit ist die Feststellung eines Erbleidens. Ich darf noch eines hinzufügen: Das Mißtrauen des Juristen Wiese, der ein ausgewiesener Arbeitsrechtler ist, hat dazu geführt, daß in der zitierten Empfehlung steht – und ich begrüße das und unterstütze das ausdrücklich –, daß molekulargenetische Analysen zwar vom Betriebsarzt gemacht werden dürfen, nach Aufklärung und Einwilligung durch den Arbeitnehmer, aber auf gar keinen Fall an den Arbeitgeber weitergegeben werden dürfen. Es gibt also ein generelles Verbot der Weitergabe. Einzige Ausnahme: wenn das Interesse Dritter, wie wir hier auch gesagt haben, berührt ist, d. h., wenn der Arbeitnehmer einen Schaden hat, dessen Wirkungen Dritte gefährden können.

Schmidt: Wenn Sie sagen, daß die These dieses Papiers letztendlich war: Untersuchung im Arbeitnehmerverhältnis schon, aber keine Weiterleitung der Daten an den Arbeitgeber, warum dann überhaupt im betrieblichen Zusammenhang? Warum gehe ich dann nicht gleich zu meinem Vertrauensarzt? Ich sehe dann keinen Grund, warum der Betriebsarzt diese Untersuchung soll durchführen können.

Toellner: Ich wollte nicht jetzt darauf abstellen, ob das allgemein die richtige rechtliche Lösung des Problems ist. Sie müssen nur die Herkunft beachten, die Arbeitsmedizin möchte für ihren Bereich verhindern, daß ihr als Arbeitsmedizin genetische Untersuchungen molekularbiologischer Art verwehrt werden. Und das, finde ich, ist ein legitimes Interesse. Und um es durchsetzen zu können, muß sichergestellt werden, daß die Ergebnisse dieser Untersuchungen nicht an den Arbeitgeber weitergegeben werden. Aber dahinter steht eben die Angst, daß genetische Analysen, das wollte ich damit sagen, den Kernbereich der Persönlichkeit offenlegen und deshalb dieses besonderen Schutzes bedürfen.

Krüger: Ich glaube, wir haben sehr deutlich erkannt, wie die Dinge, die wir heute diskutieren, miteinander zusammenhängen. Es ist eben diese vollständige Verbreitung von Wissen möglicherweise ein massiver Grund dafür, nach mehr rechtlichen Regelungen, als dem einzigen Beruhigungsmittel, das hier verabfolgt werden kann, zu fragen.

Vogel: Direkt dazu. Ich bin in der gleichen Kommission der Bundesärztekammer, in der Herr Toellner ist. Die Antwort auf Ihre Frage, Frau Schmidt, ist ganz simpel. In der Arbeitsmedizin finden sich Spezialärzte, die auf dem Gebiet der Relevanz bestimmter, sagen wir mal, Gesundheitsschäden für das Arbeitsleben spezialisiert sind. Wenn Sie bei Ihrem Vorschlag bleiben würden, würde das dazu führen, daß jeder Arzt ein Attest geben kann, und das würde nach allgemeinen Erfahrungen nicht zu einem wirklichen Gesundheitsschutz der Arbeitnehmer führen. Der Arbeitsmediziner muß also in der Lage sein, den Patienten vollständig zu untersuchen, auch eine vollständige Anamnese zu erheben; er darf sich nicht auf bestimmte Bereiche beschränken müssen, weil der gesunde oder kranke Mensch ein Ganzes ist. Er darf aber auch an den Arbeitgeber nur bestimmte Dinge, die für diesen relevant sind, weitergeben. Ich glaube, das hängt einfach mit der Professionalität der Arbeitsmedizin als medizinischem Fachgebiet zusammen. Wir bräuchten sie gar nicht als spezifisches Fachgebiet, wenn das jeder Arzt könnte.

Schmidt: Mir geht es nicht darum, daß ich den Bereich der Arbeitsmedizin damit praktisch tot legen will, nur darum, daß man aus einem in Frage stehenden Betrieb die Daten generell heraushält, also aus der Nähe des Arbeitgebers, daß man eben entsprechende Schutzvorrichtungen schafft, damit keine unmittelbare Verbindung entsteht. Wenn solche Daten einmal in einem Betrieb kursieren, ist es sicherlich schwierig zu sagen: Du, Arbeitgeber, darfst davon nichts wissen.

Toellner: Die Verhältnisse in dem Betrieb und die möglichen Schädigungsmuster für die Arbeitnehmer in dem Betrieb kennt natürlich der jeweilige Betriebsarzt viel besser als jeder andere Arzt.

Sass: Wir leben in einer Informationsgesellschaft, und der Zuwachs von Informationen wird steigen. Das heißt die Informationsverarbeitungs- und Informationsbewertungskompetenz werden steigen. Die Dinge von der rechtlichen und regulativen Seite zu lösen ist wie das Aufzäumen des Pferdes vom Schwanz. Das Pferd muß vom Kopf aufgezäumt werden: Das öffentliche Schulwesen, die öffentliche Diskurskultur, die öffentliche Risikoabwägungskultur, die Gesundheitskompetenz müssen gesteigert werden. Das ist der einzige Weg, das Pferd vom Kopf aufzuzäumen; sonst enden wir in regulativen Sackgassen.

Neumann-Held: Es wurden hier öfter die Reaktionen der Öffentlichkeit auf das Genomprojekt als Hysterie abgetan. Ich denke jedoch, daß daran die Vertreter des Genomprojektes nicht unschuldig sind, wenn sie für die mehr oder weniger unmittelbare Zukunft Erfolge in Aussicht stellen, die meines Erachtens überhaupt nicht, oder wenn, dann erst nach langer Zeit, erwartet werden dürfen. Das Interesse am Genomprojekt besteht ja nicht nur darin, bestimmte Erbkrankheiten auf genetische Veränderungen zurückführen zu können, sondern es geht darum – wie auch Nachfragen aus dieser Runde gezeigt haben – mittels Kenntnis des menschlichen Genoms Voraussagen machen zu können bezüglich der Entwicklung späterer Verhaltensmuster und gar Intelligenzquotienten von ungeborenem menschlichem Leben, um dann womöglich, wie bezüglich des Geschlechtes bereits gelegentlich praktiziert, mögliche Nachkommen pränatal nach zu definierenden Bedürfnissen selektieren zu können. Solche Hoffnungen und angedeuteten Versprechungen scheinen mir in ethischer Hinsicht äußerst bedenklich. Der Mensch auf Bestellung – welches Menschenbild wird hier zugrunde gelegt? Was maßen wir uns hier an? Auf der anderen Seite erhebt sich die Frage, ob die Kenntnis der Sequenz des menschlichen Genoms überhaupt solche Voraussagen zuläßt. Von der Sequenzierung und Analyse eines DNA-Abschnittes bis zur Funktionsbestimmung desselben ist ein weiter Weg. Aus der Sequenz von Basenpaaren eines DNA-Abschnittes läßt sich noch nicht auf kodierende Gene schließen. Allein das Auffinden eines vollständigen Gens ist angesichts der Existenz von sogenannten «zerstükkelten» Genen erschwert. Große Bereiche der DNA sind repetitiv, und wir wissen bei ihnen ebensowenig, welche Funktion sie haben, wie wir es von sogenannten *Pseudogenen* wissen, die zwar wie Gene aussehen, aber nicht transkribiert werden. Die Expression von Genen wird durch ein kompliziertes, vernetztes System gesteuert, an dem als Regulatoren z.B. andere Genprodukte (Proteine) oder RNAs beteiligt sind. Ferner sollte auch der gelegentlich determinierende Einfluß von Umweltbedingungen auf die Genexpression nicht unterschätzt werden. Über die Mechanismen der Genregulation weiß man sehr wenig, wenn man lediglich die Sequenz eines DNA-Abschnittes vor sich hat. Wird nun nach für Verhaltensweisen charakteristischen genetischen Determinanten gefragt, so müßte zunächst geklärt werden, was unter Determination verstanden werden soll. Wie wir gehört haben, können gewisse Krankheitsbilder auf Mutationen bestimmter Gene zurückgeführt werden. Allerdings habe ich gestern gelernt, daß die phänotypische Ausprägung der Krankheit nicht nur von einer Mutation im Gen abhängig ist, sondern auch sehr stark vom psychosozialen Umfeld. Das scheint mir ein wichtiger Punkt zu sein. Die Neurobiologie lehrt, daß die meisten verhaltensbestimmenden kognitiven Strukturen nach der Geburt gebildet werden und zu ihrer Bildung spezifischer Stimuli der Umwelt bedürfen, ohne daß die Gene hier noch direkten Einfluß nehmen würden. Die Brückenmechanismen, die Beziehungen zwischen genetischer und neuronaler Information bestimmen, sind noch völlig unklar. Wer sich also für Talente, Fähigkeiten und Verhaltensweisen geplanter Kinder interessiert, tut meines Erachtens nach wie vor gut daran, sich eher in Fächern wie z.B. Soziologie und (Entwicklungs-)Psychologie kundig zu machen und vor allem seine eigenen Verhaltensweisen zu überprüfen, anstatt auf Methoden zur Selektion «optimalen» Erbgutes zu hoffen.

Schöneich: Ich habe mich über das gewundert, was sowohl von Professor Toellner als auch von Professor Vogel bezüglich der Genomanalyse durch die Betriebsärzte gesagt wurde. Meine Erfahrungen, die vielleicht zufällig besonders schlecht sind, zeigen, daß die Betriebsärzte nicht zu den unabhängigen Persönlichkeiten gehören. Wir hatten in der Vergangenheit das Problem, daß den Betriebsärzten sowohl von den Betrieben als auch von anderen Institutionen vorgeschrieben worden ist, was für Untersuchungen sie machen durften und wie sie die Untersuchungsergebnisse auswerten müßten. Dann hatten wir im Jahr 1990 einen für uns optimalen rechtsfreien Raum, da konnten wir alle Untersuchungen in den Betrieben machen. Jetzt haben sich die Eigentumsverhältnisse in den Betrieben geändert und unsere Betriebsärzte sagen uns wieder: Der Besitzer des Betriebes schreibt uns vor, was für Untersuchungen gemacht werden dürfen und welche nicht. Das zeigt mir, daß die Betriebsärzte in vieler Hinsicht gegenüber der Betriebsleitung oder dem Arbeitgeber durchaus nicht unabhängig sind. Aus diesem Grunde teile ich etwas die Bedenken, die Frau Schmidt genannt hat. Wir müssen vorsichtig sein mit der Beantwortung der Frage, ob wir die Untersuchung, insbesondere die Ergebnisse der Genomanalyse, im Betrieb halten sollten.

Schöne-Seifert: Ich würde gern noch einmal die praktisch-prodezurale Ebene dieser ganzen Diskussion ansprechen und darauf hinweisen wollen, daß wir über den Fragenkomplex, wie eigentlich die sogenannte Standesmoral und das Standesrecht, das hier ja offenbar von zentraler Bedeutung ist, generiert, wie es festgestellt und wie es durchgesetzt wird, überhaupt nicht haben sprechen können. Ich hätte z. B. gerne noch darüber diskutiert, wie autonom eigentlich die Arbeitsgruppe für ethische Fragen und Öffentlichkeitsarbeit der Deutschen Gesellschaft für Humangenetik ist, wem gegenüber sie rechenschaftspflichtig ist; ferner welche Bedeutung die Institution ESLA hat, diese Gruppe, die die ethischen, sozialen und rechtlichen Aspekte des HUGO-Projekts betreuen oder betrachten soll, und wie das eigentlich funktioniert. Man muß doch wohl mit einem gewissen Unbehagen feststellen, daß alle diese Prozesse ziemlich kontingent erscheinen, daß mit Recht der öffentliche Vorwurf von Interessenkonflikten an vielen Stellen erhoben wird. Der Punkt, in dem wir uns alle einig waren, nämlich daß ein eminentes Gewicht in all diesen Fragen an den empirischen Daten über psychosoziale Entwicklungen und Mißbrauchspotentiale und dergleichen hängt, müßte doch an irgendeiner Stelle in die Praxis umgesetzt werden. Das könnte etwa so aussehen, daß all diejenigen Institute, die eine – wie immer man es bezeichnen möchte – «aggressivere» oder «permissivere» oder «liberalere» Politik in der Bereitstellung prädiktiver Diagnostik haben, auch verpflichtet werden müßten, psychosoziale Begleitforschung durchzuführen. Ich möchte gerne mehr darüber wissen, wie das geregelt werden könnte. Letzte Frage also als Fazit: Ist es nicht doch an der Zeit, darüber nachzudenken, ob es irgendein zentrales Gremium nach dem Modell des Advisory Ethics Boards oder des dänischen Zentralkommitees geben sollte, das mit einer rotierenden Besetzung und unabhängig von bereits bestehenden Institutionen so etwas wie Politikberatung, Öffentlichkeitsarbeit und ein transparenteres Nachdenken über die Fragen vollzieht?

Krüger: Eine für den Zweck unseres heutigen Vormittags sehr einschlägige Wortmeldung, die aber nur noch die Anmeldung von Problemen bedeuten kann, zu deren weiterer Diskussion uns leider die Zeit nicht mehr zur Verfügung steht. Jedoch eine Wortmeldung noch dazu.

Wolff: Einen Satz zur Ethikkommission. Es sind fünf Personen darin, die gewählt werden und absolut unabhängig arbeiten. Das heißt, sie müssen keine Rechenschaft ablegen. Sie erarbeiten Erklärungen. Das einzige Risiko, das sie dabei eingehen, ist, daß sie abgewählt werden können.

Siep: Zu Frau Schöne-Seifert: Ich habe zwar angedeutet, daß man über Verfahren nachdenken sollte. Aber vor dem Glauben, am besten sei eine zentrale Kommission, würde ich ein bißchen warnen. Denken Sie einmal an den Supreme Court in Amerika: wer da drin sitzt, der entscheidet für etwa 20 Jahre. Man ist deswegen gerade den Weg gegangen, keine zentralen Kommissionen, sondern eher lokale Kommissionen, immer da, wo die Ärztekammern und die Fakultäten sind, zu bilden, damit man auch ausprobieren kann, wie das geht. Solange die Kommissionen sich nicht gegenseitig ins Handwerk pfuschen, ist das möglicherweise der bessere Weg.

Schöne-Seifert: Ich habe mich da vielleicht mißverständlich ausgedrückt. Ich denke nicht etwa an eine Kommission, die ein zentrales Veto- oder Zensurrecht hat, sondern an etwas, das so aussieht wie die President's Commission oder die Folgeinstitution, die ihren guten Ruf zunächst einmal dadurch gesichert weiß, daß sie nicht aus Angehörigen ausschließlich einer anderen und interessengebundenen Organisation, z.B. der Deutschen Gesellschaft für Humangenetik, zusammengesetzt ist. Ich denke, es sollte wirklich eine Kommission sein, die die Diskussionen, wie wir sie hier geführt haben, kontinuierlich weiterführen kann, mehr nicht.

Krüger: Daran ist sicherlich soviel richtig und unbestreitbar, daß eine Diskussion wie die unsere weitergeführt werden könnte und daß sie vielleicht auch weitergeführt werden sollte. Wann und wie das geschehen kann, müssen wir heute offenlassen. Wir wünschen allen einen angenehmen Heimweg und verabschieden uns mit dem Dank für Ihre Teilnahme und Ihre Aktivität. Diese Tagung war ein Gemeinschaftsprodukt der Humangenetik und der Philosophie. Ich denke, wir brauchen noch mehr solcher Gemeinschaftsprodukte. Auf Wiedersehen.

V. Nachwort

Humangenetik heute: umstrittene ethische Grundfragen

BETTINA SCHÖNE-SEIFERT und LORENZ KRÜGER

Die verschiedenen Anwendungsbereiche moderner Humangenetik – Pränataldiagnostik, Trägerscreening, präsymptomatische Diagnostik, aber auch somatische und Keimbahnzell-Gentherapie – werfen ethische Fragen auf drei verschiedenen Ebenen auf: erstens auf der Ebene einer Einzelanwendung, zweitens auf der Ebene kumulierter Anwendung, also einer «Praxis», und drittens auf der Ebene professioneller und politischer Verantwortung für eben diese Praxis und damit auch wiederum für die Handhabung im Einzelfall. Dabei können natürlich die ethischen Beurteilungen auf den jeweils höheren Ebenen von Bewertungen auf den niedrigeren Ebenen bereits determiniert oder beschränkt werden. Wenn etwa die Abtreibung eines genetisch abnormen Embryos schon in jedem Einzelfall unmoralisch wäre, müßte es eine allgemeine Praxis erst recht sein, und es bedürfte massiver Gegengründe, um in der Verhinderung einer solchen Praxis dann nicht auch eine vorrangige politische Aufgabe zu sehen. Im anderen Fall hätte die moralische Zulässigkeit einer einzelnen Abtreibung aus genetischen Gründen für die weiteren Ebenen der Betrachtung zwar weniger durchschlagende Implikationen, trüge aber doch einen erheblichen Teil der Begründungslast für die entsprechenden Bewertungen.

In Diskussionen um die Ethik der Humangenetik können nun diese Ebenen oder Stufen nicht immer deutlich auseinandergehalten werden, zumal eine verständliche Tendenz besteht, Überlegungen zur politischen und professionellen Rolle und Verantwortung angesichts einer ja auch schon bestehenden und sich weiterentwickelnden Praxis in den Vordergrund zu stellen. Aber es könnte durchaus eine sinnvolle Aufgabe für die Philosophie darin bestehen, die verschiedenen ethischen Urteile und Begründungen nach der beschriebenen Stufigkeit zu ordnen und durch die Rekonstruktion mehrstufiger Argumentationen Bewertungsunterschiede genauer lokalisieren zu helfen. Wir werden dieses Unternehmen im folgenden ein Stück weit voranzutreiben versuchen. Darüberhinaus ist die Frage, was die Moralphilosophie als Disziplin hier überhaupt zu leisten vermag, noch keineswegs beantwortet (wenngleich wir hoffen, daß die Antwort unseres Lesers[1] nicht

---

1 Wir werden im folgenden die männlichen Plurale als generische Bezeichnungen verwenden, obwohl uns bewußt ist, daß auch durch Sprachgewohnheiten die

gänzlich negativ ausfallen möge). Denn jedenfalls müssen auf den verschiedenen Stufen der Betrachtung offensichtlich sehr verschiedene Disziplinen beteiligt sein: so etwa die Psychologie auf der ersten, die Sozialwissenschaften auf der zweiten, die Rechtssystematik und Politologie auf der dritten Ebene. Mit der Stufigkeit der Betrachtung nimmt auch die Zahl der möglicherweise relevanten Moralprinzipien zu, indem Fragen der Individualethik um solche der Sozial- und Professionsethik ergänzt werden. Wir beginnen mit den erstgenannten und enden mit dem nur mittelbar anwendungsbezogenen Fragenkomplex zur Wissensbewertung.

Lebensschutz?

Bei der Bewertung von Pränataldiagnostik (Teil I dieses Bandes) hängt entscheidendes Gewicht an der generellen moralischen Beurteilung eines Schwangerschaftsabbruches, der ja in aller Regel als mögliche Konsequenz im Falle eines krankhaften (und gegenwärtig meist noch unbehandelbaren) pränatalen Befundes ins Auge gefaßt wird[2]. Hinzu kommt dann die spezifische Frage, wie es moralisch zu beurteilen sei, daß ein Embryo eben wegen seiner Behinderung abgetrieben wird. Auf der zweiten Stufe muß danach gefragt werden, was die Einzelfallbewertung für die Zulässigkeit einer pränataldiagnostischen Praxis impliziert und welche relevanten Sekundärfolgen diese außerdem haben würde oder könnte. Auf der dritten Ebene schließlich muß eine Antwort darauf gesucht werden, wie eine als richtig erkannte Praxisregelung umgesetzt und gegebenenfalls gegen legitime Interessen der humangenetischen Profession oder gegen politische Werte abgewogen werden soll.

Wenngleich sich eine selektive Abtreibung von Abtreibungen aus anderen Gründen oder Indikationen deutlich abgrenzen läßt, kann ihre Bewertung nicht erfolgen, ohne daß man Klarheit darüber hat, wie das Töten eines Embryos schlechthin moralisch zu veranschlagen sei. Dies ist die Frage nach dem «moralischen Status» oder «Lebensrecht» von Embryonen, die hier nicht in eigenem Recht erörtert werden kann[3]. Ohne die

---

Diskriminierung von Frauen perpetuiert werden kann. Aber die Begriffsdoppelung ist ebenso schwerfällig, wie die Zusammenfassung der Begriffe für beide Geschlechter durch Binnen-Majuskel scheußlich ist. Wir hoffen jedoch auf genügend sensibilisierte Leser (hier nicht als generischer Begriff zu verstehen), so daß wir den Zeigefinger ruhen lassen können.

2 Wie mehrfach betont wurde, stellt dabei die Humangenetik nur eine, allerdings die «erfolgreichste», der vorhandenen Methoden vorgeburtlicher Diagnostik bereit (neben Ultraschall und Analyse mütterlichen Blutes auf Hormone und andere «Marker»).

3 Wir verweisen stattdessen auf entsprechende systematische Überlegungen von Hoerster 1991; Leist 1990 und 1990a; Sumner 1981.

zugehörigen Begründungen zu betrachten, sollen aber die vorkommenden Hauptpositionen identifiziert und auf ihre Implikationen für die Selektionsfrage hin betrachtet werden.

Da gibt es zunächst die Extremposition des *starken Lebensschutzes*, der zufolge das Töten eines Embryos moralisch nicht anders zu beurteilen ist als das Töten eines Erwachsenen. Mit dieser Voraussetzung wird (noch diesseits der Diskussion um Selektion) von manchen Autoren[4] der Abbruch jeder nicht verantworteten Schwangerschaft moralisch legitimiert, von den meisten jedoch nur ein Abbruch zur Rettung mütterlichen Lebens. Eine genetische Schädigung kann hier wohl allenfalls dann eine Rechtfertigung der Abtreibung sein, wenn durch diese Erkrankung dem künftigen Kind nur eine ganz minimale und bewußtlose Lebensspanne oder ein Leben mit überwiegend so schwerem Leid bevorstünde, daß dies vielleicht auch als Rechtfertigung für passive Euthanasie eines geborenen Menschen akzeptiert werden könnte (siehe Fußnote 9).

Die andere Extremposition sieht in der Abtreibung eines konkreten Embryos – generell oder bis zu einem genau bestimmten Entwicklungsstadium, z. B. dem 4. Schwangerschaftsmonat – für sich genommen etwas *moralisch Neutrales*. Daß dennoch sekundäre Gründe dagegenstehen können, Embryonen zu töten, denen aus dieser Sicht die für ein genuines Lebensrecht als relevant angesehenen Eigenschaften fehlen, ist damit natürlich keineswegs ausgeschlossen. Sie könnten z.B. als Wunschobjekt ihrer Erzeuger oder als Mittel zu einem als wünschenswert erachteten Bevölkerungswachstum (eine abwegige Hypothese angesichts unserer diesbezüglichen Situation) schützenswert sein. Die *Neutralitätsthese* für sich genommen impliziert, daß eine Schwangerschaft aus jedem trivialen Grund und a fortiori aus Sorge vor kindlichen Behinderungen abgebrochen werden darf.

Auffälligerweise nun wird die erste Konsequenz zwar häufig vertreten (nach vorliegenden Meinungsumfragen stimmen 60% der gesamtdeutschen Bevölkerung für eine fristgebundene [33%] oder völlige [27%] Freigabe der Abtreibung[5]), wird aber selten explizit mit der *Neutralitätsthese* begründet, sondern im Gegenteil mit der gleichzeitigen Forderung nach embryonalem Lebensschutz verbunden.

Damit wird offenbar eine zwischen diesen beiden Extremsichten liegende Position eines *moderaten Lebensschutzes* eingenommen, der zufolge eine Abtreibung weder prima facie wie ein Mord noch wie das Verwerfen eines bloßen Gewebestückes bewertet wird, sondern als eine Handlung, die ein gleichbleibend abgeschwächtes oder ein erst mit der Schwangerschaftsdauer zunehmendes Lebensrecht des Ungeborenen verletzt. Je nach Maß-

---

4 Prominenteste solche Argumentation: Thomson 1975.
5 Diese Angaben entstammen einer vom Spiegel durchgeführten und im Jan. 1992 veröffentlichten Meinungsumfrage (diesen Hinweis verdanken wir Norbert Hoerster ebenso wie denjenigen auf nützliche Angaben weltweiter Zahlen über induzierte Aborte in Tietze, Henshaw 1986).

gabe der entgegenstehenden Interessen werden konkrete Abtreibungen dann als moralisch zulässig oder unzulässig betrachtet. Abgesehen von der Frage, ob sich eine solche moderate Position vernünftig begründen läßt (was wir beide in unterschiedlichem Maße bejahen), ist diese die in unserem Land jedenfalls implizit mehrheitlich vertretene Ansicht[6]. Für sie lassen sich durchaus verschiedene Erklärungen anbieten, z.B. daß die moralische Säkularisierung – die mit der Auflösung der allgemein befürworteten *starken Lebensschutzposition* begann – erst unvollständig erfolgt sei, daß an einer einst bevölkerungsökonomisch sinnvollen Intuition festgehalten werde oder gar ein soziobiologisch erklärbarer Instinkt nicht überwunden sei. Größtes Erklärungspotential scheint uns in bestimmten Vorstellungen über die emotionalen Wurzeln unserer moralischen Motivation zu liegen. Wenn Anerkennung und Befolgung moralischer Normen von der Auslösung moralischer Gefühle wie Sympathie, Mitleid oder umgekehrt antizipierter Schuldgefühle abhängen sollte und wenn dabei außerdem die Ausbildung «kohärenter Haltungen» oder «Dispositionen»[7] konstitutiv wäre, dann wäre die *Position* eines moderaten Lebensschutzes für so «personenähnliche Nichtpersonen» (English), wie Embryonen es sind, als Ausdruck einer nach Dauer der Schwangerschaft abgestuften Lebensschutz*disposition* gegenüber Mitmenschen zumindest verständlich, wenn auch nicht schon begründet. Auch könnte ein Vertreter der moderaten Position diese so verstehen, daß sie in jeweils neuartigen moralischen Abwägungssituationen (wie die Möglichkeit vorgeburtlicher Diagnostik eine geschaffen hat) dem Lebensschutz kein fixes Gewicht zuschreibt, sondern im Extremfall nur einen moralischen «Vorbehalt» einbaut, etwa die Schuldhaftigkeit jeder Vernichtung menschlichen Lebens betont, ohne daraus praktische Konsequenzen zu ziehen.

In jedem Fall vermuten wir mit Birnbacher (Seite 54), daß hier die tragende Intuition auf ein kraft Zugehörigkeit zur menschlichen Gattung erwachsendes Lebensrecht des Embryos («Speziesismus») abzielt, während die Hinweise auf seine Potentialität, Identität, Individualität etc. eher Rationalisierungsversuche sind. Wie sehr jemand gegen eine speziesistische Intuition – die entgegen der gängigen an ihr geübten Kritik keineswegs das Menschsein als eine notwendige Bedingung für moralische Ansprüche auszeichnen muß – meint angehen zu müssen, hängt mit seinem Verständnis dessen zusammen, was Moral begründet, was sie kennzeichnet und was sie leisten soll. Wir selbst befürworten, ohne daß wir das hier näher ausführen können, eine Auffassung von Moral, welche die Vertretbarkeit moralischer (Wert-)Urteile wesentlich auch an ihrer wechselseitigen Kohärenz mißt. Die drei genannten Positionen zum Lebensschutz können nun jeweils sowohl in Kohärenz mit anderen zentralen Wertauffassungen eingenommen werden, als auch in ihrem Realbezug von moralischen Fragen außerhalb

---

[6] Dafür sprechen die genannten Inkonsistenzen, die Literatur sowie die vorherrschende Praxis des Schwangerschaftsabbruchs.
[7] So auch English 1975 und Mackie 1981.

des Abtreibungskontextes relativ gut isoliert werden (Ausnahme: Früheuthanasie). Da sie in dieser Hinsicht ästhetischen Urteilen ähneln und da überdies ein hoher Wert schon darin liegt, daß jemand sich seine Wertsetzungen in freier Selbstbestimmung zu eigen macht, ist an dieser Stelle die Toleranz gegenüber verschiedenen Lebensschutzpositionen, sofern man sich nicht auf starken Lebensschutz festgelegt sieht, viel mehr als ein zähneknirschender politischer Kompromiß. Sie realisiert ihrerseits einen moralischen Wert.

Was nun läßt sich vor dem Hintergrund solcher allgemeiner Positionen zum Schwangerschaftsabbruch sagen, wenn dieser mit der Absicht der Krankheitsverhinderung vorgenommen wird? Gründe gegen das wissentliche Zeugen oder Austragen eines erkrankten Kindes könnten in den vermuteten Interessen des zukünftigen Kindes, in den Interessen der Eltern oder vielleicht auch in den Interessen eines zukünftigen «Ersatzkindes» gesehen werden, das anstelle eines behinderten Embryos (u. U. nach dessen Abtreibung) gezeugt werden könnte (soziale und d.h. vor allem ökonomische Interessen sollen vorerst ausgeklammert werden). Wir erörtern das Problem zunächst in Bezug auf noch ungezeugte Kinder. Wie, so fragen wir, sollen sich Eltern verhalten, die sich ein Kind wünschen, jedoch bereits vor dessen Zeugung wissen, daß es mit einer gewissen Wahrscheinlichkeit an einer beeinträchtigenden Erkrankung leiden würde? Das ist etwa das Szenario eines Paares, das seinen Überträgerstatus mittels eines genetischen Screenings in Erfahrung gebracht hat. Wir fragen dann danach, ob die Überlegungen auf den Fall des Schwangerschaftsabbruchs übertragen werden können.

Einem künftigen Kind, so könnte man erstens argumentieren, stünde eine so qualvolle Existenz bevor, daß es in seinem eigenen Interesse läge, nicht zur Welt zu kommen. Dies ist das von Wolff und Schmidtke kontrovers diskutierte (S. 34) «Argument des antizipierten Mitleids», über dessen Berechtigung im Einzelfall wohl auch unter seinen Befürwortern gestritten werden könnte, dessen Reichweite aber mit Sicherheit die Mehrzahl der heute gestellten «genetischen Indikationen» zum Schwangerschaftsabbruch nicht erfaßt. Denn das Gros dieser Indikationen setzt die Prognose von Funktionseinschränkungen voraus, die zwar gravierend sind, aber keineswegs den beschriebenen Extremcharakter haben. Eine von Harris vorgeschlagene Einteilung klassifiziert pränatale Diagnosen ganz grob nach zu erwartender Einschränkung des postnatalen Entwicklungspotentials und der prospektiven Lebensdauer:

1. Keinerlei Entwicklungspotential (z. B. Anenzephalie).
2. Minimales Entwicklungspotential bei sehr frühem Todeseintritt (z. B. Trisomie–18).
3. Zunächst normales Entwicklungspotential, das abbricht und mit frühkindlichem Tod endet (z. B. Tay-Sachs-Krankheit).
4. Normales Entwicklungspotential, jedoch frühzeitiger Tod (meist im Erwachsenenalter) (z. B. Mucoviszidose).

5. Normales Entwicklungspotential, unbeeinträchtigte Lebenserwartung bei minimalen, unbedeutenden Auffälligkeiten (z. B. zusätzlicher Finger).[8]

Problematisch an dieser Klassifizierung sind die fehlende Berücksichtigung subjektiven Leidens als eines ausdrücklichen Kriteriums (was natürlich andererseits gerade beabsichtigt war, um den schwierigen Begriff der Lebensqualität zu objektivieren) sowie die Unschärfe der Begriffe «minimal» und «unbedeutend». Ist z. B. die Unfruchtbarkeit einer Frau mit Turner-Syndrom (45, X0) unbedeutend? Vor allem aber fehlt eine Kategorie (fügen *wir* sie als 6. hinzu), bei der erhebliche bis mäßiggradige Beinträchtigungen des mentalen oder körperlichen Entwicklungspotentials im Vordergrund stehen (z. B Trisomie–21 oder Hämophilie).

Berücksichtigt man nun, daß Krankheiten der Kategorien (2) und (3) mit erheblichen Qualen für das betroffene Kind zu Ende gehen können, so würde man wohl Behinderungen dieser beiden Kategorien im Interesse des Kindes, Behinderungen der Kategorie (1) wegen dauerhaft inexistent bleibender Interessen des Kindes als Kontrazeptionsgründe akzeptieren können. Da sie offensichtlich Gründe sind, die auch für die Entscheidung zum Behandlungsverzicht schwerstkranker Neugeborener (sog. passive Früheuthanasie) diskutiert werden, könnten sie darüberhinaus von vielen auch als Abtreibungsgründe akzeptiert werden[9]. Das gilt selbst bei Annahme eines starken Lebensschutzes und a fortiori für die beiden permissiveren Einstel-

---

8 Harris 1991, S.65f.
9 Die «Einbecker Empfehlungen» (1986) der Deutschen Gesellschaft für Medizinrecht stellen einen ersten Versuch dar, Orientierungshilfe für ärztliche Entscheidungen zum Behandlungsverzicht bei Neugeborenen zu leisten. Sie sehen eine mögliche Grenze ärztlicher Behandlungspflicht (zum Zwecke der Lebenserhaltung) bei Neugeborenen erreicht, denen
   (A) ein sicherer Tod direkt bevorsteht;
   (B) bei schweren Erkrankungen ohne Heilungsaussichten ein extrem frühzeitiger Tod bevorsteht;
   (C) jegliche Kommunikationsmöglichkeit mit ihrer Umwelt für immer versagt bleiben wird.
   Ein «Beurteilungsrahmen» bestehe (D) bei Neugeborenen, denen ein «Leben mit schwersten nichtbehebbaren Schäden» bevorstünde. Die hier gemachte Unterscheidung zwischen (A) und (B) ist natürlich von praktischer Bedeutung im klinischen Kontext; für die Klassifizierung vorgeburtlicher Diagnosen muß sie aber offensichtlich nicht gemacht werden. In der revidierten Fassung von 1992 allerdings werden (A) und (B) zusammengefaßt (in der an [A] heranrückenden Formulierung, daß ein «in Kürze zu erwartender Tod» nicht herausgezögert werden müsse) und entfällt (C). (D) wird dahingehend modifiziert, daß Behandlungsverzicht dann in Erwägung zu ziehen sei, wenn «die Belastung durch gegenwärtig zur Verfügung stehende Behandlungsmöglichkeiten die zu erwartende Hilfe übersteigt». Man sieht an dieser Revision anschaulich, daß die Kontroversen um vorgeburtliche Selektion fraglos eine teilweise Parallele in der Neugeborenenmedizin finden. Nur kommen dort Fälle unserer Kategorien (4) bis (6) natürlich nicht zur Beachtung.

lungen zur Abtreibung, für die sich darüberhinaus die Frage stellt, ob eine Abtreibung in Fällen der Kategorien (2) und (3) nicht geradezu moralisch geboten sein könnte, was wir bejahen.

Handelt es sich bei der in Frage stehenden Erkrankung nun aber um eine der Kategorien (4) oder (6) – z. B. um Blindheit, Chorea Huntington oder Mucoviszidose – oder gar (5) – z. B. Turner-Syndrom –, so liegt ein bewußter Zeugungsverzicht hier nicht oder jedenfalls nicht offensichtlich «im Interesse des Kindes». Für eine hypothetische Präferenz des künftigen Kindes zugunsten seiner Nichtexistenz, die sich aus seiner hypothetisch extrem negativen Einschätzung der Lebensqualität ergäbe, fehlt uns die empirische Basis. Mehr noch, Menschen, die mit solchen Behinderungen leben müssen, betonen nicht selten, wie unberechtigt die negative Einschätzung ihrer Lebensqualität durch Gesunde sei. Sie finden die hypothetische Frage nach der Bevorzugung ihres eigenen Nichtgeborenseins absurd.

An dieser Stelle kommen nun zweitens die Interessen der Eltern in Betracht. Ablehnung eines schwerkranken Kindes, dessen Pflege die Eltern einen großen Teil ihrer Kraft und Sorge widmen müßten; Angst vor zu großer Verantwortung, vor unzumutbarer Belastung, die ihr Familien- und Sozialleben zerrütten könnte; unerfüllte Wünsche nach einem Kind, das elterliche Förderung «normal» umsetzen, Liebe «normal» zurückgeben würde – all das können Gründe sein, die den Verzicht auf wissentliche *Zeugung* eines so behinderten Kindes verständlich und zulässig erscheinen lassen. Mehr noch, man würde es unverständlich, ja zynisch finden können, wenn jemand den so begründeten Zeugungsverzicht eines potentiellen Elternpaares tadeln wollte. Das ist natürlich kein Einwand gegen eine vernünftige, empirisch abgesicherte Aufklärung über Qualität und Wahrscheinlichkeit bevorstehender familiärer Belastungen, die nämlich in manchen Fällen von den Eltern übertrieben negativ prognostiziert werden mögen. Dennoch bleiben Einschätzungen solcher Belastungen immer subjektiv und dürfen es, sofern man nicht die Position des *starken Lebensschutzes* vertritt, auch sein.

Ob auch diese Argumentation ebenfalls auf Abtreibungen übertragen werden darf, hängt von deren genereller Bewertung ab. Das geltende Gesetz[10] erkennt an, daß das wissentliche Austragen eines gravierend behinderten Embryos unter Umständen *von der Mutter* nicht verlangt werden kann. Für konsequente Befürworter eines *starken Lebensschutzes* hingegen kann dieser ebensowenig durch entgegenstehende elterliche Interessen an einem gesunden Kind wie durch eine sogenannte psychosoziale Indikation unterlaufen werden. Solchermaßen konsistent urteilen viele derer, die Abtreibungen generell ablehnen, jedoch gerade nicht; vielmehr zeigen sie eine permissive Haltung gegenüber embryopathischen Indikationen, und zwar im konkreten Einzelfall (etwa in eigener Sache) und nicht nur um des politischen Kompromisses willen. Das legt den Schluß nahe, daß sie in

---

10 Die bisherige Fassung des § 218a, Abs. 2, Nr. 1 ist im kürzlich verabschiedeten Gesetz (sogenannter parteiübergreifender Gruppenantrag) zur Neuregelung des Schwangerschaftsabbruchs beibehalten worden.

Wahrheit eben doch nur eine *moderate Lebensschutzposition* vertreten. Gerade deren Status als Zwischenposition (negativ definiert durch Ausschluß der beiden Extrempositionen) macht allerdings eine konkrete Beurteilung von Einzelfällen problematisch. Es muß nämlich das Elterninteresse – häufig ist stattdessen von «Zumutbarkeit» die Rede, was allerdings eine unangemessen objektivierende Konnotation trägt – gegen die Schutzwürdigkeit des Embryos abgewogen werden. Zumindest implizit kommt dabei so etwas wie eine Bewertung der Qualität des Lebens *mit* dem behinderten Kind und deshalb mittelbar auch des Lebens *des* Kindes selbst ins Spiel. Man muß schon die Position akzeptieren, daß Abtreibung (innerhalb einer bestimmten Frist) moralisch *neutral* sei, um dieser Mißlichkeit ganz zu entgehen. Wer das nicht will (und das scheint die Mehrheit zu sein), wird wenigstens darauf bestehen, daß in jedem Einzelfall eine Entscheidung zu fällen sei. Eine geregelte Praxis würde nicht nur verkennen, daß die Zumutbarkeit wesentlich von der Situation und den jeweils betroffenen Personen abhängt, sondern auch der zumindest problematischen Auffassung Vorschub leisten, es gebe «objektive» Maßstäbe, nach denen die Qualität menschlichen Lebens bewertet werden könne. Die Kasuistik der Einzelentscheidung *durch die unmittelbar Betroffenen* erscheint als der einzig gangbare Ausweg.

Aus dieser Sicht muß es auch als verfehlt erscheinen, einem Arzt die letzte Entscheidung anzuvertrauen. Abgesehen davon, daß sich viele Ärzte damit überfordert fühlen würden, wäre die über die Aufgabe der Beratung hinausgehende Zuschreibung der Entscheidungsbefugnis an die Ärztin oder den Arzt schwer anders zu interpretieren denn als Ausdruck der Annahme, es sei hier eine fachliche Einsicht in objektive Gegebenheiten möglich, ja gefordert.

Die oben erwähnte gesetzliche Indikation zum embryopathischen (leider oft «eugenisch» genannten) Schwangerschaftsabbruch wird von deutschen Politikern, Juristen und Genetikern zumeist so kommentiert und interpretiert, daß eine mögliche Rechtfertigung für selektive Abtreibungen *ausschließlich* in der Unzumutbarkeit der Behinderung für die Eltern und nicht in der prospektiven Lebensqualität, nicht in zu erwartendem subjektiven Leiden eines späteren Kindes bestehe (von Patzig, S. 35, als Problem hervorgehoben). Wenn sie mehr ist als eine politische Strategie, anerkennt diese Sichtweise weder das Argument des kindlichen Leidens in Schwerstfällen, noch die unbestreitbar scheinende Tatsache, daß jedenfalls die betroffenen Eltern doch wohl in vielen Fällen von sich selbst absehend Überlegungen dazu anstellen werden, was für Chancen des «guten Gelingens» dieses kindliche Leben haben würde. Vielleicht sollte man vorsichtig sein, hier den abgenutzten und mißverständlichen Begriff des Glückes mit ins Spiel zu bringen[11]; aber gerade wer, obschon er die Neutralitätsthese ab-

---

11 Leist 1992 betont, daß es im betrachteten Zusammenhang nur um das weitgehend objektivierbare prognostische Werturteil «mehr oder weniger gesund» gehe, keineswegs aber um Prognosen zukünftigen Glückes. Vielmehr sei dies als «unaufhebbar subjektiver Zustand» mit «so gut wie jedem körperlichen

lehnt, einer selektiven Abtreibung zustimmt, wird schwer akzeptieren können, daß es *nur* um die Einschätzung der elterlichen Belastung gehe und nicht auch um eine – allerdings höchst subjektive – Bewertung kindlicher Belastungen. Dem könnte man zwar entgegenhalten, daß es wiederum nur im elterlichen Interesse liege, solche Bewertungen anzustellen bzw. ihnen zu gehorchen, weil es eben für manche Eltern unerträglich sein könnte, in dem Gefühl zu leben, den eigenen Kinderwunsch befriedigt und dadurch ein relativ unglückliches Leben hervorgebracht zu haben. Nur läuft dieser Einwand Gefahr, zu verkennen, daß es sich in diesem Fall um ein *moralisches* Interesse der Eltern handelt, das mit der üblichen Vorstellung von Belastung kaum zur Deckung gebracht werden kann.

Eine dritte[12] mögliche Begründung für selektive Abtreibung bei den nicht extremen Behinderungen der Fallgruppen (4) bis (6) verweist ebenfalls auf das relativ geringere Wohlergehen des künftigen Kindes – nun im Vergleich zu einem möglichen gesunden «Ersatzkind». So abstoßend derartiges Glücksverrechnen auf den ersten Blick scheinen mag, so ist doch wohl genau es die Begründung dafür, daß jemand (z. B. wir) die wissentliche *Zeugung* gesunder statt (mäßig) kranker Kinder auch dann moralisch vorzöge, wenn die Eltern – etwa aus religiösen Gründen – diesen beiden Alternativen neutral gegenüberstünden. Eine Begründung auch der Abtreibung durch «unpersönliche» Interessen[13] ist jedoch nur für manche Befürworter eines *moderaten Lebensschutzes* sowie für die Vertreter der *Neutralitätsthese* möglich und auch da keineswegs zwingend. Betont werden muß hier erst recht der spekulative, projektive, vielleicht idiosynkratische Charakter vieler Prognosen zur Lebensqualität künftiger Kinder. Wo aber Embryonen nicht unter ein *starkes Lebensschutzgebot* fallen, liegt darin kein grundsätzlicher Einwand gegen einen Schwangerschaftsabbruch, sondern «nur» ein schwieriges Entscheidungsproblem für die jeweils Betroffenen. Und wieder scheint uns zu gelten, daß niemand sich anmaßen dürfte, die feste *moralische* Überzeugung eines Elternpaares, die Interessen eines künftigen Ersatzkindes durch eine selektive Abtreibung fördern zu sollen, als bloßen Egoismus oder als dessen uneingestandene Rationalisierung aufzufassen.

    Zustand vereinbar». Indem aber Glück und Gesundheit als zwei Teilaspekte «menschlichen Wohls» unterschieden werden, wird eben doch, so meinen wir, das Problem auf die Ebene der Rolle von Gesundheit für menschliches Wohlergehen (von anderen eben auch mit einem *weiteren*, aristotelischen Begriff des «Glückes» bezeichnet, das dann durchaus objektivierbare Rahmenbedingungen hat) verschoben.

12 Noch andere Überlegungen lassen wir beiseite; so erscheint uns der Versuch mancher Autoren (z.B. Purdy 1978) unplausibel, Selektionen auch gegen mäßige Behinderungen mit einer vertragstheoretischen Auffassung von Gerechtigkeit zu begründen: jedes Kind habe ein Recht darauf, mit der Chance für ein gelingendes Leben («opportunity of a good life») geboren zu werden.

13 Diese Argumentation und Begriffsprägung («impersonal principle») wurde von Parfit 1984, insbesondere Teil IV, entwickelt.

Lebensschutzargumente können sich auch gegen eine Selektions*praxis* richten. Der Vorwurf, diese erhöhe die Zahl der unmoralischen Abtreibungen, wäre trivial, wenn damit nur die Summe der schon für sich genommen unmoralischen einzelnen Abtreibungen gemeint wäre. Zwar müssen Anhänger einer *starken Lebensschutzposition* genau so argumentieren, werden aber vielleicht ihre Stimme eher gegen die generelle Abtreibungspermissivität erheben, als spezifisch die Selektionspraxis zu attackieren, die weniger als 2% der in Deutschland durchgeführten Abtreibungen zu verantworten hat. Aber der Vorwurf – so interpretiert auch mit einer *moderaten Lebensschutzperspektive* vereinbar – kann auch als die prognostische Behauptung gemeint sein, eine sozial akzeptierte Praxis der Selektion werde dazu führen, daß zunehmend Fälle von objektiv unmoralischen Abtreibungen nicht mehr als solche beurteilt und deshalb nicht mehr unterlassen werden würden. Eltern würden ungehemmt Bequemlichkeitsüberlegungen in den Vordergrund stellen; der soziale und insbesondere der ökonomische Druck zugunsten von Selektion würde die Urteile der Betroffenen verzerrend beeinflussen; und medizinische Automatismen würden dies noch verstärken, indem sie die valuativen Aspekte selektiver Abtreibungen verdecken. Schließlich würden objektive Kriterien vernünftigen Umgangs mit (kleinen) Risiken durch die Fixiertheit auf gesunde Nachkommen unvernünftig über Bord geworfen.

Die Problematik dieser Argumentation hängt allein an der Behauptung *objektiver* Kriterien für unmoralische Abtreibungen. Im Sinne unserer vorausgegangenen Überlegungen sollten auf der Ebene einer allgemeinen Praxis die bestimmenden Regeln nicht erneut durch Lebensschutzpositionen begründet werden. Wohl aber können die beschriebenen Sorgen vor sozialer Manipulation von Abtreibungsentscheidungen, die ja einen sehr realen Hintergrund haben mögen, dort wieder auftauchen, wo es nicht um die vermeintlich objektive moralische Beurteilung einer Abtreibung, sondern um die unbeeinflußte Entscheidung Betroffener hierüber geht. Der Kern des Problems ist aber dann die *Autonomie* der Klienten der Humangenetik (vgl. unten).

Qualitätsbewertung?

Nach der voranstehenden Analyse nun ist es ausgesprochen auffällig, daß häufig, auch als Credo feministischer und sogenannter alternativer Gruppierungen, einerseits die generelle Freigabe von Abtreibungen befürwortet (was zunächst auf die Neutralitätsthese würde schließen lassen), andererseits die Forderung nach Nichtanerkennung aller oder der meisten embryopathischen Indikationen bzw. nach einem Verbot der entsprechenden vorgeburtlichen Diagnostik erhoben wird. Steht dahinter neben der Sorge vor

Sekundärfolgen einer allgemeinen Praxis auch schon ein Argument gegen die Zulässigkeit einer einzelnen selektiven Abtreibung?

Sofern diese Zulässigkeit unabhängig von der Position des *starken Lebensschutzes* bestritten wird, geschieht dies deshalb, weil jedes Urteil über die Qualität eines menschlichen Lebens als anmaßend empfunden wird. Diese Empfindung erfährt eine kritische Zuspitzung durch die hinzutretende Auffassung, daß das anmaßende Urteil nicht bloß das Kind, dessen Abtreibung in Frage steht, sondern dem Sinne nach ebenso alle anderen Menschen betreffe, die mit Behinderungen der für dieses Kind erwarteten Art bereits leben. In Sorge also um das Ansehen, die Qualität des Lebens, ja womöglich die Existenz Behinderter werden diejenigen, die einen Schwangerschaftsabbruch aus embryopathischer Indikation billigen oder ausführen, so verstanden, als brächten sie damit *zumindest implizit* die folgenden Urteile zum Ausdruck:

(1) Ein Leben mit einer Behinderung X sei nicht wünschenswert oder jedenfalls weniger wünschenswert als eines ohne diese Behinderung.
(2) Ein Leben mit Behinderung X habe keinen oder einen vergleichsweise minderen Wert.
(3) Der Träger eines derart im Wert geminderten Lebens habe eben deshalb auch verminderte Rechte auf Unterstützung durch andere, ja auf Leben überhaupt.

Da in letzter Zeit die Stellungnahmen Behinderter in unserer Gesellschaft eine ebenso wichtige wie heikle Rolle in der Diskussion um Sterbehilfe, selektive Abtreibung, pränatale Diagnostik und die sie ermöglichende genetische Forschung, ja sogar die moralische Zulässigkeit biomedizinischer Ethik überhaupt spielen, halten wir es für wichtig, auf die eben vorgetragenen Sorgen einzugehen, auch wenn diese in den Diskussionen unserer Tagung eher im Hintergrund geblieben sind. Wir prüfen die genannten Urteile (1), (2) und (3) der Reihe nach daraufhin, ob sie wenigstens mit Wahrscheinlichkeit einer Person zugeschrieben werden müssen, die selektive Abtreibung aus embryopathischer Indikation (und deshalb pränatale Diagnostik) zulässig oder angezeigt findet, und erläutern, wie wir diese Urteile moralisch bewerten.

Was Urteil (1) betrifft, so sehen wir es in der Tat als eines an, das sinngemäß in jeder Entscheidung für einen *selektiven Schwangerschaftsabbruch* enthalten ist. Nach unserer vorausgegangenen Analyse möglicher Motive gilt das zu erwartende Leben offensichtlich als entweder
(1a) nicht wünschbar aus der Perspektive des Kindes; oder
(1b) unerwünscht aus Angst vor der Belastung von Mutter oder Familie; oder schließlich
(1c) als unerwünscht im Vergleich zu dem Leben eines noch zu zeugenden «Ersatzkindes». Auch wer erst einmal nur *pränatale Diagnostik* verlangt oder anbietet, zeigt dadurch zumindest, daß er im Ernstfall das Urteil (1), wenn nicht selbst zu bejahen, so doch als moralisch diskutabel oder akzeptabel hinzunehmen bereit ist.

Das Urteil (2) wird nicht immer von (1) unterschieden, nämlich dann nicht, wenn Wünschbarkeit und Wert gleichgesetzt werden. Damit aber wird in folgenreicher Weise ignoriert, daß die Wünschbarkeit eines Kindes wesentlich *aus der Sicht der Eltern* bestimmt wird und unabhängig ist von der Möglichkeit, einen intrinsischen, gleichsam «objektiven» Wert des Kindeslebens mit allgemeiner sozialer Geltung festzustellen. So könnte – um eine erste Möglichkeit aufzugreifen –, falls nun (1b) ohne (1a) vorliegen sollte, behauptet werden, die potentiellen Eltern erklärten mit einem solchen Urteil (1) bereits, daß sie mit einem behinderten Menschen lieber nichts zu tun haben möchten, also in diesem Sinne sein Leben negativ bewerteten (Urteil 2). Auf diesen Einwand sind zwei Repliken denkbar: Zum einen könnte die Mutter darauf bestehen, daß sie keineswegs das Leben eines Behinderten, sondern nur ihr Zusammenleben mit einem solchen negativ einschätze, und auch das nur unter der Bedingung, daß sie selbst dieses Zusammenleben wissentlich und willentlich erzeugt habe. Es gehe nur darum, was sie als wünschbares Ziel ihres eigenen Handelns ansehe, nicht darum, welches ohne ihr Zutun gewordene Leben sie mitzuleben bereit sei. Zum anderen könnten die Eltern eingestehen, daß sie jeglichen Eintritt eines Behinderten in den engen Kreis ihres persönlichen und familiären Lebens als unerwünschte, vielleicht gar unerträgliche Belastung bewerten. Sie müßten deshalb jedoch keineswegs dieses Urteil auf andere Familien verallgemeinern, erst recht nicht gegen soziale Institutionen zugunsten Behinderter optieren; sie könnten vielmehr das Gegenteil tun. In keinem dieser beiden Fälle ist somit das Urteil (2) schon sinngemäß im Urteil (1) enthalten.

Weiterhin haben wir oben das im Urteil (1a) enthaltene Mitleidsmotiv als reale und moralisch gewichtige Möglichkeit hervorgehoben. Wo immer nun dieses Motiv bestimmend wird, ist die Existenz von Leid vorausgesetzt. Leid wiederum kann schwerlich anders denn als Unwert verstanden werden, jedenfalls solange es – unter Ausschluß einer entsprechenden religiösen oder «tragischen» Einstellung – als etwas gesehen wird, das vermindert werden sollte. Urteil (2) ist in diesem Fall also impliziert, freilich in einer spezifischen Interpretation von «Wert». Dieser Interpretation werden sich Behinderte in aller Regel anschließen. Sie selbst und ihre Umgebung suchen, soweit dies nur möglich ist, nach Abhilfe oder zumindest Kompensation der Beeinträchtigung. Insoweit also wird ein Urteil des Typs (2) nicht gegen, sondern mit dem behinderten Menschen gefällt, wie es ja auch im Sinne des *Mit*leids liegt.

Diese Darstellung ruft aus der Sicht der Behinderten und derjenigen, die sich für sie einsetzen, sehr verschiedene Reaktionen hervor. In einer notgedrungen vereinfachenden (und die in dieser Kontroverse außer Betracht stehende Position des starken Lebensschutzes aussparenden) Typisierung seien drei Möglichkeiten genannt:

(i) Ein Behinderter kann bejahen, in einer leidvollen Situation zu sein, und darin dem Urteil (1a) der potentiellen Mutter zustimmen, demzufolge sie ein eigenes Kind gar nicht erst in eine solche Lage gelangen lassen will. Vielleicht wünscht er sich sogar, seine Eltern hätten ebenso gehandelt – ein Wunsch, der nicht, wie oft behauptet wird, pragmatisch widersprüchlich, sondern vielen vertraut und Ausdruck einer bestimmten Einschätzung des eigenen Lebens ist. Dieser Fall braucht uns nicht weiter zu beschäftigen.

(ii) Umgekehrt kann der Behinderte die Zuschreibung einer leidvollen Lebenslage als völlig verfehlt und Mitleid als herablassende Kränkung auffassen. Er lehnt also das Urteil (1a) ab. Er bejaht das Dasein Behinderter als eigenständige Lebensform und fordert deren Anerkennung und Wertschätzung durch die Mitwelt; statt Mitleid will er die Gewährung von Rechten[14].

(iii) Er kann schließlich – eine Position zwischen den Extremen (i) und (ii) einnehmend – zwar eine durch Leid bewirkte Minderung seiner Lebensqualität bejahen, aber die daraus gezogene Folgerung, ein Leben wie das seine möglichst zu vermeiden, völlig verwerfen, und zwar deshalb, weil er diese Folgerung gegen sich und seinesgleichen gerichtet sieht.

Der im Fall (ii) gegebene Konflikt zwischen Müttern bzw. Eltern und Behinderten kann nur dann beigelegt werden, wenn sich beide Seiten dazu bereitfinden, sich in die Angelegenheiten der jeweils anderen nicht einzumischen. Die Eltern müssen ihr Mitleidsurteil strikt auf den Fall beschränken, in dem sie sich als Betroffene stellvertretend für ihr werdendes Kind gefragt fühlen; die Behinderten müssen die Möglichkeit solcher Beschränkung anerkennen, aus der sich ja ergibt, daß ihre eigene Affirmation der Behinderung durch das elterliche «Unwert»-Urteil unangetastet bleibt. Eine Lösung bietet also wieder nur das Prinzip, die Beurteilung und die auf sie gegründete Abtreibungsentscheidung den jeweils Betroffenen zu überlassen. Hält man stattdessen Einmischung für zulässig, würde diese in der einen Richtung auf Mitleidspaternalismus, in der anderen auf Beurteilungsimperialismus einer partikularen Interessengemeinschaft hinauslaufen (ein beide Parteien übergreifendes absolutes Prinzip scheidet ja nach Voraussetzung aus).

Der Fall (iii) verdient besondere Aufmerksamkeit. Solange man an der eben begründeten Ablehnung wechselseitiger Einmischung festhält, bietet er zunächst nichts grundsätzlich Neues. Die Kontrahenten stimmen nun zwar im Urteil über die Lebenslagen überein, trennen sich aber bei dem Folgeurteil, daß das durch Leid im Wert geminderte Leben besser gar nicht existierte. Ein Behinderter mag eine solche Bewertung zwar – wie unter (i) vorgestellt – in eigener Sache für zulässig, in Bezug auf andere Menschen aber für eine verwerfliche Einmischung halten. Wäre diese nun nachweislich ein bloß *urteilender Übergriff*, so bliebe wiederum die gegenseitige Zusicherung der Nichteinmischung als ein akzeptabler Ausweg, soviel wir sehen, als der einzige. Tritt jedoch zur Beurteilung die ihr entsprechende

---

14 Für einen authentischen Ausdruck dieser Einstellung vgl. z.B. Waldschmidt 1990.

Handlung, die Abtreibung, hinzu, kommt schon die Beurteilung in den Verdacht, der erste Schritt eines *handelnden Angriffs* auf die Behinderten zu sein. Diese werden zwar vielleicht zugestehen, daß die Mutter oder die Eltern die gefolgerte Beurteilung, erst recht die Handlung, *nicht* für verallgemeinerungsfähig halten; aber sie werden im Sinne des bekannten Dammbrucharguments der faktischen Haltbarkeit der Nichteinmischung mißtrauen. Es ist nun Sache einer schwierigen empirischen Einschätzung, zu klären, ob und in welchem Maße ein derartiges Mißtrauen begründet ist. Sollte es begründet sein, würde die Position (iii) aus moralischen Gründen den Beifall und die Unterstützung aller verlangen. Sollte das Mißtrauen indes grundlos sein, wäre (iii) in Befolgung des Prinzips der Nichteinmischung zurückzuweisen.

Zumindest kann zunächst auf der Ebene der Einzelentscheidung von derjenigen Person, die diese Entscheidung trifft, gesagt werden, daß sie – sei es von der Position der *Neutralität*, sei es von der des *moderaten Lebensschutzes* aus – einen unaufhebbaren Unterschied zwischen der Bewertung embryonalen Lebens und der Bewertung nachgeburtlichen Lebens mache. Es gehöre zum Sinn der angeführten Positionen in Sachen Lebensschutz, daß sie ihre spezifische Aussage auf vorgeburtliches Leben während einer geeignet abgegrenzten Phase der Schwangerschaft einschränken. Dagegen kann – und dies *nicht nur* von der Position des starken Lebensschutzes aus – eingewendet werden, ein solcher Unterschied sei nicht überzeugend zu begründen. In der Tat liegen an dieser Stelle gravierende Probleme, z. B. der zeitlichen Begrenzung des Embryonenschutzes (warum ausgerechnet bis zum 4. Monat?), die wir, da sie in die allgemeine Debatte um Schwangerschaftsabbruch gehören, hier nicht erörtern wollen. Wir können stattdessen nur auf die eingangs darüber gemachten Anmerkungen zurückverweisen, daß und auf welchem vermutbaren Hintergrund eine Mehrheit der Bevölkerung sich tatsächlich, wenn nicht die Position der Neutralität, so jedenfalls die des moderaten Lebensschutzes hinsichtlich der Abtreibung zueigen gemacht hat. Angesichts der in der gesamten Geschichte der Menschheit bislang unbekannten und weiter wachsenden Aufwendungen zur Unterstützung und Integration Behinderter, die offensichtlich breite moralische und politische Zustimmung finden, ist es jedoch nicht möglich, dieser Mehrheit eine Position geminderten Lebensschutzes für Behinderte zuzuschreiben. Wenn das aber so ist, muß diese Mehrheit so verstanden werden, daß sie sich den Unterschied zwischen gemindertem Wert des Lebens Ungeborener und unantastbarem Wert des Lebens Geborener zueigen gemacht hat.[15]

Wie und wie gut dieser Unterschied wirklich verstanden wird, ist unter den Bedingungen der gegenwärtigen öffentlichen Diskussion nicht leicht auszumachen, weil diese von Tabus, Polemik, unheiligen Allianzen und

---

15 Leist 1992 hat begründet, warum diese Überzeugung entgegen dem Bekenntnis zum Lebensrecht des Embryos auch den Gegner/innen pränataler Diagnostik zugeschrieben werden muß.

unklaren Kompromissen überschattet wird. Solche Mängel der Debatte sind in einer politischen Öffentlichkeit schwer zu vermeiden und nur gelegentlich im Einzelfall einer beteiligten Partei zur Last zu legen; sie bleiben nichtsdestoweniger bedenklich und sollten Ansporn zu weiteren Klärungsversuchen sein. Der Stand der Dinge berechtigt aber, nur weil er weiterer Klärung bedarf, nicht schon zu dem Schluß, daß, wer selektive Abtreibungen befürwortet oder vornimmt, insgeheim Behinderte und Embryonen mit gleichem Maß messe und beiden gegenüber die gleichen Mittel zur Abwendung von Leid einzusetzen bereit sei. Alle uns bekannten Äußerungen sprechen vielmehr dafür, daß auch unterhalb der Schwelle des starken Lebensschutzes die unverbrüchliche Achtung vor dem Leben derer, die leben wollen, sozial fest verankert ist. Diese Einstellung ebenso wie die schwerwiegenden Sorgen von Eltern würden unbillig mißachtet, wenn die selektive Abtreibung – in der Diktion des Kinsauer Manifests (1992)[16] zu sprechen – als «Einstiegsdroge» in die gesundheitstrunkene Sucht nach einer behindertenfreien Welt mißverstanden würde. Daß eine solche Vorstellung angesichts eines Anteils von weniger als 2% genetisch bedingter unter allen Behinderungen auch gemessen an der lebenspraktischen Realität ein ziemlich abwegiges Ziel wäre, ist ohnehin klar. Schließlich sind auch die bestehende Rechtsordnung und ihre demokratische Grundlage zu würdigen, worauf wir sogleich noch kurz zurückkommen.

Es bleibt zunächst noch zu besprechen, welches inhaltliche Verhältnis zu den Urteilen (2) und (3) das bei selektiver Abtreibung vorkommende Urteil (1c) – Präferenz für ein «Ersatzkind» - hat. Dieses setzt sich offensichtlich am deutlichsten dem Vorwurf aus, Behinderte zu diskriminieren, da es die Absicht einer zumindest lokalen eugenischen Familienplanung zum Ausdruck zu bringen scheint: von einem «immer umfassenderen ‹Druck von unten› zu individueller genetischer Auswahl» wird gesprochen[17], auch von Eugenik, die «zu einem *scheinbar* demokratischen Ansatz herangereift»[18] sei.

Das Urteil (1c) muß in zweierlei Perspektive betrachtet werden: mit Blick zum einen auf das weniger erwünschte, zum anderen auf das erwünschtere (hypothetische) Kind. In der ersten Hinsicht ergibt sich als Implikation ohne weiteres ein (vergleichendes) Minderwert-Urteil, also ein Urteil des Typs (2). Es wiederholt sich damit, wenn auch aus einer anderen Motivation der Eltern heraus, die im Gefolge des Urteils (1a) entstandene Diskussionslage, die wir mithin nicht noch einmal durchlaufen müssen. In der zweiten Hinsicht hingegen ergibt sich etwas Neues, wenn wir nämlich zunächst den krassen und vielleicht unwahrscheinlichen Fall ins Auge fassen, in dem das Urteil (1c) für sich allein – ohne Mitleid und Angst – handlungsbestimmend wird, allerdings voraussetzungsgemäß unter Ausschluß der Position des starken Lebensschutzes. Handlungsmotiv für selek-

---
16 Abgedruckt in Rest 1992, S. 171–173.
17 Härlin 1991, S. 319.
18 Waldschmidt 1990, S. 236 (Hervorhebung durch uns).

tives Zeugungsverhalten oder Abbrechen einer Schwangerschaft ist dann nichts anderes als das Streben nach Glück, zunächst gemäß Urteil (1c) nach dem Glück des potentiellen Kindes. Man darf (ja muß plausiblerweise) annehmen, daß zumindest sekundär auch das Glück der Eltern im Blick ist, das – spiegelbildlich zum Fall des Mitleids unter (1a) – als Mitfreude die intendierte Lebensfreude des Kindes antizipierend begleitet. In einer solchen Motivation ist aber, insofern sie ausschließlich auf die eigene Familie Bezug nimmt, kein Urteil über das Leben außerhalb dieser Familie stehender Personen impliziert, also auch kein Unwerturteil.

Nur auf den ersten Blick erscheint es paradox, daß gerade ein altruistisches Motiv wie Mitleid im Urteil (1a) am ehesten, ein familiär-«egoistisches» wie Verfolgen des eigenen Lebensglücks in (1c) am wenigsten dessen verdächtig ist, zu einer negativen oder einschränkenden Bewertung des Lebens anderer zu führen. Für alle Motive indes zeigt sich, daß sie keine *diskriminierende* Bewertung behinderten Lebens implizieren.

Gegen dieses Fazit steht der Einwand, daß ein Urteil des Typs (1), das ja nicht unter allen Interpretationen von der Implikation (2) freigehalten werden kann, sobald es über den Einzelfall hinaus verallgemeinert und als Grundlage einer sich einspielenden Praxis gedacht wird, als Prämisse für die Ableitung des Urteils (3) – Minderung der Rechte Behinderter – dienen kann. Manche Autoren meinen jedenfalls, ein Urteil des Typs (1) impliziere ein moralisch untragbares Urteil des Typs (2) – untragbar eben deshalb, weil ein Urteil des Typs (3) im Urteil (2) enthalten sei. Wäre dies tatsächlich der Fall, so wären (1) und (2) ebenfalls moralisch diskreditiert. Denn daß (3) auf eine massive Weise ungerecht ist, bedarf keiner weiteren Begründung. Oben ist schon darauf hingewiesen worden, daß gerade umgekehrt Behinderten um der ausgleichenden Gerechtigkeit oder Fairneß willen mehr, nicht weniger Rechte zugebilligt werden müssen und auch zugebilligt werden. Aber das vorgebliche Implikationsverhältnis von (2) und (3) besteht in Wahrheit nicht. Selbst wenn man eine (vermutlich von niemandem ernstlich vertretene) ungünstige Interpretation von (2) zugrundelegt, derzufolge «Wert» als «Brauchbarkeit für die möglichst stromlinienförmige ökonomische und politische Zugewinngesellschaft» bestimmt und überdies ein solcher Wert noch als objektivierbare Größe angesehen wird, bleibt doch unübersehbar, daß minderer Wert nicht minderes Recht nach sich zieht, allenfalls umgekehrt. Dies folgt aus der Idee des sozialen Rechtsstaates. Gewiß kann diese Idee verdunkelt oder ihre praktische Umsetzung gefährdet werden. Aber dagegen wäre nicht die «Aufwertung» der Behinderten, sondern der Kampf um formale Rechtsgleichheit und distributive Gerechtigkeit das gebotene Mittel, um zwei Güter also, auf die viele, ja potentiell jedes Mitglied der Gesellschaft, nicht weniger angewiesen sind als die Behinderten.

Wer die Sorgen um die Lage der Behinderten teilt, mag durch eine irrige Anwendung der Idee der formalen Rechtsgleichheit zur Implikation von (3) in (2) geführt werden, indem er die pathologischen Anlagen des Embryos und die daraus hervorgehenden Beeinträchtigungen im späteren Leben als materiell gleichartig einstuft und dann überdies den normativen (moralischen oder rechtlichen) Status an diese faktischen Merkmale knüpft. Der normative Status des Embryos einerseits und des behinderten Menschen nach der Geburt andererseits wird jedoch erklärtermaßen nicht an das Vorliegen oder Nichtvorliegen bestimmter pathologischer Merkmale, sondern an das Entwicklungsstadium geknüpft. Wie immer diese explizit vorgenommene und gesetzlich verankerte Verknüpfung von faktischem und normativem Status gerechtfertigt wird, sie sollte klar herausgestellt, sie darf – gerade im Interesse der Behinderten – nicht durch die Behauptung einer nicht gebilligten und in keiner Weise moralisch tragbaren anderen Verknüpfung vernebelt werden. Die schädliche Folge besteht nicht nur darin, daß Behinderte – und mit ihnen diejenigen, die sich für sie einsetzen – völlig unnötigerweise in einer schwerlich ganz zu verhindernden «Selektionspraxis» ihre eigene Diskriminierung sehen, sondern schlimmer, daß das Verständnis der tatsächlich gewollten normativen Wertung geschwächt wird.

Umgekehrt darf man – so denken wir – darauf setzen, daß gerade dann, wenn die faktischen Unterscheidungen und die in unmißverständlicher Weise auf diese bezogenen moralischen und rechtlichen Abgrenzungen klar festgehalten werden und nicht um kaum konsensträchtiger Positionsgewinne willen in öffentlicher Polemik (z.B. durch exzessiven Gebrauch von Dammbruchargumenten) verwischt werden, moralische Achtung und rechtlicher Schutz auch den Menschen zugutekommen und erhalten bleiben, die sich dieser Güter zeitweise oder dauernd nicht aus eigener Kraft versichern können. Jedes solche System von Fakten- und Normunterscheidungen wird in einer wertepluralistischen Gesellschaft wie der unseren Komplikationen enthalten, die auf Kompromisse zwischen antagonistischen Kräften zurückgehen; jedes wird nur vorläufig sein und unter neuen sozialen Bedingungen Umformungen verlangen. Aus beiden Gründen ist zu keinem Zeitpunkt eine abschließende «Lösung» für alle verbleibenden Unklarheiten und Kontroversen zu erwarten. Uns liegt daher auch weniger daran, die Leserinnen und Leser dieses Nachworts von einzelnen unserer Auffassungen zu überzeugen, als vielmehr daran, sie zu immer neuen Analysen der in unserer Gesellschaft verbreiteten Handlungsweisen und der diesen zugrundeliegenden Regeln zu überreden.

In eben diesem Sinne fügen wir, nachdem wir die Probleme fast nur von der Position des *moderaten Lebensschutzes* oder der *Neutralität* aus erörtert haben, noch eine kurze Bemerkung zur Position des *starken Lebensschutzes* an. Wer diesen *prinzipiell* auch für Ungeborene fordert, dann aber doch auch für jene Embryonen Ausnahmen zuläßt, deren Erkrankung nicht den Extremkategorien (1) bis (3) von Harris (vgl. S. 257) zuzurechnen ist, macht sich einer Inkonsistenz schuldig. Sollte er diese abstreiten wollen, könnte man nicht umhin, ihm zu unterstellen, daß er Urteil (3) akzeptiert, also *allen* Behinderten nur ein gemindertes Lebensrecht zuspricht. Streng genommen müßte man manche politische Grundsatzerklärung zugunsten eines fundamentalen Lebensschutzes Ungeborener in eben dieser Weise deuten, sofern sie mit der Billigung einer «eugenischen» Indikation für

Schwangerschaftsabbruch verknüpft wird. Tatsächlich plausibel ist aber natürlich nur die Interpretation, daß *moderater Lebensschutz* vertreten wird, was dann besser auch gesagt würde.

Autonomie und Freiheitsrechte?

Während der Diskussionen unserer Tagung wurde über die Problematik des embryonalen Lebensschutzes oder der Qualitätsbewertung menschlichen Lebens kaum diskutiert. Vielmehr drehten sich bereits in Teil I über Pränataldiagnostik die wesentlichen Kontroversen um Fragen der Bedingungen, der Herstellung und der Reichweite von *Autonomie* derjenigen, die humangenetische Dienste in Anspruch nehmen oder nehmen könnten. In der Diskussion dieses Themas – sowie in deren Nachzeichnung durch uns – sind die Probleme aller vier Tagungshalbtage systematisch verklammert.

Diese Konzentration auf Probleme der Autonomie zeigt sich gleichermaßen auch in der öffentlichen Diskussion um ethische Fragen der Pränataldiagnostik. Man könnte meinen, daß damit der Auseinandersetzung um die Kernproblematik des Lebensschutzes unzulässig aus dem Wege gegangen werde. Dieser Vorwurf ist jedoch dann nicht gerechtfertigt, wenn man bewußt jenseits einer für verbindlich erachteten starken Lebensschutzposition ansetzt. Dann, aber auch nur dann, wird das Autonomieproblem notwendigerweise relevant. Wo es nämlich nur um die Beurteilung einer *isolierten* Abtreibung (sagen wir, im eigenen Fall und ohne jede Beteiligung Dritter) geht, muß zunächst die Frage des Lebensschutzgebotes beantwortet werden, bei moderater Position die entsprechende (vermeintliche) Verpflichtung dann gegen das Recht zur Wahrung eigener Interessen abgewogen werden; oder es kann, von der Neutralitätsposition aus, die Verfolgung eigener Interessen allein zum Maßstab des Handelns gemacht werden. Die Befähigung und das Recht zu unbeeinflußter Entscheidung sind dann insofern keine relevanten Faktoren bei der Beurteilung (wenngleich ihre Realisierung einen moralischen Wert ausmachen mag), als die Betroffene selbst sie nicht in Frage stellen wird und sie nicht angesichts entgegenstehender Urteile oder Interessen anderer wahrnehmen und durchsetzen müßte[19]. Wo es hingegen um die Beurteilung einer sozialen Abtreibungs*praxis* geht und konkurrierende Werturteile (über Lebensschutz und Selektionsgründe) aufeinanderstoßen, gewinnt die Selbstbestimmung der Betroffenen nicht nur einen deutlichen Wert; vielmehr kommt sie, da die Beurteilung von

---

19 Eine einzige Ausnahme hiervon könnte man in jenem Fall sehen, in dem eine Frau ihr eigenes Interesse am Fortsetzen einer Schwangerschaft gegen das vermutete Interesse ihres *schwerst*behinderten künftigen Kindes an seiner Nichtexistenz durchsetzt.

Abtreibungen, wie wir ausgeführt haben, als irreduzibel persönliche Wertung betrachtet werden soll, als ein höherstufiges Recht ins Spiel. Das soll heißen, daß Autonomie gar nicht mehr gegen Lebensrechte von Embryonen abgewogen werden darf, sondern ihre Grenzen nur dort finden kann, wo entweder ihre Realisationsbedingungen nicht erfüllt oder entgegenstehende Interessen Dritter («Sozialverträglichkeit») verletzt werden.

Birnbacher hat in seinem Beitrag wie in der anschließenden Diskussion betont, es sei «der Anspruch des Autonomieprinzips, auch ein moralisch unverantwortliches Handeln in gewissen Grenzen vor einer wie immer gearteten Zwangsmaßnahme ... zu bewahren» (S. 50). Diese Auffassung hängt daran, daß er mit Feinberg[20], dessen vier Bedeutungsunterscheidungen von Autonomie («Fähigkeit», «situative Disposition», «Charakterideal» und «Recht») er für die Diskussion fruchtbar gemacht hat, Autonomie bereits als einen Begriff einführt, der seine Funktion wesentlich dort erhält, wo es um die Rechtfertigung oder Ablehnung rechtlicher Sanktionen geht. Unsere Überlegungen behandeln Autonomie zunächst als ein genuin *moralisches* Prinzip. Dadurch bleibt die größere Perspektive, in welcher juridische und moralische Rechte gegeneinander abgewogen und in einem einheitlichen Zusammenhang begründet werden müssen, zunächst außer Betracht. Für den Kontext der Pränataldiagnostik läßt sich dann das Vorliegen konkurrierender irreduzibler Moralvorstellungen als ein Sonderfall ausmachen, in dem solche Birnbacherschen «Grenzen» realisiert sind. Professionelle Verantwortung in einem vorgeburtlichen Beratungsgespräch und die politische Verantwortung bei der Einrichtung und Strukturierung entsprechender Beratungs-, Diagnostik- und Abtreibungseinrichtungen können und sollten also darauf beschränkt werden, die Bedingungen für autonome Entscheidungen zu schaffen (s. u.).

Die Schwierigkeit, Kontroversen um Autonomie in der humangenetischen Praxis auf ihren Kern zurückzuführen, beginnt aber bereits damit, daß die Voraussetzung der von uns für richtig befundenen Höherstufigkeit der Autonomiedebatte von Anhängern einer moderaten Position unterlaufen werden kann und wird, welche nämlich Autonomie eben dort enden sehen wollen, wo Abtreibung unzulässig sei. Diese Strategie jedenfalls *kann* sich hinter der Ablehnung von Pränataldiagnostik für Normalmerkmale oder bei kleinen Risiken oder von Abtreibung bei Minimalbefunden verbergen. Und natürlich kann diese Debatte zwischen ungleichen Gegnern – die also Autonomierechte auf verschiedenen Stufen einführen – nicht recht weitergeführt werden, ohne daß dieser Tatsache Rechnung getragen wird.

Größere Schwierigkeiten bestehen aber noch darin, daß das «Autonomierecht» – welches in einer pragmatisch orientierten Medizinethikära als eines der konsensfähigen «mittleren Prinzipien» eingeführt wurde – bei genauerem Hinsehen nur wenige allgemeine geteilte Kernintuitionen umfaßt, während die Vorstellungen über genauere begriffliche und inhaltliche Konturen weit auseinandergehen – zum Nachteil einer problemorientier-

---

20 Feinberg 1986.

ten Anwendungsdebatte. So besteht unter Philosophen wie Laien wenig Einigkeit darüber, ob Autonomie primär eine Eigenschaft von Personen, von Lebensweisen oder von einzelnen Handlungen sei; auf gegebenenfalls welcher Handlungsebene – Wertung, Motivation, Zustimmung, Entscheidung – sie zum Tragen komme; ob ihre Realisierung direkt oder indirekt, notwendigerweise oder nur meist einen (und welchen?) moralischen Wert ausmache; welche deskriptiven Bedingungen erfüllt sein müßten, um den normativen Anspruch zu rechtfertigen; ob Autonomie Rationalitätskriterien erfüllen müsse; und vieles mehr. Wir können an dieser Stelle wenig mehr tun als auf die Komplexität und mögliche Fruchtbarkeit der hier noch zu leistenden philosophischen Arbeit hinzuweisen und die Richtung eines uns gangbar scheinenden Weges anzudeuten – so wie das Birnbacher mit seinen diskussionsprovozierenden Überlegungen ein gutes Stück weit ebenfalls getan hat.

Was die begriffliche Eingrenzung von Autonomie betrifft, so finden wir es plausibel, dieses Prädikat auf jemandes moralische wie nichtmoralische Wünsche, Werturteile und Bevorzugungen anzuwenden, wobei normative Ansprüche nur dort bestehen, wo es sich dabei um überwiegend[21] selbstbezogene Bewertungen handelt. Dem gängigen und berechtigten Einwand, niemand könne, von seiner eigenen familiären, kulturellen, sozialen etc. Prägungsgeschichte Abstand nehmend, seine Wertsetzungen selbständig und damit allererst autonom «schaffen», kann dabei sehr wohl stattgegeben werden. Als «autonom» sollen Wertungen nämlich nicht nach Maßgabe ihrer eigenständigen Entstehung, sondern vielmehr nach Maßgabe ihres kritischen Reflektiertseins gelten. Diese von Dworkin und Frankfurt[22] entwickelte schwächere Konzeption der psychischen Bedingungen, unter denen man jemandes Urteile autonom nennen darf, hat eine zweistufige Struktur. Autonomes Urteilen ist also nicht abhängig davon, von wem und auf welche Weise jemand seine Urteile erster Stufe erworben hat, sondern davon, ob er oder sie es auf zweiter, kritisch reflektierender Stufe bejaht, jemand zu sein, der eben diese Wertvorstellungen hat und nach ihnen handelt. Diese Konzeption hat nicht nur den Vorteil, Autonomie empirisch möglich zu machen, sondern vielleicht auch den, zu erklären, warum moralisch relevante Autonomie eben doch mehr als eine situative Disponiertheit[23] umfassen muß – eine Meinung, die in der Diskussion mehrfach dort zum Ausdruck kam, wo Humangenetiker eine zentrale Aufgabe und Schwierigkeit darin sahen, ihre Klienten in relevanter Weise autonomie*fähig* zu machen.

Nach unserer Auffassung kollabiert die Unterscheidung zwischen Kom-

---

21 Uns ist dabei bewußt, daß die Grenze zwischen selbst- und fremdbezogenen Präferenzen unscharf ist, was sich besonders anschaulich an den Wünschen von Eltern hinsichtlich der Lebensqualität künftiger Kinder zeigt.
22 Dworkin 1970, 1981; Frankfurt 1971.
23 Von der Birnbacher (S. 42) betont, daß sie im Gegensatz zur *Fähigkeit* für ein «Autonomierecht» relevant sei.

petenz und Disponiertheit eben zugunsten derjenigen Bedingungen, die Autonomie – das Vorhandensein zweitstufiger Urteile – ermöglichen. Um sich autonom für oder gegen eine selektive Abtreibung zu entscheiden, muß eine Frau (ein Paar) zunächst erkennen, welche Wertvorstellungen bezüglich des embryonalen Lebensschutzes und der Selektionserlaubnis sie (es) hat und daß diese entscheidungsrelevant sein werden; sie (es) muß erkennen, daß diese von moralischer Natur sind, und sie schließlich im Gefüge ihrer (seiner) sonstigen Moralurteile bejahen können und wollen. Sie (es) muß ferner Qualität und Wahrscheinlichkeit der zu erwartenden kindlichen Behinderung und damit Art und Ausmaß eigener Interessenverletzungen so realistisch wie möglich einschätzen können und sich (auf zweiter Stufe) darüber im klaren sein, daß das schließlich handlungsleitende Ergebnis eines solchen (auf erster Stufe gelegenen) Abwägungsprozesses weder ein medizinisch-technisches Urteil noch ein überindividuell verantwortetes ist. Diese in der Tat (und gegen Birnbachers Warnung) idealisierenden Voraussetzungen zu erfüllen, überfordert die einmalige Gelegenheit eines humangenetisch-psychologischen Beratungsgespräches unvermeidlicherweise und bei weitem. Es werden daher Überlegungen dazu angestellt werden müssen, wie die Förderung der Autonomie arbeitsteilig bewerkstelligt werden könnte – was Schulen, Medien oder Erwachsenenbildungsstätten hierzu zu tun hätten. Unbedingte Voraussetzung für so verstandene Autonomie wäre jedenfalls eine veränderte Gesetzeslage, die an die Stelle einer vagen Zumutungsklausel (s. o.) den Klartext subjektiver moralischer Verantwortung setzt, welche Mütter und Väter für ihre Reproduktions- wie Abtreibungsentscheidungen allein zu tragen hätten.

Die bisherigen Überlegungen waren auf Werturteile und die auf diese bezogene Autonomie beschränkt, während über das in der Praxis entscheidende Recht, im Einklang mit diesen Werturteilen schließlich auch zu handeln, noch gar nichts gesagt worden ist. Wir finden es nützlich, diese Rechte als *Freiheitsrechte* aufzufassen (während Birnbacher von einem Autonomierecht spricht), um der Tatsache Rechnung zu tragen, daß es hierbei primär um die Berechtigung sozial unbehinderten oder sozial ermöglichten Handelns geht, wofür Autonomie – das Verhältnis einer Person zu ihren Präferenzen und Handlungsmotiven – faktisch keine notwendige und normativ nicht immer eine hinreichende Bedingung ist[24]. Die hier anstehende Analyse der Begründung von Freiheitsrechten kann dadurch vereinfacht werden, daß sie nicht mehr global, sondern in Ansehung der konkreten Handlungsfreiheiten und ihrer bekannten sozialen Bedingungen erfolgt. Die Handlungen also, um die es in dieser Debatte geht, sind zum einen die Inanspruchnahme von genetischer Beratung, das Durchführenlassen prädiktiver Diagnostik bei sich selbst, einem Embryo oder Kind, das Ausführenlassen einer selektiven Abtreibung und zum anderen ebenso die *Nicht*inanspruchnahme all dieser Leistungen, sowie das Zeugen oder Austragen

---

24 Man denke nur an Odysseus' autonom verfügte Freiheitsberaubung, um den Verführungen der Sirenen nicht zu erliegen.

eines sicher oder vielleicht behinderten Kindes. Die erstgenannte Gruppe der Ansprüche stellenden Handlungen müßte durch *positive*, die zweite durch *negative* Freiheitsrechte geschützt werden, wenn man diese klassische Einteilung Berlins[25] heranzieht.

Negative Freiheitsrechte nun lassen sich im allgemeinen und besonders in unserem Kontext leichter begründen als positive – das zeigt auch der starke Konsens unserer Tagungsteilnehmer über die Existenz eines «*Rechts auf Nichtwissen*» über die je eigenen genetischen Anlagen. Ein so bezeichnetes Recht wurde erstmals von Hans Jonas[26] in die Ethikdiskussion eingeführt, dort allerdings in dem viel engeren Zusammenhang des *Klonierens*. Solche Zukunftskünste der Humangenetik im voraus zurückweisend betonte Jonas, niemals dürfe «einem ganzen Dasein das Recht zu jener Ignoranz versagt werden, die eine Bedingung der Möglichkeit authentischer Tat, d. h. der Freiheit überhaupt ist» – genau das aber werde demjenigen versagt, «der sich als Abdruck (d. h. Klon – Erg. d. Aut.) eines anderen wissen» müsse, der bereits existiere oder existiert habe. Ein solchermaßen formuliertes Recht auf alles genetische Nichtwissen über sich selbst auszudehnen, wie das insbesondere in der deutschen Diskussion üblich geworden ist, leistet dramatisierenden Vorstellungen vom genetischen Determinismus Vorschub und behindert überflüssigerweise die Einsicht, daß in den meisten Fällen genetisches Wissen keinen grundsätzlich anderen Charakter hat als anderes prognostisches Wissen in der Medizin, welches natürlich – solange selbstbezogen – niemandem aufgezwungen werden darf. Die Bevorzugung von Nichtwissen gegenüber Wissen ist – nach der von uns skizzierten Vorstellung – dann eine autonome Entscheidung, wenn die entsprechende Person ihren Verzicht auf möglicherweise handlungsrelevante Informationen als einen solchen versteht und bejaht. Einen partiellen Wissensverzicht – sei es über eigene Nachkommen, sei es über eigene Erkrankungsaussichten – zu bejahen, kann durchaus Teil einer kohärenten Lebensauffassung sein, die vielleicht eher gegen eine verbreitete ästhetische Vorstellung verstößt denn gegen eine moralische.

Während es insgesamt also eher unproblematisch erscheint, wenn ein Mensch jemand zu sein wünscht, der Krankheiten erst an sich wahrnimmt, wenn sie Symptome zeigen (unklug nur dort, wo Behandlungschancen verspielt werden, worüber man ja antizipierend informiert werden kann), wird Nichtwissen problematisch, wo Dritte davon mitbetroffen werden – also bei künftig schwerstbehindertem Nachwuchs (vgl. Seel, S. 104), bei Verwandten mit ihnen unbekanntem genetischen Risiko, das sie entweder kennen möchten oder gar behandeln lassen könnten. Wir teilen hier die moralischen Vorbehalte gegen beharrliches Nichtwissenwollen auf Kosten anderer, sind aber auch hier der Ansicht, die humangenetische Profession sollte mit der Identifizierung und Durchsetzung moralischen Verhaltens ihrer Klienten nicht allein gelassen oder vorrangig befaßt werden.

---

25 Berlin 1969.
26 Jonas 1985, S. 189ff.

Deutlich schwieriger werden Rechtfertigung und Begrenzung *positiver* Freiheitsrechte: z.B. auf eine Pränataldiagnostik von Normalmerkmalen oder bei nicht erhöhtem Krankheitsrisiko; auf Abtreibung bei unerwünschtem Geschlecht des Kindes oder bei Minimaldefekten. Wir neigen dazu, positive Freiheitsrechte in diesem Kontext davon abhängig zu machen, daß die Autonomie der Wünsche zu ihrer Inanspruchnahme deutlich ausgebildet ist. Da ohne Zweifel einschneidende soziale Veränderungen mit einer weiteren Verbreitung humangenetischer Diagnostik einhergehen werden, scheint es uns zulässig zu sein, auf politischer wie professioneller Basis so starke Zugangsbedingungen zu schaffen, daß bei der Inanspruchnahme genetischer Diagnostik in der Regel von der Autonomie der Klienten ausgegangen werden darf. Niemand könnte im Ernst ein gravierendes Gegeninteresse geltend machen, da – nach unserer Auffassung von Autonomie – diese Hürden im Prinzip[27] von jedem genommen werden können und auch nicht so hoch sein würden, daß sie überwinden zu müssen bereits einen nennenswerten Freiheitsverlust bedeuten würde.

Wir sehen sogar, in Übereinstimmung auch mit vielen der bei unserer Tagung anwesenden Humangenetiker, eine wesentliche Aufgabe dieser Profession in folgendem: Aufgrund ihrer Beratungserfahrung, aufgrund ihrer Beobachtungen darüber, wie Klienten sich entscheiden und wie sie nachher mit dem Resultat ihrer Entscheidungen (für oder gegen Tests, Abtreibungen, Informationsweitergabe) umgehen, müßten Kommunikationsstrukturen geschaffen werden, die mit großer Verläßlichkeit verbürgen, daß jedenfalls die Mehrheit der Klienten autonome Entscheidungen fällt. Wer aber diese Strukturen «passiert» hat, der wiederum sollte nicht im Einzelfall einer «Autonomieprüfung» unterworfen werden, sondern man sollte Autonomie dann als gegeben voraussetzen (presumed autonomy). Anderenfalls würde die Beratung ein zu hohes Manipulationspotential bergen und überdies in die Nähe einer Gesinnungsprüfung rücken.

Negative Freiheit *von* genetischer Diagnostik leichter zu machen und wichtiger zu finden als die positiven Freiheiten *zu* ihr – wie wir das hier befürworten – läßt sich, so meinen wir, begründen. Während im ersten Fall die entgegenstehenden Interessen *Dritter* im wesentlichen in materiellen Interessen von Arbeitgebern und Versicherungsnehmern bestehen, die sich eher auch auf andere Weise realisieren lassen, stehen im zweiten Fall mindestens die Interessen einer Profession und die Interessen der Behinderten, aber wohl auch allgemein kulturelle und ökonomische Belange gegen eine automatisierte Inanspruchnahme vermeintlicher Test«freiheiten».

Sehr grundsätzliche Fragen nach der Begründung des moralischen Wertes von Freiheit kommen hier ins Spiel. Denn wer Freiheit als ein mögliches instrumentelles Gut zur Realisierung eigenen Wohlergehens auffaßt, wird im Zweifelsfall eher Freiheitsrestriktionen zulässig finden als jemand, der

---

27 Die minimalen Voraussetzungen, die dabei allerdings hinsichtlich der kognitiven Fähigkeiten doch gegeben sein müssen, sind keine anderen als in anderen Bereichen der Medizin. S. dazu Katz 1984.

Freiheit als ein dazu notwendiges Instrument betrachtet, oder als jemand, der Freiheit als intrinsischen Wert nie gegen (sonstiges) Wohlergehen meint aufrechnen zu dürfen. Und auch um die Frage, ob Wohlergehen als ein rein subjektiv bestimmtes Gut aufzufassen ist, kommt man an dieser Stelle nicht mehr herum. Wie Betroffene selbst das sehen, mag zwar getrost Teil ihres irreduzibel persönlichen Wertsystems sein. Aber für die soziale Handhabung gibt es in diesem Fall nicht erneut den Ausweg eines höherstufigen Moralprinzips.

Die Diskussion hierüber wird also in einer modernen Gesellschaft ebenso geführt werden müssen, wie großrahmige Untersuchungen über subjektiv empfundene Interessenbefriedigung *oder* -verletzung durch humangenetische Leistungen anzustellen sein werden, die jemand in Anspruch genommen oder ausgeschlagen hat. Gerade was die letztgenannten Fragen betrifft, kann viel aus den Erfahrungen sogenannter alternativer Beratungsstellen gelernt werden, die zum Teil Erschreckendes über die nachträglichen Schuldgefühle, Ängste und Verzweiflungen «Getesteter» berichten[28]. Die Meinungen von Selbsthilfegruppen, aber auch die Ergebnisse sozialpsychologischer Untersuchungen zum familiären Umgang mit Behinderungen[29] können positiv dazu beitragen, daß man sich in unserer Gesellschaft mit den Früchten und Folgelasten der genetischen Diagnostik oder ihrer Verweigerung auseinandersetzt und im Bedarfsfall eigene Entscheidungen autonom fällt.

Vieles scheint dafür zu sprechen, in einer gesellschaftlich betriebenen und an funktionellen Kriterien ausgerichteten Institution wie dem Medizinsystem objektivierende Maßstäbe an das von ihr geförderte Wohlergehen von Patienten und Klienten anzulegen. In diese Richtung weisen in sehr unterschiedlichem Maße Empfehlungen für einen medizinischen Indikationskatalog, der die kindliche Indikation regelnde Gesetzestext, das professionelle Propagieren von Kontraindikationen (z.B. Normalmerkmale) oder der ausdrückliche Wunsch nach ärztlich begleiteter Indikationsstellung in jedem Einzelfall[30]. Gründe für solche Einschränkungen sind offensichtlich: Mißbrauch soll verhindert, Signale für die professionelle Integrität sollen gesetzt werden; am Ende mögen Kostenüberlegungen dazukommen.

Gerade über Integrität und Ethos der humangenetischen Profession wird in diesem Band sehr kontrovers diskutiert (vgl. Wolff S. 36, Bayertz S. 36, Seel S. 37), wobei es unbedingt der weiteren Klärung dessen bedarf, worin die Bedeutung dieser abstrakten «Integrität» besteht. Dem Wunsch jedes einzelnen Angehörigen der Genetikerzunft, nicht gegen sein eigenes Gewissen zu handeln, muß ohnehin stattgegeben werden – das unterscheidet die Genetiker nicht von ihren z.B. gynäkologischen Kollegen. Wenn aber die Integrität deswegen wichtig sein sollte, damit die soziale Akzeptanz der

---

28 Z.B. Schindele 1990.
29 Z.B. Friedrich et al. 1992.
30 Z.B. Schroeder-Kurth 1991.

Humangenetik gewährleistet bleibt, muß man sich fragen, ob dieser Umweg den Genetikern wirklich zugemutet werden muß. Am Ende ist es die Gesellschaft, die ihren Genetikern Handlungs- und Entscheidungsfreiräume zuweist, und es liegt nicht in der Verantwortung der Profession, die Gesellschaft moralisch zu erziehen. *Gegen* eine professionelle Indikationshoheit spricht, daß medizinischer Fortschritt eine Fülle von Wertfragen aufwirft, die von Medizinern nicht mehr kraft ihrer *Expertise* beantwortet werden können.

«Non-Direktivität» bei der genetischen Beratung ist in der Tat nicht nur unter den Teilnehmern unserer Tagung, sondern weltweit unter den Angehörigen der Genetikerprofession ein grundsätzlich akzeptiertes Prinzip[31]. In unserer Diskussion (S. 57 ff.) zeigten sich aber auch die Schwierigkeiten, diese im Einzelfall zu realisieren. Wo der Berater «moralisch falsches» oder aus seiner Sicht unvernünftiges Entscheiden befürchtet, wird ihm – nach unseren Ausführungen – nichts anderes übrigbleiben, als dies zu akzeptieren bzw. die Faktenlage so klar wie möglich zu stellen. Problematisch aber bleibt der mehrfach geschilderte Fall eines Klienten, der den Berater um die letztendliche Entscheidung bittet. Wollte man hier wiederum nur auf die zu verbessernden allgemeinen Aufklärungsverhältnisse verweisen und den Berater zum Schweigen verpflichten, würde man der psychischen Belastung vor allem des Klienten nicht gerecht. Ob ein Rollenwechsel – auf Aufforderung des Klienten – vom nondirektiven Berater zum moralischen Ratgeber im Einzelfall möglich ist, ohne die grundsätzliche Verpflichtung zur Non-Direktivität aufzuweichen, bleibt fraglich, aber zu hoffen.

Spricht nicht viel für eine Phase des kritischen Laissez-Faire? Sollte nicht, umgeben von alternativen Beratungstellen, kritischen Talkshows, Einbindung von Selbsthilfegruppen und großzügiger psychosozialer Begleitforschung ein nichtreglementiertes Diagnostikangebot der subjektiven Nachfrage gegenübergestellt werden – bis wir mehr wissen über die Autonomie der Entscheidungen, die subjektive Einschätzung der Diagnostikfreiheit und die nachträgliche Interessenlage der Klienten und Patienten? Es kann nicht einmal ausgeschlossen werden, daß eine Gesellschaft autonome Präferenzen zugunsten von Freiheitsbeschränkungen entwickelt und realisiert, indem sie auf den Ausbau humangenetischer Kapazitäten bewußt verzichtet und einen Minderheitenschutz gewährleistet. Nur erscheint uns wünschenswert, daß weder die Zunft der Humangenetiker noch die der Juristen und Politiker hier vorpreschend die öffentliche Diskussion abkürzen, indem sie sich Indikationsbeschränkungen unterwerfen oder gar strafrechtliche Sanktionen einrichten.

---

31 S. Wertz, Fletcher 1989.

Wissensbewertung?

In den Teilen I bis III dieses Bandes wurde ausschließlich die praktische Seite der Humangenetik, also Beratung und Diagnostik (die Therapie blieb aus den im Vorwort genannten Gründen ausgeklammert), zum Gegenstand ethischer Betrachtung gemacht. Dabei wurde das hierfür relevante Wissen als eine je nach Sachfrage zwar in unterschiedlichem Maße erfüllte, allemal aber gegebene Voraussetzung behandelt, die in eigenem Recht einer ethischen Bewertung nicht unterworfen wurde. Wissen spielte seine Rolle als neutrales Instrument einer potentiell multivalenten Anwendung. Die Unterstellung einer derartigen Neutralität kann jedoch bestenfalls eine vorläufige methodische oder didaktische Bedeutung beanspruchen. Daß Grundlagenforschung und lebenswirksame Anwendung in vielen Zweigen der heutigen Wissenschaft nicht zu trennen seien, ist eine weit verbreitete Überzeugung. Diese Überzeugung hat in der Humangenetik mit ihrer für einzelne Menschen besonders direkten und tiefgreifenden Bedeutung verständlicherweise zu einer geschärften Sensibilität auch gegenüber der Forschung geführt. Hinzu kommt der Umstand, daß, zumindest seit das Human Genome Project konzipiert wurde, Kosten in einer nicht unproblematischen Höhe zu gewärtigen sind, die auch unabhängig vom Streit um Segen oder Fluch möglicher Anwendungen eine öffentliche Diskussion erzwingen. Deshalb wird in Teil IV dieser Dokumentation ausdrücklich die Frage nach der Bewertung humangenetischer Forschungen aufgeworfen.

Wie zu erwarten, kommt dabei sogleich die Grundfrage zum Vorschein, ob letztlich alles Wissen allein um seines Nutzens willen geschätzt werde und ob nicht die zur Wissensbeschaffung nötigen Aufwendungen allein durch ihn gerechtfertigt werden können (vgl. den Diskussionsbeitrag von Kettner, S. 238). Verbreitet wird für die Grundlagenforschung, wenn sie nicht ohnehin nur als Quelle von Anwendungswissen gesehen wird, mit dem Hinweis auf den Spin-off im einzelnen unvorhersehbarer, aber doch allemal zu erwartender Nutzanwendungen geworben (vgl. Zimmerli, S. 239). Diese Tendenz heutigen Wissenschaftsbetriebs hat ihre unübersehbare und – angesichts allgemein knapper Ressourcen und hoher Kosten – auch berechtigte Realität. Um so wichtiger ist es, ihr nicht unbesehen das ganze Feld einzuräumen. Stimmen aus der Humangenetik (Beitrag Sperling) wie aus der Philosophie (Beitrag Siep) mahnen zu einer differenzierteren Betrachtung.

Es gehört offenkundig zur Naturbestimmung des Menschen, einen Platz im Ganzen der Natur nicht einfach zu *haben*, sondern in bewußter Reflexion auf sich und sein Naturverhältnis *suchen* und so oder anders *einnehmen* zu müssen. Ist dies aber die Lage, in der wir uns befinden, müssen wir sie erst einmal wahrnehmen, bevor wir in die wohl ebenso unvermeidliche Kontroverse über ihre segensreichen oder verhängnisvollen Folgen eintreten. Selbst noch die völlige Verweigerung weiterer Forschung, wenn sie denn überhaupt möglich wäre, würde nur aus der Annahme eines alternativen Naturverhältnisses zu rechtfertigen sein, das seinerseits als eine Erkenntnis mit universellem Geltungsanspruch ausgewiesen werden müßte. Sofern und solange wir indes das von der neuzeitlichen Wissenschaft theoretisch und von der mit ihr verbundenen Technik lebenspraktisch bestimmte Weltverhältnis nicht im ganzen aufgeben, wäre es nichts als ein unbedacht in Kauf genommener Nachteil, wenn wir der modernen Anthropologie, also insbesondere der Humangenetik und der Theorie der Humanevolution, willkürliche Grenzen setzen würden. Unbeschadet der verständlichen Dominanz medizinisch-praktischer Perspektiven muß man deshalb auf unser berechtigtes Interesse an anthropologischer Selbsterkenntnis verweisen, wie dies Karl Sperling in seinem Beitrag getan hat.

Damit ist freilich nichts darüber gesagt, ob Großprojekte wie die Totalsequenzierung des menschlichen Genoms für den weiteren Fortschritt der Anthropologie jetzt oder überhaupt notwendig sind. Diese Frage kann nur durch Fachverstand entschieden werden; Sperling spricht vorsichtig von einer «vermutlich notwendigen Voraussetzung» für die eigentlich erstrebte Erkenntnis des Wechselspiels erblicher und umweltbedingter Faktoren normaler und pathologischer Entwicklung des Menschen (S. 179). Die Öffentlichkeit und die Politik können sich in dieser Sache nur insoweit einmischen, als es um die Priorität eines relativ zu anderen Forschungsgebieten mehr oder weniger raschen Fortschreitens der Humanbiologie überhaupt geht. Sollen die verfügbaren Forschungsmilliarden eher für Weltraumfahrt oder eher für Humangenetik ausgegeben werden (vgl. Sperling, S. 183)? Sofern von praktischen Anwendungen mit ihren Bewertungen abgesehen wird, fallen dergleichen Prioritätssetzungen nicht in die Kompetenz einer philosophischen Ethik. Eine moralische Forderung kann freilich darauf gerichtet werden, daß wir, so gut es nur gehen will, Rechenschaft über die real wirksamen Motive und die vernünftigerweise zu beachtenden Beurteilungsmaßstäbe von forschungspolitischen Entscheidungen ablegen.

Im Rahmen dieses Nachworts können wir nur auf mögliche Kontroversen und ihre vermuteten Quellen hinweisen, um so weiterer Klärung bedürftige Problembezirke zu umreißen. Hier verlangt nun der oben skizzierte (allzu umfassende) Streit um Selbstwert oder Nutzwert des Wissens nach einer differenzierenden Aufgliederung der Probleme.

Prüfen wir zunächst die Frage, in welchem Sinn von «reiner» Forschung oder von «Wissen um des Wissens willen» die Rede sein kann. Der Wortlaut der letzten Formel, so geläufig sie ist, läßt keinen leicht faßbaren Sinn erkennen. Deutlicher ist die Rede vom «Orientierungswissen». Orientierung braucht, wer wissen muß, wo er ist, damit er sich dort einrichten oder an einen erstrebenswerteren Ort weiterkommen kann. In diesem Sinne, so wollen wir behaupten, dient alles Wissen dem Leben, seiner gegenwärtigen und in die Zukunft hinein sich wandelnden Bewegung. Auch die noch so reine Theorie ist nicht das bloße Anstarren dessen, was ist, sondern eine Betrachtung der Dinge, die die Betrachtenden in dem, was sie denken, fühlen, wollen, und damit dem, was sie sind, verändern kann. Im Deutschen nennen wir die Dinge, sofern sie legitime Gegenstände rein theoretischen Erkennens sind, nicht unpassend auch «die *Wirk*lichkeit». Würden wir nicht auch von jenen Wissenschaftsinhalten, die, soweit wir einstweilen denken können, keine Gegenstände unseres Handelns sein können, in unserem Sein bestimmt, wäre schwer zu verstehen, wie es zum Interesse am Aufbau des Kosmos oder der Materie in ihren nicht (oder noch nicht) technisch nutzbaren Tiefen, zum Streit um den mechanischen Determinismus, zur Frage nach dem Ursprung des Lebens oder dem Ende des Kosmos im Wärmetod hat kommen können. Wissen muß nicht nutzbar sein, um für das Leben, also auch das Handeln der Menschen wirksam zu werden. Ob und wie es indes zur Orientierung – oder auch zur Desorientierung – führt, wie das kognitive Welt- und Selbstverhältnis des Menschen das praktische bestimmt, ist eine – vielleicht sollte man sagen: die – philosophische Grundfrage, die selbst ein Teil jenes Verhältnisses ist. Zu ihr können und müssen wir hier nichts sagen. Auch ohne das ist, so hoffen wir, klar, daß eine um sie verkürzte Kultur, wenn eine solche denn überhaupt möglich sein sollte, nicht die Kultur ist, in der unsere Wissenschaft entstand und in der wir heute leben. Weil das aber so ist, führt jede Auseinandersetzung um Orientierungsfragen, erst recht die Auseinandersetzung darüber, ob Orientierungswissen (im angedeuteten Sinn) erstrebenswert oder gar unumgänglich ist, in unauslotbare Tiefen. Mit diesen nicht zu rechnen kann dann auch wieder ganz praktische Kontroversen, etwa um Lebensschutz und Freiheitsrechte, unverständlich machen, ihre hartnäckige Unentscheidbarkeit und damit die Notwendigkeit vernünftiger Kompromisse verschleiern.

Wir sehen also die vom Streben nach praktischem Nutzen unabhängige Rechtfertigung der Wissenschaft um des Wissens willen darin, daß eben das in der Natur des Menschen gelegene Orientierungsbedürfnis unter Bedingungen unserer Kultur wesentlich auch in und durch die Wissenschaft wahrgenommen werden muß. Und insofern man nicht einen, wie wir meinen, absurden Kulturdeterminismus vertritt, vielmehr Kultur als Gestaltungsaufgabe der Menschen sieht, wird man Kontroversen um die Bewertung von Wissenschaften bis hin zur handfesten Konkurrenz um die Verteilung der Ressourcen auf die verschiedenen Zweige der reinen Grundlagenforschung als unvermeidliche Streitigkeiten um die Selbstdeutung und Weiterentwicklung unserer Kultur verstehen.

Aus dieser Sicht kann es geradezu als Erleichterung in einer hoffnungslos komplexen und damit rational schwer beherrschbaren Situation erscheinen, daß die Kulturkontroversen um die Wissenschaft einen wohl niemals realisierten Idealtypus darstellen, der in der Praxis allemal mit zumindest vordergründig leichter entscheidbaren Nutzenkontroversen kontaminiert ist. Viel allerdings ist an der Erleichterung nicht daran; denn welchen Nutzen wir suchen, was wir als Nutzen anerkennen, ist – gerade im Bereich humangenetischer Forschung und Praxis – selbst eine Frage unseres kulturellen Selbstverständnisses und der auf dieses bezogenen Entscheidungen. Das beweist nicht zuletzt die unten noch kurz zu besprechende Akzeptanzkrise, die man unterschätzen würde, wenn man sie nicht als Stück des

Kulturkampfes in der wissenschaftlich-technisch gestalteten und gedeuteten Lebenswelt, ja um diese Welt, verstehen wollte. Die von Siep geforderte «Ethik der Forschungsförderung» (S. 228) muß also, wie man erwartet, auf gesellschaftliche Nutzwerte bezogen werden, ist aber letztlich nur in allgemeineren Kulturwerten zu verankern.

Zum Behuf einer solchen Ethik erweist sich nun die herkömmliche Dichotomie von Grundlagenforschung und angewandter Wissenschaft als unzulänglich; feinere Einteilungen sind gefordert, damit Beurteilungskriterien der im folgenden Absatz genannten Art greifen können. Mit dem Blick auf das Ethos der Wissenschafttreibenden und mit dem Ziel, die zweckbezogenen normativen Strukturen der heute geltenden Wissenschaftssystematik herauszustellen, schlägt Jürgen Mittelstraß eine Dreiteilung vor: reine Grundlagenforschung, anwendungsorientierte Grundlagenforschung und produktorientierte Anwendungsforschung[32]. Unabhängig davon, aber mit ähnlichen Ansichten noch weitergehend, diskutiert Ludwig Siep in seinem Beitrag zu diesem Band eine fünffache Stufung des Wissens im Spannungsfeld zwischen den Extremen anwendungsfreier und produktbezogener industrieller Forschung: (1) deskriptives und ordnendes, (2) explanatives, (3) diagnostisches und prognostisches, (4) technisches oder therapeutisches, und (5) industriell nutzbares Wissen. Welche wechselseitigen Beziehungen und welche Bewertungen den so klassifizierten Wissensarten zukommen, läßt sich sinnvoll nur in Bezug auf eine gegebene Disziplin und einen gegebenen Entwicklungsstand derselben erörtern.

Unter den möglichen Beurteilungsmaßstäben finden sich innerwissenschaftliche, so die Abhängigkeit bzw. Unabhängigkeit verschiedener Wissensbereiche oder -arten voneinander (vgl. z. B. hierzu die These von Wolf über die hierarchische Ordnung des Wissens, S. 243), Kriterien für das, was Wissen einer bestimmten Art in sich interessant oder wertvoll, d. h. zum Orientierungswissen des Menschen über sich und seine Stellung im Ganzen der Natur macht, schließlich Vorstellungen darüber, wie theoretisches Grundlagenwissen mit praktischem Handlungswissen (ob wir das letztere nun wünschen oder fürchten mögen) zusammenhängt. Ersichtlich verlangen Überlegungen dieser Art nach der Entwicklung eines bislang noch nicht vorhandenen Zweiges der Epistemologie und der Ethik, einer Theorie der Arten oder Formen des wissenschaftlichen Wissens und einer Theorie ihrer Bewertung, die vermutlich nur im Zusammenhang miteinander vorangebracht werden können (Beitrag Siep).

Hat man einmal akzeptiert, daß Erwerb «reinen Wissens» im Prinzip die Aufwendung gesellschaftlicher Ressourcen rechtfertigen kann, aber doch nur, um uns in unserem Welt- und Selbstverständnis zu orientieren, dann wird man – in der Einteilung von Siep – schwerlich Wissen der Art (1) für sich genommen, sondern immer nur im Dienste anderer Wissensarten suchen, also z. B. die Totalsequenzierung des menschlichen Genoms in dem Maße verfolgen wollen, wie sie zur Einsicht in dessen onto- und phylogene-

---

32 Mittelstraß 1992.

tisches Funktionieren (Wissensart 2) beiträgt. Offensichtlich ist es jedoch, daß jemand rein diagnostisches oder prognostisches Wissen der Art (3) auch unabhängig von jeder möglichen therapeutischen Perspektive (Wissensart 4) als in sich erstrebenswert ansehen kann. Man kann dies in der Humangenetik mit dem Blick auf die Belastung von Menschen durch die Voraussicht unabwendbaren Unglücks zwar (wie Siep, S. 227) eher verneinen wollen, sollte aber offenlassen, ob manche Menschen nicht die Kenntnis auch infauster Prognosen der Unwissenheit vorziehen. Ist ferner prognostisches Wissen nicht auf ein Individuum, sondern eine Population bezogen, betrifft es z.B. die unbeeinflußbare Rate bestimmter pathogener Neumutationen, so kann es eine wichtige Orientierung zu unseren Anschauungen über Krankheit und Krankheitsbekämpfung beisteuern. Abgesehen davon dürfte es im Prinzip unmöglich sein, Wissen der Art (3) in strikter Beschränkung auf denjenigen Teil zu beschaffen, der mit zugehörigem Wissen der Art (4) Hand in Hand geht.

Demgegenüber wird man Technik-, Therapie- und Produktionswissen der Arten (4) und (5) wohl nur als instrumentelles Wissen, also gerade im Gegensatz zum Orientierungswissen verstehen können. Nimmt man zu dieser Auffassung die in der Forschung auszuweisende These hinzu, daß eine Hierarchie der Wissensarten bestehe, also Wissen der Stufen (5) oder (4) sukzessiv Wissen der Stufen (3), (2) und (1) zur notwendigen Voraussetzung habe, ist der Weg für eine rein praktische Bewertung auch der reinen Grundlagenforschung gebahnt. Man darf jedoch nicht übersehen, daß auch dann, wenn diese praktische Rechtfertigung lückenlos durchführbar und das gesamte zugängliche Grundlagenwissen zu erreichen geeignet sein sollte, alternative kulturelle Wissensrechtfertigungen nicht obsolet werden. Vielmehr werden sie, wo Nutzwissen gegen Nutzwissen steht, z. B. Genomanalyse gegen Fusions- oder Hochtemperaturhalbleiter-Forschung, auf dem Umweg über (freilich meist diffus und inexplizit bleibende) gesamtkulturelle Prioritätssetzungen auf die Nutzenargumente zurückwirken; diese können ja niemals auf eine gegebene, sondern immer nur auf eine unvollkommene und vorläufige Wertskala bezogen werden, die ihrerseits ständigem kulturellem Wandel und öffentlich-politischen Entscheidungsprozessen unterworfen bleibt. In eben diesem Umstand liegt auch eine wirksame Begrenzung – man mag das beklagen oder preisen – der Expertenkultur, politisch gewendet: eine Begrenzung der Herrschaft technokratischer Eliten.

Unbehagen an der Genkultur?

Die in demokratischen Gesellschaften abgesicherte Beteiligung aller an weitreichenden Entscheidungen genügt nun aber keineswegs, um das – infolge der grauenvollen Geschichte in Deutschland besonders verbreitete und tiefsitzende – Mißtrauen gegen genetische Forschung und Technik, vor allem natürlich gegen die Humangenetik, zu zerstreuen; ja, dieses Mißtrauen greift, obschon selbst mit moralischen Positionen und ethischen Thesen verbunden, auf die sich derzeit entwickelnde biomedizinische Ethik über. Diese wird nicht als Ort möglichen öffentlichen Austauschs vernünftiger Argumente, sondern als rhetorisches Feigenblatt einer von den Machtzentren der Wirtschaft und Politik in Dienst genommenen neuen Methode wissenschaftlicher Beherrschung des Menschen mißverstanden. Pauschal gesagt, rührt das Mißtrauen also daher, daß humangenetische Forschung und Technik nicht als Instrument verstanden werden, das bei richtigem Gebrauch Einsicht in die Natur des Menschen und Hilfe gegen Sorgen und Übel verspricht, sondern als ein gesellschaftlicher Machtfaktor, dessen Herrschaft die Menschen fürchten müssen. Diese Furcht muß ernst genommen werden. Zum einen kommen wir ohne sozialen Frieden mit Wissenschaft und Technik, die die Grundlagen für das Überleben der ins Übermaß wachsenden Bevölkerung der Erde darstellen, ebensowenig aus wie ohne einen Frieden mit der Natur, in und von der wir leben. Zum anderen kann nur der Ausgleich zwischen wissenschaftlich oder technisch orientierten Handlungsmustern und tiefsitzenden emotionalen Bedürfnissen in demokratischen Gesellschaften eine Basis für stabile moralische und rechtliche Regelungen sein. Und im übrigen gilt, daß Angst dort eine gute Handlungsanleitung sein kann, wo sie sich als berechtigt ausweisen läßt. Das zu prüfen ist eine Aufgabe, die ein weites Feld gesellschaftlicher Kontroversen eröffnet, auf das wir hier nur einen kurzen Blick werfen können.

Die Gegnerschaft gegen die Humangenetik hat verschiedenste Motive, von der Angst der Individuen in eigener Sache bis hin zu allgemeinsten, gleichsam geschichtsphilosophischen Sorgen um die Zukunft unserer Kultur. Im einzelnen lassen sich nennen: (a) Angst vor genetischer Determiniertheit; auf diese aufbauend (b) Angst vor dem «gläsernen Menschen», der vor anderen keinen Defekt mehr verbergen kann; (c) Angst vor der von wirtschaftlicher und politischer Macht korrumpierbaren Wissenschaft und Wissenschaftsanwendung, besonders natürlich in der Medizin, zu Lasten der jeweils Schwächeren und Schwächsten (vgl. die Diagnose von Toellner, S. 245); als Verallgemeinerung davon (d) Ablehnung einer bloß instrumentellen Vernunft, die soziale Aufgaben als biologische reduktionistisch mißversteht; (e) Angst vor Gefahren einer Freisetzung genetisch veränderter Organismen und vor dem Verlust der Vielfalt des Lebens durch industriell normierte Produktion künstlicher Pflanzen und Tiere[33]; vor allem aber in Übertragung auf den Menschen (f) Angst vor der Eugenik, vor dem Menschen nach Maß[34]; schließlich als Rahmenvorstellung für all diese Befürchtungen (g) Widerstand gegen eine neue Kultur, die die emotionale Befindlichkeit und das Gefühl individueller Unergründlichkeit der Menschen

---

33 Neubeck-Fischer 1991, Thesen 6, 3 und 4.
34 Eine allseits verbreitete Befürchtung, vgl. aus der Feder eines Juristen: Reichert 1991, S. 90.

mißachtet und die Prüfung des Lebenswertes der durch Wissenschaft und Technik geprägten Welt gedankenlos überspringt[35].

Die in diesem Band dokumentierte Tagung war nicht der Ort, auf solche Sorgen im einzelnen einzugehen. Sie waren jedoch den Teilnehmerinnen und Teilnehmern sehr wohl als Feld möglicher Kontroversen bewußt, auch als ein Feld, in das zuverlässige Kenntnisse humangenetischer Gegebenheiten und der Grenzen humangenetischer Technik hineingetragen werden müssen (Stichworte dazu in der Diskussion von Toellner, S. 245; Neumann-Held, S. 247). Anders als bei den bekannten und monogenen Erbkrankheiten sind z. B. so gut wie alle anderen lebenspraktisch wichtigen Anlagen des Menschen in ihrer Expression von der jeweils individuellen durch psychische und soziale Faktoren mitgestalteten Ontogenese abhängig. Die Angst (a) vor genetischer Determination beruht also auf einem Irrtum. Niemand braucht sein Selbstverständnis, eine autonome Person zu sein, dadurch bedroht zu sehen, daß ein Genetiker ihm voraussagen könnte, wer sie oder er sei. Die Selbsterfahrung der eigenen Stärken und Schwächen, die sich – ob nun genetisch oder «nur» durch vorangehende Biographie bedingt – hartnäckig als unveränderbar erweisen, wird auch in Zukunft nicht ersetzbar sein, anders gewendet: sie wird niemandem erspart bleiben.

Damit entfällt zu einem großen Teil auch die Grundlage für die Angst (b) vor dem gläsernen Menschen – ausgenommen spezifische Defizite, bezüglich deren, soweit sie im Arbeitsleben und für Versicherungen relevant sind, allerdings besondere Regelungen zum Schutze der Betroffenen, unter Umständen auch zum Schutze berechtigter Interessen anderer erforderlich sind. Diese Probleme werden, wie der Beitrag Schmidt und Teile der Diskussion illustrieren, sehr deutlich wahrgenommen. Sie sind zwar im Detail schwierig, im ganzen jedoch überschaubar. Sie dürften in dem Maße zuverlässig und gerecht (durch Recht auf Wissen und Nichtwissen, auf körperliche Unversehrtheit und Selbstbestimmung, durch ärztliche Schweigepflicht usw.) lösbar sein, in dem dies für Gesundheitsdaten auch sonst gilt. Die Angst vor Überwachung und Übervorteilung durch die Besitzer von Information ist ein je nach politischem Zustand der Gesellschaft mehr oder weniger gravierendes, aber kein spezifisch humangenetisches Problem[36].

---

35 Mocek 1991; vgl. bes. S. 143 und 154.

36 Pauschale Äußerungen wie die von Reichert 1991 (S. 83/84), daß die Kenntnis über die «genetischen Anlagen des Menschen ... anderen ungeahnte Macht verleihen» könne und «daß die Möglichkeiten moderner Datenverarbeitung einen effektiven Schutz der Intimsphäre weitgehend verhindern», bezeichnen zwar wichtige Problembereiche, können aber nicht einfach so dahingesagt werden. Es scheint uns kein Zufall, daß in einer überschlägigen Betrachtung Ungereimtheiten stehen bleiben wie die untereinander nicht zu vereinbarenden Aussagen, daß die Analyse des menschlichen Genoms sich nicht aufhalten lasse (S. 79), daß auf «Beteiligungsrechte» und «Demokratisierungsmodelle» bei der Regelung humangenetischer Forschung und Praxis zu setzen sei (85ff.) und daß dennoch zu wünschen sei, daß sich der Gesetzgeber zu «weitgehenden, harten Verboten» durchringen könnte (S. 91).

In gleicher Weise muß auch die Besorgnis (c) viel allgemeiner gesehen werden; man denke etwa an militärisch relevante Forschung und Produktion. Wie man verhindern kann, daß Wissenschaft und Technik von partikularen Wirtschaftsinteressen oder im Dienste der Macht korrumpiert werden, ist ein Problem, dessen Gewicht allerdings mit der Reichweite des theoretischen und praktischen Wissens wächst; aber man würde es schief anpacken, wenn man der Genetik im Unterschied etwa zur Nukleartechnik oder zur Chemie den schwarzen Peter zuschieben wollte.

Eine Besorgnis des Typs (d) ist ein ernst zu nehmendes Thema, nicht zuletzt in der immer wiederkehrenden Variante, derzufolge eine Sozialtechnologie auf biologischer Basis entwickelt werden soll. Diese Variante wird in der Tat durch die Humangenetik potentiell gestärkt und verschärft. Die theoretische und praktische Durchschlagskraft dieser Besorgnis ist jedoch offenbar ganz gering. Wer wollte angesichts der riesigen sozialen Probleme der Gegenwart an deren biotechnische Lösbarkeit glauben? Der Verweis auf die Humangenetik kann hier bestenfalls als ein Signal dafür genommen werden, daß wir immer wieder in Gefahr sind, zuviel materielle und ideelle Kraft in die technische Verwirklichung unbedacht hingenommener Ziele zu stecken und zuwenig in das vernünftige Bedenken dieser Ziele selbst. Diese Mahnung können wir uns alle gefallen lassen; gerade auch die Diskussion ethischer Probleme der Humangenetik darf jedoch als ein Versuch der Antwort auf sie gelten. Zur Befürchtung (e) brauchen wir hier nichts zu sagen, weil sie nicht unmittelbar die Humangenetik betrifft.

Die unter (f) aufgeführte Angst vor Eugenik dagegen bildet einen Kern der Auseinandersetzung mit der Humangenetik im ganzen. Diesem Streit können wir in unserem Nachwort natürlich nicht gerecht werden. Im Einklang mit der thematischen Einschränkung des vorliegenden Bandes lassen wir positive und verbessernde Eugenik ganz beiseite. In Betracht steht nur die negative Eugenik, die auf die Elimination von Erbkrankheiten ausgeht. Auch diese, obschon viel bescheidener als die anderen Zweige der Eugenik und ganz im engeren medizinischen Aufgabenkreis beheimatet, setzt sich schwerwiegenden Einwänden aus. Gefürchtet und abgelehnt wird sie vor allem aus drei Gründen: (i) Sie sei auf den Genotyp statt auf den Phänotyp hin orientiert; statt auf genetische «Reinheit» - ein gefährliches Phantom – komme es jedoch im Leben gerade auf die phänotypische Prägung der Menschen an. (ii) Sie sei auf Bevölkerungspolitik im Gegensatz zu, ja auf Kosten der Hilfe für, Individuen angelegt. (iii) Sie beschwöre die Gefahr von Zwangsmaßnahmen herauf; sobald Erbkrankheiten vermeidbar geworden seien, werde man ihr fortgesetztes Auftreten sanktionieren. Sollte die Humangenetik mit einer so ausgelegten Eugenik unlösbar verbunden sein, wäre der Widerstand gegen sie in der Tat ebenso begreiflich wie begründet.

Ein solches Bild der (negativen) Eugenik ist durch den schweren Mißbrauch dieses Wissenszweiges in der Nazi-Zeit in Deutschland nur allzu verständlich motiviert, gemessen an den realen Möglichkeiten nichtsdestoweniger völlig einseitig und verzerrt. Die unter (i) angeführte Präokkupation durch den Genotyp ist schon methodisch, erst recht unter ethischen Gesichtspunkten, ein gravierender Fehler. Nur das ganze Spektrum der phänotypischen Expression eines Gens bei Variation des restlichen Genoms und der Umweltbedingungen kann über seinen Wert oder Unwert entscheiden. Auch krankheitsfördernde Gene können in anderer Hinsicht heilsam sein; bekanntester Fall ist die Anlage der Sichelzellenanämie und der mit ihr verbundene Schutz gegen Malaria. Vor allem aber steht die durch die Merkmale (ii) und (iii) gekennzeichnete Eugenik, also die mit Sanktionen ausgestattete biologische Sozialpolitik, mit der Verfassung, den Gesetzen, der öffentlichen politischen Meinung und nicht zuletzt dem Selbstverständnis der Humangenetiker in eklatantem Widerspruch. Die Humangenetik mit einem pauschalen Eugenik-Vorwurf zu belasten ist also völlig verfehlt.

Freilich bleibt dann zu fragen, ob damit bereits jegliche Maßnahme verworfen ist, die als negativ-eugenisch bezeichnet werden kann. Dies ist nicht der Fall. Sofern es sich nämlich um Maßnahmen handelt, die eine klare phänotypische Ausweisung besitzen, auf das Wohl einzelner Individuen und Familien ausgerichtet und freiwillig sind, fallen sie nicht unter das Verdikt der genannten Ablehnungsgründe gegen die negative Eugenik. Hätte man etwa eine gravierende monogenetische Erkrankung (z. B. Chorea Huntington) derart im Griff, daß eine von Nebenwirkungen und Risiken freie Gentherapie in Betracht käme, wäre es moralisch fragwürdig, diese Hilfe auf Verlangen zu verweigern. Das Schreckbild einer Humangenetik, die in den Dienst der stromlinienförmigen Effizienzgesellschaft getreten ist, bewirkt nicht nur eine ungerechtfertigte Diskreditierung der Profession; es ist vielmehr auch die Quelle der moralisch inakzeptablen Auffassung, daß Krankheiten *deshalb* nicht verhütet oder bekämpft werden dürften, weil sie genetisch bedingt sind. Noch diesseits der noch nicht betretenen, aber in Aussicht stehenden Stufe der Gentherapie darf die präventiv nützliche Verbreitung humangenetischer Information an dieser Stelle nicht vergessen werden. Es ist kein Vorzeichen drohenden Humanitätsverlustes, daß ganze Bevölkerungsgruppen Maßnahmen, die man negativ-eugenisch nennen muß, z. B. Screening auf Tay-Sachs oder Thalassämie, akzeptiert haben. Insgesamt ergibt sich, daß es ethisch bedenklich wäre, die Humangenetik dort, wo sie die Grundlage für präventive und therapeutische Hilfe erkrankter Menschen bereitstellt, deshalb zu verteufeln, weil sie in einer nicht näher geklärten Weise mit «Eugenik» in Verbindung gebracht werden kann.

Die umfassende Besorgnis (g) um unsere kulturelle Zukunft im ganzen ist nun allerdings, wie oben schon bemerkt, von ganz anderer Art als die im vorangehenden besprochenen Ängste. In Bezug auf sie können wir zum Abschluß dieses Nachwortes nicht mehr tun, als diesen Umstand anzuerkennen und kurz zu erläutern.

Wissenschaftliche Entdeckungen und neue Technologien haben allemal Lebensgefühl und Lebensformen der betroffenen Gesellschaften durch und durch verwandelt; das gilt für das Kopernikanische Weltbild ebenso wie für die Elektrifizierung, für Darwins Evolutionstheorie ebenso wie für neue Waffentechniken oder das Telefon. Welche Rolle spielt in diesem Geschehen die Humangenetik? Ist schließlich einfach nur das Maß wissenschaftlich-technischer Überfremdung des Lebens voll, so daß es überläuft? Oder birgt gerade die Humangenetik Bedrohungen neuer Qualität und Größenordnung? Ginge es tatsächlich um Eugenik als umfassende und zentral geplante technische Selbstgestaltung der Gattung, so könnte man die letzte Frage nur bejahen. Ablehnung eines derartigen Programms wäre die einzig plausible, die einzig verantwortbare Reaktion. Geht es nun aber, wie dargelegt, um viel bescheidenere Ziele, um Einsichten in das biologische Werden und Funktionieren des Menschen und um spezifische Erweiterungen medizinischen Wissens und Könnens, ist sehr viel schwerer zu sehen, wo genau ein Unbehagen einsetzt, das nicht schon Darwin, Virchow oder Christiaan Barnard gelten müßte. Reinhard Mocek versucht die Besonderheit der Gentechnik darin auszumachen, daß sie «auf menschliches Empfinden [zielt]», daß sie «die Behaglichkeit des gelebten Augenblicks, das Wissen um Unergründliches und Akzidentelles, kurzum, die Überzeugung, daß das Leben, das wirkliche, gelebte Leben, nie und nimmer dem erklärenden, zergliedernden Zugriff ausgeliefert sein wird», in Frage stellt. In diesem Sinne deutet er ein verbreitetes Verständnis der Gentechnik als eines, das in ihr «eine Attacke auf die seelischen Grundlagen der Gesellschaft» sieht. Und eben weil die Humangenetik, so gesehen, an eine Säule des menschlichen Selbstverständnisses, nämlich die Emotionalität, rührt, seien «die Reaktionen auf die Gentechnik ... wesensgemäß emotional»[37]. Diese Diagnose illustriert, wenn auch sicher nicht auf die einzig mögliche, so doch auf eine plausible Weise, inwiefern die Kontroverse um die Humangenetik den Bereich ethischer Beurteilungen von Einzelhandlungen, Praxisformen und deren rechtlicher Regelung überschreitet, inwiefern sie zu einer der aktuellen Grundfragen kultureller Selbstdeutung und Selbstbestimmung in unserer rapide fortschreitenden technischen Lebenswelt hat werden können.

Kontroversen um solche Grundfragen nun können nicht durch einzelne Argumente entschieden werden – seien diese noch so triftig oder genial. Weder der Fachverstand der Wissenschaftler noch die humane Überzeugung moralischer Personen oder das wohlüberlegte Votum einer ethischen Theorie werden den zukünftigen Weg der Gesellschaft bestimmen. Sie alle sind zwar unentbehrliche Ingredienzien der Fortentwicklung einer von wissenschaftlicher Vernunft und Erkenntnis geprägten Kultur, reichen aber nicht hin zu sagen, was die Menschen ihrem eigenen Selbstverständnis nach sind und was sie wollen. Wer dies einräumt, darf jedoch umso weniger zwei andere Einsichten vergessen: daß wir das Wissen von der Möglichkeit weiteren Wissenszuwachses nicht mehr loswerden, und daß wir die schon erkannten Chancen zur Begrenzung menschlichen Leids nur um den Preis unserer Humanität ignorieren können.

---

37 Mocek 1991, S. 154.

Literatur

BECKMANN, D. et al. (Hrsg.): Humangenetik – Segen für die Menschheit oder unkalkulierbares Risiko? Peter Lang, Frankfurt, 1991.

BERLIN, I.: Two Concepts of Liberty, in: Four Essays on Libery. Oxford University Press, Oxford 1969.

DWORKIN, G: Acting Freely. Nous 4: 367–383, 1970.

DWORKIN, G: The Concept of Autonomy, in: HALLER, R. (Hrsg.): Science and Ethics (1981). Nachdruck in: CHRISTMAN, J. (Hrsg.): The Inner Citadel. Essays on Individual Autonomy. Oxford University Press, Oxford 1989.

Einbecker Empfehlungen u. a. in: Med. R. 5: 281–282, 1986. Revidierte Fassung u. a. in: Ethik in der Medizin 4: 103–104, 1992.

ENGLISH, J: Abortion and the Concept of a Person. Canad. J. Phil. 5: 233–243, 1975.

FEINBERG, J: Harm to Self. Oxford University Press, Oxford 1986.

FRANKFURT, H. G.: Freedom of the Will and the Concept of a Person. J. Philos. 68: 5–20, 1971.

FRIEDRICH, H., SPOERRI, O., STEMANN-ACHEAMPONG, S. (Hrsg.): Mißbildung und Familiendynamik. Vandenhoeck & Ruprecht, Göttingen 1992.

HÄRLIN, B.: Prädiktive Medizin – Analyse des menschlichen Genoms, in: BECKMANN et al., S. 305 – 324, 1991.

HARRIS, C. E.: Aborting abnormal fetuses: the parental perspective. J. Appl. Phil. 8: 57–68, 1991.

HOERSTER, N.: Abtreibung im säkularen Staat. Suhrkamp, Frankfurt a. M. 1991.

JONAS, H.: Technik, Medizin und Ethik. Zur Praxis des Prinzips Verantwortung. Insel Verlag, Frankfurt 1985.

KASS, L. R.: Implications of Prenatal Diagnosis for the Human Right to Life, in: HILTON, B. (Hrsg.): Ethical Issues in Human Genetics (1973). Wiederabgedruckt in: MAPPES, T. A., ZEMBATY, J. (Hrsg.): Biomedical Ethics. Mac Graw-Hill Book Comp. S. 464–468, 1981.

KATZ, Jay.: The Silent World of Doctor and Patient. Mac Millan Free Press, London 1984.

LEIST, A.: Eine Frage des Lebens. Ethik der Abtreibung und künstlichen Befruchtung. Campus Verlag, Frankfurt a. M./New York 1990.

LEIST, A. (Hrsg.): Um Leben und Tod. Moralische Probleme bei Abtreibung, künstlicher Befruchtung, Euthanasie und Selbstmord. Suhrkamp, Frankfurt a. M. 1990 a.

LEIST, A.: Warum nicht pränatale Diagnose? Z. Heilpädagogik 43: 177–182, 1992.

MACKIE, J. L.: Ethik. Auf der Suche nach dem Richtigen und Falschen. Reclam Verlag, Stuttgart 1981. Original: Ethics. Inventing Right and Wrong, 1977.

MITTELSTRASS, J.: Die Freiheit der Forschung und die Verantwortung des Wissenschaftlers. Konstanzer Berichte – Philosophie der Geistes- und Sozialwissenschaften, no. 5, 1992.

MOCEK, R.: Gentechnik – Attacke auf die seelischen Grundlagen der Gesellschaft?, in: WOBUS A. M./WOBUS U.: Gentechnik zwischen Furcht und Hoffnung. Urania-Verlag, Leipzig, S. 140–156, 1991.

NEUBECK-FISCHER, H.: Gentechnologie – Acht Thesen zu ihren gesellschaftlichen Voraussetzungen und Folgen, in: BECKMANN et al., S. 61–70, 1991.

PARFIT, D.: Reasons and Persons. Clarendon Press, Oxford 1984.

Purdy, L. M.: Genetic Diseases: Can Having Children Be Immoral?, in: Buckley, J. (Hrsg.): Genetics Now: Ethical Issues in Genetic Research, Univ. Press of America 1978. Wiederabgedruckt in: Gorovitz, S. et al. (Hrsg.): Moral Problems in Medicine. Prentice Hall 1983.

Reichert, H.: Modelle staatlicher Technologiesteuerung am Beispiel der Humangenetik, in: Beckmann et al., S. 71–91, 1991.

Rest, F.: Das kontrollierte Töten. Gütersloher Verlagshaus G. Mohn, Gütersloh 1992.

Schindele, E.: Gläserne Gebärmütter. Vorgeburtliche Diagnostik – Fluch oder Segen? Fischer TB, Frankfurt a. M. 1990.

Schroeder-Kurth, T. M.: Ärztliche Indikation und Selbstbestimmung bei der vorgeburtlichen Chromosomendiagnostik. Med. R. 3: 128–131, 1991.

Sumner, L. W.: Abortion and Moral Theory. Princeton University Press, Princeton 1981.

Thomson, J. J.: A Defence of Abortion, Philosophy and Public Affairs 1.1: 47–66, 1971. Übersetzt in: Leist (Hrsg.) S. 107–131, 1990a.

Tietze, C., Henshaw, S. K.: Induced Abortion. A World Review. New York 1986.

Waldschmidt, A.: ‹Zur Norm verpflichtet› – Die Kritik der Krüppelinitiativen an der humangenetischen Beratung, in: Schindele, S. 219–238, 1990.

Wertz, D. C., Fletcher, J. C. (Hrsg.): Ethics and Human Genetics. A Cross-Cultural Perspective. Springer Verlag, Berlin, Heidelberg, New York 1989.

VI. Dokumentation der 9. Jahresversammlung des Arbeitskreises Medizinischer Ethik-Kommissionen in der Bundesrepublik Deutschland, Köln 1991

Bericht über die 9. Jahresversammlung

des «Arbeitskreises Medizinischer Ethik-Kommissionen in der Bundesrepublik Deutschland» am 20. November 1991 in Köln

ELMAR DOPPELFELD und JENS GÖBEN

Prof. Dr. Losse eröffnet im Namen des Vorstandes die Jahresversammlung und begrüßt unter den Teilnehmern und Gästen besonders Prof. Dr. Fuchs, Hauptgeschäftsführer der Bundesärztekammer und des Deutschen Ärztetages, dem er für die Unterstützung des Arbeitskreises ebenso herzlich dankt wie für die Einladung, auch die 9. Jahresversammlung im Hause der Bundesärztekammer durchzuführen.

Auch bei dieser Jahresversammlung kann der Vorsitzende Vertreter der Bundesministerien für Forschung und Technologie, der Gesundheit und der Justiz begrüßen.

In seinem kurzen

Bericht des Vorsitzenden

weist Prof. Dr. Losse darauf hin, daß auch im Berichtsjahr die dem Arbeitskreis angehörenden Ethik-Kommissionen sowie der Vorstand häufig in Anspruch genommene Ansprechpartner für die Erörterung ethischer Fragen bei der medizinischen Forschung am Menschen waren.

Der Vorsitzende hat gemeinsam mit Prof. Dr. Doppelfeld den Arbeitskreis bei einer Besprechung zum Thema «Gute klinische Praxis für die klinische Prüfung von Arzneimitteln in der Europäischen Gemeinschaft (Good Clinical Practice)» am 27.5.1991 im Bundesministerium für Gesundheit vertreten. Beide Vorstandsmitglieder haben den Inhalt der Verfahrensgrundsätze dargelegt unter besonderer Betonung der Empfehlungen zum Vorgehen bei multizentrischen Studien. Sie haben dabei in Hinblick auf regelmäßig erhobene, auch bei dieser Besprechung wiederholte Vorwürfe festgestellt, daß bei Vorlage vollständiger und korrekter Studienprotokolle die dem Arbeitskreis angehörenden Ethik-Kommissionen innerhalb von 4 bis 6 Wochen dem Antragssteller ihr Votum bekanntgeben.

Frau Ass. U. Wollersheim hat als Vertreterin der Bundesärztekammer die berufsrechtliche Regelung der Anrufung von Ethik-Kommissionen mit Nachdruck vertreten. Dabei wurde darauf hingewiesen, daß die in der Bundesrepublik Deutschland getroffene Regelung nicht im Widerspruch steht zu «Good Clinical Practice», die ausdrücklich nationale Regelungen der Tätigkeit von Ethik-Kommissionen zuläßt.

Der Vorstand der Bundesärztekammer hat sich auf Anregung des Vorstandes des Arbeitskreises am 14. Juni 1991 mit den Verfahrensgrundsätzen in der Fassung vom 21.11.1990 befaßt und sie den Ethik-Kommissionen bei den Landesärztekammern und bei den Medizinischen Fakultäten zur einheitlichen Anwendung empfohlen. Die in §3 dieser Verfahrensgrundsätze als vorläufig gekennzeichnete Regelung sollte dabei kontinuierlich angewandt werden.

Mit Zustimmung des Vorstandes des Arbeitskreises hat die Bundesärztekammer die Verfahrensgrundsätze des Arbeitskreises Medizinische Ethik-Kommissionen in der geltenden Fassung zusammen mit dem erwähnten Beschluß des Vorstandes der Bundesärztekammer als «Bekanntmachung» im Deutschen Ärzteblatt publiziert (Dt. Ärztebl. 88, Heft 31–32 vom 5.8.1991).

Die Bundesärztekammer hat angekündigt, die «Deklaration von Helsinki» in der von der 41. Generalversammlung im Jahre 1989 in Honkong beschlossenen Fassung als «Bekanntmachung» im Dt. Ärzteblatt zu veröffentlichen. (Die Publikation erfolgte inzwischen in Dt. Ärztebl. 88, Heft 50 vom 12.12.1991).

Angesichts der in Diskussionen mit Aussenstehenden wiederholt aufgeworfenen Frage, welche Ethik-Kommissionen der Arbeitskreis überhaupt vertrete, sowie im Hinblick auf die bei Jahresversammlungen wiederholt beklagten Kommunikationsschwierigkeiten, hat Prof. Dr. Doppelfeld im Auftrage des Vorstandes bei den Ethik-Kommissionen der Landesärztekammern und der Medizinischen Fakultäten eine Umfrage durchgeführt mit der Bitte um Angaben zur Mitgliedschaft. Nur von drei Kommissionen stehen die Antworten noch aus. Die Ethik-Kommissionen aller Landesärztekammern sowie der meisten Medizinischen Fakultäten haben ihre Mitgliedschaft bekräftigt bzw. ihren Beitritt zum Arbeitskreis erklärt, wenn sie erst nach der Wiederherstellung der Deutschen Einheit gebildet wurden. Die Ärztekammer Bremen, die noch keine Ethik-Kommission gebildet hat, wird im Arbeitskreis durch einen Beobachter vertreten.

Die Ethik-Kommissionen der Medizinischen Fakultäten Köln, Ulm und Erlangen haben Beobachterstatus gewünscht. Einige Ethik-Kommissionen aus den neuen Bundesländern haben im Hinblick auf Schwierigkeiten bei der Konstituierung mitgeteilt, daß gegebenenfalls Neustrukturierungen vorgenommen werden müßten, z.B. Bildung einer gemeinsamen Kommission von Medizinischer Fakultät und Ärztekammer. Auch die Ethik-Kommission des Bundesgesundheitsamtes hat ihre Mitgliedschaft im Arbeitskreis bestätigt.

Bei der Umfrage wurden neben der offiziellen Anschrift der Mitgliedskommissionen auch ihre Vertreter im Arbeitskreis mitgeteilt. Die Einladung zur 9. Jahresversammlung wurde unter Verwendung dieser Anschriften an die «offiziellen Vertreter» der Mitgliedskommissionen versandt, Schwierigkeiten bei der Versendung sind bislang nicht bekannt geworden.

Der Vorstand bekräftigt unter Beifall der Anwesenden, daß bei Abstimmungen jede Mitgliedskommission nur eine Stimme hat und schlägt vor, daß künftig die einzelnen Kommissionen anhand der Mitgliederliste zur Stimmabgabe aufgerufen werden.

Zur 9. Jahresversammlung wurden entsprechend den Wünschen mehrerer Mitglieder nur die Vertreter der Mitgliedskommissionen sowie die Referenten und einige Gäste eingeladen. Diese gegenüber früheren Jahren deutliche Beschränkung des Teilnehmerkreises hat in einigen Fällen zu Mißverständnissen oder gar Verärgerung geführt. Die Anwesenden nehmen die Ankündigung des Vorstandes mit Beifall auf, auch zu künftigen Versammlungen in dieser Weise einzuladen.

Prof. Dr. Dr. h.c. Deutsch und Prof. Dr. Doppelfeld konnten im April 1991 mit Vertretern der Food and Drug Administration sowie des Department of Health and Human Services in Washington Fragen der Tätigkeit von Ethik-Kommissionen in der Bundesrepublik Deutschland erörtern. Diese Reise wurde aus Mitteln der Bundesärztekammer und der Hans-Neuffer-Stiftung finanziert, wofür der Vorsitzende den Sponsoren nachdrücklich dankt.

Wenige Tage vor der Jahresversammlung ist der 3. Band «Medizinethik-Jahrbuch des Arbeitskreises Medizinischer Ethik-Kommissionen in der Bundesrepublik Deutschland» erschienen. Er trägt den Titel «Organtransplantation – Beiträge zu ethischen und juristischen Fragen».

Abschließend dankt Prof. Dr. Losse den Mitgliedern des Vorstandes des Arbeitskreises und den Mitgliedern der Kommission «Verfahrensgrundsätze» für ihre sorgfältige Mitarbeit.

Zum Tagesordnungspunkt:

Tätigkeit von Ethik-Kommissionen – Erfahrungen und Probleme

– aus der Sicht einer medizinischen Fakultät eines westlichen Bundeslandes
– aus der Sicht einer Landesärztekammer eines westlichen Bundeslandes
– aus der Sicht einer medizinischen Fakultät eines östlichen Bundeslandes
– aus der Sicht einer Ärztekammer eines östlichen Bundeslandes

liegen die Referate von Prof. Dr. Wuermeling, Prof. Dr. Osterwald, Prof. Dr. Jäger und Prof. Dr. Krause vor.

In der Aussprache wird wiederholt die Frage nach der Einschätzung deutscher Ethik-Kommissionen durch die zuständigen amerikanischen Behörden aufgeworfen.

Prof. Dr. Doppelfeld berichtet, daß den Repräsentanten der Food and Drug Administration offenbar die Existenz sogenannter freier Ethik-Kommissionen in der Bundesrepublik Deutschland bekannt ist. Die insbesondere für das Begutachtungswesen zuständigen amerikanischen Gesprächspartner wurden darauf hingewiesen, daß nach dem ärztlichen Berufsrecht in der Bundesrepublik Deutschland die Beratung über berufsrechtliche und ethische Gesichtspunkte eines medizinischen Forschungsvorhabens an Menschen nur durch Ethik-Kommissionen bei einer Ärztekammer oder einer medizinischen Fakultät erfolgen kann. Nur diese Kommissionen entsprechen nach Auffassung des Arbeitskreises, aber auch der Bundesärztekammer, in vollem Umfange den Erfordernissen der Deklaration von Helsinki in der 1989 in Honkong revidierten Fassung. Selbstverständlich wurden die Vertreter der FDA darüber unterrichtet, daß diese berufsrechtliche Regelung nicht unumstritten ist, aber mindestens bis zum Abschluß der einschlägigen gerichtlichen Auseinandersetzung gilt. Die Vertreter der FDA nahmen die Schilderung der in der Bundesrepublik Deutschland verbreiteten Kostenerstattungsregelung mit erkennbarer Reserve auf und vertraten die Auffassung, finanzielle Zuwendungen an Mitglieder der Kommissionen dürften nur in streng begrenzten Ausnahmefällen und ausschließlich zur Begleichung notwendiger Ausgaben, z. B. Reisekosten, erfolgen. Das vom Arbeitskreis Medizinischer Ethik-Kommissionen vorgeschlagene Verfahren bei der Beurteilung multizentrischer Studien stieß auf einige Bedenken. Nach den Regeln der FDA müssen bei multizentrischen Studien grundsätzlich alle Ethik-Kommissionen der an der Studie beteiligten Zentren um Beratung angegangen werden. Allerdings können diese Ethik-Kommissionen, denen in jedem Falle ein Versuchsprotokoll vorzulegen ist, schriftlich eine Ethik-Kommission mit der Begutachtung der Studie beauftragen. Die von dem Arbeitskreis vorgeschlagene Lösung könnte als Teil der in der Bundesrepublik Deutschland üblichen Regelungen akzeptiert werden. In diesem Zusammenhang haben die Vertreter der FDA nachdrücklich den bekannten Standpunkt ihrer Behörde bekräftigt, daß im Ausland gewonnene Erkenntnisse anerkannt werden, wenn die zu Grunde liegende Studie nach den Gesetzen und Regeln dieses Landes durchgeführt wurde und wenn die ethische Beurteilung durch ein nach den nationalen Regeln gebildetes Gremium auf der Grundlage der Deklaration von Helsinki in ihrer jeweils gültigen Fassung erfolgte. Nur wenn ausländische Untersucher sogenannte IND (Investigational New Drug Application) oder IDE (Investigational Devide Exemption) Studien durchführen, was die amerikanischen Behörden von sich aus nicht verlangen, müssen selbstverständlich auch die von der FDA erlassenen Regeln über die Tätigkeit von Ethik-Kommissionen beachtet werden.

Die Vertreter des Department of Health and Human Services, denen wahrscheinlich die Existenz sogenannter freier Ethik-Kommissionen sowie die initiierte gerichtliche Klärung der rechtlichen Zulässigkeit der von der Berufsordnung getroffenen Regelung über die Inanspruchnahme von Ethik-Kommissionen bekannt waren, baten um Angaben zur Tätigkeit der öffentlich-rechtlichen Kommissionen, wobei ein erhebliches Interesse auch für Einzelheiten festzustellen war. Geschildert wurden in diesem Zusammenhang die instutionalisierte Einrichtung von Ethik-Kommissionen, die Art der Berufung der Kommissionsmitglieder, ihre Qualifikation, das Verfahren der Beratung, die Vollständigkeit der Anträge, die Form positiver, negativer oder mit Auflagen versehener Voten, die rechtliche Anbindung der Ethik-Kommissionen an akademische Gremien oder Ärztekammern, die Rechtsaufsicht über die Kommissionen im Wege der ärztlichen Selbstverwaltungskörperschaften oder der akademischen Selbstverwaltungsgremien. Betont wurde selbstverständlich auch, daß angesichts der gesetzlich angeordneten Mitgliedschaft aller Ärzte bei der für sie zuständigen Ärztekammer das ärztliche Berufsrecht für alle Ärztinnen und Ärzte lückenlos gilt.

Die Vertreter des Department of Health and Human Services haben den Standpunkt der FDA bei der Bewertung im Ausland durchgeführter Studien und bei der Einschätzung des Verfahrens bei multizentrischen Studien bekräftigt.

Die bei den Gesprächspartnern der FDA erkennbare Zurückhaltung gegenüber kommerziellen Ethik-Kommissionen wurde von den Vertretern des Deaprtment of Health and Human Services nur bedingt geteilt. Sie scheinen diese grundsätzlich für zulässig zu halten, haben allerdings ausdrücklich darauf aufmerksam gemacht, daß die Tätigkeit solcher kommerzieller Ethik-Kommissionen durch Inspektoren des Gesundheitsministeriums überwacht werden kann.

Prof. Dr. Deutsch hebt als besonders wichtiges Ergebnis der Reise die erneute Bestätigung durch die amerikanischen Behörden hervor, daß Voten von Ethik-Kommissionen, die nach dem Recht ihres Landes tätig sind, anerkannt werden. Aus diesem Grunde könnte auch das vom Arbeitskreis empfohlene Verfahren bei multizentrischen Studien akzeptiert werden, das, wie bereits erwähnt, mit amerikanischen Vorschriften nicht konkordant ist. Im Hinblick auf weitverbreitete gegenteilige Meinungen in der Bundesrepublik Deutschland, muß noch einmal betont werden, daß diese amerikanischen Vorschriften grundsätzlich bei multizentrischen Studien die Einschaltung aller für die beteiligten Forscher zuständigen Kommissionen fordern.

In der Aussprache berichten einige Sitzungsteilnehmer über Mitteilungen von Antragsstellern, daß Sponsoren nur dann Forschungsvorhaben fördern, wenn ihre Beurteilung durch eine den Regeln der FDA entsprechende Ethik-Kommission erfolgt.

Mehrere Diskussionsredner betonen die Notwendigkeit, in die Aufklärung von Probanden oder Patienten die Randomisierung einzubeziehen, unter Angabe der unterschiedlichen in der Studie vorgesehenen Methoden der Diagnostik oder Therapie. Es sollte allgemein der Grundsatz gelten, jede denkbare Aufklärung zu geben, die von Interesse für die Entscheidung des Patienten sein könnte. Nur auf dieser Grundlage kann eine rechtswirksame Einwilligung erteilt werden.

Ein ausdrücklicher Hinweis bei der stationären Aufnahme darauf, daß ein Patient gegebenenfalls in ein Forschungsvorhaben einbezogen werden könne, wird teils befürwortet, teils abgelehnt unter dem Gesichtspunkt, es sei ohnehin bekannt, daß in universitären Einrichtungen Forschung am Menschen betrieben werde. Ferner müsse der Patient seine Einwilligung zur Teilnahme an einem definierten Forschungsvorhaben erteilen.

Es wird von einigen Diskussionsrednern, nicht ohne Widerspruch, empfohlen, die Bereiche «Aufklärung» und «Einwilligung» sorgfältig zu trennen, so daß Probanden oder Patienten den Unterschied erkennen können. Einzelne Ethik-Kommissionen verwenden zur Verdeutlichung dieses Unterschiedes getrennte Schriftstücke.

Die Notwendigkeit einer klinischen Prüfung neuer Handelspräparate mit einem Wirkstoff, der bereits in früheren Studien untersucht wurde, ergibt sich aus der Tatsache, daß sich ein pharmazeutisches Unternehmen in diesem Zusammenhang auf frühere Untersuchungen anderer Firmen nicht berufen kann. Auch diese als notwendig anerkannten Studien führen zu einer erhöhten Inanspruchnahme der Ethik-Kommissionen. Der Vertreter einer von Landesärztekammer und Medizinischer Fakultät gemeinsam gebildeten Kommission berichtet, daß im Jahre 1990 119 Forschungsvorhaben von pharmazeutischen Unternehmen und 34 Forschungsvorhaben von Fakultätsmitgliedern der Kommission vorgelegt wurden. Es steht zu befürchten, daß bei weiterer Zunahme der Anträge, die übrigens für Fakultätsmitglieder kostenfrei bearbeitet werden, ehrenamtlich tätige Ethik-Kommissionen an die Grenze ihrer Belastbarkeit gelangen. Es muß auch berücksichtigt werden, daß Fachzeitschriften in zunehmendem Maße die Annahme eines Manuskriptes u.a. davon abhängig machen, daß die dargestellte Studie von einer Ethik-Kommission begutachtet wurde.

Prof. Dr. Fuchs leitet mit Zustimmung der Anwesenden die

Vorstandswahl

Prof. Dr. Loose erklärt die Bereitschaft des amtierenden Vorstandes zur erneuten Kandidatur. Aus dem Plenum werden zwei Sitzungsteilnehmer zur Wahl vorgeschlagen, die Vorgeschlagenen erklären sich bereit zu kandidieren.

Die Wahl erfolgt in schriftlicher, geheimer Abstimmung in einem einzigen Wahlgang mit der Maßgabe, daß die vier Kandidaten mit den höchsten Stimmenzahlen als gewählt gelten.

Prof. Dr. Fuchs gibt bekannt, daß nach diesem Verfahren von 36 Stimmberechtigten, die ausnahmslos gültig votierten, gewählt wurden:

Prof. Dr. Losse
Prof. Dr. Doppelfeld
Prof. Dr. Jäger
Prof. Dr. Osterwald

Die Genannten nehmen die Wahl dankend an.

Prof. Dr. Losse dankt dem langjährigen Mitglied des Vorstandes Prof. Dr. Toellner für seine konstruktive Mitarbeit in Vorstand und Arbeitskreis.

Prof. Dr. Toellner wird die enge Zusammenarbeit mit dem Vorstand als Herausgeber des Jahrbuchs des Arbeitskreises weiter pflegen. Zum Tagesordnungspunkt

Gute klinische Praxis für die klinische Prüfung von Arzneimitteln in der Europäischen Gemeinschaft («Good Clinical Practice»)

– Grundlagen und Folgerungen für die Forschung
– Problemfeld «Monitoring»

liegen die Referate von Frau Prof. Dr. Gundert-Remy, Berlin, Dr. Kirchhoff, Hannover, und Frau Prof. Dr. Weber, Heidelberg, vor.

In der Debatte ist zu erfahren, daß eine Ethik-Kommission bei der Überarbeitung ihrer Verfahrensgrundsätze und Richtlinien die Empfehlung «Good clincial practice (GCP)» bereits berücksichtigt hat. Seither ist eine Zunahme des Arbeitsaufwandes der Ethik-Kommission zu bemerken. Insbesondere stellt sich die Frage, wie die von GCP empfohlenen Qualitätskontrollen durchzuführen sind. Einzelne Studienleiter melden mittlerweile Zwischenfälle, wobei die Ethik-Kommission bei der Bearbeitung dann feststellen muß, daß selbst einfache Versuchsbedingungen nicht korrekt eingehalten werden. Die aus GCP ableitbare Pflicht, auch ein positives Votum schriftlich zu begründen, entspricht dem in einigen EG-Ländern üblichen Verfahren. GCP gibt schriftlicher Aufklärung und schriftlicher Einwilligungserklärung des Probanden eindeutig den Vorzug, fordert die Schriftform aber nicht als obligatorisch. Zur Offenlegung der Vergütungen für Probanden und Prüfer ergeben sich unterschiedliche Auffassungen. Einerseits wird die Regelung dieser Vergütungen als unerheblich für die ethische Bewertung eines Forschungsvorhabens angesehen, entsprechende Nachfragen unterbleiben daher.

Anderenorts behält man sich das Recht zur Nachfrage vor, um möglicherweise sachfremden Entscheidungen in Folge unangemessener Vergütungen nachgehen zu können. Schließlich wird auch eine regelmäßige Frage nach dem Entgelt für die Probanden gefordert, um den Grad der Freiwilligkeit ihrer Einverständniserklärung abschätzen zu können.

Ob und in welchem Ausmaße GCP in der Bundesrepublik Deutschland nationales Recht wird, hängt von Entscheidungen der Bundesregierung ab. Denkbar ist eine Überarbeitung der «Grundsätze für die ordnungsgemäße Durchführung der klinischen Prüfung von Arzneimitteln vom 9.12.1987» unter Berücksichtigung von GCP. Dabei ist zu beachten, daß GCP vorrangig auf die Qualität der Daten abzielt, während die «Grundsätze» den Schutz des Probanden/Patienten bezwecken. Als Alternative käme der Erlaß einer deutschen, EG-konformen Richtlinie/Empfehlung «Gute klinische Praxis» in Betracht. Die Empfehlung «Good Clinical Practice» ist immerhin richtungsweisend, wenn sie auch keine Richtlinie im rechtlichen Sinne ist und daher das nationale Recht der EG-Staaten nicht ändern kann.

Zur Zeit wird geprüft, ob und in welchem Umfange Teile der GCP in eine Richtlinie der EG-Kommission übernommen werden sollen oder können. Ob diese von der Brüsseler EG-Kommission offenbar geplante Richtlinie auch Bestimmungen über Ethik-Kommissionen enthalten wird, bleibt unklar. Im Zuge der anstehenden Novellierung des Arzneimittelgesetzes soll eine ergänzende Bestimmung aufgenommen werden, nach der zu den Voraussetzungen für die klinische Prüfung das Votum einer nach Landesrecht gebildeten Ethik-Kommission gehören soll. Die Bundesregierung könnte diese Bestimmung des nationalen Rechtes dann in Verbindung setzen zu der erwarteten Richtlinie der Europäischen Kommission.

Klarstellend wird auch bemerkt, daß sich GCP an alle Forscher richtet, die klinische Prüfungen durchführen, sie also keineswegs auf den Bereich der von der pharmazeutischen Industrie oder sonstigen Institutionen geförderten Forschung begrenzt ist.

Zum Problem «Monitoring» wird angemerkt, daß der Begriff «Monitor» aus dem amerikanischen Sprachgebrauch übernommen wurde, ohne daß eine europäischen oder deutschen Verhältnissen angepaßte Festlegung der Qualifikationsmerkmale sowie der Rechte und Pflichten der hier tätigen Mitarbeiterinnen und Mitarbeiter der pharmazeutischen Industrie vorgenommen wurde.

Angesichts in mehreren EG-Staaten bekanntgewordener betrügerischer Manipulationen, die klinische Prüfer an ihren Forschungsergebnissen vorgenommen haben, wird die Notwendigkeit einer effizienten Kontrolle der wissenschaftlichen Daten nicht bestritten. Allerdings müssen an dieser Nahtstelle zwischen klinischem Forscher und dem Sponsor der Studie, in der Regel einem pharmazeutischen Unternehmen, Schweigepflicht und Datenschutz gewahrt werden. Vor allem auf diesem Gebiete bedarf es exakter Regelungen für die Tätigkeit der «Monitore». Einzelne Ethik-Kommissionen versuchen bisher das Problem dadurch zu lösen, daß die Probanden gesondert über die beabsichtigte Weitergabe ihrer Daten an eine überörtliche Studienleitung aufgeklärt werden mit dem Hinweis, daß Vertreter dieser Studienleitung Einsicht in ihre Krankenunterlagen erhalten sollen. Die Probanden werden dann gebeten, insoweit eine Entbindung von der Schweigepflicht zu erteilen, wobei genau festgelegt wird, welche Personen Einsicht in die Krankenunterlagen nehmen dürfen.

Eine Entbindung von der Schweigepflicht, sei sie personenbezogen oder generell, gilt vielen Diskussionsteilnehmern als unzulässig, da der Patient nicht den gesamten Inhalt seiner Krankenakte kennen kann, der Monitor aber durch die Entbindung das Recht der vollen Einsichtnahme erhalten würde.

Das von einigen forschenden pharmazeutischen Unternehmen praktizierte Interview Monitor/klinischer Prüfer halten einige Sitzungsteilnehmer für zu aufwendig. Anderen erscheint es als der geeignete Weg, um einerseits das berechtigte Informationsbedürfnis des Sponsors zu befriedigen, andererseits die Schweigepflicht und den Datenschutz zu wahren unter der Voraussetzung, daß sich der Monitor auf Fragen beschränkt und daß der Arzt die Fragen anhand der Krankenakte beantwortet, ohne diese aus der

Hand zu geben. Im Zusammenhang mit der erörterten Problematik ist im übrigen zu beachten, daß Krankenakten den universitären Einrichtungen gehören, ihre Nutzung daher auch der Zustimmung des betreffenden Instituts-/Klinikdirektors bedarf.

Zu Beginn seiner Ausführungen zum Tagesordnungspunkt

«Verfahrensfragen»

legt Prof. Deutsch den Stand des abstrakten Normenkontrollverfahrens vor dem Hessischen Verwaltungsgerichtshof dar. In diesem Verfahren, in dem unter anderem die sogenannte «Freiburger-Ethik-Kommission» und ein pharmazeutisches Unternehmen als Antragsteller auftreten, wird die Rechtmäßigkeit des § 1 Abs. 5 der hessischen Berufsordnung für Ärzte überprüft. Nach dieser Vorschrift trifft den Arzt vor der Durchführung klinischer Versuche am Menschen eine Beratungspflicht durch eine Ethik-Kommission. Die Kernproblematik bildet die Frage, ob die Landesärztekammer damit eine typische Aufgabe des ärztlichen Standesrechtes wahrnimmt oder ob eine Regelung durch formelles (Bundes-)gesetz wegen möglicher Grundrechtseingriffe – insbesondere in Art. 5 Abs. 3 des Grundgesetzes (Freiheit der Forschung) und Art. 2 Abs. 1 (freie Entfaltung der Persönlichkeit) – erforderlich ist. Prof. Deutsch weist in diesem Zusammenhang auf eine Entscheidung des Verwaltungsgerichtshofs Mannheim vom 6.6.1991 hin, mit der ein Urteil des Verwaltungsgerichts Stuttgart aufgehoben worden ist. Im Gegensatz zur ersten Instanz sah der Verwaltungsgerichtshof in § 31 des baden-württembergischen Kammergesetzes eine hinreichende Ermächtigungsgrundlage für den Erlaß von «Richtlinien über die Durchführung von In-vitro-Fertilisation und Embryotransfer». Mit diesen wird die Erfüllung der Berufspflicht überwacht, mithin eine typische Aufgabe des ärztlichen Satzungsrechts wahrgenommen.

Mit dem genannten Urteil ist jedenfalls eine Tendenz erkennbar, derzufolge auch die Berufsordnungsbestimmung des § 1 Abs. 5 der Berufsordnung für Ärzte in Hessen als rechtlich gesichert angesehen werden kann.

Des weiteren berichtet Prof. Deutsch von Erfahrungen, die innerhalb des Berichtszeitraums mit der vorläufigen Ergänzung des § 3 Abs. 3 der Verfahrensgrundsätze gemacht worden sind. Nach dieser Vorschrift wird das Votum einer Ethik-Kommission des für das Bundesgebiet verantwortlichen ärztlichen Projektleiters grundsätzlich von allen öffentlich-rechtlichen Ethik-Kommissionen anerkannt. Erwähnt wird in diesem Zusammenhang ein Schreiben der Kieler Ethik-Kommission, die ein positives Votum der «Freiburger-Ethik-Kommission» als Votum im Sinne des § 3 Abs. 3 der Verfahrensgrundsätze anerkannt hatte. Weiterhin ergibt sich aus einer Mitteilung vom Juli 1991 an die Ethik-Kommission der Medizinischen Hochschule Hannover, daß der Unterschied zwischen der «Freiburger Ethik-Kommission» und der Freiburger Universitäts-Kommission offenbar nicht immer bekannt ist. Dies veranschaulicht die wettbewerbsrechtliche Bedenklichkeit des Auftretens der «Freiburger Ethik-Kommission».

Schließlich weist Prof. Deutsch auf Bedenken der Ärztekammer Nordrhein gegen die vorläufige Ergänzung der Verfahrensgrundsätze hin. In einer Nachricht an die Bundesärztekammer vom 29.7.1991 wurde § 3 Abs. 3 als zu unbestimmt angesehen. Die Anerkennung bei multizentrischen Studien könne sich allein auf den Prüfplan, nicht jedoch auf das Vorliegen der tatsächlichen Voraussetzungen der Durchführung (geeignete Probanden, persönliche Qualifikation des Arztes, hinreichende Aufklärung etc.) beziehen, da der zu beratende Arzt nach den GCP-Empfehlungen immer der vor Ort verantwortliche Arzt (investigator) sei, nicht jedoch der Leiter der klinischen Prüfung.

In der anschließenden Aussprache zum Erfahrungsbericht steht die Frage im Vordergrund, ob die Ergänzung der Verfahrensgrundsätze als lediglich «vorläufige» beibehalten werden soll. Insbesondere bereitet – wie schon im Vorjahr – die Auslegung des Wortes «grundsätzlich» in § 3 Abs. 3 Schwierigkeiten. Versteht man das Wort im juristischen Sinne, so sind Ausnahmen jederzeit möglich, die nachbegutachtende Ethik-Kommission kann dann ohne weiteres in eine eigene Prüfung eintreten. Bei Anlegung umgangssprachlicher Meßstäbe läge es näher, eine zwingende Anerkennung des Votums der für den Projektleiter zuständigen Kommission anzunehmen. Im Laufe der Diskussion werden folgende Änderungsvorschläge gemacht:

«Die Anerkennung des Votums dieser Kommission ... ist möglich»; «das Votum dieser Ethik-Kommission wird in der Regel ... anerkannt», «es werden in der Regel keine Bedenken bestehen, das Votum dieser Kommission ... anzuerkennen». Gegen die Alternativvorschläge wird eingewandt, daß sie keine über die jetztige Textfassung hinausgehende Klarheit schafft. Zudem werde nicht nur der Wortlaut, sondern auch der Inhalt der Formulierung in der Weise verändert, daß das Votum nunmehr lediglich anerkannt werden könne.

Materiell bestehen hingegen keine Meinungsverschiedenheiten über die gleichen Kompetenzen sämtlicher Ethik-Kommissionen. Jede örtliche Ethik-Kommission hat das Recht, in eine eigene Sachprüfung einzutreten. Ein derartiges Interesse kann etwa bei Universitätskommissionen bestehen, die wissen möchten, welche Forschungen durchgeführt werden. Jeder beteiligte Prüfarzt darf zudem bei Zweifeln die für ihn zuständige Ethik-Kommission anrufen.

Aus diesen Gründen soll die Textfassung des § 3 Abs. 3 der Verfahrensgrundsätze als eine zunächst nur «vorläufige» beibehalten werden. Weitere praktische Erfahrungen in der Zukunft werden zeigen, ob der aktuelle Wortlaut abgeändert werden muß.

Als weiteren Problempunkt bei multizentrischen Studien nennt Prof. Dr. Deutsch die Gebührenerhebung. So sind Abstimmungsprobleme zwischen Kommissionen eines Bundeslandes bekannt geworden, deren Grundlage offenbar eine mehrfache Gebührenerhebung gewesen ist. Dieser Umstand ist jedenfalls dann problematisch, wenn der Arbeitsaufwand der anerkennenden Ethik-Kommissionen lediglich gering ist und eine große Zahl von

Kommissionen beteiligt sind. Dr. Kimbel berichtet in diesem Zusammenhang von einer Studie, bei der über 600 Prüfstellen eingeschaltet gewesen sind. Die für eine Erörterung dieser Problematik notwendigen tatsächlichen Grundlagen sollen in einer Umfrage an alle Ethik-Kommissionen ermittelt und auf dem kommenden Jahrestreffen dargestellt werden.

Schließlich erwähnt Prof. Helmchen zwei weitere ungelöste Fragestellen, mit denen Ethik-Kommissionen möglicherweise konfrontiert werden könnten. Zum einen werden die Kommissionen gelegentlich von Forschern um Rat gebeten, die Medikamente hinsichtlich Anwendungsgebiet, Dosierung oder Darreichungsform indikationsfremd, also bestimmungswidrig, einsetzen und dabei die für den Einzelfall bestehende Therapiefreiheit des Arztes überschreiten. Zum anderen besteht das Problem einer wissenschaftlichen Verwertung von Körperflüssigkeiten und -materialien oder Daten, die nur gelegentlich eines Eingriffs anfallen und ansonsten vernichtet würden. Unsicherheiten hinsichtlich des Aufklärungsumfangs einerseits, einer drohenden Beschädigung des Vertrauensverhältnisses zum Patienten andererseits sind hier zu nennen. Prof. Losse weist in diesem Zusammenhang auf die in Vorbereitung befindliche Europäische Patientenrechtscharta hin, derzufolge bereits die schlichte Konservierung jeglicher Körperzellen zustimmungspflichtig ist und nach der der Patient ein jederzeitiges Vernichtungsrecht hat. Der Umgang der Ethik-Kommission mit beiden Problembereichen wird ebenfalls Gegenstand einer kommenden Rundfrage an alle öffentlich-rechtlichen Ethik-Kommissionen sein, die auf dem Jahrestreffen 1992 vorgestellt werden wird.

Prof. Dr. Losse schließt im Namen des Vorstandes die Jahresversammlung mit dem Dank an die Referenten, die Diskussionsredner, die Sitzungsteilnehmer und an die Bundesärztekammer, für Gastfreundschaft, Organisation und Ausrichtung der Tagung.

Erfahrungsbericht der Ethik-Kommission der Medizinischen Fakultät der Friedrich-Schiller-Universität Jena

Lothar Jäger

Die Voraussetzungen für die Etablierung einer Ethik-Kommission waren in Jena relativ günstig. Bereits vor der Wende wuchs in der Medizinischen Fakultät das Interesse an ethischen Problemen – mit Kontakten auch zu anderen Bereichen, zu Sozialpsychologen, Juristen und Philosophen. Über gelegentliche bi- und multilaterale Kontakte wurden zwei öffentliche wissenschaftliche Veranstaltungen durchgeführt. Die erste befaßte sich mit dem relativ unverfänglichen, wenn auch nicht unproblematischen Thema «Ethische Probleme in der Behandlung von Tumorpatienten». Bei der zweiten – im Februar 1988 – wurden «Ethische Probleme in der medizinischen Forschung» erörtert. Es kam zwangsläufig zu einer recht kontroversen Diskussion über die Wechselbeziehungen zwischen Individuum und Gesellschaft. Das Jonas'sche «Prinzip Verantwortung» spielte – nicht unbeabsichtigt – eine Schlüsselrolle. Nicht nur retrospektiv machte diese Veranstaltung deutlich, daß sich kritische Fragen nicht mehr verdrängen oder gar unterdrücken ließen. Ein anderes, eingehend diskutiertes Problem war der von Toellner als ethische Aporie apostrophierte potentielle Konflikt zwischen Arzt und Wissenschaftler. Parallel dazu existierte eine ad-hoc Kommission beim damaligen Prorektor für Medizin, die Arzneimittelerprobungen zu begutachten hatte, sofern dies nicht durch den Zentralen Gutachterausschuß geschehen war.

Anfang 1990 befaßte sich die Fakultät in zwei Sitzungen mit dem Problem «Ethik-Kommission» und wählte den Vorsitzenden aus ihren Reihen, verbunden mit dem Auftrag, Vorschläge für die Zusammensetzung der Kommission zu machen. Nach der Bestätigung durch die Fakultät erfolgte die konstituierende Sitzung der Kommission am 30.8.1990.

Die Kommission setzt sich zusammen aus

- 3 Klinikern
- 1 Mikrobiologen

- 1 Klinischen Pharmakologin
- 1 Schwester

sowie als externe Mitglieder
- 1 Psychologin und
- 1 Juristen.

Die Sitzungen finden – bisher – regelmäßig am 1. Mittwoch des Monats statt. Die Anträge sind rechtzeitig einzureichen (für jedes Mitglied ein Antragsformular, sowie ein kompletter Satz aller Unterlagen). Mit der Einladung erhalten alle Mitglieder die Tagesordnung und die Anträge. Detailinformationen können den zur Einsicht ausliegenden kompletten Unterlagen entnommen werden. Jeweils ein Mitglied bereitet sich als Opponent besonders eingehend auf die Erörterung vor. Pro Sitzung werden im Regelfall 6 Anträge behandelt. Zu Beginn der jeweiligen Beratung erläutert der verantwortliche Arzt sein Anliegen, daran schließen sich die Bemerkungen des «Opponenten» an, gefolgt von der allgemeinen Diskussion.

Die Arbeitsordnung wurde weitgehend der Empfehlung Ihres Arbeitskreises angepaßt, dabei waren Unterstützungen aus den befreundeten Universitäten Gießen und Erlangen sehr hilfreich. Die vielleicht interessierenden Besonderheiten seien kurz skizziert:

1. Der Antrag wird vom verantwortlichen Arzt gestellt, ist aber vom Instituts- bzw. Kliniksdirektor zu bestätigen. Diese Erweiterung soll einerseits die Informationspflicht gewährleisten, andererseits auch Voraussetzungen für eine optimale Durchführung schaffen. In der Anfangsphase sahen wir uns einer Fülle von Angeboten der pharmazeutischen Industrie gegenüber, die zweifellos über die Finanzierung auch helfen wollte. Viele Abteilungsleiter waren froh, auf diese Weise dringend benötigte Mittel für die Forschung – z. T. auch für die medizinische Versorgung – beschaffen zu können. Es kam aber auch zu bedenklichen Häufungen. In einem Fall forderte die Kommission eine schriftliche Bestätigung, daß alle vorgesehenen Untersuchungen ohne Qualitätsabstriche durchführbar waren.

2. Nachdem wir anfangs dem Studienleiter nur die Möglichkeit der Teilnahme an der Beratung eingeräumt hatten, mußten wir doch feststellen, daß – ohne seine Mitwirkung – zu oft Rückfragen erforderlich wurden, bzw. die Zustimmung mit Auflagen verbunden werden mußte. Letztlich war dies auch Ausdruck der noch vorhandenen Unsicherheiten. Wir sind aus diesem Grund dazu übergegangen, ihn grundsätzlich einzuladen. Dies hat sich bewährt und wird in beiderseitigem Interesse beibehalten werden. Es trägt zur Transparenz bei und hat einen wichtigen erzieherischen Wert.

3. Eine dritte – mögliche – Besonderheit ist erst jüngeren Datums. Wir bestehen in der Regel auf der schriftlichen Aufklärung wie auch Zustimmung. Wir haben empfohlen, beides zu verbinden, wobei der Proband ein Exemplar behalten sollte. Neben der dadurch besser nachzuvollziehenden Information glauben wir, daß auch eine bessere Compliance zu erreichen ist – bis hin zu klareren Verhältnissen bei evtl. versicherungsrechtlichen

Weiterungen. Dies erlaubt auch eine qualifizierte Information des Hausarztes. Die schriftliche Information ersetzt nicht das aufklärende und erläuternde Gespräche mit dem Probanden.

Seit der Konstituierung wurden 65 Anträge (Stand 1.10.1991) behandelt, davon

- 38 nach dem AMG,
- 12 für vorgesehene Forschungsanträge (BMFT, DFG u.ä.),
- 15 sonstige Forschungsvorhaben;
- in 17 Fällen war die Beteiligung an einer Multizenterstudie vorgesehen;
- in einem Fall stand eine Kombination von Forschungsvorhaben mit Optimierung der medizinischen Betreuung zur Diskussion (Intensivtherapie).

Von diesen 65 Anträgen wurden

- 29 (45%) bestätigt,
- 30 (46%) bestätigt mit Auflagen, die in 2 Fällen nicht erfüllt werden konnten,
- 3 (4,6%) abgewiesen zur Wiedervorlage,
- 3 (4,6%) abgelehnt (fehlende Versicherung, mangelhafte Konzeption).

Bei den Erstbeurteilungen ist die Relation ungünstiger.

Die Bearbeitungsdauer liegt zwischen 1 und 6 Wochen (durchschnittlich knapp 4 Wochen).

Aus den aufgetretenen Problemen seien folgende angeführt:

1. Ein erstes und grundlegendes Problem ist das der fachlichen Kompetenz der Ethik-Kommission. Bei unseren Diskussionen berücksichtigen wir selbstverständlich alle relevanten allgemeinen Aspekte – aus ethischer Sicht wie aus der Sicht eines optimalen, aussagefähigen wissenschaftlichen Experiments. Bei der Auswahl der Mitglieder wurde u.a. auch besonderer Wert auf eine optimale Fachkompetenz des gesamten Gremiums gelegt. Dennoch mußten wir bereits in den ersten Sitzungen Grenzen erkennen. Bei einer Phase I können nicht immer alle vorliegenden Informationen kompetent im Detail überprüft werden. Wir gingen von der – offensichtlich falschen – Annahme aus, daß mit der Hinterlegung beim BGA auch eine entsprechende Kontrolle verbunden ist. Bei einem von Experten erarbeiteten Protokoll einer multizentrischen Studie zur Krebstherapie z.B. muß angenommen werden, daß mit dem notwendigen Wissen und entsprechender Sorgfalt Risiko und Nutzen eingeschätzt wurden. Eine Konsequenz war jedoch, daß wir für jeden Anfang explizit einen «Opponenten» benennen, der den Prüfplan im Detail analysiert und erforderlichenfalls zusätzlichen Rat einholt. Dies hat sich bewährt. Es bleibt aber im Grunde die Situation einer in manchen konkreten Fragen eingeschränkten Kompetenz.

2. Wiederholt waren allgemeinere Aspekte der Versuchsplanung Gegenstand der Diskussion. Einige seien beispielhaft angesprochen. Sie können unter dem Problem Aufwand/Nutzen – exakter Risiken/Nutzen – subsummiert werden:
— Manche Studien zielen auf Patientenzahlen ab, die nicht immer aus biometrischen Daten abgeleitet sind. Auch die Konfiguration multizentrischer Studien erscheint nicht selten überdimensioniert.
— Ein zweites Problem betrifft die Wahl einer geeigneten Kontrollgruppe. Nicht selten wird eine Placebogruppe herangezogen, wo die beste etablierte Therapie angebracht wäre. In unserer letzten Sitzung wurde z. B. ein Antrag verhandelt, nach dem eine neue Konfektion eines registrierten Antiarrhythmicums nicht mit dem bisherigen Präparat, sondern mit einem Placebo verglichen werden sollte. Wir haben uns immer eindeutig positioniert. Kritisch ist allerdings die Situation, wenn eine Einrichtung nachträglich in eine multizentrische Untersuchung einbezogen werden soll. Hier haben wir zumindest unsere Bedenken zum Ausdruck gebracht, in Einzelfällen aber auch entsprechende Korrekturen empfohlen, in einem Fall gefordert.
— Ein drittes Problem ist im Prinzip auf die Frage zu reduzieren, in welchem Umfang vorausgegangene Untersuchungen zu wiederholen sind. Selbst wenn man von juristischen Aspekten und möglichen methodischen Einschränkungen absieht, stellt sich gelegentlich diese Frage. Das Problem reicht bis hin zur Erprobung nachentwickelter Präparate. So erfolgte an unserem Klinikum eine sehr überzeugende Erprobung des rekombinanten Erythropoetins bei Dialysepatienten. Als Ergebnis wurde es in die Betreuung dieses Personenkreises eingeführt. Kürzlich ging nun ein analoger Antrag eines anderen Herstellers ein.
— Ein weiteres Problem trage ich ausdrücklich im Auftrag unserer Kommission vor, da es immer wieder ein gewisses Unbehagen auslöst. Es ist dies die Forderung, daß bei Frauen im gebärfähigen Alter eine zuverlässige Kontrazeption gewährleistet sein muß. Hier betont der Geburtshelfer immer, daß es dies in absolutem Sinne nicht gebe. Hinzu kommen Fragen nach der versicherungsrechtlichen Situation, wenn die Pille einmal vergessen werden sollte und vor allem die gegenwärtigen Diskussionen um den § 218. In Einzelfällen haben wir dann empfohlen, solche Frauen nicht in die Studie einzubeziehen.

3. Ein letztes, öfters wiederkehrendes Problem ist die versicherungsrechtliche Absicherung der Forschungsvorhaben, für die das AMG keine Gültigkeit hat. Erst nach längeren Verhandlungen mit den ebenfalls unsicheren Universitäts- und Landesbehörden wurde klargestellt, daß für die Versuchsleiter im Rahmen ihrer dienstlichen Obliegenheiten eine Direktversicherung des Landes gewährleistet wird. Mit einer gewissen Erleichterung habe ich vor einem Jahr hier erfahren, daß das Problem der Probandenversicherung auch in den alten Bundesländern nicht gelöst ist. Wir sind mit der Universitätsleitung so verblieben, daß im Falle eines erhöhten Probanden-

risikos Kontakt aufzunehmen ist. Bislang war dies nicht erforderlich, wesentlich mitbedingt durch die verbreitete Unsicherheit. Für die Mitglieder der Kommission wurde bisher keine spezielle Haftpflichtversicherung abgeschlossen.

Wir sind durch die Entwicklung der letzten 40 Jahre zweifellos in eine Situation gelangt, in der manche Unsicherheit verständlich ist. Ich darf Ihnen aber versichern, daß unser Problembewußtsein keineswegs gelitten hat, sondern eher geschärft wurde.

Erfahrungsbericht der Ethik-Kommission der Ärztekammer Niedersachsen

Gustav Osterwald

Zunächst einige Aussagen zur Situation in Niedersachsen: Es gibt in Niedersachsen eine Ethik-Kommision an der Medizinischen Hochschule in Hannover, eine weitere an der Medizinischen Fakultät der Georg-August-Universität in Göttingen sowie eine Ethik-Kommission für die Forschungsvorhaben der DFG, ebenfalls in Göttingen. Darüber hinaus hat die Ärztekammer Niedersachsen eine eigene Kommission für ambulante Vorhaben und nichtuniversitäre Krankenhäuser eingerichtet, über deren Tätigkeit ich hier berichten werde. Im Bereich der Ärztekammer Niedersachsen besteht außerdem eine Dachorganisation in Form einer Ethik-Kommission, die für die Kooperation und Koordination der im Kammerbereich bestehenden Ethik-Kommissionen Sorge tragen soll. Letztere ist bislang nicht tätig geworden.

Die Ethik-Kommission der Ärztekammer Niedersachsen bearbeitete in den letzten beiden Jahren zwischen 20 und 30 Anträge jährlich. Sie besteht aus 4 Ärzten, 2 Theologen, 2 Juristen. Dabei ist zu bemerken, daß die Inanspruchnahme der Kommission nur sehr zögerlich anlief. Letztendlich ist dieses wohl darauf zurückzuführen, daß im Lande Niedersachsen nur eine sehr geringe Zahl pharmazeutischer Firmen ansässig ist und deshalb der Beratungsbedarf in bezug auf Arzneimittelprüfungen nicht so hoch ist wie in Bundesländern mit hoher Besiedelungsdichte durch Pharmaindustrie. Bei den Ethik-Kommissionen der Universitäten, über die ich hier nicht zu berichten habe, ist die Frequenz sicher höher, wobei der Anteil sonstiger Forschungsvorhaben, die nicht an Arzneimittel gebunden sind, einen größeren Prozentsatz ausmachen dürfte als bei der Kommission der Ärztekammer, die bis jetzt lediglich drei nicht arzneigebundene Forschungsvorhaben zu beurteilen hatte. Von den seit 1987 beurteilten 56 Anträgen wurden neun negativ beurteilt, davon wurden zwei nach Beratung durch die Ethik-Kommission vom Antragssteller zurückgezogen.

Nun zu den bei der Tätigkeit der Kommission aufgetretenen Problemen:
Ein Gespräch mit Vertretern des zuständigen Ministeriums ergab, daß die Prüfung der eingereichten Forschungsvorhaben durch die Regierungs-

präsidenten, wie sie im Arzneimittelgesetz vorgeschrieben ist, offenbar erst nach der Beurteilung des Vorhabens durch die Ethik-Kommission erfolgt. Für die praktische Arbeit bedeutet das, daß die Ethik-Kommission die Erfüllung der rechtlichen Voraussetzungen ebenfalls überprüfen muß, wozu die Teilnahme eines fachkundigen Juristen unverzichtbar ist. Trotzdem hielte ich es für korrekter, wenn die rechtliche Überprüfung vor Weitergabe an die Ethik-Kommission durch die Regierungspräsidenten erfolgen würde, weil andererseits die Ethik-Kommission zusätzlich für die Einhaltung der gesetzlichen Bestimmungen verantwortlich wäre. Dies ist aber nach dem Wortlaut des Gesetzes eindeutig Sache der Regierungspräsidenten. Wir werden mit den zuständigen Stellen in Niedersachsen weiterhin im Gespräch bleiben.

Den Antragsstellern ist manchmal nicht klar, daß nur die systematische auswertbare Anwendung unter nicht zugelassenen Bedingungen unter den rechtlich im Arzneimittel-Gesetz aufgeführten Begriff der klinischen Prüfung fällt. Die individuelle Behandlung im einzelnen Krankheitsfall, auch wenn Arzneimittel zur Behandlung von Krankheiten oder in Dosierungen verordnet werden, für die sie nicht zugelassen sind, ist nicht beratungspflichtig. Einzelfallbehandlung fällt immer in die Verantwortung des einzelnen Arztes.

Die Ethik-Kommission der Ärztekammer Niedersachsen hat beschlossen, die Anträge grundsätzlich nur in Anwesenheit des ärztlichen Projektleiters zu beraten. Wir haben es einige Male erlebt, daß vom Projektleiter geschickte Stellvertreter völlig unzureichende Kenntnisse über die von ihnen vertretene Studie hatten, so daß die Kommission zu keinem Votum kommen konnte. Diese persönliche Anwesenheit wird nicht von den Antragstellern akzeptiert, wird aber von der Kommission weiterhin gefordert, es sei denn, daß die vorgelegte Studie so unproblematisch ist, daß keine zusätzlichen Auskünfte und Erklärungen notwendig sind. In diesem Fall könnte der Antrag dann auch im Umlaufverfahren schriftlich bearbeitet werden.

Bei klinischen Prüfungen, die auf internationaler Ebene durchgeführt werden, werden häufig die Unterlagen für den Antrag in einer Fremdsprache eingereicht. Es wird aber häufig übersehen, daß bedingt durch die interdisziplinäre Zusammensetzung der Ethik-Kommission der Ärztekammer Niedersachsen die Kenntnis der medizinischen Terminologie in einer Fremdsprache bei nichtärztlichen Mitgliedern nicht vorausgesetzt werden kann. Die auf Drängen der Geschäftsstelle der Ethik-Kommission dann doch noch übersetzten Antragsunterlagen waren häufig nicht ausreichend, da sie nur auszugsweise übersetzt wurden. Außerdem kommt es sehr auf die Qualität des Übersetzers an. Einige Male mußten sinnentstellende Fehler nachgebessert werden.

Das Arzneimittelgesetz erlaubt grundsätzlich bei klinischen Prüfungen an Kranken die mündliche Einwilligung gegenüber dem behandelnden Arzt in Gegenwart eines Zeugen. Nach Nr. 1 Abs. 9 Satz 3 Abs. 2 der Helsinki-Deklaration hat aber die schriftliche Einwilligung Vorrang. Deshalb verlangt die Ethik-Kommission der ÄKN die schriftliche Einwilligung, wenn ausschließlich Patienten in die Prüfung einbezogen werden können oder müssen, deren Gesundheitszustand eine schriftliche Einwilligung erlaubt. Diese Auflage wird von vielen Antragsstellern kritisiert, aber schließlich dennoch erfüllt.

Bei der Risiko-Nutzen-Abwägung werden häufig ganz offensichtlich im Schreibautomaten gespeicherte Texte benutzt, die Leerformeln enthalten. Wegen der Bedeutung gerade dieses Punktes legt unsere Kommission besonderen Wert auf eine individuelle und dem vorgelegten Antrag entsprechende Formulierung.

Die Probandeninformation ist in Form und Inhalt häufig mangelhaft und dem Laien unverständlich. Fast in allen Fällen fehlt der Hinweis auf die gesetzlich normierte Widerruflichkeit der Patienteneinwilligung. Oft lesen sich die Formulierungen so, als wenn es ein Entgegenkommen des Antragsstellers sei, den Probanden aus der Studie zu entlassen.

Um die Situation klar und übersichtlich zu machen, hat die Ethik-Kommission der ÄKN beschlossen, Probandeninformation und Einwilligungserklärung als zwei unterschiedliche Schriftstücke anzufordern.

Die Kopie einer Versicherungsbestätigung ist für die Vollständigkeit der Unterlagen unerläßlich. Die Versicherungsbestätigungen werden relativ häufig nur in Form eines Bestätigungsschreibens der Sponsor-Firma zugesandt. Erforderlich ist jedoch eine durch die Versicherung ausgestellte Bestätigung, mit Angabe der Laufzeit sowie der Höhe der Versicherung. Dies gehört allerdings zu den Aufgaben, die eigentlich bereits durch die Regierungspräsidenten bei der Prüfung des Antrages erfüllt werden sollten.

Fast in allen Antragsunterlagen findet sich der Satz, daß die Veröffentlichung der Studienergebnisse nicht ohne die Genehmigung des Sponsors der Studie erfolgen darf. Die Ethik-Kommission der Ärztekammer Niedersachsen ist der Auffassung, daß die Veröffentlichung der Studienergebnisse zwar im Einvernehmen mit der Firma erfolgen sollte, die Firma jedoch nicht das Recht hat, die Veröffentlichung zu verhindern. Entsprechende Auflagen werden bei der Prüfung von Vorhaben regelmäßig erteilt. Dabei gibt es gelegentlich Auseinandersetzungen mit dem Sponsor, weil dieser durch eine Veröffentlichung zum ungeeigneten Zeitpunkt Nachteile bei der späteren Vermarktung des Projektes befürchtet. Unsere Auflagen berücksichtigen dies im Einzelfall.

Es hat sich herausgestellt, daß noch immer nicht allen Ärztinnen und Ärzten der § 1 Abs. 4 a der Berufsordnung der Ärztekammer Niedersachsen in der Fassung vom 29.10.1988, genehmigt vom Nds. Sozialminister am 14.06.1989, ausreichend bekannt ist. Er beinhaltet die Verpflichtung des Arztes, bei biomedizinischen Versuchen am Menschen und bei Arbeiten mit lebendem menschlichem embryonalen Gewebe sich durch eine Ethik-Kommission beraten zu lassen. Als Folge davon erhielt die Ethik-Kommission der Ärztekammer Niedersachsen seit der Genehmigung der Neufassung eine Fülle von Mitteilungen der Bezirksregierung Hannover über klinische Prüfungen, bei denen keine Ethik-Kommissionen eingeschaltet wurden. Entsprechende Aufforderungen der Ethik-Kommission an die ärztlichen Projektleiter, nunmehr eine Ethik-Kommission einzuschalten, sind insbesondere auf Kritik und Unverständnis bei den Kostenträgern gestoßen. Dies ist um so unverständlicher, als schon in den Grundsätzen für die ordnungsgemäße Durchführung der klinischen Prüfung von Arzneimitteln, die im Bundesanzeiger 1987 Nr. 243 veröffentlicht wurden, darauf hingewiesen wird, daß eine unabhängige und sachkundige Ethik-Kommission gehört werden soll. In der Fußnote dazu steht, daß die Verpflichtung dazu sich nach den Berufsordnungen für Ärzte richtet. Probleme ergaben sich, wenn die klinischen Prüfungen schon sehr lange liefen oder schon so gut wie abgeschlossen waren. Inzwischen schwindet dieses Problem jedoch zusehends, weil nachträgliche Beurteilungen durch die Ethik-Kommission inzwischen erfolgt sind oder die Studien beendet wurden.

Die Ethik-Kommission der ÄKN befaßte sich auch mit GCP. Bereits bei Bekanntwerden dieser Empfehlungen verfuhren die meisten Antragssteller so, als sei dies geltendes Recht. Die Empfehlungen wurden wie Richtlinien behandelt und führten zu gelegentlichen Kollisionen mit den von unserer Kommission angewendeten Verfahrensgrundsätzen, insbesondere der Check-Liste. Auf die dem deutschen Recht widersprechenden Inhalte des Monitoring wurde immer wieder hingewiesen.

Dieses Problem ist auch Gegenstand der heutigen Beratung. Die Kammerversammlung der Ärztekammer Niedersachsen beschloß kürzlich eine Kostensatzung für die Verfahren vor der Ethik-Kommission, da sich herausgestellt hat, daß die entstehenden Kosten nicht über den Kammerhaushalt aufgefangen werden können. Diese Kostensatzung wird allen Antragstellern bei der Annahme des Antrages mitgeteilt.

Meine Damen und Herren, ich hoffe, Ihnen in der gebotenen Kürze eine Übersicht über die während der Tätigkeit der Ethik-Kommission der Ärztekammer Niedersachsen gemachten Erfahrungen gegeben zu haben und bedanke mich für Ihre Aufmerksamkeit.

Problemfeld Monitoring

Ellen Weber

Der Schutz der Krankenakten eines Patienten vor dem Einblick Dritter, nicht mit der Behandlung Betrauter, gilt seit jeher für deutsche Ärzte als Selbstverständlichkeit. Die «Berufsordnung für die deutschen Ärzte» hält entsprechende Anweisungen fest in § 2, der sich mit der Schweigepflicht befaßt. Nur nebenbei sei angeführt, daß die Schweigepflicht den Arzt in eine noch engere Bindung nimmt als dies durch die mit dem Datenschutz verbundenen Forderungen der Fall ist. Auch die Möglichkeiten der Entbindung von der Schweigepflicht sind im genannten Paragraphen der Berufsordnung aufgeführt; hierauf wird in unserem Zusammenhang noch zurückzukommen sein.

Kommen wir nun zu den EG-Richtlinien:

Zu den speziellen Verantwortlichkeiten des Sponsors gehört («e» in Kapitel 2.3)

«angemessen ausgebildete Monitore und entsprechend unterstützendes Forschungspersonal einzustellen....»

Zum Monitor heißt es u.a. er habe

«die Eintragungen in den Prüfbögen mit den Originalbefunden zu vergleichen und den Prüfer über Fehler und Auslassungen zu informieren.» (2.4.e)

Vom Prüfer schließlich wird verlangt, er habe:

«....die Aufsicht des Monitors und die Kontrollmechanismen [zu] akzeptieren...» (2.5.e).

Weiterhin habe der Prüfer

«alle Daten für den Sponsor/Monitor...zum Zwecke der Überprüfung/Audit/Inspektion zugänglich zu machen.» (2.5.n).

Mit den Konsequenzen aus den genannten Vorschriften habe ich bereits vor dem 1. Juli 1991 eine Reihe von Erfahrungen gemacht, die sich in der Folge noch erhärtet haben: im Gespräch mit Kollegen und Mitarbeitern pharmazeutischer Firmen, außerdem als Mitglied der Ethik-Kommission bei der Landesärztekammer in Stuttgart sowie der Medizinischen Gesamtfakultät in Heidelberg.

So fiel ein ungeheuerer Druck von Seiten der Firmen auf, die Kontrollen, in die Monitore eingeschaltet sind, durchzusetzen. Zum Ärgernis gereichte dabei die wahrheitswidrige Behauptung, mit dem 1. Juli erlangten die EG-Richtlinien Gesetzeskraft in Deutschland! Keineswegs wurden die Kollegen immer davon unterrichtet, daß ohne bestimmte Kautelen – nämlich Entbindung von der Schweigepflicht durch den Patienten, worauf wir gleich zu sprechen kommen werden – der Einblick des Monitors in nicht anonymisierte Originalkrankenakten einen eklatanten Verstoß gegen die Schweigepflicht darstellt und damit verboten ist. Geradezu als grotesk anzusehen war der nicht selten anzutreffende Hinweis, daß ja alles durch «die Schweigepflicht der Firma XY gedeckt» sei!

Umgehung der Schweigepflicht möglich?

Es ist jetzt die Frage zu erörtern, ob ein Einblick in die Originalkrankenakte, -Geschichte durch einen Monitor möglich ist oder nicht. Hierzu äußert sich die «Berufsordnung für die deutschen Ärzte» eindeutig in 2.7:

> «Zum Zweck der wissenschaftlichen Forschung und Lehre dürfen der Schweigepflicht unterliegende Tatsachen und Befunde nur soweit mitgeteilt werden als dabei die Anonymität des Patienten gesichert ist oder dieser ausdrücklich zustimmt.»

Unterstellt wird dabei, daß die klinischen Prüfungen als wissenschaftliche Forschung angesehen werden können – eine Beurteilung, die ja gerade die Ethik-Kommissionen abzugeben haben. Außerdem wird in § 2.4 der Berufsordnung ausgesagt, daß der Arzt

> «...zur Offenbarung befugt» ist, «...soweit er von der Schweigepflicht entbunden worden ist...».

Liegt also eine Entbindung von der Schweigepflicht vor, kann der Monitor den in den EG-Richtlinien gewünschten Einblick in die Original-Kranken-Akten bzw. -Geschichten nehmen.

Entbindung von der Schweigepflicht als ideale Lösung?

Für die Interessen der Patienten wenig Sensibilisierte können nun befriedigt zur Tagesordnung übergehen. Ich meine jedoch, dies wird der Situation nicht gerecht.

Unbestritten ist, daß Kontrollen der Daten notwendig sind. Es ist erschreckend, was einem berichtet wird, wenn man sich zu informieren sucht, inwieweit die weitergeleiteten Daten der Realität entsprechen. Nicht daß damit ausgedrückt werden soll, daß wir einem Abgrund von Täuschung gegenüber stehen – aber auch ein kleines Ausmaß an falschen Daten ist für klinische Studien, die so maßgeblich weitreichende Zulassungs-Entscheidungen bestimmen, nicht tolerierbar. Wer also könnte gegen Kontrollen, z. B. durch Monitore sein?.

Auch wenn nach deutschem Recht bei bestehender Entbindung von der Schweigepflicht für den Monitor die Möglichkeit zur Einsicht in die Krankenakte besteht – übrigens in beliebigem Ausmaß, da eine Einschränkung bei dem geplanten Vorgehen nicht erkennbar ist – kann man unter diesen Bedingungen diesem Vorgehen reinen Gewissens zustimmen?

Die Einhaltung der Schweigepflicht wird in der praktischen Auswirkung im ärztlichen Alltag eher so ablaufen, daß bestimmte Informationen über den Patienten wie z. B. Diagnose oder Prognose nicht an Dritte weitergegeben werden. Kaum ein Patient aber wird damit die Vorstellung verbinden, daß seine Krankenakte in toto an einen Nicht-Arzt, oft sogar in keinem medizinischen Beruf Ausgebildeten, zur freien Einsicht übergeben wird. Man stelle sich das bei der Prüfung eines Neuroleptikums bei einem Psychotiker vor: die Einzelheiten der Anamnese oder anderer Teile der Krankengeschichte können durchaus bis tief in die intimsten Bereiche des Patienten gehen. Eine solche Krankengeschichte würde aber nach entsprechender Entbindung von der Schweigepflicht einem Monitor in die Hand gedrückt werden dürfen. Es kommt hinzu, daß angesichts der großen Zahl von klinischen Prüfungen auch die Zahl der Monitore nicht unbeträchtlich ist, zur Zeit laufend wächst. So läßt es sich nicht vermeiden, daß mancher Monitor die Krankengeschichte von ihm bekannten Personen in die Hand gedrückt erhält.

Wie gesagt: nach Entbindung von der Schweigepflicht können diese unbehaglichen Vorstellungen in die Wirklichkeit umgesetzt werden. Meine Auffassung ist, daß, könnte der Patient voll ermessen, wozu er seine Unterschrift gegeben hat, er seine Meinung ändern würde. Dieses ist keine beruhigende Feststellung.

Gibt es Auswege?

Sollte es keine Auswege aus der geschilderten Situation geben, so wäre es, wenn tatsächlich die EG-Richtlinien in bindendes deutsches Recht umgesetzt werden sollten, müßig über die angeschnittenen Probleme zu diskutieren.

Tatsächlich gibt es Möglichkeiten, die dargestellte unbefriedigende Situation zu umgehen. Sie setzen jedoch die Kooperation – und hier liegt die

Schwierigkeit – und einen nicht unbeträchtlichen Zeitaufwand der Prüfärzte voraus.

Zwei Möglichkeiten sind anzuführen:
1. Der Prüfarzt legt dem Monitor selbst und, solange dieser in die Akte schauen muß, die betreffenden anonymisierten Seiten der Krankengeschichte vor.

Ein anderer Weg ist
2. Der Arzt sitzt mit der Krankenakte dem Monitor gegenüber und wird von diesem nach den entsprechenden Informationen befragt.

Dieses Vorgehen, das umständlich erscheint, wird von einer Reihe von Firmen mit – nach deren eigenen Aussage – vertretbarem Zeitaufwand und mit Erfolg praktiziert.

Leider häufen sich jedoch die Aussagen von Firmen-Mitarbeitern, daß die Prüfärzte den Monitoren erklären, daß sie keine Zeit für die vorgesehenen Kontrollen hätten und deshalb die Krankengeschichte den Monitoren zur beliebigen Durchsicht hinlegen.

Ich halte dieses Vorgehen für skandalös soweit keine Entbindung von der Schweigepflicht vorliegt und auch dann im Interesse der Patienten für unbefriedigend, wenn die Entbindung vorliegt.

Ausblick

Mir scheint, die Problematik des Monitoring ist zumindest hier in Deutschland nicht ausreichend aufgearbeitet. Sie verlang u. U. eine Anpassung der EG-Richtlinien an das berechtigte Interesse der Patienten.

Wichtig war mir, auf die Problematik aufmerksam zu machen. Ich bin der festen Meinung, daß es nicht zuletzt Aufgabe der Ethik-Kommissionen ist, die Sensibilität der Ärzte in dem angesprochenen Bereich zu schärfen.

Rechtsqualität der «Good Clinical Practice»

Gute Klinische Praxis für die klinische Prüfung von Arzneimitteln in der Europäischen Gemeinschaft

ULRICH KIRCHHOFF

Ein wichtiges Thema in der 9. Jahresversammlung des Arbeitskreises Medizinischer Ethik-Kommissionen in der Bundesrepublik Deutschland war das Dokument «Gute Klinische Praxis für die klinische Prüfung von Arzneimitteln in der Europäischen Gemeinschaft» mit seinem Anhang über Empfehlungen zu einigen praktischen Aspekten klinischer Studien. Dem Arbeitskreis Medizinischer Ethik-Kommissionen in der Bundesrepublik Deutschland gehören inzwischen alle Ethik-Kommissionen der Landesärztekammern und der Medizinischen Fakultäten bzw. Fachbereiche der Universitäten und Hochschulen der alten und neuen Bundesländer an. Das allgemeine Interesse der Versammlungsteilnehmer an der Rechtsqualität der Anleitung der EG «Gute Klinische Praxis für die klinische Prüfung von Arzneimitteln in der Europäischen Gemeinschaft» ist Veranlassung für den nachfolgenden Artikel. Er ergänzt die «Gebrauchsanweisung für klinische Prüfungen» im Deutschen Ärzteblatt 88 Heft 36 vom 5.9.1991 von Prof. Dr. jur. Dr. h.c. Deutsch, Göttingen.

Seit Jahrzehnten, verstärkt durch den Binnenmarktprozeß der 80er Jahre, befindet sich das Europarecht in einem Prozeß ständiger inhaltlicher Ausweitung. Es umfaßt mittlerweile nicht nur die meisten Disziplinen des nationalen öffentlichen, insbesondere Wirtschaftsrechts, sondern greift zunehmend auch in privatrechtliche Bereiche über. Dieser Beitrag erfaßt die europarechtliche Komponente des Arzneimittelrechts, für das Grundsätze für Standards der guten klinischen Praxis bei der Durchführung von Studien mit Arzneimitteln beim Menschen in der EG (GCP) aufgestellt werden auf der Grundlage der Richtlinien 65/65 und 75/318 EWG.

Die Rechtsqualität der GCP ist auf den Rechtsgrundlagen des Europäischen Gemeinschaftsrechts darzustellen. Es wird unterschieden zwischen primärem Gemeinschaftsrecht, das sind der EWG-Vertrag, der Vertrag über die Europäische Atomgemeinschaft und der Vertrag über die Europäische Gemeinschaft für Kohle und Stahl (EGKS) und dem sekundären Gemeinschaftsrecht, das sind Verordnungen, Richtlinien, Empfehlungen,

Stellungnahmen, Entscheidungen und sonstige Rechtsakte «sui generis». Die rechtliche Einordnung innerhalb des sekundären Gemeinschaftsrechts verkompliziert sich dadurch, daß Empfehlungen im Rahmen der EWG etwas anderes sind als Empfehlungen im Bereich der EGKS, weil Empfehlungen der EGKS den Richtlinien der EWG entsprechen.

Bei der Prüfung der Rechtsqualität der GCP interessiert der Unterschied zwischen Richtlinien und Empfehlungen nach Art. 189 EWG-Vertrag.

Art. 189 Abs. 3 EWG-Vertrag charakterisiert die Richtlinien als einen Rechtsakt der Gemeinschaft, der für jeden Mitgliedstaat, an den er gerichtet ist, hinsichtlich des zu erreichenden Zieles verbindlich ist, den innerstaatlichen Stellen jedoch die Wahl der Form und der Mittel überläßt. Mit den Rechtsakten des nationalen deutschen Rechts ist die Richtlinie am ehesten vergleichbar mit Rahmengesetzen des Bundes, die die Länder auszufüllen haben. Die Richtlinie gibt den angesprochenen Mitgliedstaaten verbindliche Zielsetzungen mit der Verpflichtung zu deren vollständigen Umsetzung in das nationale Recht.

Richtlinien haben Rechtsverbindlichkeit für ihre Adressaten in dem doppelten Sinne, daß das mit ihnen jeweils verfolgte Ziel maßgeblich ist und daß die betroffenen Mitgliedstaaten eine Umsetzungspflicht hinsichtlich ihres Inhalts in das nationale Recht trifft.

Daneben kennt Art. 189 Abs. 5 des EWG-Vertrages das nichtverbindliche Rechtsinstrument der Empfehlungen und Stellungnahmen. Die Unterscheidung zwischen Empfehlungen und Stellungnahmen ist im EG-Bereich nicht sonderlich bedeutsam. Im allgemeinen ergehen Empfehlungen eher auf Eigeninitiative des erlassenden Organs, während Stellungnahmen mehr Reaktionen auf das Verhalten eines anderen Gemeinschaftsorgans oder eines Mitgliedstaates darstellen. Empfehlungen und Stellungnahmen sind für die Gemeinschaftspraxis häufig gebrauchte und gerade infolge ihrer fehlenden rechtlichen Verbindlichkeit gern benutzte Instrumente. Sie entfalten für die Fortentwicklung der EG erhebliche politisch-psychologische Wirkungen. Sie werden in erster Linie vom Rat oder der Kommission erlassen. Der Rechtscharakter erschöpft sich darin, daß es sich hier zwar um offizielle Verlautbarungen der Gemeinschaft handelt, die aber nicht verbindlich sind, gewisse Rechtswirkungen aber wegen der Loyalitätspflichten der Mitgliedstaaten entfalten.

Sie enthalten bestimmte Beurteilungen von Sachfragen. Im Hinblick auf ihre Adressaten erweisen sich die Empfehlungen als flexibel handhabbarer Rechtsakt. Sie können sich an die Mitgliedstaaten richten, aber auch Empfehlungen an Unternehmen, Unternehmensgruppen und Privatpersonen enthalten.

Die «Gute Klinische Praxis für die klinische Prüfung von Arzneimitteln in der Europäischen Gemeinschaft» besagt in ihrer Überschrift nichts über die Rechtsqualität. Im Vorwort des Dokumentes wird aber schon erklärt, daß es sich um eine Empfehlung handelt. Damit ist die Rechtsqualität festgelegt. Der Empfehlungscharakter ergibt sich aber zwingend auch aus den Adressaten, die erreicht werden sollen. Im Vorwort heißt es:

«Das Ziel dieser Empfehlung ist es, die Grundsätze für Standards der Guten Klinischen Praxis bei der Durchführung von Studien mit Arzneimitteln beim Menschen in der EG aufzustellen. An erster Stelle ist diese Empfehlung an die pharmazeutische Industrie gerichtet, aber auch an alle Personen, die an der Erstellung klinischer Daten beteiligt sind, die für die Einreichung eines Antrages auf Zulassung eines Arzneimittels verwendet werden.

Die dargelegten Prinzipien beziehen sich auf alle vier Phasen der klinischen Prüfung von Arzneimitteln und können auch von denjenigen angewendet werden, die experimentelle Studien beim Menschen durchführen.»

Da als Adressat ausdrücklich die pharmazeutische Industrie, aber auch Personen erwähnt sind, die an der Erstellung klinischer Daten beteiligt sind, die für die Einreichung eines Arzneimittelzulassungsantrages verwendet werden, ist klar, daß es sich nicht um Richtlinien handeln kann, da Richtlinien, wie dargestellt, als Normadressaten ausschließlich an einzelne oder alle Mitgliedstaaten sich richten, nicht aber an juristische oder natürliche Personen oder Gruppen solcher.

Aufgrund der Einordnung der GCP-Empfehlungen in das sekundäre Gemeinschaftsrecht der Empfehlungen/Stellungnahmen ergibt sich, daß keine unmittelbare Verbindlichkeit der GCP-Empfehlungen für die Pharmaindustrie und die bei Arzneimittelprüfungen mitwirkenden Ärzte besteht. Dennoch darf ihre Wirkung nicht unterschätzt werden. Es ist zu erwarten, daß die nach nationalem Recht zugelassenen Arzneimittel bei dem Vertrieb und der Verwendung innerhalb und auch außerhalb der EG daran gemessen werden könnten, ob die Empfehlungen für Gute Klinische Praxis für die klinische Prüfung der Europäischen Gemeinschaft beachtet wurden.

Denn die GCP-Empfehlungen bedeuten eine Gebrauchsanweisung für Standards, die den Schutz der Patienten in klinischen Prüfungen verbessern und Anforderungen an den Umgang mit den Daten klinischer Prüfungen zur Qualitätssicherung beschreiben.

Die bekannten Erfahrungen aus der Spruchpraxis der Ethik-Kommissionen nach den am 19.11.1986 beschlossenen und zuletzt am 21.11.1990 ergänzten Verfahrensgrundsätzen für die Ethik-Kommissionen widersprechen nicht diesen GCP-Empfehlungen. Die Arbeitsweise der Ethik-Kommissionen nach diesen Verfahrensgrundsätzen kann unbedenklich fortgesetzt werden, ohne damit in eine Kollision mit den GCP-Empfehlungen zu geraten.

Aus der praktischen Arbeit der Ethik-Kommissionen für Beratungen und Empfehlungen gegenüber antragsstellenden Ärzten bestätigt sich, daß die Standards, Formalitäten und Qualitätssicherungsbedingungen der GCP-Empfehlungen weitgehend berücksichtigt werden. Allerdings gehen die GCP-Empfehlungen weit mehr ins Detail als unsere Verfahrensgrundsätze. Diese Aussage wird belegt aus dem Vergleich von vier Seiten Verfahrensgrundsätzen zu 35 Seiten GCP-Empfehlungen. Manche der ausführlicheren europäischen Verfahrensvorschläge gegenüber unseren Grundsätzen erledigen sich aber schon dadurch, daß nach § 6 der Verfahrensgrundsätze das Verwaltungsverfahrensgesetz ergänzend gilt.

Damit werden manche Kriterien der GCP-Empfehlungen wie z. B. Auflagen abgedeckt. Einige Patientenrechte der GCP-Empfehlungen wie z. B. Einsicht in die Unterlagen im Schadensfalle sind im deutschen Rechtskreis durch gefestigte höchstrichterliche Rechtsprechung abgedeckt. Andere Fragen wie z. B. die Prüferqualifikation berücksichtigen viele Ethik-Kommissionen, indem sie sich an die Qualifikationsanforderungen von Ärzten für klinische Arzneimittelprüfungen nach den Richtlinien des Berufsverbandes für Ärzte für klinische Pharmakologie richten oder nach dem Vorschlag des Wissenschaftsrates (1990) zur Qualifikation als Leiter einer klinischen Prüfung.

Zusätzlich gelten nach § 1 Abs. 2 Satz 2 der Verfahrensgrundsätze die «Bekanntmachung von Grundsätzen für die ordnungsgemäße Durchführung der klinischen Prüfung von Arzneimitteln vom 9. 12. 1987 (BAnz Nr. 243 vom 30. 12. 1987).»

Es ist aber jeder Ethik-Kommission sowohl der Landesärztekammern als auch der medizinischen Fakultäten zu raten, sich hinsichtlich der wesentlichen Standards, der formalen und materiellen Qualitätssicherungsempfehlungen und der Wahrung der Patientenschutzrechte an den GCP-Empfehlungen für die klinische Prüfung von Arzneimitteln in der EG zu orientieren. Allerdings enthalten die GCP-Empfehlungen superbürokratische Anforderungen an die Arbeit der Ethik-Kommissionen und an die Prüfleiter, weil sie im Detail sehr weit gehen. Dazu gehören z. B. die umfänglichen Auflistungen aller am Projekt Beteiligten einschließlich des gesamten Hilfspersonals, die Darstellung der Untersuchungspopulation unter Berücksichtigung ethnischer Gruppen, begleitende Maßnahmen über die Kontrolle aller Bedingungen des Prüfplans, Anforderungen über Prüfungen von Literaturverzeichnissen, Einstieg in die Finanzierungsbedingungen und ähnliche Vorschriften des Anhangs zu den GCP-Empfehlungen. Es ist deshalb eine Überprüfung unvermeidbar, sie auf ein praktikables Maß zu reduzieren. Dies läßt aber der Empfehlungscharakter der GCP auch zu.

Ein zusätzliches Problem stellt der Begriff des in den GCP eingeführten «Monitor» dar. Er soll die Sicherheit und Zuverlässigkeit der medizinisch erhobenen Daten garantieren, obwohl er meist vom Sponsor, dem Auftraggeber der klinischen Prüfung, angestellt ist. Damit ergibt sich eine rechtlich bislang noch nicht ausreichend geklärte Fragestellung, wieweit der Monitor vom Sponsor unabhängig ist, wieweit er die Zustimmung der Patienten bzw. Probanden erhalten hat, nicht der ärztlichen Verschwiegenheitspflicht zu unterliegen und wieweit die Vorschriften der Datenschutzgesetze diesen Vorschriften unterliegender Forschungsvorhaben beachtet sind.

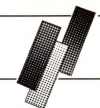

MEDIZIN-ETHIK

Herausgegeben von Prof. Dr. Richard Toellner, Münster
in Verbindung mit Prof. Dr. Heinz Losse, Münster, Prof. Dr. Gustav Osterwald, Göttingen und Prof. Dr. Elmar Doppelfeld, Bonn

Band 3 · Organtransplantation – Beiträge zu ethischen und juristischen Fragen
Dokumentation der Jahresversammlung des Arbeitskreises Medizinischer Ethik-Kommissionen in der Bundesrepublik Deutschland, Köln 1990
Herausgegeben von Prof. Dr. R. Toellner, Münster
1991. XII, 163 S., kt. DM 59,–/DM 42,50*
Jahrbuch des Arbeitskreises Medizinischer Ethik-Kommissionen in der Bundesrepublik Deutschland

Inhalt: Zur Einführung und zur Geschichte · Zur Organisation aus der Sicht des Klinikers · Zu Hirntod, Todeszeitbestimmung und Organspende · Zu theologischen, juristischen und ethischen Problemen · Dokumentation der 8. Jahresversammlung des Arbeitskreises Medizinischer Ethik-Kommissionen in der Bundesrepublik Deutschland, Köln 1990
Mit den in diesem Band enthaltenen Beiträgen werden die hochaktuellen Probleme der Organtransplantation umfassend dargestellt.

Band 2 · Künstliche Beatmung
Strukturgeschichte eines ethischen Dilemmas
Von Dr. S. Schellong, Hannover
1990. X, 236 S., 13 Abb., kt. DM 69,–/DM 49,80*
Jahrbuch des Arbeitskreises Medizinischer Ethik-Kommissionen in der Bundesrepublik Deutschland einschließlich Berlin (West)

Band 1 · Die Ethik-Kommission in der Medizin
Problemgeschichte, Aufgabenstellung, Arbeitsweise, Rechtsstellung und Organisationsformen Medizinischer Ethik-Kommissionen
Herausgegeben von Prof. Dr. R. Toellner, Münster
1990. XII, 205 S., kt. DM 68,–/DM 49,–*
Jahrbuch des Arbeitskreises Medizinischer Ethik-Kommissionen in der Bundesrepublik Deutschland einschließlich Berlin (West)

* Vorzugspreis für Mitglieder des Arbeitskreises Mediz. Ethik-Kommissionen

Preisänderungen vorbehalten.

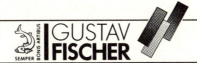

Medizinische Forschung

Hrsg. von P. Schölmerich (Veröffentl. der Akademie der Wissenschaften und der Literatur, Mainz)

Band 1: Schölmerich/Theile/v. Droschke
Praeventive Medizin
1988. 303 S., 49 Abb., 28 Tab., kt. DM 89,–

Inhaltsübersicht: Gesundheit und Krankheit im Wechselspiel von »Lebenskraft« und Naturgesetzlichkeit · Praeventive Medizin – Aktuelle Aspekte · Was ist – was will – die Epidemiologie? · Gesundheit und Ökologie · Praevention von Nebenwirkungen bei cytostatischer Therapie · Antihypertensive Behandlung und Gefäßkrankheiten · Screeningmethoden in der Praeventivmedizin · Kardiovaskuläre Interventionsstudien: Probleme und Perspektiven · Psychosoziale Stressoren in der Pathogenese von Zivilisationskrankheiten · Praeventierbarkeit – ein entscheidendes Merkmal der praeventiven Medizin · Praevention genetisch bedingter Krankheiten · Verändert die Frühpraevention das traditionelle Rehabilitationskonzept bei kindlichen Hörstörungen

Band 2: Schölmerich/Thews
»Lebensqualität« als Bewertungskriterium in der Medizin
1990. 320 S., 14 Abb., 18 Tab., kt. DM 94,–

Inhalt: Allgemeine Gesichtspunkte und Schlußfolgerungen: »Lebensqualität« und Öffentlichkeit · Behandlungsqualität oder Lebensqualität? · Rechtliche Aspekte der »Lebensqualität« – »Lebensqualität« als Bewertungskriterium in der Medizin: der Beitrag der Gerontologie als interdisziplinäre Wissenschaft · Gesundheitsökonomische Folgerungen – »Lebensqualität« als Leitmaß der Gesundheitspolitik

Preisänderungen vorbehalten

Band 3: Fuchs
Möglichkeiten und Grenzen der Forschung an Embryonen
1990. 191 S., 14 Abb. und 7 Tab., kt. DM 68,–

Inhalt: Stand und zukünftige Entwicklungen der Fortpflanzungsmedizin · Stand und zukünftige Entwicklungen der pränatalen Diagnostik · Stand und zukünftige Entwicklungen der Genomanalyse · Historische Aspekte zum Status des Embryos · Beginn des menschlichen Lebens aus biologischer Sicht · Theologisch-ethische Überlegungen · Überlegungen zum moralischen Status des Embryos · Rechtsvergleichende Aspekte zum Status des Embryos · Hochrangige Forschung; wann kann am Embryo geforscht werden, wann nicht? · Dilemmasituationen der Verantwortungsträger · Embryonenforschung: Ethische Kriterien der Entscheidungsfindung · Konsensfähiges und Begrenzungen · Stellungnahme der Arbeitsgruppe »Schutz des Embryo« der Akademie für Ethik in der Medizin zur Embryonenforschung

Band 4: Dhom
Epidemiologische Forschung und Datenschutz in der Medizin
1992. 320 S., 26 Abb., 19 Tab., kt. DM 94,–

Inhaltsübersicht: Forschungsbedarf: Patientendaten als Grundlagen medizinischen Fortschritts · Probleme der Morbiditäts- und Mortalitätsforschung · Epidemiologischer Forschungsbedarf zur Qualitätssicherung in der Medizin · ... · Rahmenbedingungen der epidemiologischen Forschung: Rechtliche Grundlagen und Grenzen der epidem. Forschung · Epidem. Forschung und Datenschutz-Sorgen des Datenschutzbeauftragten · Epidemiologie, Datenschutz und Ethik · Ärztliche Schweigepflicht – Anspruch und Wirklichkeit ...

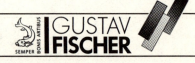